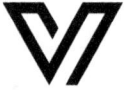

Varegus Publishing

Publications du même auteur :

- Generation Young
- Immunonutrition
- La promesse de l'immortalité (traduit en huit langues)

Copyright

© 2019, William Amzallag.
© 2019, Varegus Publishing, Nicosia Cyprus
www.varegus-publishing.com

Maquette de couverture, design et mise en page :
www.studio-stark.com

ISBN : 978-2-9558558-8-1

www.**auto-immunes**.com

Dr William Amzallag

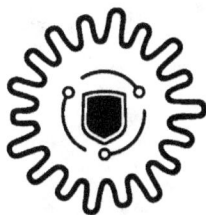

━━ maladies ━━
auto immunes

UN GÉNOCIDE
IMMUNITAIRE

Prévenir, réparer, guérir
C'est possible grâce à la médecine intégrative

TABLE des MATIÈRES

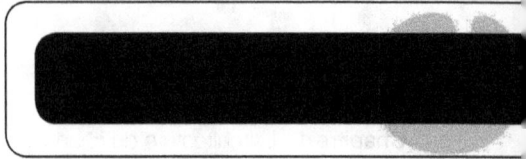

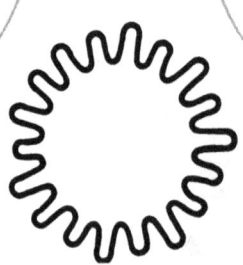

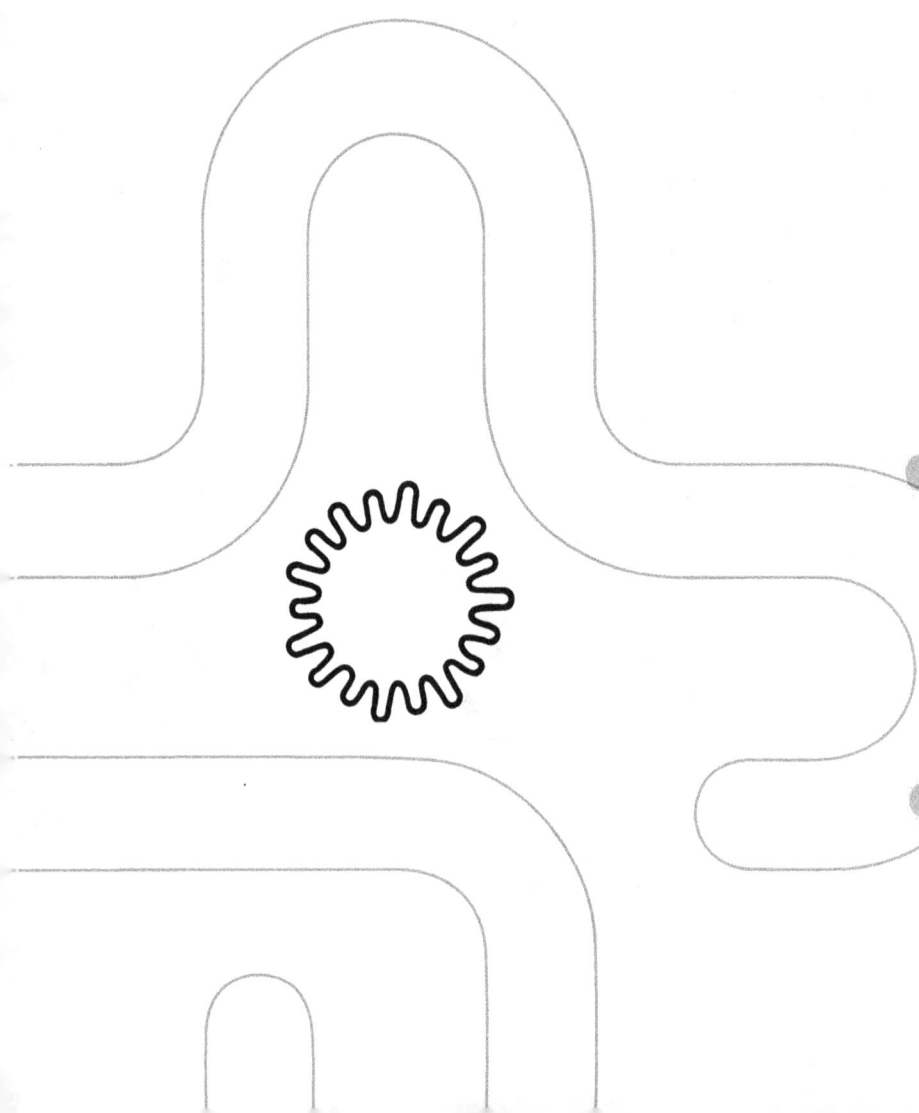

INTRODUCTION

Maladies auto-immunes : si vous en souffrez, vous savez alors de quoi je parle, mais si vous n'en avez (*apparemment*) jamais souffert, alors… c'est du chinois pour vous ! Et pourtant elles représentent aujourd'hui la troisième cause de toutes les maladies après les affections cardio-vasculaires et les cancers. Près de 12% de la population reste affecté par ce groupe de maladies dont une écrasante majorité de femmes. Le NIH (*Institut National de la Santé US*) estime qu'il y a plus de 23.5 million de personnes souffrant de maladies auto-immunes aux États-Unis et 150 million de personnes à travers le monde. Mais si on admet, comme le font beaucoup de chercheurs, que certains mécanismes auto-immuns sont la cause ou la conséquence de maladies comme le cancer, les maladies cardiaques et les troubles cérébraux, ce chiffre va probablement doubler, voire tripler !

Les maladies auto-immunes sont, comme leurs noms l'indiquent, des maladies liées à une fonction particulière qu'on appelle « *auto-immunité* ». Lorsque notre système immunitaire attaque et détruit nos propres organes, nos fonctions, nos cellules, nos articulations, nos vaisseaux, alors on peut parler de maladies auto-immunes et d'auto-immunité.

Pour comprendre ce type de maladies, il faut savoir que nous sommes constitués d'environ 60.000 milliards de cellules intelligentes qui se sont organisées en tissus, organes et fonctions. Chacune de ces cellules à une fonction bien déterminée qui lui est dictée, comme dans toute société organisée, par sa hiérarchie et tout manquement à cette tache entraine irrémédiablement la mise hors service de la cellule qui va être neutralisée. Ce « *suicide programmé* » est appelé apoptose et son exécution relève du système immunitaire. Il est donc bien compréhensible et normal que ce système immunitaire puisse s'attaquer à nos propres cellules et les détruire mais uniquement dans un cadre bien défini. Malheureusement il arrive que ce système de défense persiste à détruire certaines cellules alors qu'il n'en a pas reçu l'ordre. C'est cet « *affolement* » destructeur qui est à l'origine de ces pathologies très invalidantes et parfois mortelles qu'on appelle maladies auto-immunes.

COMMENT CELA PEUT-IL ARRIVER ?
POURQUOI ?

L'homme a changé, profondément changé, en moins de cent petites années : notre alimentation, l'environnement toxique, les médicaments, la sédentarité, le stress, nos bactéries intestinales, tout cela s'est modifié en si peu de temps. En face de ces changements il y a notre système de défense qui lui, n'a pas changé depuis la nuit des temps ; son rôle était de nous protéger contre des choses simples comme les bactéries nuisibles, les virus, les moisissures et les champignons. Il n'était pas préparé à affronter les pesticides, le glyphosate, le gluten modifié, les perturbateurs endocriniens, le chlore de l'eau et des millions d'autres envahisseurs. Les toxines, les hormones du stress, les particules bactériennes et même l'excès de sucre peuvent modifier la forme de nos cellules, ce qui les rend plus susceptibles d'être pris pour des étrangers par notre système immunitaire totalement débordé par ces millions d'intrus. Dès que notre cellule modifiée a été identifiée, le système immunitaire va produire des anticorps contre ces cellules qu'il ne considère pas comme des résidents permanents. Certains aliments mal digérés et certaines bactéries ont aussi des séquences d'acides aminés qui ressemblent à s'y méprendre à celles de nos propres cellules et notre système de défense se laisse berner et va produire des anticorps contre ces nutriments, c'est ce qu'on appelle le « *mimétisme immunitaire (ou moléculaire)* ».

Si j'ai écrit ce livre c'est aussi parce que c'est le miroir de mon vécu personnel et de ma négligence devant une réalité pourtant évidente. Je fais partie de ces dizaines de millions de patients atteints de ces maladies redoutables. Je traine depuis de longues années une polyarthrite rhumatoïde, cette affection auto- immune qui détruit le cartilage et les articulations, et qui se traduit par des douleurs parfois intolérables et des déformations articulaires invalidantes. Etant médecin, j'ai d'abord pensé que je pouvais gérer cette affection par mes propres moyens et, pendant des années, j'ai combattu la douleur à coup d'anti-inflammatoires et de cortisone. Puis un jour, mon traitement étant devenu inefficace, j'ai consulté un médecin rhumatologue qui m'a pris en main, a fait réaliser les examens biologiques indispensables à un diagnostic précis et surtout à une stratégie thérapeutique étalée dans le temps. Puis, malgré ma réticence initiale, il m'a convaincu d'adhérer à un protocole classique de traitement qui comprenait un médicament qui avait fait ses preuves : le méthotrexate associé à un bio médicament qu'on appelle

« *anti TNF alpha* ». Au bout de quelques semaines mes douleurs avaient disparu, la mobilité articulaire était devenue normale et je pouvais enfin reprendre une activité physique régulière. Il y avait malgré tout un inconvénient majeur : mes examens biologiques révélaient un affaiblissement de mes défenses, je devais être très prudent vis-à-vis de toute infection même minime et me protéger en étant à jour de mes vaccinations et en utilisant les antibiotiques dès qu'une menace se faisait sentir. On n'avait pas réglé la cause, on avait juste affaibli mon organisme pour qu'il s'engage un peu moins dans des activités auto destructrices.

Cette stratégie n'était pas satisfaisante à mes yeux ; j'ai alors cherché dans la littérature médicale les causes initiales du changement d'attitude de mon système immunitaire et je n'ai malheureusement pas obtenu de réponses précises ; certes quelques hypothèses très techniques, mais le message était clair : la médecine et la science ignorent les causes initiales du déclenchement des maladies auto-immunes.

Il fallait prendre mon mal en patience et la seule action raisonnable était de continuer à suivre ce protocole qui, malgré tout, m'autorisait à bénéficier d'une vie sans douleurs ; et cela a bien marché pendant quelques années. Puis, un jour, les résultats biologiques se détériorent, le taux de plaquettes sanguines devient anormalement bas et mes douleurs reprennent le dessus. J'avais développé des anticorps contre le bio médicament, qui, ironiquement, servait à m'empêcher de fabriquer ces anticorps !

Le spécialiste me proposa alors une autre classe de nouveaux bio médicaments qui ne posséderaient pas les effets secondaires du premier mais qui en avait d'autres, notamment sur le cœur, aussi redoutables. C'est en parcourant la liste impressionnante des effets secondaires possibles que je décidais de renoncer à ce nouveau médicament et de me contenter du méthotrexate.

En fait, l'historique de ces médicaments ressemble étrangement à celle de la chimiothérapie anticancéreuse (le méthotrexate fait partie de l'arsenal des chimiothérapies anticancéreuses, mais à des doses beaucoup plus élevées). J'ai alors lu de nombreuses publications et suivi bon nombre de conférences et webinaires sur les protocoles thérapeutiques proposés par l'industrie pharmaceutique et j'en ai tiré quelques remarques intéressantes. La première, c'est l'investissement colossal de cette industrie dans le domaine des bio médicaments : des dizaines de milliards de dollars avec comme résultante un nombre impressionnant de molécules brevetées et mises sur le marché. On en trouve plusieurs catégories : Les anti-TNF alpha : le TNF alpha est une substance qui intervient dans le processus inflammatoire et ces biomédicaments ont pour but de neutraliser (partiellement) les effets pro-inflammatoires du TNF alpha. Les anti-interleukines : Les interleukines 1 et 6 sont des cytokines pro-inflammatoires, c'est à dire qu'elles favorisent l'inflammation ; bloquer leur activité permet donc de réduire l'inflammation. Les anti- lymphocytes : En empêchant ces cellules de communiquer, on espère ainsi bloquer ou ralentir les mécanismes inflammatoires. Toutes ces biothérapies sont généralement efficaces, mais elles sont grevées d'effets secondaires redoutables et parfois mortels.

L'autre dénominateur commun c'est leur prix souvent exorbitant. C'est donc aussi un marché colossal pour l'industrie pharmaceutique, tout comme le marché de la chimiothérapie anticancéreuse. Les organismes de remboursement ont bien essayé de limiter leur utilisation en sélectionnant les prescripteurs (uniquement les spécialistes) et en limitant les lieux d'injection (uniquement certains hôpitaux pour certains médicaments) mais cela n'a eu l'impact prévu.

Le troisième dénominateur commun est qu'elles ont toutes le même objectif : lutter contre l'inflammation, qui est sans aucun doute à l'origine des symptômes des maladies auto-immunes. Cependant, ces biothérapies ne résolvent pas le problème en amont : pourquoi l'inflammation devient excessive et donc nuisible, pourquoi des auto-anticorps se développent ? Si l'on pouvait répondre à ces questions on pourrait anticiper et freiner la cascade de réactions qui aboutit à des dégâts anatomiques souvent irréversibles. Car la maladie auto-immune ne se déclare pas du jour au lendemain, elle se développe lentement, presque imperceptiblement, avec le temps. Les scientifiques estiment que le processus commence dès la vingtaine ou la trentaine, avec des étapes faites de signes peu évocateurs comme une fatigue, des migraines, un manque d'énergie une sensation de brouillard, un eczéma ou un psoriasis. Le plus grave c'est que le diagnostic tarde à se formaliser car les symptômes ne sont pas spécifiques et les médecins n'y songent pas systématiquement. Il faut en moyenne dix ans pour découvrir la maladie et avoir recours à plusieurs médecins pour enfin poser un diagnostic précis.

En ce qui me concerne, j'étais profondément perturbé par le fait qu'il fallait me soumettre toute ma vie à ce protocole chimique quels que soient les effets collatéraux. Il me fallait rapidement trouver un plan B ; un plan qui me permettrait non seulement de contrôler l'inflammation mais de l'anticiper et même de la renverser en empêchant les auto-anticorps de se former, et c'est comme cela que j'ai découvert et que j'ai été fasciné par d'autres méthodes purement naturelles basées en majorité sur l'amélioration du mode de vie. J'ai découvert les travaux du Pr Yehuda Shoenfeld, fondateur du Zabludowicz Center for Auto-immune Diseases (Université de Tel Aviv) ; du Dr Alessio Fasano (Boston, Harvard, USA), spécialiste du microbiome et de la perméabilité intestinale, du Dr Tom O'Bryan un des fondateurs de l'Institut de médecine fonctionnelle; du Dr David Perlmutter, neurologue spécialisé dans la relation intestin/cerveau ; du Dr Mark Hyman, directeur de la Cleveland Clinic Center for Functional Medicine, et bien avant, du Dr Seignalet et de son ouvrage fondamental : « *L'alimentation ou la troisième médecine* » puis de bien d'autres scientifiques qui ont publiés des milliers d'articles sur l'origine des maladies auto-immunes.

Pour tous ces experts, le dérèglement de notre système immunitaire qui le pousse à détruire des cellules saines est dû à une modification profonde de notre mode de vie, de nos habitudes alimentaires, de notre flore intestinale, de notre niveau d'activité physique et de notre façon de gérer le stress de tous les jours. A première vue cela semble naïf de penser que des choses aussi simples que le mode de vie, notre nutrition puissent influencer le comportement de notre système immunitaire, et pourtant les études cliniques et les résultats des experts sont formels : un mode de vie malsain entraine d'abord un état inflammatoire qui va entrainer toute une cascade de réactions négatives amenant notre système de défense à prendre des initiatives destructrices.

Ce livre, c'est surtout celui d'un patient plutôt que d'un médecin ; d'un patient comme vous qui cherche désespérément des solutions à une maladie dont on lui a dit qu'elle durerait toute la vie et qu'elle réduirait très probablement la durée de cette vie de façon significative. Alors j'ai cherché et j'ai peut-être trouvé ! J'ai été convaincu par la pertinence et l'abondance des recherches cliniques. J'ai été séduit par la simplicité des protocoles, et je souhaite les partager avec vous.

Si vous êtes atteint d'une des 80 (ou plus) maladies auto-immunes répertoriées, vous avez probablement consulté un spécialiste qui vous a prescrit un protocole thérapeutique. Je vous suggère de lire ce livre et de le montrer à votre médecin, il est, peut-être, favorable à une nouvelle approche de la médecine qu'on appelle « *médecine intégrative* », elle consiste à faire avancer l'idée qu'il existe un ensemble complexe de thérapies différentes que nous devons intégrer dans notre système de soins. L'un des principes de base de la médecine intégrative est de tirer profit des meilleurs soins offerts selon les approches conventionnelles et les approches complémentaires dans le but de parvenir le plus rapidement possible à la guérison du patient.

Les thérapies impliquant un changement des habitudes de vie, comme l'activité physique, la gestion du stress et la modification des habitudes alimentaires sont déjà intégrées. Cette intégration a pris 20 ans et elle reflète une réalité scientifique et sociologique : on a démontré scientifiquement que la modification de ces habitudes était efficace pour arrêter ou renverser des pathologies médicales et des centaines de milliers d'individus ont intégré ces changements dans leur vie. Dans le domaine du cancer, l'oncologie intégrative « *intègre* » à la chimiothérapie classique : le jeun, la méditation, l'hypnose, l'activité physique, certains compléments alimentaires et certains aliments. Aujourd'hui tous les grands centres de traitement du cancer proposent ce genre d'alternative. La psychiatrie intégrative est une forme de psychiatrie holistique qui cherche à combiner des traitements alternatifs, des lignes directrices nutritionnelles, l'exercice et les techniques de relaxation avec des traitements psychiatriques traditionnels pour guérir une maladie mentale. La neurologie intégrative bouleverse nos habitudes en affirmant que l'on peut guérir de la maladie d'Alzheimer en utilisant des méthodes alternatives. Progressivement les acteurs de santé acceptent l'idée qu'il faut essayer autre chose, ou ajouter autre chose quand la médecine conventionnelle s'avère impuissante.

Cette approche quasi révolutionnaire de la médecine m'a permis d'aborder la santé d'une manière bien différente de ce que la faculté m'avait enseigné. La dimension holistique a complètement disparue de nos comportements professionnels et il faudrait revoir d'urgence notre copie. La relation médecin –patient a été ruinée par le système et doit être rétablie. Enfin, il est temps d'ouvrir les yeux et d'accepter que le temps ou la médecine ne se contentait que de traiter les maladies est révolu. Aujourd'hui on peut anticiper, on peut aider notre corps à gérer ses problèmes, on peut rétablir une relation amicale avec notre microbiome, ces bactéries qui peuvent tellement nous aider à rester en bonne santé.

Ce que vous allez découvrir dans ce livre est forcément dérangeant, car il prétend que « *l'on ne nous a pas tout dit* » ; que l'ensemble du corps médical a ignoré les signaux d'alerte de certains scientifiques, que l'industrie pharmaceutique s'est totalement désintéressée de ces résultats pourtant bien réels. Vous allez découvrir que des milliers de patients, de par le monde, ont déjà bénéficiés de cette approche holistique et qu'ils ont pu surmonter et combattre efficacement des maladies supposées insurmontables comme le lupus, la polyarthrite rhumatoïde, la maladie de Crohn, la sclérose multiple, le psoriasis, la rectocolite, le diabète ou les maladies dégénératives du cerveau tels que la maladie d'Alzheimer et de Parkinson et bien d'autres... Vous allez découvrir l'énorme impact des toxines environnementales sur l'apparition et le développement des maladies auto-immunes.

Vous allez découvrir les véritables causes de ce génocide immunitaire et comment faire pour l'éviter ou l'anticiper. Vous allez découvrir que ce n'est pas une approche théorique proposée par de doux rêveurs mais au contraire par des scientifiques purs et durs issus des universités les plus prestigieuses au monde. J'aurais espéré vous conseiller de consulter votre médecin généraliste ou votre spécialiste pour avoir les bonnes réponses mais les statistiques nous apprennent que malheureusement les vraies solutions sont rarement proposées par ces praticiens qui ont longtemps ignorés le rôle fondamental du mode de vie et de nos bactéries.

Dans notre culture occidentale on définit notre « *système de santé* » comme un ensemble de structures incluant les hôpitaux, les cliniques les médecins les infirmières et autres « *professionnel de santé* ». Cela pourrait impliquer qu'un médecin, un traitement ou un médicament a pris le contrôle de votre santé et pour le prouver les statistiques montrent que l'espérance de vie a doublé en cent petites années, autrement dit on gagne, en espérance de vie, chaque jour, six heure !

Ce que les statistiques oublient de préciser c'est que les maladies chroniques se développent parallèlement dans des tranches d'âge de plus en plus jeunes, autrement dit on vit de plus en plus vieux mais on est malade de plus en plus jeune. Les Américains ont créé un nouveau standard : le HALE (Healthy Life Expectancy), aux USA le HALE pour un homme est de 11 ans de moins que l'espérance de vie (65 contre 76) et pour une femme de 13 ans de moins (68 contre 81) !

Ce livre est divisé
en cinq parties

La première partie vous aidera à vous familiariser avec le fonctionnement de votre corps et surtout à bien connaitre les acteurs du drame qui se joue en silence dans nos cellules, dans nos gènes, dans notre système immunitaire et dans notre tube digestif.

La deuxième partie va identifier le coupable : l'inflammation, l'inflammation chronique ou silencieuse qui peut conduire à des maladies gravissimes et mortelles comme le cancer, le diabète, les maladies cardiovasculaires et bien sur les maladies auto-immunes.

La troisième partie nous apprend quels sont les déclencheurs des maladies auto-immunes ; notre susceptibilité génétique, notre intestin, notre environnement toxique, notre alimentation surtout le blé, le gluten, les sucres et les laitages.

La quatrième partie est fondamentale car elle nous explique les conséquences des actions néfastes des déclencheurs : la cascade dégénérative, dans laquelle progressivement l'inflammation déclenche l'apparition d'auto-anticorps destructeurs, les pathologies d'encrassage de nos cellules et la notion de maillon faible, les pathologies d'élimination de certain de nos organes et enfin les dégâts anatomiques parfois irréversibles qui en résultent.

La cinquième partie va nous apprendre comment anticiper et éventuellement prévenir une maladie auto-immune, comment améliorer son alimentation en évitant les aliments hypertransformés, en privilégiant un régime associant prébiotiques, probiotiques, aliments fermentés, aliments pauvres en glucides, aliments sans gluten et comportant des graisses saines. Comment améliorer son mode de vie en pratiquant une activité physique régulière, une bonne gestion de votre stress et de vos émotions, et ainsi éviter à tout jamais de subir les dégâts de l'auto-immunité. Comment utiliser les bons compléments alimentaires, les enzymes, et surtout comment rétablir l'équilibre de notre microbiote dans des conditions particulières comme la prise d'antibiotiques.

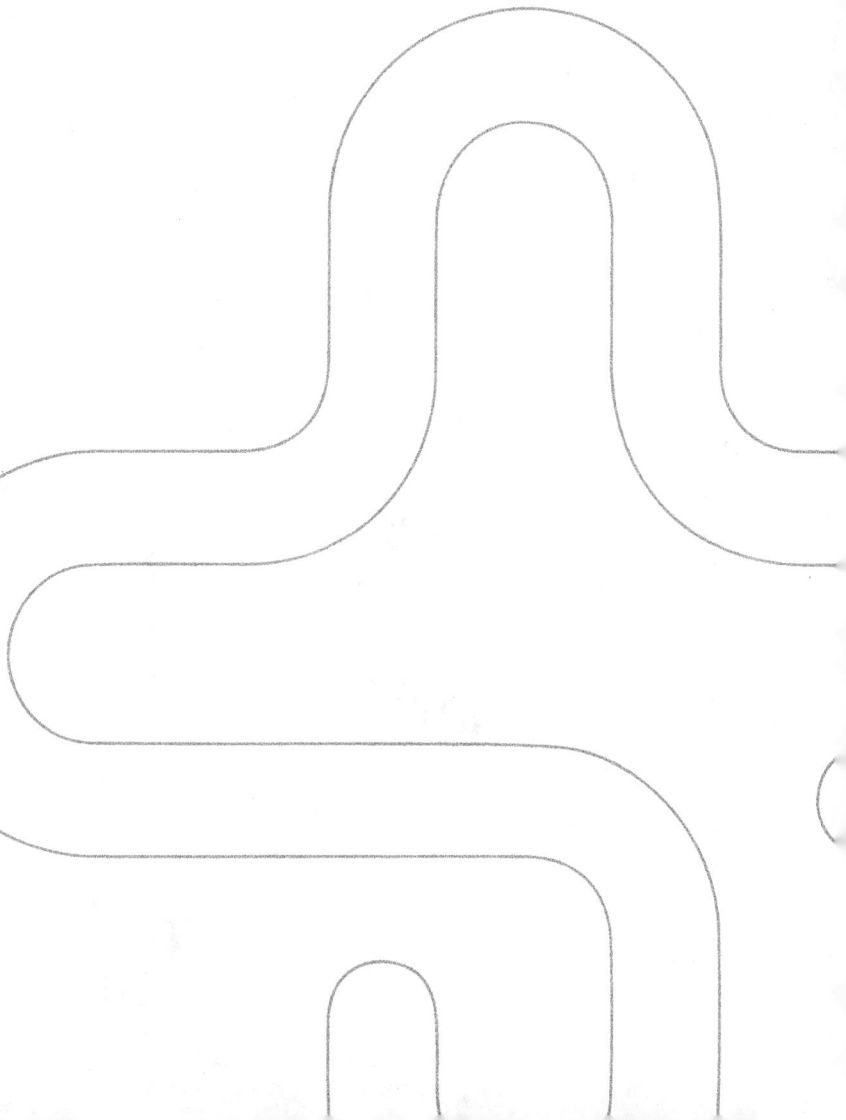

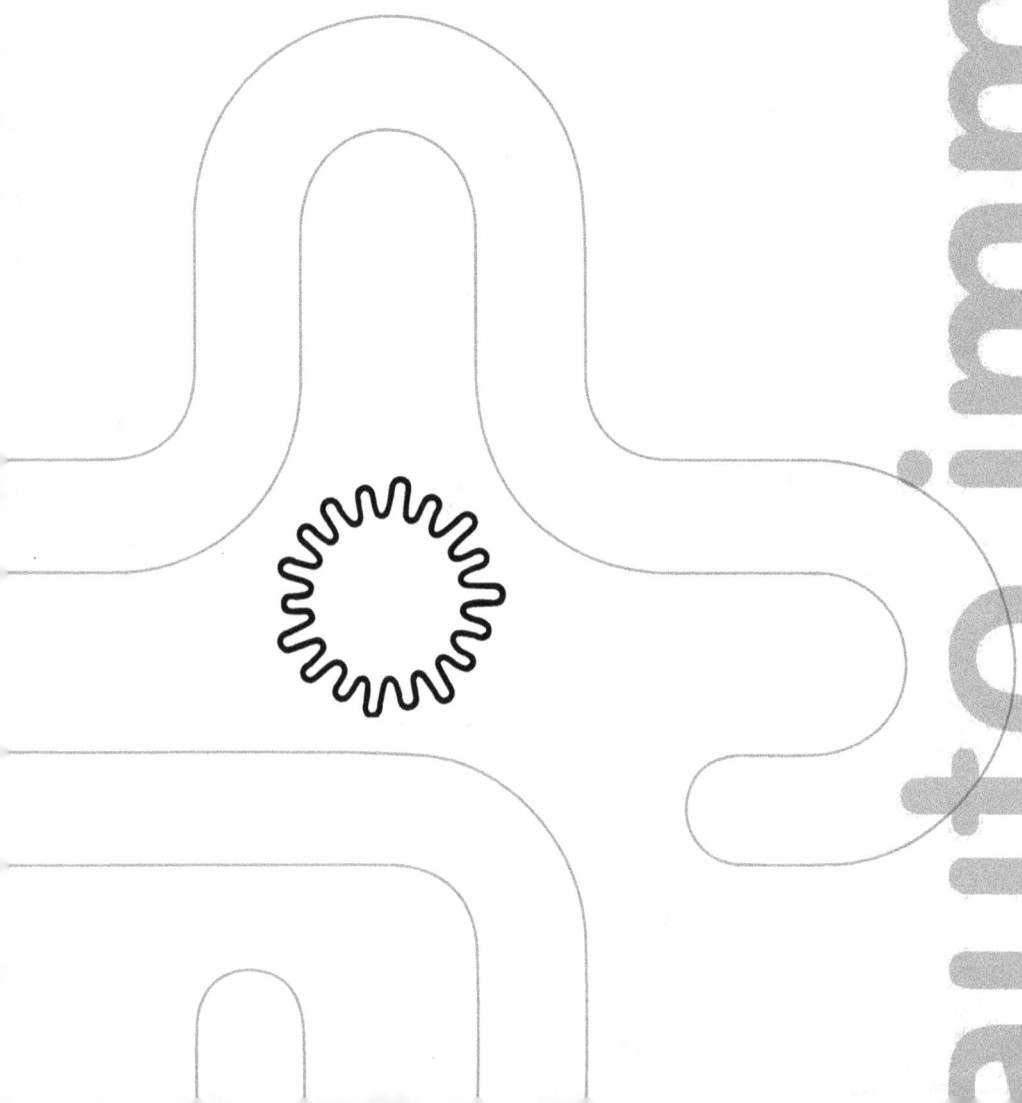

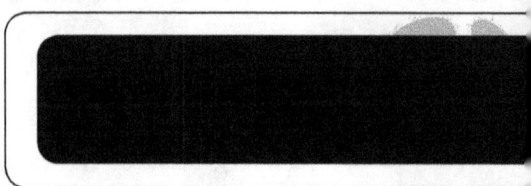

LES ACTEURS EN PRÉSENCE

Pour comprendre le drame immunologique que constituent ces maladies il faut bien appréhender le concept de la santé. La plupart de nos concitoyens pensent que santé rime avec absence de maladie. « *Je ne suis pas malade, donc je suis en bonne santé.* » Rien n'est plus faux ! Toutes les maladies chroniques, et en particulier les maladies auto-immunes, mettent des années avant de devenir détectables, et ce sont nos gènes, notre éventuel surpoids, nos habitudes alimentaires, notre condition physique, mentale et émotionnelle, notre environnement toxique qui vont influer, dans un sens positif ou négatif, sur l'évolution de ces états silencieux. Déjà en 1946, l'Organisation mondiale de la Santé (OMS) introduisait une dimension positive, holistique, dans la définition de la santé : « *la santé est un état de bien-être complet, physique, mental et social et pas seulement l'absence de maladies ou d'infirmités.* »

Cependant il restait un dernier pas à franchir pour une définition complète de la santé : la quantifier. Comment avoir des critères précis qui nous permettent de dire : « *je suis en bonne santé* », « *je suis en très bonne santé* » ou « *je suis en parfaite santé* ». Pour définir ces critères, les scientifiques ont abordé le problème selon un autre biais : ils ont étudié la façon dont notre organisme réagissait lorsqu'il était soumis à un changement, à une contrainte ou à un stress. Ils ont observé, en particulier, sa capacité de résilience. C'est ce qu'ils ont appelé l'homéostasie.

L'HOMÉOSTASIE

« *L'homéostasie se définit comme la capacité de l'organisme à maintenir un état de stabilité relative des différentes composantes de son milieu interne, et ce, malgré les changements constants de l'environnement.* »

C'est la définition scientifique. Mais pour comprendre ce phénomène fondamental, mieux vaut laisser agir notre imagination : supposons que nous soyons tous nés sur un fil d'acier tendu entre deux tours d'immeubles ; nos parents et leurs parents sont tous funambules et vivent sur ce fil en permanence, vingt-quatre heures sur vingt-quatre. Pour ne pas tomber, il nous faut trouver sans cesse un équilibre dynamique qui va faire intervenir des centaines de muscles de notre corps, nos organes, nos sens, notre cerveau, pour évaluer nos choix stratégiques, nos émotions qu'il faudra gérer si le danger menace ; et ceci, vingt-quatre heure sur vingt-quatre, sans une seule seconde de relâche ! C'est cela l'homéostasie !

L'homéostasie n'est donc pas statique, elle est un état d'équilibre permanent entre forces activatrices et forces inhibitrices. Mais ces variations ne doivent cependant pas dépasser certaines limites au-delà desquelles la survie des cellules serait menacée. L'homéostasie se stabilise lorsque les besoins cellulaires sont satisfaits. Or la satisfaction des besoins est assurée par le travail synergique de l'ensemble des cellules, et par là des tissus, des organes et de tous les systèmes de l'organisme, y compris nos microbes !

Même si nous ne pouvons pas le percevoir de l'extérieur, notre corps est le siège d'innombrables et continuels changements, lesquels y provoquent des déséquilibres. Et donc, tout comme pour que le funambule reste en équilibre sur son fil, les cellules se doivent de réagir afin de compenser adéquatement ces déséquilibres. Tant qu'elles effectuent toutes les actions compensatoires, l'organisme demeure en équilibre dynamique, c'est-à-dire en homéostasie. Si les cellules ne réussissent pas rapidement à rétablir l'équilibre interne en effectuant les actions compensatoires appropriées, un déséquilibre majeur que nous appelons la maladie est inévitable, tout comme le serait la chute si le funambule hésitait dans ses mouvements pour récupérer son équilibre.

La réorganisation du système se doit d'être permanente puisque la désorganisation l'est aussi. Tout cela suppose un ensemble de mécanismes précis qui intervienne dans le maintien de l'équilibre : ce qu'on appelle la régulation. « *La régulation est l'ensemble des mécanismes assurant la constance d'un caractère chimique et physique du milieu interne* ». Cela se fait grâce à des dispositifs de correction d'erreurs. Ces mécanismes de correction doivent être immédiats et adéquats : ils se nourrissent des informations reçues par les différents capteurs et vont agir en rectifiant, soit à la baisse, soit à la hausse, et parfois en amplifiant la baisse, ou la hausse, quand cela s'avère nécessaire à notre bonne santé.

En ce qui concerne les maladies auto-immunes il y a quatre acteurs principaux qui participent positivement ou négativement à l'apparition ou la régression de ces maladies.

La cellule car elle est au cœur de métabolisme : pour rétablir l'équilibre (l'homéostasie) notre organisme a besoin de certaines protéines spécifiques. Pour les fabriquer il nous faut les codes qui se trouvent dans nos gènes, à l'intérieur de notre ADN, dans notre noyau. On a besoin d'énergie, fabriquée par nos mitochondries.

Nos gènes sont étroitement impliqués car ils peuvent être activés ou désactivés, autorisant ainsi la production de certaines protéines, ou au contraire réprimant certaines autres. Ils sont aussi responsables de la « *susceptibilité* » de certaines personnes à développer certaines maladies.

Notre système immunitaire : c'est l'exécutif : Il exécute les ordres et va parfois au-delà ; c'est lui qui fabrique les anticorps chargés de nous protéger ou de nous autodétruire. Son excès de zèle est déclenché par l'inflammation.

Enfin l'acteur le plus insidieux, celui à qui on ne pensait pas : notre intestin et plus particulièrement notre microbiote (notre flore intestinale) qui contrôle à peu près tout et qui peut être considéré comme notre véritable cerveau.

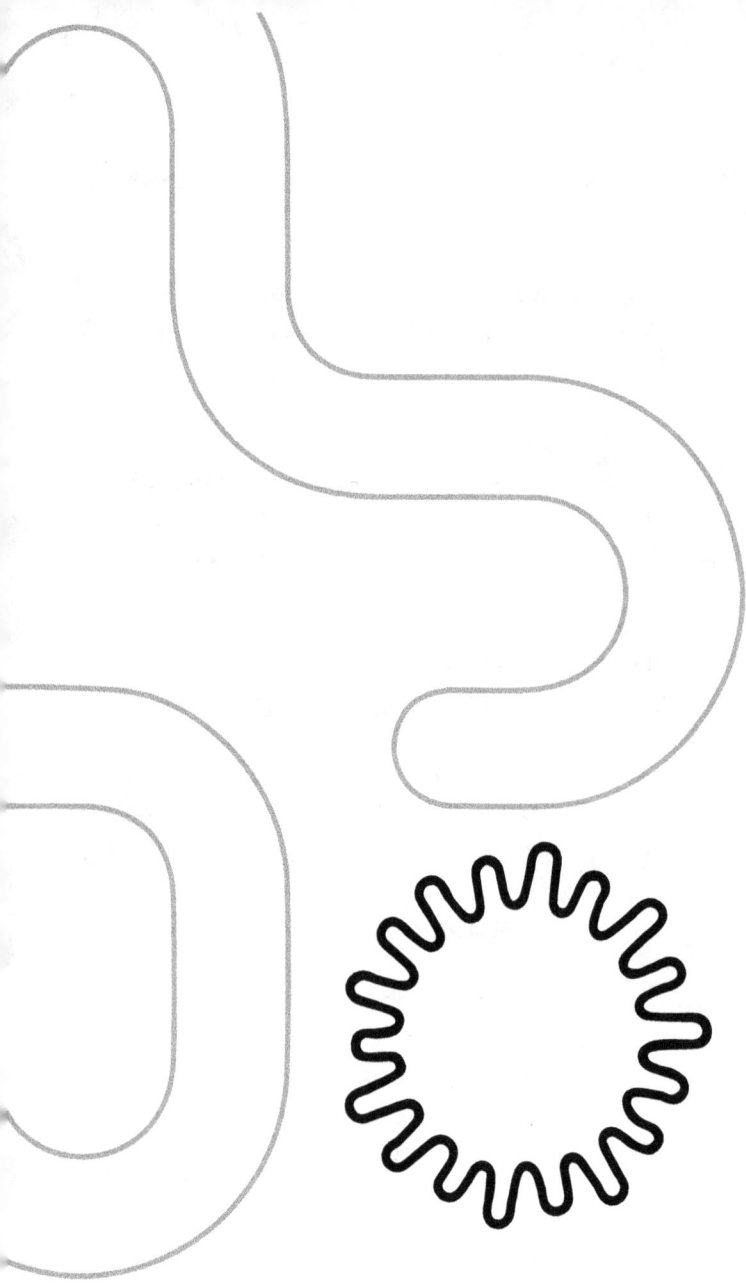

CHAPITRE 1
LA CELLULE

L a cellule est l'unité de base de tout ce qui vit sur terre, de la plus humble bactérie, qui ne contient qu'une seule cellule, jusqu'aux plus complexes des organismes, comme l'être humain, qui en compte plus de 60 000 milliards. C'est un véritable chef d'œuvre de la nature que cette petite structure qui ne mesure que de 10 à 100 microns (10 à 100 millièmes de millimètre).

Il est impossible d'expliquer de façon simple la colossale complexité de ce qui se passe à chaque milliseconde, à l'intérieur d'une cellule, et lorsque l'on sait que ceci se reproduit au même moment dans 60 000 milliards de cellules, comment ne pas rester humble et admiratif devant une telle merveille de technologie ?

L'INFINIMENT GRAND
ET L'INFINIMENT PETIT

La cellule est le miroir de ce qui se passe dans le microcosme aussi bien que dans le macrocosme, dans l'infiniment petit aussi bien que dans l'infiniment grand. Une galaxie située à dix millions d'années-lumière de notre planète ressemble étrangement à une cellule ! Les lois de la nature sont identiques dans les deux sens : à 10 microns on voit l'intérieur de la cellule, à 1 micron son noyau. À 1 000 angströms on voit les chromosomes, à 100 angströms les chaînes d'ADN ; à 10 picomètres, les électrons, dans le champ de l'atome, ressemblent étrangement à une photo du ciel ! Que ce soit dans le microcosme ou dans le macrocosme, les structures de base semblent identiques ; et celles de la cellule reflètent bien cette dualité. Plus encore, on constate que la structure interne d'une cellule reflète l'organisation fonctionnelle du corps humain. C'est cette cohérence du système, au sens biophysique du terme, qui assure l'équilibre nécessaire à notre bonne santé. La cellule : un vaisseau spatial !

Michael Denton, biologiste australien, pour décrire la cellule utilise l'analogie suivante :

« Pour comprendre la réalité du fonctionnement cellulaire, agrandissons la cellule un million de fois jusqu'à ce qu'elle ait un diamètre de 20 km et ressemble à un vaisseau spatial qui aurait la superficie d'une grande ville. Ce que nous verrions ce serait une structure d'une complexité et d'une faculté d'adaptation inégalable. À la surface du vaisseau nous verrions des millions d'ouvertures comme les hublots d'un vaisseau. Si nous entrions par l'une de ces ouvertures, nous nous trouverions devant un monde d'une technologie époustouflante ».

Reprenons cette analogie à notre compte et prenons l'exemple d'une molécule qui cherche à entrer dans une cellule pour y exercer une action spécifique. Elle circule dans le flux sanguin des artères, jusqu'à ce qu'elle trouve la sortie qui la conduit à la cellule appropriée. Lorsqu'elle arrive à la cellule, elle va d'abord chercher une porte qui s'ouvre à son approche, comme agie par un détecteur. Les portes de la cellule opèrent de manière sélective : chaque molécule qui arrive devant une porte est comme scannée, on cherche à y déceler un éventuel danger pour la cellule. Les portes ne s'ouvrent que pour les molécules utiles. Si un élément nuisible, tel un virus, essaie d'entrer par l'une de ces portes, il est immédiatement détecté et les portes resteront obstinément closes.

LA MEMBRANE CELLULAIRE

C'est la structure qui contrôle les portes d'entrées. Elle entoure les cellules, est formée de lipides et de certaines protéines, et agit comme une muraille destinée à contenir toutes les activités de la cellule en son sein. Elle joue le rôle de barrière entre le milieu interne et le milieu externe. Elle contient plusieurs protéines, appelées récepteurs, qui détectent les signaux chimiques présents dans la circulation sanguine, et qui transmettent à la cellule des messages codés, qui lui permettent de réagir instantanément aux variations de l'environnement.

Une fois la porte d'entrée passée, la molécule est immédiatement prise en charge par des protéines spécifiques qui exécutent les fonctions de la cellule. Ces protéines sont appelées enzymes. Si cela s'avère nécessaire, les enzymes vont immédiatement utiliser la molécule. Dans le cas contraire, la molécule va être stockée dans le centre de dépôt de la cellule qu'on appelle « *l'appareil de Golgi* ».

L'appareil de Golgi

L'appareil de Golgi participe activement au processus de sécrétion, c'est-à-dire au processus qui procède à la libération des produits finis, hors de la cellule qui les a produits. Les cellules humaines fabriquent toutes sortes de protéines de sécrétion. Mais certaines molécules, comme l'insuline qui transporte les sucres, sont trop grosses pour passer par une porte standard, donc les cellules possèdent un sas d'entrée et de sortie spécial, adapté à ce type de molécules. Une fois ces molécules entrées, les enzymes récupèrent le sucre qu'elles transportent et l'apportent aux mitochondries, les usines à fabriquer l'énergie. Des canaux spéciaux, appelés « réticulum endoplasmique », s'occupent de la logistique et du transport dans la cellule.

LE NOYAU

Le noyau, gigantesque centre de traitement de l'information, est le cerveau de la cellule. À l'intérieur de ce noyau se trouvent les chromosomes : 23 paires de chromosomes, dont chacun est une immense base de données. Ces chromosomes sont constitués de chaînes d'ADN enchevêtrées, où sont gardés en mémoire, et codés, les plans détaillés de toutes les fonctions de notre corps. Une chaîne d'ADN ressemble à une hélice en spirale, composée de l'arrangement séquentiel de quatre molécules différentes, qui sont constituées de quatre lettres. Grâce à cet arrangement séquentiel, une énorme quantité d'information est stockée dans l'ADN, elle remplirait des centaines de volumes d'encyclopédies. Ce système de codage mémorise ainsi les plans détaillés des milliers d'enzymes et autres protéines utilisées dans la cellule. Ces 25 à 30 000 gènes peuvent produire plus de 100 000 protéines spécifiques.

L'ADN

Il y a dans chaque cellule, 23 paires de longs filaments d'ADN, qui, mit bout à bout, dépasseraient les deux mètres ! Les informations codées dans l'ADN sont capitales et certains dégâts peuvent avoir des conséquences fatales pour notre organisme. Si les gènes sont les plans codés (environ 30 000 gènes), l'ADN est un grand livre unique qui répertorie tous ces plans. Nous aurions ainsi 23 encyclopédies, chacune présente en deux exemplaires. Ces exemplaires sont si précieux qu'ils ne peuvent pas sortir de la bibliothèque centrale (le noyau). Ainsi, l'information utile contenue dans chaque gène doit être copiée dans une molécule appelée « ARN messager ». Les ARN messagers sont emmenés hors du noyau cellulaire, puis dirigés vers les fabriques de protéines. En 1953, les chercheurs Watson et Crick élucident la structure de l'ADN, en se fondant sur les travaux expérimentaux de Wilkins, découverte pour laquelle tous trois ont partagé le prix Nobel de physiologie ou médecine en 1962. L'ADN ressemble à une longue échelle torsadée, porteuse de l'information ; la « double hélice », comme l'appellent les chercheurs. Cette information est écrite dans un alphabet de quatre lettres chimiques qu'on appelle les bases : l'adénine (A), la thymine (T), la guanine (G) et la cytosine (C). C'est ainsi qu'un gène est constitué d'une suite de lettres, de type ATGACACCGTGGA, dont l'enchaînement lui est unique, comme un code-barres. La lecture de l'information contenue dans l'ADN se fait au moyen d'un code, le code génétique, dont le décryptage repose sur la constatation que les quatre bases de l'ADN doivent suffire à déterminer dans leur totalité les vingt acides aminés nécessaires et suffisants pour construire toutes les protéines. On appelle mutation génétique toute faute d'orthographe qui apparaît dans le texte de l'ADN. Les mutations peuvent être des inversions, des ajouts ou des délétions de lettres. Les mutations peuvent provenir d'une erreur de lecture lors de la réplication de l'ADN, d'une infection virale ou d'une exposition à des polluants. Elles entraînent souvent des maladies, et parfois la mort.

Le séquençage du génome humain a pris une quinzaine d'années. Il a fallu transcrire les trois milliards de combinaisons de lettres de l'ADN et le premier séquençage a coûté un milliard de dollars. Aujourd'hui, on peut obtenir le même séquençage, le vôtre par exemple, pour 100 dollars, grâce à une micro puce.

LES PROTÉINES

Les protéines sont la finalité de l'action de l'ADN. Ces molécules exercent la plupart des fonctions nécessaires à la santé de la cellule : communication des messages, transport et transformation des substances nutritives pour produire de l'énergie.

La production d'une molécule de protéine commence toujours par l'identification du gène responsable du stockage des plans relatifs à cette protéine particulière. Une enzyme, exclusivement chargée de cette tâche, ouvre l'ADN comme une fermeture éclair ; un autre groupe d'enzymes vient diviser les brins d'ADN en deux ; une autre enzyme parcourt un des brins et lit rapidement les codes, elle va copier alors l'ADN ; une fois la duplication achevée, le groupe d'enzymes referme l'ADN et le ramène à son état initial. La copie effectuée à partir de l'ADN est, on l'a vu, l'ARN messager. Cet ARN messager contient les plans de production de la protéine dont la cellule a besoin à ce moment précis.

Il y a deux sortes de protéines : les protéines dites « *structurantes* », qui forment la trame de tous les tissus du corps, et les protéines dites « *fonctionnelles* ». Celles-ci régissent le bon fonctionnement du corps, elles peuvent être des protéines de régulation comme l'insuline, des protéines de défense comme les anticorps, ou encore des enzymes, qui permettent d'effectuer toutes les tâches.

Pour pouvoir synthétiser toutes les protéines, notre corps doit se procurer les éléments de base qui forment ces protéines, les acides aminés. Les aliments en sont les sources principales.

Nos cellules sont donc essentiellement un assemblage de blocs de protéines ; en fait, pour pouvoir fonctionner correctement, notre corps requiert plus de 100 000 types de protéines différentes. Chaque protéine est une chaîne de molécules d'acides aminés, comparable à un collier de perles de plastique, qui s'emboîtent les unes dans les autres (Bruce Lipton). Chaque perle représente l'une des vingt molécules d'acides aminés utilisées par les cellules. Cette structure est très flexible et peut se plier en une multitude de formes. Les liens flexibles entre les acides aminés sont appelés « *liaisons peptidiques* » et peuvent autoriser des rotations, des flexions et même des plicatures. Ceci est dû à l'interaction des charges électromagnétiques de chaque acide aminé : ceux qui ont une charge de même signe vont se repousser et ceux d'un signe opposé vont s'attirer. Certaines protéines sont si longues qu'elles nécessitent une protéine spéciale, appelée « *chaperonne* », pour se plier. Les protéines bougent en permanence, et leur forme finale reflète un état d'équilibre entre leurs charges électromagnétiques. Cependant, si

Les Ribosomes

La copie du code génétique est exportée hors du noyau cellulaire. Elle est alors lue par la fabrique de protéines de la cellule, il s'agit des ribosomes. Les ribosomes lisent la phrase – la copie du gène – du début jusqu'à la fin. Ceci en lisant par groupe de trois lettres. Si une phrase se compose, par exemple, du groupe de vingt-sept lettres, AUGGUGCACCUGACUCCUGAGGAGAAG, alors les ribosomes liront successivement : AUG, GUG, CAC, CUG, ACU, CCU, GAG, GAG, AAG.

Dans la copie d'un gène, il est écrit comment une protéine particulière doit être fabriquée. Comme il existe 20 acides aminés différents, un groupe donné de trois lettres représente un acide aminé particulier. GUC, par exemple, correspond à l'acide aminé « valine » et CAC à l'acide aminé « histidine ». Le décodeur, qui permet à la cellule de traduire les mots de trois lettres en acides aminés, se nomme le code génétique. Quand les ribosomes lisent une phrase par groupes de trois lettres, ils savent exactement lequel des vingt acides aminés doit être associé à un mot de trois lettres données, et dans quel ordre. Les ribosomes assemblent les acides aminés les uns après les autres afin d'obtenir finalement la protéine complète. Le résultat est une nouvelle protéine : celle qui avait été commandée. La moindre erreur dans le séquençage ou le choix des acides aminés rendrait la protéine inutilisable. C'est pourquoi de telles erreurs n'arrivent pratiquement jamais. La production terminée la protéine quitte le ribosome pour aller accomplir sa tâche. Elle va être autorisée à sortir de la cellule, où là, encore, elle subira des tests de sécurité.

ces charges sont modifiées, la molécule va de nouveau se tordre jusqu'à obtenir un nouvel équilibre des forces électromagnétiques.

Lorsqu'une protéine rencontre une molécule qui a un « *physique* » complémentaire elle va se lier à celle-ci comme dans un engrenage de montre ancienne. Les cellules exploitent le mouvement de ces engrenages de protéines pour assurer des fonctions métaboliques spécifiques. Ce sont ces mouvements constants des protéines, qui changent de forme des milliers de fois par seconde, qui animent le vivant.

LES MITOCHONDRIES

Les mitochondries sont les structures qui produisent l'énergie à l'intérieur des cellules de l'organisme, et leur permettent ainsi de fonctionner, de réparer leurs lésions et de s'entretenir elles-mêmes. Les mitochondries remplissent plusieurs rôles différents dans le fonctionnement cellulaire, dont le plus connu est la production d'ATP (adénosine triphosphate), le combustible énergétique de nos cellules. Les mitochondries sont donc un maillon essentiel du phénomène de respiration cellulaire, qui nous permet de produire l'énergie dont nous avons besoin. Par certains côtés, on peut comparer les mitochondries au moteur d'une voiture. Une cellule ne peut pas plus fonctionner, sans mitochondries, qu'une voiture ne peut le faire, sans moteur. Elles possèdent leur propre ADN, et des gènes propres interviennent dans le fonctionnement mitochondrial. Elles sont toujours issues de la mère, le gamète mâle n'apportant en principe que de l'ADN nucléaire.

LE LANGAGE DES CELLULES

Communication, c'est le mot clef ! Les ordinateurs communiquent par Internet, les dauphins communiquent par des sons, les êtres humains communiquent par leurs organes des sens, les plantes communiquent par des molécules spécifiques, elles ont même une vie sociale ! L'étude de ces systèmes de communication a donné naissance à une nouvelle spécialité biomédicale : Signaling ou « *Signalisation cellulaire* ».

La signalisation cellulaire est un système de communication complexe qui régit les processus fondamentaux des cellules et coordonne leur activité. La capacité des cellules à percevoir leur micro environnement et à y répondre correctement est à la base de l'homéostasie, c'est ainsi que des

L'ADN mitochondrial

L'ADN mitochondrial est une molécule d'ADN circulaire que l'on retrouve dans la mitochondrie. Cette molécule d'ADN code pour une partie des protéines et pour une autre partie des ARN spécifiques au fonctionnement de la mitochondrie.

L'ADN mitochondrial (ou ADNmt) est très intéressant pour les analyses génétiques. D'une part, car chez l'humain il ne compte que 37 gènes (contre quelques 30 000 pour l'ADN humain) et il est en général mieux conservé et, évidemment, beaucoup plus vite décodé ; d'autre part, contrairement à l'ADN nucléaire, qui est un assemblage de la moitié des gènes de la mère et de la moitié des gènes du père (donc du quart de chaque grands-parents, ou encore du huitième de chaque arrière-grand-parent, etc.), ce qui rend extrêmement difficile l'établissement de la filiation au-delà de quelques générations, l'ADN mitochondrial n'est transmis que par la mère, qui le tient elle-même de sa mère qui le tient de la sienne, etc. Cela simplifie donc énormément l'étude des filiations mère-enfant et la datation des lignées. L'ADN mitochondrial des mâles provient de leur mère et n'est pas transmis à la génération suivante. Ainsi des études récentes ont montré que toutes les mitochondries humaines, dans le monde, ont une origine commune. Plus récemment, les restes du Tsar Nicolas II et de sa famille ont été identifiés en comparant l'ADNmt des restes trouvés à Ekaterinbourg (Russie) avec celui du Prince Philip (dont la grand-mère maternelle était la sœur de la tsarine Alexandra). L'identification est sûre à 99 %.

dysfonctionnements dans le traitement de l'information cellulaire peuvent être responsables de maladies telles que le cancer, les maladies auto-immunes ou le diabète. Les cellules reçoivent des informations de leurs voisines à travers une classe de protéines appelées récepteurs.

Une cellule est avant tout une usine à produire des protéines. Ces composants indispensables à la vie sont fabriqués selon les plans déposés sous forme d'ADN dans le noyau cellulaire. Pour accomplir cette mission au bon moment, la cellule reçoit et émet en permanence des messages chimiques reflétant sa position dans l'espace, l'état de son outil de production, ou la qualité de son environnement. Elle informe aussi ses voisines quand elle démarre le processus de division. Tous ces signaux sont transportés par des hormones qui circulent dans le sang ; secrétées par plusieurs glandes endocrines, ces hormones activent sélectivement quelques-uns des récepteurs ancrés par centaines sur la surface membranaire. La cellule est donc un atelier de production, couplé à un formidable centre de communication. Ces différents modes de communication se font par l'intermédiaire d'une substance diffusible, c'est pourquoi les cellules sont équipées de récepteurs spécifiques.

LE SUICIDE PROGRAMMÉ (L'APOPTOSE)

Le maintien des fonctions cellulaires est un phénomène fragile et constamment sujet à des tentatives de rébellion de la part des cellules qui souhaitent retrouver leur liberté d'action. Et cela se passe tout au long de notre existence : dès qu'une cellule subit une agression extérieure, son premier réflexe est d'interpréter cette agression comme une épreuve qu'elle doit affronter du mieux qu'elle peut, en mutant ses gènes de façon à contourner cet obstacle. Malheureusement pour nous, ces agressions sont courantes au cours de notre vie, à tel point que plusieurs cellules endommagées se rebellent et oublient même leur fonction, pourtant essentielle à l'ensemble de l'organisme. Heureusement, pour éviter que la cellule n'acquière trop d'autonomie, le système est strictement encadré, ce qui permet d'éliminer rapidement les cellules rebelles en leur suggérant… de se suicider. C'est ce que les scientifiques appellent « *l'apoptose* ».

L'apoptose (ou la mort cellulaire programmée) est le processus par lequel des cellules déclenchent leur autodestruction en réponse à un signal. C'est l'une des voies possibles de la mort cellulaire qui est génétiquement programmée et nécessaire à la survie. Elle est en équilibre constant avec la prolifération cellulaire, ce qui est une manifestation de l'équilibre homéostatique.

Les cellules qui meurent par apoptose commencent par rompre leurs contacts avec les cellules avoisinantes, ensuite elles subissent des modifications internes majeures : le contenu de leur noyau se fragmente tandis que leur cytoplasme se répartit en petits ballonnets, très vite absorbés par les cellules avoisinantes. Ainsi, la mort par apoptose est rapide et n'entraîne, en général, ni inflammation, ni cicatrisation. C'est pourquoi elle est passée aussi longtemps inaperçue. L'apoptose constitue un élément essentiel dans le maintien du bon fonctionnement des organismes et spécialement de l'homéostasie. Des régions entières de notre corps font l'objet de rapides renouvellements. Il en est ainsi de la peau, de la paroi interne de l'intestin et du sang par exemple. Les composés issus des cellules mortes sont réutilisés pour la construction de nouveaux tissus, ainsi nous nous nourrissons en permanence d'une partie de nous-mêmes. La régulation de la vie et de la mort des cellules est donc cruciale pour l'équilibre fonctionnel de notre organisme. Elle fait partie de la vie sociale des cellules qui le composent. Ces découvertes ont permis de comprendre les mécanismes responsables de plusieurs maladies. On sait maintenant, par exemple, que les hépatites fulminantes, produites par des virus ou par l'alcool, sont dues à la mort massive des cellules du foie.

LA BIOLOGIE SYSTÉMIQUE

L'histoire d'une cellule semble surtout être celle de la maximisation de sa capacité d'intelligence. Quand les cellules ont atteint leur taille maximale, et pour devenir plus intelligentes encore, elles se regroupent et forment des

Apoptose et cancer

Le blocage anormal du suicide cellulaire constitue une étape décisive dans la transformation d'une cellule normale en cellule cancéreuse. En dérégulant les voies de signalisation de la prolifération en leur faveur, les cellules cancéreuses peuvent donc bénéficier d'un double avantage : une forte prolifération et une résistance accrue à la mort cellulaire. C'est la protéine p53 qui est chargée d'induire l'apoptose des cellules qui présentent trop d'anomalies ou de stress. Par conséquent, en inactivant la protéine p53 les cellules cancéreuses se confèrent un avantage déterminant de survie. D'autres protéines qui déclenchent l'apoptose sont inactivées, ou leur expression diminuée, dans les cellules cancéreuses, ce qui augmente chez ces dernières la capacité à survivre face aux stress et aux dommages qu'elles subissent en permanence.

communautés multicellulaires. Elles commencent alors à se partager les tâches et à se spécialiser. Les avantages de la vie communautaire ont abouti à des colonies de millions de milliards de cellules socialement interactives, pour en arriver à former des mammifères et des hommes. Nous sommes faits de cette coopération, sans elle, il n'y a pas de vie (Lipton).

L'étude de ces relations est maintenant un domaine en plein essor appelé la « *biologie systémique* ». Un exemple classique des bienfaits des micro-organismes pour les humains est celui des bactéries de notre système digestif, qui sont essentielles à notre survie. Mais il existe un pas vers une coopération encore plus étroite : il semblerait que des organismes d'espèces différentes partagent leurs gènes. Cette donnée vient bouleverser notre définition de ce qu'est une espèce. Les scientifiques réalisent que les gènes se transmettent, non seulement entre les membres individuels d'une espèce, mais aussi entre les membres d'espèces différentes. Le partage de l'information génétique par transfert de gènes accélère l'évolution puisque les organismes peuvent acquérir l'expérience « *apprise* » à partir d'autres organismes. Étant donné ce partage des gènes, on ne peut plus concevoir les organismes comme des entités isolées. Il n'y a donc pas de mur entre les espèces (Daniel Drell). Ce phénomène de dispersion du patrimoine génétique a des conséquences assez importantes. Il existe déjà une étude qui a révélé que lorsque les humains ingèrent des aliments génétiquement modifiés, ces gènes artificiels absorbés modifient le caractère des bactéries de l'intestin, qui travaillent en symbiose avec nos cellules.

Les mammifères sont des êtres fondamentalement coopératifs. L'éthologie – l'étude du comportement des différentes espèces animales, démontre largement que la propension à vivre en communauté se retrouve à toutes les échelles de l'évolution. L'altruisme et la capacité à vivre en communauté sont aussi très importants dans le monde mammifère (Lipton). On sait que les mammifères s'entraident constamment, de manière spontanée et désintéressée. Un chimpanzé va en aider un autre même s'il sait qu'il n'y aura pas de récompense.

SOURCES ET RÉFÉRENCES

Bruce H. Lipton. « *Biologie des croyances* ». Québec: Ariane Editions Inc.; 2006.

M. J. Denton. « *Nature's Destiny : How the Laws of Biology Reveal Purpose in the Universe* ». New York : Free Press ; 1998.

Nicole Le Douarin. « *Les cellules souches* ». Paris : Odile Jacob ; 2007.

Richard Béliveau, Denis Gingras. « *Les aliments contre le cancer* » Québec : Trécarré ; 2005.

Walter Wahli, Nathalie Constantin. « *La nutrigénomique dans votre assiette* ». Bruxelles : Éditions De Boeck ; 2011.

Geoffrey M. Cooper. « *La cellule : une approche moléculaire* » De Boeck Université, 1999, p. 502.

Jean-Claude Callen, Roland Perasso. « *Biologie cellulaire : Des molécules aux organismes* » 2e édition, Dunod, Paris, 2005, p. 36-37. (ISBN 2-10-049236-5).

Frédéric Flamant. « *De l'œuf à la poule* » Belin, 2001, 159 p.

Jean-Claude Ameisen. « *La Sculpture du vivant : Le suicide cellulaire ou la mort créatrice* » Point Seuil, 2003.

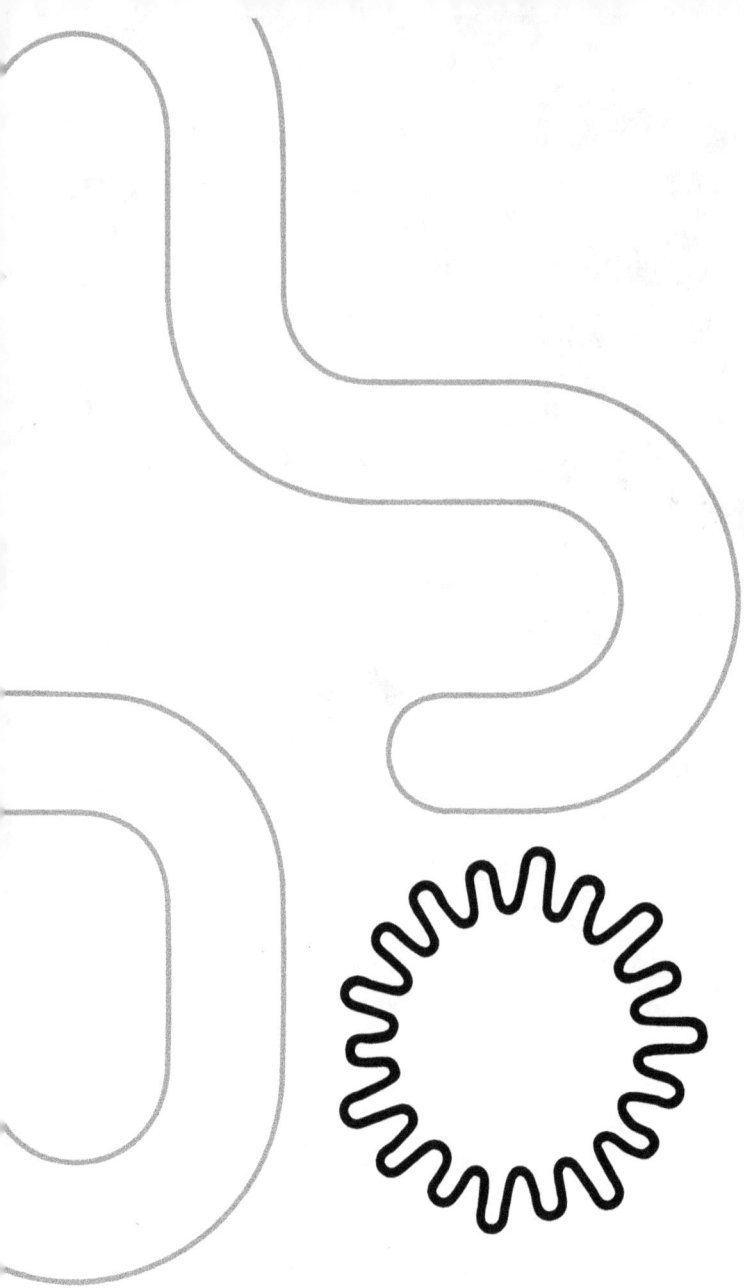

CHAPITRE 2
LES GÈNES

La génétique est définie comme la science de l'hérédité, elle étudie les caractères héréditaires des individus, leur transmission au fil des générations, ainsi que leurs variations (mutations). On appelle gènes les unités transmissibles, responsables de l'hérédité de certains traits. Les gènes sont les plans de fabrication et de fonctionnement de notre corps. Ils donnent les instructions pour la fabrication des pièces détachées nécessaires à la formation de l'unité de vie : les protéines.

Presque 99,8 % de l'ADN humain est identique pour l'ensemble de l'espèce humaine, et notre ADN ne diffère de celui du chimpanzé que de 2 %, et pourtant... Les différences sont très visibles ! De même ce 0,2 % d'écart entre chaque être humain fait que nous sommes tous différents, tous uniques, sauf pour les jumeaux monozygotes, les vrais jumeaux, qui ont exactement le même ADN.

Il n'y a pas si longtemps on pensait que tout résidait dans nos gènes ! Nous avions hérité de nos parents des gènes que l'on a mélangés comme on le fait pour un jeu de cartes et le résultat de ce mélange donnait naissance à nos propres gènes qui nous faisaient, dans un certain sens, ressembler à nos parents ; mais qui nous donnaient aussi, par ce savant mélange, une personnalité unique. Et puis c'était tout, nos gènes étaient immuables pour toute la vie. En fait, ce n'est pas tout à fait exact ! Il est vrai que les codes que contiennent nos gènes et qui servent à fabriquer nos protéines sont tous inscrits une fois pour toute dans ces 23 paires de chromosomes, ces bibliothèques gardées dans le noyau de chaque cellule ; mais ce grand livre de la vie, lorsque nous le lisons, est soumis à notre interprétation exactement comme une symphonie écrite par Beethoven qui sera interprétée de façon magistrale ou médiocre selon le chef d'orchestre ou les musiciens.

Nous avons environ 20 000 à 30 000 gènes, dont très peu sont « *codants* », c'est-à-dire qu'ils possèdent les codes de fabrication. Certains sont actifs 24 heures sur 24, ce sont ceux qui gèrent les protéines essentielles à la vie :

le cœur, le cerveau, les reins. La plupart sont inactifs, on dit réprimés, et ne sont activés, on dit exprimés, que lorsque le besoin s'en fait sentir. Mais qui décide de l'activation de tel ou tel gène et comment cela se passe-t-il ? Contrairement à l'idée répandue selon laquelle nous sommes programmés par notre code génétique, les scientifiques ont montré que celui-ci est, en réalité, un stock de données qui peuvent être activées ou non, selon nos conditions de vie. Ainsi, savez-vous que nous parlons tous les jours à nos gènes et que nos gènes sont très influencés par ce que nous leur disons, et vont agir en conséquence ! De nombreux chercheurs constatent aujourd'hui que nos actions, nos expériences, nos émotions, façonnent l'expression de nos gènes en permanence. En fait notre « *destin biologique* » est déterminé à seulement 30 % par nos gènes, et à 70 % par notre environnement ; cette réalité a donné naissance à une nouvelle spécialité qu'on appelle « *épigénétique* » ce qui, littéralement, veut dire « *au-dessus* » de la génétique. Un gène peut donc être activé ou désactivé et la mise en œuvre de l'instruction qu'il porte se déclenche seulement s'il en reçoit l'ordre et si on lui fournit l'énergie nécessaire.

Le fonctionnement de notre corps est donc régi à la fois par le code génétique et par la configuration épigénétique, on dit encore empreinte génomique. C'est-à-dire d'un ensemble de commutateurs qui activent ou désactivent ces gènes. L'épigénétique permet donc d'échapper partiellement à une certaine fatalité génétique (Wahli). C'est l'interaction du génotype et de l'environnement qui va déterminer le « *phénotype* » d'un individu, c'est-à-dire toutes les caractéristiques anatomiques, physiologiques et moléculaires qui font que chacun de nous est unique, alors que tous partagent 99,80 % de gènes identiques.

Le fait que l'environnement altère la configuration génétique démontre qu'elle n'est pas immuable. Il suffit de changer des conditions de vie, alimentation, exercice physique, stress, pour qu'elle se dégrade. En 2008, des travaux menés au Massachusetts General Hospital ont montré que huit semaines de relaxation suffisaient à modifier l'expression de plusieurs centaines de gènes, selon un profil diamétralement opposé à celui induit par le stress. Par ailleurs, une nouvelle étude menée à l'Université de la Sarre, à Hambourg, vient de montrer que l'activité physique ralentit le raccourcissement des télomères dans les globules blancs.

Mais le marquage épigénétique de nos gènes peut également se transmettre à notre descendance ; et lui faire subir le poids de notre passé. C'est ce qu'a révélé une étude célèbre, menée en 1992, sur la famine qui avait frappé les Pays-Bas en 1945. Réaction au manque de nourriture, les bébés conçus à cette période étaient plus petits que la moyenne, et avaient plus de risque, à l'âge adulte, d'être atteints de diabète ou de maladie cardiovasculaire. Rien de surprenant jusque-là. Mais ce qui étonne, c'est que leurs propres enfants souffrent eux aussi d'un faible poids de naissance et d'une mauvaise santé. En cause, l'empreinte épigénétique laissée par la famine qui a été transmise sur deux générations. Certes, les marques épigénétiques sont réversibles et malléables, mais elles peuvent donc aussi être transmises, presque à l'identique, à la descendance.

LA NUTRIGÉNOMIQUE

La génomique nutritionnelle, ou encore nutrigénomique, s'intéresse à l'action directe qu'exercent les aliments sur les gènes et sur leur expression, c'est-à-dire sur la façon dont ils sont mis en activité. Par exemple, si vous mangez une pizza, on va étudier comment cette pizza sélectionne une partie de vos gènes, les active, et influence votre métabolisme. Chaque aliment a ainsi une sorte de « *signature génétique* ». Les constituants d'un régime alimentaire agissent comme des signaux qui régulent l'activité des gènes. De quelle manière ? Les micronutriments issus de l'alimentation sont soit incorporés par les cellules et transportés dans le noyau où ils se lient à des facteurs de transcription, soit ils vont exercer une influence directe sur l'expression des gènes.

La « *nutrigénetique* » fait l'inverse. Elle s'intéresse à l'action de nos gènes sur notre alimentation et notre façon de manger. Pourquoi, par exemple, constate-t-on une disparité entre certains, qui grossissent alors qu'ils mangent très peu, et d'autres qui peuvent dévorer sans prendre un gramme. Grâce aux techniques actuelles, on peut définir des sous-populations qui regroupent des personnes présentant une composition génétique qui les rend susceptibles de développer certaines maladies, afin d'essayer de mieux adapter leur régime alimentaire. Ces génotypes ont été identifiés pour de nombreuses affections comme, par exemple, l'intolérance au lactose qui touche 1 à 5 % des européens du Nord et que l'on trouve dans neuf sur dix des pays d'Afrique et d'Asie.

On a étudié les risques pour la santé de la consommation de café, et les résultats se sont avérés pour le moins contradictoires, certaines études disant que le café est mauvais pour le cœur et d'autres affirmant le contraire. Une approche nutrigénétique a permis d'apporter une réponse définitive. La consommation de café crée un risque d'infarctus du myocarde chez les personnes qui présentent un polymorphisme spécifique induisant la perte du cytochrome P450 1A2, une protéine de détoxification de la caféine.

LES POLYMORPHISMES GÉNÉTIQUES

Nous sommes tous différents. Si c'est une évidence du point de vue morphologique, ça l'est aussi sur le plan métabolique. Bien que l'ADN de chacun de nous soit identique à 99,8 % à celui du voisin, le petit 0,2 % restant, fait que l'on est « *unique* ». Dans le jargon génétique, on parle de polymorphisme génétique, pour désigner ces différentes variantes du capital génétique. On compte trois milliards de nucléotides (l'unité de base de l'ADN), et en moyenne un nucléotide sur mille diffère d'un individu à l'autre. Si l'une de ces différences se retrouve dans plus de 1 % de la population, on la désigne sous le nom de SNP, ce qui veut dire en anglais, Single Nucleotide Polymorphism.

On a déjà identifié plusieurs millions de SNP, responsables de la couleur des yeux, de la corpulence, mais aussi de la potentialité à contracter certaines maladies. Déterminer le profil des SNP permet de définir des groupes d'individus à risque pour certaines maladies et d'adapter leur alimentation et leur traitement éventuel. Grâce à des techniques nouvelles, notamment les puces à ADN, on est en mesure d'examiner, en une seule fois, plusieurs centaines de milliers de SNP chez un individu, pour ainsi définir un « *génotype* », c'est-à-dire la composition génétique complète, celle qui va être transmise à sa descendance, et qui peut comporter des prédispositions à contracter certaines maladies.

Néanmoins, ça n'est pas pour autant qu'on puisse dire qu'un polymorphisme est bon ou mauvais en soi : il dépend entièrement de l'environnement dans lequel il survient. Par exemple, de nombreux polymorphismes vont être favorables ou défavorables en fonction de notre alimentation. C'est ainsi que les différents génotypes humains expliquent la variabilité des réponses individuelles aux facteurs environnementaux : l'alimentation, les médicaments, les polluants... et leur influence sur notre longévité.

SOURCES ET RÉFÉRENCES

Walter Whali, Nathalie Constantin. « *La nutrigénomique dans votre assiette* ». Bruxelles : Éditions De Boeck ; 2011.

Bertrand Jordan. « *L'humanité au pluriel : la génétique et la question des races* » Paris, Seuil, Coll. « *Science ouverte* », 2008.

International Human Genome Sequencing Consortium. 2004 : « *Finishing the euchromatic sequence of the human genome* » Nature 431: 931-945.

Michele Clamp. « *Working the (Gene Count) Numbers_Finally, a Firm Answer* », Science, vol. 316, n° 5828, 2007, p. 1113

Nau, J. Y. (2010). « *Séquençage génomique en pratique quotidienne ?* ». Revue médicale suisse, 6(249), 1038-1039.

Sean Carroll, Benjamin Prud'homme et Nicolas Gompel. « *La régulation des gènes, moteur de l'évolution* », Pour la Science, n° 375, 01/2009, p. 48-59

Braicu C, Mehterov N, Vladimirov B, Sarafian V, Nabavi SM, Atanasov AG, Berindan-Neagoe I. « *Nutrigenomics in cancer : Revisiting the effects of natural compounds* ». Semin Cancer Biol. 2017 Jul 1. DOI: 10.1016/j.semcancer. 2017.06.011.

Neeha et P. Kinth. « *Nutrigenomics research : a review* », Journal of Food Science and Technology, vol. 50, n° 3, 2013, p. 415–428.

Brigelius-Flohe R and Joost HG (2006). « *Nutritional genomics: Impact on health and disease* ». Wiley-VCH Verlag GmbH & co, 3-17. ISBN 3-527-31294-3.

Bijal Trivedi. « *Hungry genes?* » New Scientist-20/01/2007;

LE SYSTÈME IMMUNITAIRE

Ce système est notre gardien, il nous protège de toute intrusion de l'extérieur comme de l'intérieur ;il évolue dans le temps et va s'adapter aux conditions particulières de chaque individu .Ainsi au début de la vie le système est « *inné* », cette immunité est transmise par nos gènes et elle utilise des cellules très spécialisées qu'on appelle les lymphocytes. Puis notre système va acquérir de nouvelles armes, qui lui seront d'abord fournies par la mère puis qu'il va élaborer par lui-même en fonction des agresseurs. Il va fabriquer des anticorps qui sont des protéines très spécifiques qu'on appelle immunoglobulines. Ces anticorps vont être fabriqués « *à la carte* » et vont être mémorisés afin d'agir immédiatement dès le retour de l'agresseur spécifique. Ainsi, à l'âge adulte nous possédons des milliers d'anticorps spécifiques à un agresseur (l'antigène) qui vont agir le moment venu. C'est ce que les scientifiques appellent : « *l'immunité acquise* ».

De très nombreuses cellules participent à ce système de défense, exactement comme une armée régulière avec ses différents corps d'armée, son système de commandement et son extraordinaire système de communication. Certaines cellules sont fixes, intégrées dans un tissu ou un organe, d'autres sont mobiles circulant en permanence pour être capables d'atteindre leur cible en un temps record. Il est composé de différentes branches qui travaillent ensemble, appelées immunoglobulines (ou anticorps) IgA, IgG, IgE, IgM et IgD ; dont chacune a un rôle distinct qui nous protège et nous permet de survivre.

Le sang comporte différents types de cellules : les globules rouges, les globules blancs et les plaquettes. Toutes ces cellules sont fabriquées par la moelle osseuse. Les globules rouges assurent le transport de l'oxygène vers les différents organes : cœur, poumons, muscles. Les plaquettes assurent la coagulation du sang en cas de plaie. Quant aux globules blancs, ils ont pour rôle de défendre l'organisme contre les agressions extérieures.

LES LEUCOCYTES (GLOBULES BLANCS)

Les leucocytes sont des cellules produites dans la moelle osseuse et présentes dans le sang, la lymphe, les organes lymphoïdes (ganglions, rate, amygdale et végétations adénoïdes et plaques de Peyer) et de nombreux tissus conjonctifs de l'organisme. Chaque litre de sang contient en moyenne 4 à 10 milliards de globules blancs.

Il en existe plusieurs types :

• Les granulocytes (polynucléaires), qui nous défendent contre les microbes.

• Les monocytes, qui donnent naissance aux macrophages, « *sentinelles* » de l'organisme,

• Les lymphocytes, garants de notre immunité.

Chaque type joue un rôle important au sein du système immunitaire en participant à la protection contre les agressions d'organismes extérieurs de manière coordonnée. De nombreuses pathologies peuvent atteindre ces cellules, par anomalie de production ou de fonctionnement.

LES POLYNUCLÉAIRES OU GRANULOCYTES

Les polynucléaires (appelés désormais granulocytes) sont des globules blancs qualifiés de « *non spécifiques* » car ils ne sont pas dirigés vers un seul antigène. Il en existe trois différents :

Polynucléaires neutrophiles

Les polynucléaires neutrophiles représentent 60 à 70% des globules blancs. Ils permettent de lutter contre les bactéries. Les polynucléaires sont les premières cellules à intervenir lors d'une infection bactérienne.

On les retrouvera donc dans les zones d'inflammation. Leur nombre normal est de 1 800 à 7 000 /mm^3 de sang.

Polynucléaires éosinophiles

Les polynucléaires éosinophiles ont pour rôle de s'attaquer aux parasites de l'organisme, sans les phagocyter : ils se fixent dessus, déversent leurs granules qui contiennent des enzymes destinées à les détruire. Pour une personne en bonne santé, le nombre de polynucléaires éosinophiles doit être inférieur à 500 /mm^3 de sang.

Polynucléaires basophiles

Les polynucléaires basophiles interviennent au cours des réactions allergiques : ils sont responsables de la libération de médiateurs, comme l'histamine, à l'origine de la réaction inflammatoire de l'allergie. Leur nombre se situe autour de 0.5 à 1% des globules blancs, soit 0 à 200/mm^3.

LES MACROPHAGES

Les macrophages sont des cellules appartenant aux globules blancs (leucocytes), qui infiltrent les tissus. Les monocytes et les macrophages sont des phagocytes et sont donc capables de phagocytose (nettoyage). Leur rôle est de phagocyter les débris cellulaires et les agents pathogènes.

LES MONOCYTES

Les monocytes sont de gros globules blancs, ayant pour fonction de détruire certains types de virus et bactéries afin de protéger l'organisme contre le développement d'une infection. Un taux de monocytes élevé, aussi désigné sous le terme de « *monocytose* », indique que les monocytes se sont multipliés pour combattre une maladie infectieuse. Une élévation des monocytes est généralement transitoire dans le cadre d'infections aiguës comme la mononucléose infectieuse, mais peut aussi être durable dans un certain nombre de pathologies chroniques comme certains cancers, des maladies inflammatoires, ou dans des formes de leucémies, maladie de la moëlle osseuse où les cellules qu'elle fabrique prolifèrent. Leur nombre varie de 200 à 800/mm^3 de sang.

LES MASTOCYTES

Le mastocyte est une cellule présente dans les tissus conjonctifs, qui fait partie des globules blancs et se caractérise par la présence dans son cytoplasme de très nombreuses granulations contenant des médiateurs chimiques comme la sérotonine, l'histamine, la tryptase ou l'héparine. Lorsqu'il est en contact avec un allergène et qu'il présente à sa surface les IgE spécifiques de celui-ci ou en contact d'agents infectieux, il dégranule et libère ses médiateurs de façon très rapide. Il déclenche ainsi des réactions allergiques immédiates, parfois graves, comme un choc anaphylactique qui engendre une hypotension. La même activation induit de façon plus retardée (quelques heures) la synthèse de nombreuses cytokines (comme le TNF-alpha) et cytokines.

LES LYMPHOCYTES T

Les lymphocytes exercent une fonction immunitaire majeure dans la défense de l'organisme face à l'agression par des agents microbiens extérieurs. Ils sont produits dans la moëlle osseuse et circulent dans le sang et les vaisseaux lymphatiques. Il existe plusieurs types de lymphocytes, dont deux principaux. Les lymphocytes T (pour « *Thymus* » car ils terminent leur maturation dans le thymus), sont responsables de l'immunité dite cellulaire en détruisant les cellules reconnues comme infectées. Les lymphocytes B quant à eux produisent des immunoglobulines, protéines dont le rôle d'anticorps est de détruire les molécules reconnues comme étrangères à l'organisme : cette reconnaissance est permise par la reconnaissance d'un fragment appelé antigène par d'autres globules blancs qui vont déclencher la réaction immunitaire spécifique à un antigène. Leur nombre varie de 1 100 à 4400/ mm^3 de ang.

LES LYMPHOCYTES NK, « NATURAL KILLER »

Avec les lymphocytes T et B, les lymphocytes NK, « *Natural killer* » en anglais, désignent la troisième population de lymphocytes véhiculée dans le sang. Les cellules NK sont des cellules de l'immunité innée, c'est-à-dire qu'elles ne possèdent pas de récepteurs spécifiques à un antigène. Pourtant, ce type de lymphocytes joue un rôle particulièrement important dans la réponse immunitaire.

Les cellules Natural Killer (NK) font partie de cette première ligne de défense de l'organisme. Elles sont capables de tuer sélectivement les cellules tumorales ou infectées par des microbes tout en sécrétant des cytokines, qui stimulent et orientent la réponse des lymphocytes B et T. Cependant, de nombreux mécanismes de régulation empêchent les NK de s'attaquer aux cellules saines.

LYMPHOCYTES T

Les lymphocytes T, ou cellules T, correspondent à près de 80% de lymphocytes qui circulent dans le réseau sanguin humain. Cette catégorie de globules blancs est sécrétée par le thymus. Ces cellules se divisent et se multiplient rapidement lorsqu'elles sont exposées à un antigène. Il existe deux principaux types de lymphocytes T. Le premier regroupe les cellules T cytotoxiques qui fabriquent une substance chimique destructrice. Le second correspond aux cellules T auxiliaires qui, elles, apportent un soutien aux cellules T cytotoxiques et apportent une protection supplémentaire contre les maladies.

Les lymphocytes T cytotoxiques (TCD8 ou T killer) détruisent les cellules infectées.

Les lymphocytes T auxiliaires (TCD4 ou T helper) sont des intermédiaires de la réponse immunitaire et prolifèrent pour activer en quantité d'autres types de cellules qui agiront de manière plus directe sur la réponse.

Les lymphocytes T régulateurs (Treg) aident à prévenir l'activation des lymphocytes auto-immuns qui détruisent les cellules de leur propre organisme. Auparavant appelés « *T suppresseurs* », ils sont très importants pour le maintien de l'homéostasie. Le rôle principal est de réprimer l'activité des cellules de l'immunité, soit auto-immune, soit en fin de réaction immunitaire

Les lymphocytes NKT sont un type de lymphocytes présentant des marqueurs de cellule T (CD3) et des marqueurs de cellules NK. Ils sont donc un lien entre le système immunitaire inné et le système immunitaire adaptatif. Il existe 4 systèmes immunitaires différents dans le corps et chacun peut produire les 5 immunoglobulines listées ci-dessus. Le plus important se trouve dans notre système digestif où réside 75% à 85% de notre système immunitaire. Le 2ème est dans le foie ; il est regroupé dans des cellules spéciales appelées « *les cellules de Kupffer* ». Le 3ème se trouve dans la moelle épinière et le sang et comprend les globules blancs. Le 4ème est dans le cerveau constitué des cellules gliales. Ces systèmes fonctionnent séparément, mais tous suivent le même protocole.

Chacun de nos systèmes immunitaires est conçu avec au moins 2 branches : la branche cellulaire (ou innée) qui tire les balles chimiques : les cytokines pro-inflammatoires, et la branche humorale (ou acquise) qui tire des obus d'artillerie lourde (les anticorps)

LE SYSTÈME HLA
(HUMAN LEUCOCYTE ANTIGEN)

Ce système correspond à des protéines présentes sur presque toutes les cellules du corps humain et qui permet au corps de reconnaître les cellules comme étant du soi (qui lui appartiennent). Il existe des centaines de protéines HLA chez l'homme et chaque être humain n'en fabrique que quelques-unes obtenues par hérédité. Le nombre de combinaisons possibles est immense, ce qui fait, qu'en dehors de jumeaux ou de frères, chacun a un système HLA original. Le système HLA est ce qui permet au système immunitaire, c'est-à-dire aux globules blancs, de distinguer ses propres tissus de ce qu'il considère comme étranger, c'est-à-dire les virus, bactéries et beaucoup d'autres toxines. Ainsi, tout corps étranger ou cellule qui ne présente pas les « *bons* » codes HLA à sa surface est attaqué par le système immunitaire. La fabrication de ces protéines est sous le contrôle de leurs gènes qu'on appelle les gènes HLA, qui ont donc la faculté de réprimer ou d'exprimer leur fabrication. Certains de ces gènes ont une influence sur l'apparition de certaines maladies auto-immunes (comme le gène HLA B27).

La mémoire immunitaire

Il y a 2400 ans l'historien grec Thucydide d'Athènes notait déjà que « nul ne souffrait de la peste à deux reprises » et, en ce sens, c'était un visionnaire ! Tout au long de la vie, le système immunitaire garde la mémoire des agressions virales ou bactériennes passées. Chaque fois qu'un nouvel antigène (agresseur) se présente, certaines cellules immunitaires sont chargées de déterminer sa fiche d'identité et de la conserver dans l'attente d'une future agression. La vaccination prend appui sur ce mécanisme pour enrayer les antigènes les plus fulgurants.

Ce rôle est confié aux lymphocytes B à mémoires. Après reconnaissance des antigènes par les lymphocytes B, certains se différencient en lymphocytes B mémoires et d'autre en plasmocytes. Les lymphocytes B à mémoires ont pour rôle de mémoriser les propriétés de l'antigène les ayant activés, afin de créer une réponse immunitaire plus rapide, plus longue, plus intense et plus spécifique dans le cas d'une seconde infection par ce même antigène. De plus, les lymphocytes B à mémoires ont une durée de vie beaucoup plus longue que les plasmocytes.

Les lymphocytes B mémoires sécrètent des IgA et des IgG qui ont des propriétés biochimiques différentes des IgM. Leur stimulation provoquerait une cascade de signalisation intracellulaire plus forte que pour les IgM, donc un signal d'activation plus intense.

C'est sur le principe de cette mémoire immunitaire que les vaccins sont réalisés. La vaccination permet à l'organisme d'acquérir préventivement et durablement une mémoire immunitaire relative à un micro-organisme déterminé. Ceci se fait grâce à l'injection d'un antigène sous une forme non pathogène mais provoquant une réaction immunitaire avec mise en place d'une réponse mémoire protectrice. La plupart des vaccins induisent une réponse anticorps : il y alors une production de lymphocytes B mémoires qui en cas d'une deuxième infection par l'antigène se réactiveront rapidement et protègeront l'organisme de l'infection.

SOURCES ET RÉFÉRENCES

Jacques Thèze. « *La Force du système immunitaire : Vers de nouveaux traitements des plus grandes maladies* », Éditions Odile Jacob, 2015, 320 p.

Charles A. Janeway, Kenneth Murphy, Paul Travers et Mark Walport. « *Immunobiologie, 3ᵉ édition, traduction de Pierre L. Masson* », éditions De Boeck, 2009.

David Male. « *Immunologie. Aide-mémoire illustré, traduction de la 4ᵉ édition anglaise par Paul Fonteneau* » éditions De Boeck, 2005.

Byrne KJ, Dalgleish AG (Aug 2001). « *Chronic immune activation and inflammation as the cause of malignancy* ». British Journal of Cancer. 85 (4): 473–83. doi:10.1054/bjoc.2001.1943.

Kurosaki T, Kometani K, Ise W (March 2015). « *Memory B cells* ». Nature Reviews. Immunology. 15 (3): 149–59.

Medzhitov R (Oct 2007). « *Recognition of microorganisms and activation of the immune response* ». Nature. 449 (7164): 819–26. Bibcode :2007Natur. 449.819M

Kawai T, Akira S (Feb 2006). « *Innate immune recognition of viral infection* ». Nature Immunology. 7 (2): 131–7.

Langermans JA, Hazenbos WL, van Furth R (Sep 1994). « *Antimicrobial functions of mononuclear phagocytes* ». Journal of Immunological Methods. 174 (1–2): 185–94.

Murphy K, Weaver C (2016). « *The Humoral Immune Response* ». Immunobiology (9 ed.). Garland Science.

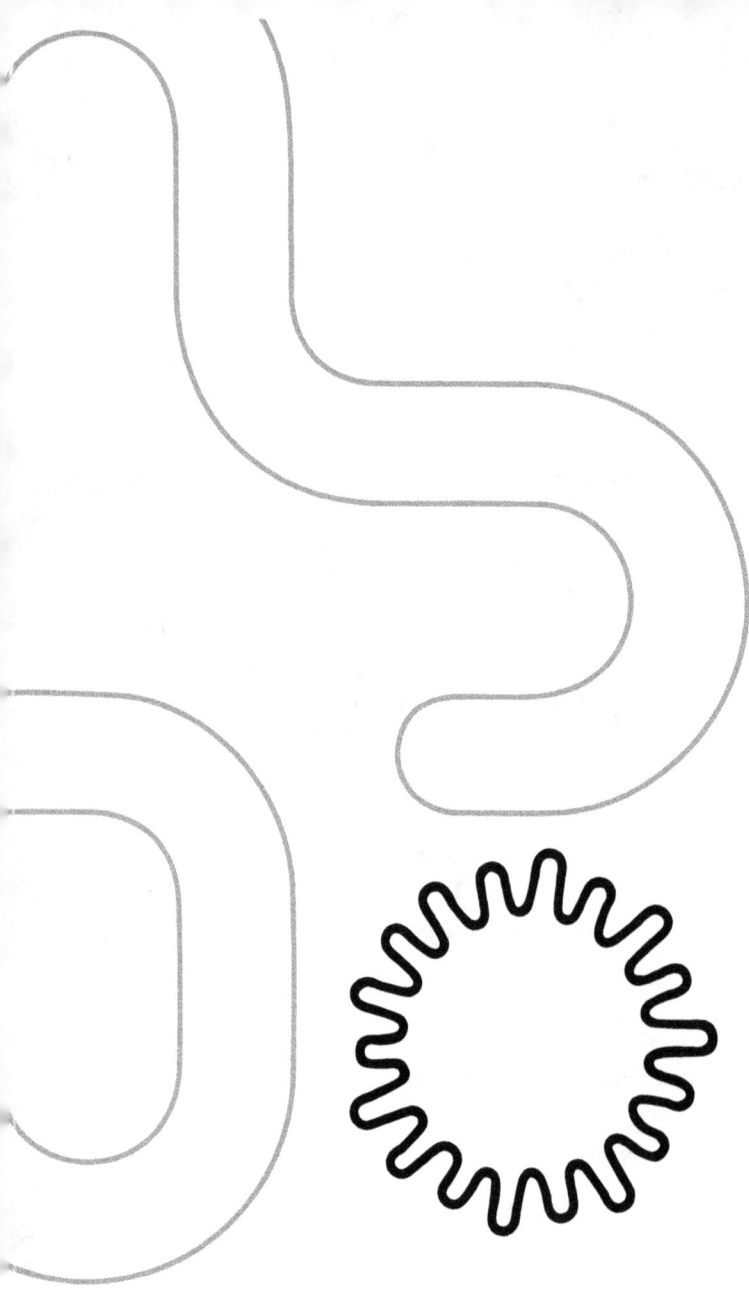

CHAPITRE 3
NOTRE SYSTÈME DIGESTIF

On a longtemps considéré notre tube digestif comme un organe de second ordre, sale et dont il n'était pas courtois d'en commenter le comportement. Aujourd'hui il est considéré comme abritant le microbiote intestinal, notre deuxième cerveau, et il est donc important d'en parler, d'en décrire les performances et les faiblesses. On va donc se permettre de parler de défécation, d'éructations, de gaz, et de beaucoup de choses dont on ne parle pas à table !

Dans notre tube digestif on travaille 24h sur 24 : on découpe, on pompe, on décrasse, on écrase, on désintègre, et on réorganise. Voyons ensemble comment cet organe remplit ses fonctions

LE VOYAGE DIGESTIF DE NOS ALIMENTS

Giulia Enders, une jeune praticienne allemande nous décrit avec beaucoup d'humour le fonctionnement du tube digestif dans son livre qui a passionné le public (Le Charme discret de l'intestin) ; je m'en suis inspiré pour vous raconter ce voyage.

Tout commence par les yeux : les particules de lumière qui rebondissent sur une tarte au citron meringué sont projetés sur la rétine et activent les nerfs optiques. Ce cliché alléchant est alors transmis au centre salivaire qui contrôle la sécrétion de salive et nous en avons aussitôt l'eau à la bouche. De même, à la seule vue de cette tarte alléchante notre estomac va secréter plus de suc gastrique.

Un bon plat mijoté va faire intervenir nos nerfs olfactifs : de vrais spécialistes recouverts d'une couche de mucus protectrice. Tout ce que nous sentons doit être d'abord dissous dans ce mucus pour pouvoir atteindre les nerfs olfactifs. Il y a, pour une multitude d'odeurs différentes, toute une série de récepteurs spécifiquement dédiés. Plus la fourchette s'approche de la bouche avec son contenu odorant, plus il y a de molécules qui s'en détachent et affluent vers les narines.

Le muscle le plus puissant du corps humain est celui de la mâchoire, tandis que celui de la langue est le muscle strié le plus agile. Lorsqu'ils travaillent ensemble ils font des miracles en matière de broyage en exerçant sur les dents une pression qui peut aller jusqu'à 80kg. Il faut savoir que l'email des dents est le matériau le plus dur que nous soyons capables de fabriquer.

Les glandes salivaires produisent en moyenne un litre par jour de salive qui est projeté en majeur partie sur la face palatine de nos incisives inferieures. Résultat : le tarte s'y installe volontiers, la salive contient, entre autres, du calcium dont le rôle est de renforcer l'email des dents mais qui a l'inconvénient de donner un aspect rugueux a la dent et donc les bactéries adhèrent plus facilement à cette surface rugueuse. La salive contient aussi des hormones, des anticorps et même un antidouleur plus puissant que la morphine : l'opiorphine secrétée en très petite quantité mais suffisante pour qu'en mâchant nos maux de gorge semblent s'apaiser et les petites plaies de la cavité buccale nous fassent moins mal. La salive contient aussi des mucines ces protéines visqueuses qui enveloppent nos dents et nos gencives d'un film protecteur, qui emprisonnent les bactéries avant de pouvoir les neutraliser grâce à d'autres substances antibactériennes contenues dans la salive. Pendant notre sommeil la sécrétion salivaire est nettement ralentie, ce qui fait que beaucoup de gens ont au lever mal à la gorge ou mauvaise haleine. Voilà pourquoi le brossage des dents est très utile au coucher et au lever : le soir on réduit le nombre de bactéries dans la bouche ; et le matin on fait le ménage. La première règle de santé digestive est donc de manger lentement, et de bien mastiquer vos aliments. Car la salive contient des enzymes digestives, et la digestion commence dans la bouche. Faites vérifier l'état de votre dentition tous les six mois.

Une fois les aliments imbibés de sucs salivaires c'est la langue qui prend le relais : la base de la langue contrôle tout ce que nous avalons, elle fait partie du tissu lymphoïde qui joue un rôle déterminant au sein de notre système immunitaire. Cette zone qu'on appelle l'anneau de Waldeyer, fait le tour de la gorge. A droite et à gauche de la base de la langue nous retrouvons les amygdales, puis au-dessus les « *tonsilles pharyngiennes* » qu'on appelle aussi « *végétations* ».

La déglutition est une merveille de synchronisation : la langue attrape une petite portion du bol alimentaire et la propulse vers le palais mou ; cette portion du palais marche comme un interrupteur, il suffit d'appuyer pour mettre en marche le programme de déglutition. Le bol alimentaire est expulsé du pharynx vers l'œsophage, mais en même temps, le système bloque tous les orifices voisins : le nez mais surtout le larynx où se trouvent les cordes vocales.

Nous voilà dans l'œsophage large de deux cm qui va s'élargir dès que le bol alimentaire arrive pour se refermer aussitôt, ceci afin de l'empêcher de repartir en arrière. Cette procédure est tellement bien orchestrée que l'on peut faire progresser le bol alimentaire dans l'œsophage même tête en bas car ses muscles striés lui permettent de le faire avancer. Nous déglutissons en moyenne mille fois par jour et la plupart du temps tout se passe bien, mais il arrive, surtout en vieillissant, que la synchronisation ne soit pas parfaite et si, dans la plupart des cas les quintes de toux vont expulser le liquide qui est perdu dans le larynx, cela peut parfois conduire à des situations d'extrême urgence.

L'estomac a une forme étrange : il est beaucoup plus long d'un côté que de l'autre ! Et cette difformité se justifie : lorsque l'on boit de l'eau le liquide qui arrive de l'œsophage s'écoule directement le long de la paroi la plus courte pour arriver directement à l'intestin grêle. En revanche les aliments arrivent dans la partie renflée de l'estomac car ils vont y séjourner plus longtemps pour y être malaxés. C'est dans l'estomac que commence la désintégration des aliments par le suc gastrique, notamment les protéines. Les parois de l'estomac sécrètent pas moins de trois litres d'acide par jour. Cela se fait grâce à des cellules qui tapissent la paroi de l'estomac. L'acide de l'estomac est nécessaire pour digérer les protéines, stériliser l'estomac et tuer les bactéries et levures qui entrent par la bouche, permettre à l'estomac de se vider correctement, enfin, un environnement acide est nécessaire pour permettre l'absorption de nombreux micronutriments, comme le calcium, le magnésium, le zinc, le cuivre, le fer, le sélénium, le bore, etc. L'estomac va brasser son contenu pendant au moins deux heures mais dès qu'il aperçoit des protéines, c'est beaucoup plus long, un steak grillé se fera brasser pendant six heures avant d'être expulsé vers l'intestin grêle.

L'hypochlorhydrie

L'hydrogène de l'acide chlorhydrique a une tendance naturelle à quitter l'estomac pour revenir vers le sang. Ce phénomène est normalement bloqué par les cellules de la paroi intestinale, qui sont serrées étroitement. Cependant, en cas d'inflammation ou pour une autre raison, la paroi de l'estomac peut devenir poreuse et l'hydrogène se met alors à refluer. Vous n'avez alors plus assez d'acide. La conséquence est que votre nourriture n'est plus correctement digérée. Vous souffrez d'une sensation de trop plein de l'estomac immédiatement après les repas, et même si vous n'avez que peu mangé. Toute la gamme des dérangements intestinaux se produisent (ballonnements, diarrhées, constipation, mauvaise haleine…). Dans les selles se retrouvent souvent des résidus alimentaires non digérés. Mais la conséquence la plus grave est que vous n'absorbez plus tous les nutriments que contient votre nourriture. Des carences peuvent apparaître, ce qui provoque crampes et lourdeur des jambes. Si vous ne vous en préoccupez pas, vous avez donc un risque élevé d'être touché par de nombreuses maladies liées à la dénutrition, dont l'ostéoporose (os poreux). Vous risquez aussi une prolifération bactérienne dans l'estomac pouvant conduire au cancer. L'hypochlorhydrie peut être liée à une carence en zinc, ce qui se produit souvent chez les personnes stressées, le stress étant un grand consommateur de zinc. Le problème est alors aggravé par le fait que le stress réduit les sécrétions digestives.

Sources :

- Svendsen JH, Dahl C, Svendsen LB, Christiansen PM (1986). « Gastric cancer risk in achlorhydric patients. A long-term follow-up study ». Scand. J. Gastroenterol. 21 (1): 16–20.

- Kohli, Divyanshoo R., Jennifer Lee, and Timothy R. Koch. « Achlorhydria ». Medscape. Ed. B S. Anand. N.p., 29 Apr. 2015.

Dans l'estomac, c'est la poche à air qui pose problème : l'accumulation d'air peut être si importante qu'une pression peut être exercée sur le cœur et les symptômes, qui sont souvent de fortes douleurs dans la poitrine, ressemblent à ceux d'un infarctus du myocarde en préparation. A long terme si les symptômes persistent il vaut mieux renoncer aux aliments qui favorisent les gaz et les ballonnements, rétablir l'équilibre du microbiote, et limiter la consommation d'alcool qui accélère la prolifération des bactéries méthanogènes.

Dès que le brassage est terminé le bol alimentaire est prêt pour l'étape finale, il va d'abord changer de nom dès la sortie de l'estomac et s'appeler le chyme, puis il va recevoir une double giclée de sucs digestifs. C'est en passant la porte de sortie de l'estomac, qu'on appelle le pylore que l'on entre dans le duodénum, l'antichambre de l'intestin grêle. C'est là que vont se déverser la quasi-totalité des enzymes qui permettent la digestion des aliments. Le duodénum possède un certain nombre de cellules qui fabriquent des enzymes protéolytiques capables de casser les protéines en chaînes plus petites et en acides aminés. L'intérêt de cette zone est de recevoir deux canaux : le canal de Wirsung en provenance du pancréas, et le canal cholédoque en provenance du foie. Le premier va déverser les sucs pancréatiques destinés à la digestion de certains sucres et de certaines protéines ; le second déverse la bile qui va aider plus tard les intestins à absorber certaines graisses et certaines vitamines indispensables. Ce carrefour est donc fondamental à la digestion. Enfin, il va commencer à réabsorber un certain nombre d'éléments assimilables comme le fer, le calcium, certains glucides et certains lipides.

On entre maintenant dans La Mecque de la digestion : le moment est venu extraire les nutriments et de les envoyer dans la circulation sanguine. Notre abdomen abrite entre trois et six mètres d'intestin grêle, c'est impressionnant mais juste suffisant pour terminer le travail. Si l'on pouvait regarder à l'intérieur on verrait que tout est incroyablement propre, la muqueuse intestinale a un aspect velouté, rose et elle est constituée de plus de cent mille villosités. En fait sur un seul mm2 il y a trente villosités, mais chaque villosité possède d'autres villosités qui sont hérissées d'innombrables structures glucidiques et qui ressemblent au bois d'un cerf : le glycocalyx .Si on mettait tout cela à plat notre intestin grêle attendrait une longueur de sept kilomètres (ou l'étendue de deux courts de tennis). Cela peut sembler encore démesuré mais il faut cet espace pour permettre de réduire en touts petits morceaux nos aliments afin qu'ils soient assimilable et qu'ils puissent entrer dans le sang. Chaque villosité est reliée à un vaisseau sanguin qui va accepter, sous certaines conditions, d'assimiler ces nutriments qui vont d'abord converger vers le foie qui va détecter les substances nocives et les éliminer, puis envoyer les aliments detoxifiés vers le cœur qui va les distribuer dans tout notre corps.

Voilà donc comment la nature s'arrange pour faire rentrer tous les matériaux constitutifs dont elle a besoin à partir des aliments : les molécules de sucre, de lipides, d'acides aminés, les vitamines et les minéraux et certains oligo-éléments. L'intestin dispose pour cela de nos enzymes digestives qui agissent comme de minuscules paires de ciseaux et qui découpent la nourriture de telle façon qu'elle soit assimilable par nos cellules. Il ne faut pas beaucoup de temps pour les enzymes pour venir à bout des glucides simples comme le sucre raffiné ; il en faut un peu plus pour le pain complet ou pour tous les glucides dit « *complexes* ». Les lipides occupent une place à part dans notre intestin ; contrairement aux autres nutriments, ils ne peuvent pas être assimilés dans le sang car ils ne sont pas solubles dans l'eau. L'assimilation des lipides emprunte alors un autre chemin : notre système lymphatique. Chaque vaisseau sanguin est escorté d'un vaisseau lymphatique qui va avoir pour mission de modifier légèrement ces graisses sous une forme plus acceptable : les triglycérides qui, associées à des protéines vont constituer des chylomicrons et pourront être transportés vers le canal principal (le conduit thoracique) qui va déboucher directement dans le cœur sans passer nécessairement par le foie.

Les protéines sont les plus difficiles à assimiler ; chaque protéine est constituée d'un ensemble d'unités de base qu'on appelle les acides aminés, ils sont au nombre de vingt et les possibilités de les combiner pour former des protéines sont infinies. La digestion des protéines commence au niveau de l'estomac, l'acidité du milieu commence à dénaturer les protéines, elles perdent leurs structures complexes. La pepsine, quant à elle, coupe les liaisons peptidiques entre certains acides aminés de la chaîne, aboutissant à des polypeptides (peptides de grande taille) et quelques acides aminés libres. Puis, au niveau du duodénum, les endopeptidases (trypsine, chymotrypsine, élastase) du pancréas ainsi que des carboxypeptidases et aminopeptidases poursuivent le travail de digestion : 30% des acides aminés sont sous forme libres, 70% sont encore sous forme de di- et tri peptides (petite protéine contenant au maximum 6 acides aminés). Puis enfin, au niveau des cellules de la paroi interne de l'intestin grêle (entérocytes), les peptidases réduisent une grande partie des derniers peptides en acides aminés absorbables. L'absorption a lieu au niveau de l'intestin grêle, les acides aminés se retrouvant ensuite dans la circulation sanguine. Ces acides aminés vont servir à la synthèse et au renouvellement des protéines (300 à 400 grammes des protéines de l'organisme sont renouvelées chaque jour, ce qui représente 3 à 4% du stock total). Ils participent aussi à la production d'énergie selon la voie de la néoglucogenèse. Les acides aminés excédentaires seront dégradés. L'urée, qui est une molécule peu toxique et hydrosoluble, capte l'ammoniac issu de la dégradation des acides aminés au niveau du foie. L'urée est ensuite transportée vers le rein où elle sera facilement éliminée.

Notre gros intestin se charge de ce qui n'a pas pu être assimilé. Il accueille certaines bactéries intestinales qui se chargent pour nous de décomposer les restes de notre repas. Il borde notre intestin grêle à la manière d'un cadre a photos et consacre son attention à la moindre miette ; une tache minutieuse qui lui prend environ seize heures. En outre il collabore étroitement avec le microbiote local pour fabriquer et réintégrer des doses supplémentaires d'acides gras ,de vitamine B^{12}, de thiamine (Vitamine B^1) et de riboflavine (vitamine B^2). Le dernier mètre de l'intestin grêle est aussi l'endroit où on vérifie en détail l'équilibre hydrique et salin de notre corps : nos excréments ont toujours la même teneur en sel ,et ce dosage précis nous permet d'économiser un litre de liquide.

Nous voici au bout de notre voyage digestif, il reste quelques petits détails « *scatologiques* » à régler ; et en particulier l'expulsion des matières fécales. Notre défécation est un véritable tour de force : deux systèmes nerveux agissent de concert et veillent à ce que nos déchets soient éliminés de la manière la plus discrète et la plus hygiénique possible. Pour réaliser ce tour de force nous disposons de deux sphincters : le sphincter externe de l'anus que l'on peut contracter de manière volontaire, et qui est géré par notre système nerveux conscient, et le sphincter interne qui lui est géré par notre système nerveux végétatif, que notre conscient ne contrôle pas. Les deux muscles constituant ces sphincters doivent travailler la main dans la main, ce qui n'est pas toujours facile ; en effet le sphincter interne obéit à des considérations physiologiques (si ça doit sortir, il faut que ça sorte !), alors que le sphincter externe obéit à des considérations environnementales (je ne veux pas que ça sorte car je suis en voiture).

Les toilettes turques

Les WC turcs sont au départ une invention d'origine belge. Ils auraient été imaginés au 12ème siècle par un certain Bert Vandegeim, puis repris et amélioré 3 siècles plus tard par des colons ottomans qui auraient eu la brillante idée d'y ajouter un trou, un clou pour pendre le pantalon, et une porte ! Nos amis anglais, hollandais les appellent des toilettes françaises, mais c'est accroupi sur des WC à la turc que Mozart eu l'idée de composer son fameux « Rondo à la Turc ». Et les Turcs, qu'en pensent-ils ? Ils préfèrent parler de toilettes grecques ! Mais les grecs les appellent plutôt « toilettes bulgares ». Et ainsi de suite jusqu'en Asie, au Japon ou l'on préfère parler de « toilettes chinoises ».

Lorsque le bon moment arrive, il faut choisir sa position préférée ! On sait déjà que notre système digestif n'est pas conçu pour s'ouvrir tant que nous sommes debout ou même assis. Dans ces deux positions, un muscle enserre notre colon comme un lasso et le tire de manière à ce que se crée un coude. Les excréments arrivent donc à un virage qu'on appelle l'angle Ano rectal et ralentissent leur progression. Dès que la position est accroupie, le muscle se relâche et l'angle disparait. De tout temps la position accroupie a été la position naturelle pour faire ses besoins ; alors faut-il la remettre à l'ordre du jour ? Oui mais pas nécessairement avec des toilettes turques, il suffit simplement de poser ses pieds sur un tabouret bas et de pencher le buste en avant.

Allez, terminons-en avec la composition des selles : Tout le monde pense que les excréments sont le fruit de ce qu'on a mangé : faux. La matière fécale est d'abord composée de ¾ d'eau, pendant un cycle digestif nous résorbons environ 8,9 litres et nous en perdons 100ml ce qui suffit pour rendre les selles suffisamment molles. Pour le reste : un tiers sont des bactéries, un tiers est composé de fibres non digestibles et le tiers restant est composé d'un peu de tout ce que le corps veut se débarrasser.

La couleur naturelle va du brun au beige.

Du marron clair au jaune : Cette teinte peut être la conséquence d'une maladie bénigne du a un dysfonctionnement de l'enzyme de dégradation de l'hémoglobine, le seul effet secondaire est que les patients atteints de ce déficit ne supportent pas bien le paracétamol (Doliprane) et devraient s'abstenir. La prise d'antibiotiques ou un épisode diarrhéique peuvent aussi bouleverser les couleurs.

Du marron clair au gris : C'est que nous avons un problème de foie et il vaut mieux consulter un médecin.

Du noir au rouge : Le sang coagulé est noir, le sang frais est de couleur rouge : Ces couleurs révèlent la présence de sang dans les selles, il vaut mieux consulter un médecin (vérifiez avant si vous n'avez pas consommé des betteraves).

Consistance

L'échelle de Bristol publiée en 1997 repartie les selles en sept catégories :

Type 1 : *Les selles sont dures et morcelées (en forme de billes). Il faut à peu près 100 heures pour les évacuer. C'est déjà un état de constipation avancé.*

Type 2 : *Elles correspondent à des matières fécales émises sous la forme d'un amas de petites boules dures. On parle d'un aspect de « saucisse grumeleuse ». Ce type de selles indique un début de constipation.*

Type 3 : *Elles correspondent à des matières de forme allongée avec une surface présentant de légers reliefs. On parle d'un aspect de « saucisse craquelée ». Ce type de selles est le résultat d'une digestion se déroulant normalement.*

Type 4 : *Elles correspondent à des déjections de forme allongée avec une surface lisse. On parle d'un aspect de saucisse ou de serpent. Ces selles sont le signe d'une digestion normale. C'est ce type qui représente le meilleur équilibre entre l'eau et les substances solides.*

Type 5 : Elles correspondent à des excréments en morceaux de texture molle mais bien délimités et faciles à évacuer. Ce type de selles ne révèle rien d'anormal, surtout si les selles sont émises plusieurs fois par jour.

Type 6 : Elles correspondent à des excrétions en morceaux de texture molle et ayant tendance à se déliter. On parle de selle duveteuse, en lambeaux ou détrempées. C'est le signe d'un début de diarrhée.

Type 7 : Elles correspondent à des matières fécales liquides ne présentant aucun morceau de selles solides. Ce type de selles traduit un état de diarrhée.

Observez la vitesse avec laquelle votre œuvre s'enfonce dans l'eau, si elle sombre rapidement c'est qu'elle contient encore beaucoup d'éléments mal digérés.

Notre voyage digestif est maintenant terminé, vous pouvez vous détendre et éventuellement passer à table.

LE SYSTÈME NERVEUX ENTÉRIQUE

Avoir la peur au ventre, faire confiance à ses tripes, avoir des papillons dans le ventre ! Et si on prenait ces expressions à la lettre ? Les scientifiques ont découvert un deuxième cerveau dans notre ventre : baptisé « *système nerveux entérique (SNE)* » ce réseau est composé d'au moins 500 millions de neurones et il s'étend de l'œsophage à l'anus. Il ne se contente pas seulement de jouer un rôle dans la digestion des aliments mais il influence aussi notre humeur, notre jugement et même nos décisions.

Certains scientifiques considèrent que le système digestif est probablement l'organe le plus complexe du corps humain, surement plus que le cerveau. Au cours d'une vie, plus de 30 tonnes de nourriture transitent dans notre système digestif et cette tache nécessite des moyens rapides et efficaces tel qu'un système nerveux possédant des synapses capables de libérer des neurotransmetteurs et de détecter des signaux .Si le système nerveux entérique est autonome ,il entretient une communication permanente avec le système nerveux central grâce au nerf vague, aussi appelé le nerf pneumogastrique ou le nerf X (X comme dixième paire crânienne).

Les informations principales qu'envoie le ventre au cerveau sont du type : « *j'ai faim, je suis rassasié, j'ai mal* ». Alors que dans l'autre sens le cerveau n'a pas grand-chose à envoyer ! Peut-on dire pour autant que notre ventre est aussi intelligent que notre cerveau ? On en est pas loin car si la définition de l'intelligence c'est la « *plasticité* », c'est-à-dire la capacité de s'adapter en permanence aux changements de son environnement alors on peut le qualifier d'intelligent. En outre le SNE a aussi une mémoire qui va entrainer des réflexes en fonction de telle ou telle situation ou aliment. Toutefois on n'apprend pas à lire avec notre ventre, et les neurones du cerveau et du SNE ont des missions qui leurs sont propres. Notre ventre ne pense pas mais il peut influencer nos pensées, mais le cerveau reste le siège de notre raison, de nos pensées et de nos émotions.

Le système digestif, c'est aussi et surtout l'hôte de nos 100.000 milliards de bactéries avec qui les relations sont quasiment fusionnelles. C'est l'objet du chapitre suivant.

SOURCES ET RÉFÉRENCES

Giulia Enders. « *Le charme discret de l'intestin* » ; *Acte Sud, 2015.*

Dr Adrian Schulte. « *Une bonne digestion, c'est la solution* », *Presses du Châtelet, 2018.*

Mary Roach, Gulp. « *Adventures on the Alimentary Cana l* », *W. W. Norton & Company, 2014.*

Louis Berthelot, Jacqueline Warnet. « *Les secrets de l'intestin, filtre de notre corps* » *Albin Michel, 2011.*

Edgar, WM (25 April 1992). « *Saliva: its secretion, composition and functions* ». *British Dental Journal. 172 (8): 305–12.*

S Fagarasan; T Honjo (2003). « *Intestinal IgA Synthesis : Regulation of Front-line Body Defenses* ». *Nature Reviews Immunology. 3 (1): 63–72.*

Bradbury, Jane (March 2004). « *Taste Perception Cracking the code* ». *PLOS Biology. 2 (3): E64.*

Cummings, JH; Macfarlane, GT (November 1997). « *Role of intestinal bacteria in nutrient metabolism* ». *JPEN. Journal of parenteral and enteral nutrition. 21 (6): 357–65.*

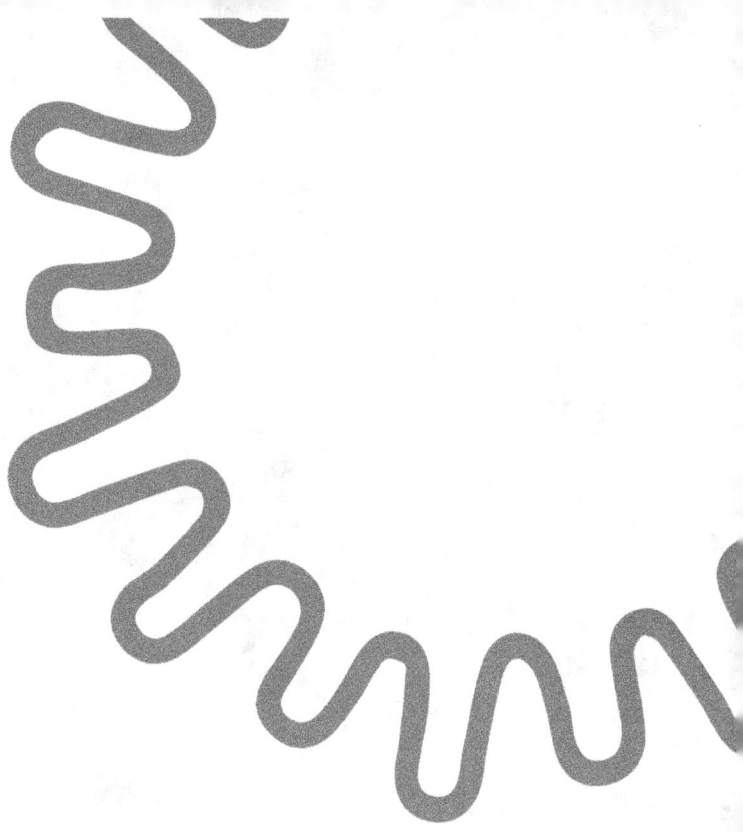

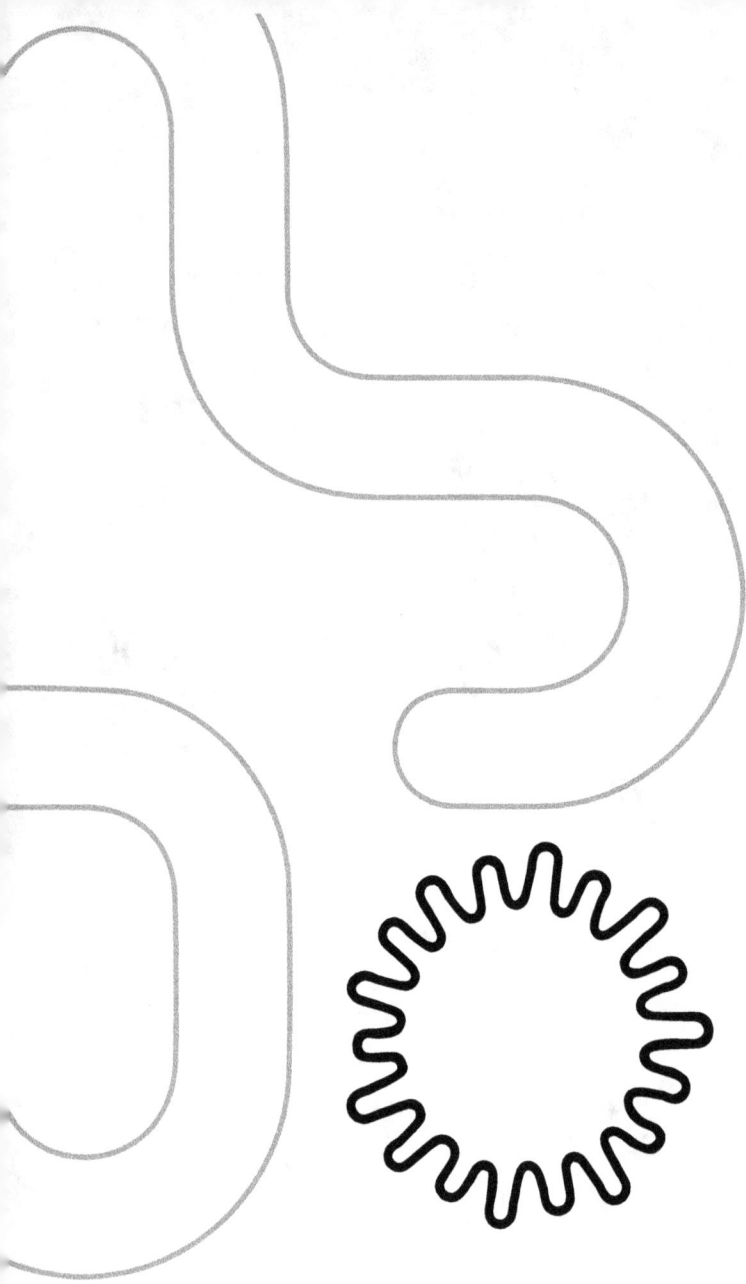

CHAPITRE 4
LE MICROBIOME

Vous n'avez pas idée de l'immensité de l'univers que vous portez en vous. L'immensité de cet univers fait de vous autre chose que ce que vous croyez être. Vous vous croyez humain, et pourtant, d'un point de vue purement biologique, vous êtes plutôt bactérien !

Dr Eric Sérée (Inserm, Marseille)

Sntockholm 1908 : le prix Nobel de Médecine et Physiologie est attribué à Ilya Metchnikoff qu'il partage avec Paul Ehrlich. Ce biologiste russe établit une relation surprenante entre la longévité humaine et un équilibre sain entre les bactéries dans notre organisme, Il affirme en particulier que les bonnes bactéries doivent être plus nombreuses que les mauvaises. Ilya Metchnikov attribuait l'étonnante longévité des Bulgares aux yaourts qu'ils consommaient. Et au début du XXe siècle, ces yaourts étaient vendus exclusivement en pharmacie. Depuis, la recherche scientifique estime que 90% des maladies chroniques sont associées à un dysfonctionnement de notre intestin, et c'est une véritable révolution scientifique qui va bouleverser les données actuelles sur les causes des maladies auto-immunes. Il faut savoir que dans le domaine scientifique, le microbiome qui avait fait l'objet en 2007 de 396 nouveaux articles, a multiplié par 15 le nombre de publications passant en 2015 de 396 à 5.512 nouveaux articles. Et si on recherche le mot « *microbiome ou microbiote* » sur Google vous pourrez dénombrer 19.000 articles récents.

Depuis Pasteur les médecins ont considéré (parfois à juste titre) les microbes comme leurs ennemis et ont découvert puis inventés les antibiotiques pour les neutraliser. Ils ne savaient pas qu'aucun organisme ne peut vivre sans les bactéries, pas même vous. Non seulement ils cohabitent avec nous, mais ils aident aussi l'organisme à effectuer un nombre impressionnant de fonctions nécessaires à sa survie.

MICROBIOME ET MICROBIOTE

Nous sommes tous à 90% bactériens et à 10% humains ! Au cœur de nos intestins, il y a 100.000 milliards de bactéries qui, en termes de poids, pèsent plus lourd que notre cerveau ! Notre intestin fait partie d'un écosystème interne complexe, des microbes qui recouvrent l'intérieur et l'extérieur de notre corps et qui se développent partout. Il y a dix fois plus de micro-organismes que de cellules humaines. Les chercheurs ont identifié, à ce jour, plus de 10.000 espèces différentes et certains affirment qu'elles pourraient dépasser les 35.000. Comme chaque microbe à son propre ADN cela correspond à environ à un total de 8 millions de gènes : beaucoup plus que nos propres gènes qui n'en comptent que 30.000 ! Ces gènes sont capables de générer toutes sortes de protéines indispensables à nos réactions biochimiques. Cette énorme disproportion a incité les chercheurs à se poser la question de « *qui abrite qui ?* », autrement dit, quel est le degré d'influence des bactéries sur nos organismes ? Les hommes sont-ils simplement des réservoirs servant à la propagation des microbes ? et surtout quel ADN a le plus d'impact sur notre santé : celui des bactéries ou celui de nos cellules ?

Cet écosystème est appelé microbiome (micro pour petit et biome pour le corps humain). Le microbiote est l'ensemble des micro-organismes vivant dans un environnement spécifique. Le corps est votre microbiome et la bouche, la gorge, le nez, la peau, le vagin et tout le tube digestif, ses différents microbiotes. La concentration la plus importante se trouve dans notre intestin. Il est surtout constitué de bactéries mais on trouve aussi des champignons et des virus. Ce qu'il y a de véritablement extraordinaire c'est d'une part l'organisation sociale de cet écosystème et d'autre part sa diversité. On trouve des bons et des méchants, des gros mangeurs et des maigres, des riches et des pauvres, des puissants et des faibles, des leaders et des moutons.

Le microbiome est aujourd'hui considéré comme un organe à part entière, au même titre que le cerveau ou le cœur. Cependant il y a une différence fondamentale : notre ADN est à 99.90% identique dans toutes les cellules du genre humain alors que celui du microbiome est complètement différent d'un sujet à l'autre, même chez les jumeaux.

Symbiose :
une nouvelle vision du vivre ensemble

« Chacun est le maitre et l'esclave de l'autre »
(Patrice Debré)

Tout au long du tube digestif, les bactéries intestinales sont à l'interface entre aliments et corps humain. D'un côté les parasites, microbes, champignons ou virus qui vivent au dépend de l'hôte et le forcent à évoluer, de l'autre les symbioses, l'alliance bénéfique entre deux espèces à la recherche d'une bonne entente. A ce stade d'organisation la symbiose est plus qu'une action bénéfique, c'est une stratégie « gagnant-gagnant ». Ainsi chaque partie du corps de chaque espèce a son propre territoire, son unique combinaison de niveau de température, d'acidité, d'oxygène et d'autres facteurs qui imposent les types de microbes susceptibles de s'y développer. L'homme et son microbiote se révèlent comme une véritable symbiose, un être hybride humain-microbes.

Source :
- Ed Yong, « Moi, microbiote, maître du monde : Les microbes, 30 billions d'amis– 22 février 2017 » Dunod.

Toutes les recherches démontrent que ces microbes participent à une grande variété de réactions vitales pour notre santé, comme le fonctionnement du système immunitaire, la détoxication, la réduction de l'inflammation, la production de neurotransmetteurs et de vitamines, l'absorption de nutriments, la sensation de faim ou de satiété et l'utilisation des sucres et des graisses. Le microbiome agit sur notre humeur, notre libido et même sur notre perception du monde et sur la clarté de nos pensées. En bref, les découvertes les plus récentes ont démontré qu'un bon microbiome pouvait conduire à réduire ou à contrôler pratiquement toutes les pathologies dégénératives ou inflammatoires. Ce microbiome, s'il est avant tout protecteur, peut être impliqué dans de nombreuses maladies, inflammatoires, métaboliques ou neurologiques. Les altérations de cet écosystème sont associées à de nombreuses maladies chroniques dont l'incidence ne cesse d'augmenter. Les chercheurs font aujourd'hui le lien entre altération du microbiote et obésité, diabète, cancers, maladies cardio-vasculaires, allergies voire même anxiété, dépression, autisme et même maladie d'Alzheimer et maladie de Parkinson !

L'hypothèse hygiéniste

Dans les années 50, la Suède était considérée comme le pays dont les habitants étaient les plus propres du monde et pour le prouver les études montraient qu'il n'y avait pas un seul cas de typhoïde en Suède (la maladie des mains sales), en revanche c'était le pays qui détenait le record mondial de poliomyélite, un virus qui s'attaque aux gens propres. Parallèlement la même étude était réalisée en Egypte et les résultats montraient exactement le contraire.

Des études récentes surprenantes montrent qu'il existe une relation directe entre la qualité « hygiénique » de l'environnement dans lequel nous vivons et l'incidence des maladies chroniques, y compris les maladies auto-immunes. Des chercheurs de Stanford (USA) ont mis en évidence que notre alimentation pauvre en fibres végétales (qui constitue une source d'énergie privilégiée pour les bactéries de l'intestin) conduit à une réduction des types de microbes et aussi des sous-produits fabriqués par nos bactéries lorsque 'elles digèrent ou fermentent notre alimentation. Ceci pourrait avoir des conséquences désastreuses pour notre santé car ces sous-produits participent au contrôle de l'inflammation et de l'immunité. Une équipe internationale de chercheurs dirigée par le Pr Kelly de l'université d'Aberdeen (Grande Bretagne) a démontré sur des porcelets qu'une trop grande propreté n'est pas propice à la bonne santé. Un environnement trop aseptisé empêcherait le développement des défenses face à certaines maladies. Cette étude est la première à établir un lien entre hygiène excessive et maladie. Les chercheurs suspectaient depuis longtemps une hygiène trop grande de favoriser l'apparition de pathologies comme la maladie de Crohn. Sans l'accès à certaines bactéries, l'organisme humain est incapable de produire des défenses immunitaires contre certaines pathologies. Au total, mieux vaut laisser les enfants manger de la terre et sucer leur tétine après une chute au sol (toutes proportions gardées bien sûr). Mieux vaut éviter les lingettes antibactériennes, ultra décapantes.

Sources :
- Lambrecht & Hamida Hammad, « The immunology of the allergy epidemic and the hygiene hypothesis », Nature Immunology vol. 18, 2017
- Okada, H.; Kuhn, C.; Feillet, H.; Bach, J. -F. (2010). « The 'hygiene hypothesis' for autoimmune and allergic diseases: An update ». Clinical & Experimental Immunology. 160 (1): 1–9.

Ces bactéries sont apparemment très simples car elles sont formées d'une seule cellule, mais elles sont en fait extraordinairement complexes, très résistantes même à des températures qui nous tueraient ou à des niveaux de radiation insupportables pour tout être humain. Les bactéries représentent la plus grande partie des microbes qui colonisent nos intestins, certaines sont des résidentes permanentes : elles forment des colonies de longue durée, d'autres ne sont que de passage, elles se déplacent le long du tube digestif ou elles forment de petites colonies qui sont essentielles à certaines tâches.

Les virus : Gardiens de l'équilibre

Les bactériophages sont des virus qui infectent et tuent les bactéries, ils sont des éléments essentiels du microbiote. Ils permettraient de garder sous contrôle les populations bactériennes qui, sans eux, pourraient proliférer. La plupart des bactéries hébergent dans leurs gènes des virus à l'état dormant. Ceux-ci peuvent se réveiller à tout moment, tuer leur hôte et infecter les bactéries voisines. Des chercheurs de l'INRA sont parvenus à modéliser le comportement de virus bactériophages du tractus digestif des souris. Ils ont montré que leur activité y est 50 fois supérieure à ce qui était estimé précédemment. Autre résultat marquant : ils ont observé que, dans une infection sur cinq, le virus, au lieu de tuer son hôte, s'intègre au génome de la bactérie et s'y installe à l'état dormant.

C'est le système nerveux qui est le plus sensible aux modifications de notre microbiote, car très sensible à l'inflammation chronique et à l'action des radicaux libres. Or, il est établi que le microbiote est directement lié à ces manifestations. Mieux encore ! Ce lien intime entre intestin et cerveau est bidirectionnel : tout comme une anxiété ou une peur peut entraîner un mal de ventre, l'intestin peut envoyer des signaux de calme ou d'anxiété au cerveau. La sérotonine, la molécule du bonheur, est produite à 85 % par les cellules nerveuses de l'intestin, et les neurones de l'intestin sont si nombreux, qu'on a fini par le qualifier de « *deuxième cerveau* ».

MICROBIOTE BUCCAL

S'il est vrai que le microbiote intestinal est celui qui concentre le plus de recherches, les chercheurs ne négligent pas pour autant ces microbes qui peuplent la bouche, la peau, le vagin ou les poumons de chaque être humain. Chaque microbiote a ses particularités. Par exemple, contrairement aux bactéries de l'intestin, celles de la bouche supportent mieux l'oxygène. Le microbiote buccal s'organise principalement en biofilms qui adhèrent aux dents, à la langue ou à l'intérieur des joues. Résultat marquant : le microbiote des individus qui ont des caries diffère de celui des individus qui n'en ont pas.

MICROBIOTE ET ODORAT

Notre microbiote a-t-il une influence sur notre perception des odeurs et sur nos comportements alimentaires ? Pour la première fois, des chercheurs de l'INRA ont étudié, chez la souris, l'influence sur l'olfaction des micro-organismes qui peuplent notre tube digestif et notre nez. Ils ont montré que chez les souris axéniques (sans microbiote), le système olfactif fonctionne toujours mais différemment. Fait étonnant : les neurones olfactifs s'activent plus rapidement et plus intensément chez les animaux axéniques.

Le microbiote a donc une influence notable sur la première étape de détection des odorants. L'olfaction est un facteur essentiel de la prise alimentaire et ces résultats indiquent que nos préférences alimentaires pourraient donc varier selon notre microbiote. Reste à montrer que les préférences olfactives varient selon la nature de ce dernier. Ces travaux ouvrent des perspectives pour mieux appréhender les différences de comportements alimentaires, qu'ils soient d'ordre culturel ou en lien avec des troubles alimentaires.

MICROBIOTE CUTANÉ

Le microbiote cutané humain (ou microflore de la peau humaine) est la communauté de micro-organismes opportunistes, saprophytes, souvent symbiotes et parfois pathogènes qui composent la « *flore cutanée* ». C'est la partie externe du microbiote de l'organisme humain. De manière générale, la biodiversité bactérienne limite le risque de colonisation de la peau par une bactérie pathogène et constitue une protection contre l'inflammation de la peau. Une partie du microbiote cutané est partagé avec le microbiote des muqueuses, notamment respiratoires. La peau d'un adulte héberge en moyenne mille milliards de bactéries (soit un million par cm2 de peau), de plus de 500 espèces différentes. La peau entretient naturellement son propre « *micro-écosystème* ». Celui-ci se forme à la naissance, puis évolue jusqu'à la mort. Cet « *écosystème* » est étudié depuis quelques décennies en tant que tel. Pour partie anaérobie et caché dans les profondeurs de la peau, il est encore mal connu, mais on sait qu'il est organisé en biofilm et s'alimente à la fois de molécules et de composés excrétés par la peau elle-même, et de composés sécrétés par des communautés de microorganismes plus ou moins symbiotes qui sont surtout des bactéries mais aussi des microchampignons et des acariens. Ce biofilm cutané doit se renouveler constamment, pour s'adapter à la desquamation naturelle et à l'érosion différenciée de la peau, ainsi qu'aux pratiques d'hygiène corporelle, qui ne doivent pas être excessives pour protéger les fonctions « *barrière* » de la peau ni réduire la diversité du microbiote qui protège de l'inflammation. Les parfums, produits de beauté et de soins parfumés et a fortiori certains répulsifs ou autres produits mis en contact avec la peau peuvent interférer avec les odeurs de la peau et le biofilm, de même que les solvants organiques et détergents qui peuvent endommager ou provisoirement détruire le film hydrolipidique cutané. Trop ou pas assez de lipides sur la couche cornée est signe de déséquilibre. Un manque de lipides entraîne une déshydratation de la peau qui indique que la fonction de barrière cutanée est dégradée.

MICROBIOTE ET SYSTÈME IMMUNITAIRE

Notre intestin possède aussi son propre système immunitaire : le GALT (gut-associated lymphatic tissue). Il constitue à lui seul 70 % de l'ensemble de notre système immunitaire, et ceci pour une raison simple : la paroi intestinale est directement en contact avec le monde extérieur. Or cette paroi est très fragile, car faite d'une couche unique de cellules, d'où l'importance fondamentale du maintien de son intégrité. C'est le rôle du microbiote que d'assurer le maintien de cette paroi. Les cellules immunitaires reçoivent des signaux des bactéries intestinales et agissent en conséquence : ceci représente la première réponse immunitaire ; en échange les bactéries intestinales aident le système immunitaire à rester vigilant ; elles le contrôlent et l'assistent. Saviez-vous que les cellules de l'intestin se renouvellent toutes les 24 à 36 heures ? À tel point que 50 % des selles sont constituées de cellules intestinales. Si l'abrasion des cellules devient trop importante, la barrière intestinale est moins performante et les substances toxiques sont moins bien éliminées. On parle alors de « *d'hyperperméabilité de l'intestin grêle, ou de syndrome de l'intestin irritable (Leaky Gut Syndrome)* ». Les toxines non éliminées par l'intestin pénètrent dans l'organisme, ce qui stimule l'immunité, et pourrait être à l'origine de certaines maladies auto-immunes, ou encore d'une inflammation généralisée.

Les bactéries pathogènes intestinales interagissent également avec notre système immunitaire pour conduire à la libération de molécules inflammatoires et d'hormones du stress. Elles peuvent aussi modifier notre perception de la douleur, certaines personnes ayant une dysbiose (déséquilibre de la flore intestinale) peuvent être plus sensibles à la douleur. Les bonnes bactéries font le contraire.

Le contrôle du Fer

Le fer est un élément essentiel à notre organisme, mais il doit être sévèrement régulé : trop de fer, ou trop peu, et les ennuis de santé commencent. Une équipe, composée de chercheurs de l'INRA et de l'Inserm, a montré que le microbiote participe activement à maintenir le métabolisme de cet élément. En effet, les cellules intestinales de souris dépourvues de microbiote sont moins capables de stocker le fer. Ces travaux confirment que le microbiote est un acteur incontournable de l'absorption et de la distribution du fer. Ils permettront de mieux comprendre certaines maladies liées à cet élément.

LE MICROBIOTE PULMONAIRE

Pendant très longtemps, la présence de bactéries dans le poumon était toujours associée à une maladie. En effet, chez l'homme non malade, les poumons étaient considérés comme un organe stérile. Pourtant, il existe bel et bien une communauté microbienne qui est détectable dans les poumons après la naissance. Les influences de ce microbiote pulmonaire sur l'épithélium respiratoire, sur la mise en place de l'immunité ou sur la sévérité de l'asthme sont donc des sujets novateurs auxquels se sont intéressés très tôt les chercheurs de l'INRA. En collaboration avec une équipe belge, ils ont révélé pour la première fois que certaines bactéries présentes dans les poumons peuvent être associées à des effets bénéfiques ou délétères sur l'asthme. Les chercheurs poursuivent leurs travaux, notamment pour déterminer si ces bactéries pulmonaires peuvent avoir un rôle dans les affections respiratoires touchant le nouveau-né.

LE MICROBIOTE DU NOUVEAU-NÉ

Dans le ventre de sa mère le bébé a un tube digestif parfaitement stérile, aucune bactérie ni virus ni parasite n'a élu domicile (cette affirmation est déjà remise en question par certains scientifiques). C'est pendant l'accouchement qu'il reçoit les premières visites. Les premières bactéries qu'il rencontre sont celles provenant de vagin et de la région périnéale de sa mère. Puis la colonisation bactérienne s'effectue dans un ordre précis. Les premières espèces qui s'installent sont des bactéries ayant besoin d'oxygène pour se multiplier (Escherichia Coli), puis les entérocoques, puis viennent les staphylocoques. Les bactéries anaérobies (qui n'ont pas besoin d'oxygène) viennent plus tard (Clostridium, Bifidobacterium et Bactéroïdes).

Les scientifiques ont montré que le microbiote joue un rôle crucial dans la maturation du système immunitaire. Tout commence à la naissance, lors de la colonisation du tube digestif du bébé par les bactéries. Entre les micro-organismes et les toutes jeunes et naïves défenses du nouveau-né, s'établit un dialogue incessant. Le système immunitaire apprend ainsi à reconnaître et différencier les bactéries et les protéines alimentaires à tolérer de celles à combattre. Mais il apprend aussi à graduer ses réactions. C'est grâce à cet entraînement intensif que l'on atteint un bon équilibre entre les différentes réponses immunitaires.

MICROBIOTE ET CÉSARIENNE

Il a été récemment établi que venir au monde par césarienne plutôt que par voie naturelle entraînerait des changements dans la flore intestinale du nouveau-né. Des modifications qui pourraient avoir des impacts plus ou moins marqués sur sa santé durant toute sa vie.

Des chercheurs américains viennent cependant de démontrer qu'il est possible d'annihiler quasi complètement ce préjudice, simplement en présentant au bébé, juste après la césarienne, des tissus imbibés de la flore bactérienne interne de sa mère. Cette étude, parue dans la revue scientifique Nature Medicine, fait l'objet de discussions nourries dans les milieux scientifiques. Depuis quelques années, de nombreux pays observent en effet une augmentation du nombre de naissances par césarienne, certaines justifiées par des raisons médicales, mais la plupart explicables par le confort qu'elles offrent dans la préparation de l'heureux événement.

Microbiote des prématurés

Lorsqu'un nouveau-né naît prématurément, il est nécessairement séparé de sa mère pour des raisons de soins. Aussi, cette séparation maternelle et la prématurité sont responsables de dysbiose et augmentent le risque de développer des maladies psychiatriques. Des scientifiques ont émis l'hypothèse que le microbiote jouerait un rôle dans la survenue de troubles comportementaux. Des travaux menés à l'INRA sur des rats axéniques (sans bactéries) colonisés dès la naissance avec un microbiote reconstitué de prématuré humain ont montré que ce microbiote, associé à une séparation maternelle, engendrait une hyperactivité motrice chez les rats adultes. Des études récentes ont mis en évidence une colonisation microbienne intestinale anormale chez les enfants prématurés, et plus particulièrement chez les grands prématurés. Ce profil de colonisation anormale pourrait constituer un facteur de risque dans le développement de pathologies d'apparition précoce, mais également plus tardives au cours de l'enfance. La supplémentation alimentaire par des probiotiques chez le prématuré a ainsi été recommandée par certains comités d'experts. D'autres études montrent des liens entre des dysbioses (ou déséquilibres bactériens) de ce microbiote et le développement de pathologies telles que les maladies inflammatoires chroniques de l'intestin, l'obésité ou l'allergie. La mise en place du microbiote intestinal au cours des premières semaines de vie semble jouer un rôle crucial dans la maturation des diverses fonctions associées au microbiote.

Sources :

- Dupont C, Gauthier F, Goulet O, Moktari M, Vodovar M. L'intestin du prématuré. In : G. éditions. 16e séminaire Guigoz. Deauville, France, 2001.

- Projet EPIFLORE Ecosystème intestinal du grand et très grand prématuré : analyse du microbiote, implications cliniques à court et long terme, Blanc - SVSE 3 - Microbiologie, immunologie, infectiologie (Blanc SVSE 3) 2012

L'intervention chirurgicale est certes devenue sûre et banalisée au fil des ans, mais elle comporte diverses conséquences à ne pas sous-estimer : de plus en plus d'études mettent en évidence un lien entre les naissances par césarienne et l'apparition possible de maladies comme le diabète de type 1, l'obésité, les troubles digestifs ou respiratoires, des allergies. Or, lors d'un accouchement par voie basse, le nourrisson ingère les bactéries présentes dans le vagin de sa mère. Ces bactéries ont ensuite un effet protecteur sur le système immunitaire du bébé, et créent aussi un terrain favorable pour la colonisation à long terme de son propre tube digestif par des bactéries utiles à son métabolisme. A l'inverse, le nouveau-né extrait chirurgicalement du ventre maternel n'entre pas en contact avec ces souches bactériennes. En l'absence de ces bifidobactéries et bactéroïdes, ces nouveau-nés seraient alors plus sensibles à la colonisation par des espèces pathogènes souvent associées à des risques d'asthme, d'allergies, ou de diarrhées.

MICROBIOTE ET PROTÉINES

Notre société est friande de protéines : la population française en consomme en moyenne 1,7 fois plus que ce qui est recommandé. À l'inverse, on recommande une consommation de protéines encore plus importante pour certains individus comme les athlètes en quête de performances ou les personnes âgées qui luttent contre la perte de masse musculaire. Enfin, les régimes amincissants hyperproteinés restent en vogue, malgré les mises en garde répétées. Mais alors, quel est l'impact sur l'intestin de cette consommation de protéines au-delà des besoins ? C'est la question que se sont posés des chercheurs de l'INRA. Ils ont montré qu'une partie des protéines en excès n'est pas digérée ni assimilée. Lorsqu'elles passent par le côlon, elles sont dégradées par les bactéries du microbiote. Or, cette dégradation produit des molécules (telles que le sulfure d'hydrogène) qui sont toxiques pour les cellules de la muqueuse intestinale et peuvent même modifier leur ADN. Ces composés, en passant dans la circulation sanguine, peuvent aussi avoir un impact négatif sur certains organes tels que le rein. À partir de ces travaux, les chercheurs espèrent pouvoir affiner les recommandations alimentaires pour certaines populations afin que les bénéfices d'un régime riche en protéines restent supérieurs aux risques.

LE MICROBIOTE ET LES MITOCHONDRIES

Comme nous l'avons vu dans le chapitre consacré à la cellule, les mitochondries sont de petits organismes qui sont présents dans toutes les cellules (sauf les globules rouges) ; elles sont responsables, entre autres, de la production d'énergie sous forme d'ATP (Adénosine Tri Phosphate) et elles possèdent leur propre ADN.

Elles étaient, il y a longtemps, des bactéries libres, qui ont finalement établi leur résidence à l'intérieur de nos cellules et leur ont apporté le savoir-faire de la production d'énergie. On sait aujourd'hui que les mitochondries exercent un contrôle important sur l'ADN de notre noyau, et, encore plus surprenant, les chercheurs viennent de découvrir que les mitochondries, en influençant l'apoptose, contrôleraient le devenir de la cellule ! Les cellules du muscle, du cerveau, des os, du cœur ou du foie peuvent contenir des milliers de mitochondries ; nous posséderions 1000 milliards de mitochondries ce qui correspond à 10% de notre poids corporel. Malheureusement elles peuvent être endommagées par l'inflammation, surtout celle due à une mauvaise flore intestinale. Les processus inflammatoires régulés par les bactéries intestinales sont responsables de la production de molécules inflammatoires qui vont agresser les cellules et en particulier les mitochondries. La bonne nouvelle, c'est qu'en cas de lésions et de destruction elles peuvent se renouveler rapidement surtout en modifiant notre régime alimentaire.

LES DYSFONCTIONNEMENTS DU MICROBIOTE

Le microbiote subi trois causes de dégâts :

1 - l'exposition à des substances qui tuent les colonies bactériennes ou bien perturbent leur composition. Substances chimiques dans l'environnement, substances alimentaires (sucre, lait et gluten), agents de traitement des eaux (le chlore), médicaments (comme les antibiotiques ou les anti-inflammatoires).

2 - le défaut de nutriments capables de maintenir les colonies bactériennes en bonne santé. Par exemple une alimentation pauvre en fibres appauvrit la diversité de la flore intestinale, au détriment des bonnes bactéries.

3 - le stress, qui est un des facteurs de déséquilibre le plus important. Il est bien connu qu'un stress important provoque souvent une diarrhée ou un autre trouble intestinal qui affecte le microbiote.

Il est bien sur impossible d'éviter certains facteurs environnementaux, ou d'éviter les antibiotiques quand ils peuvent sauver votre vie ; il faut en être conscient et prendre ses dispositions pour réparer le plus vite possible les dégâts intestinaux qui vont en découler.

LES BACTÉRIES QUI NOUS RENDENT MALADES

Diarrhées, vomissements, ballonnements, crampes, hémorragies… Notre ventre est la cible d'un certain nombre de bactéries hostiles. En France les épisodes digestifs aigus sont estimés à plus de 60 millions par an. La plupart des cas sont bénins mais certains peuvent être gravissimes voire mortels. La grande majorité est due à des intoxications alimentaires d'origine infectieuse qui s'installent lors de la fabrication, la conservation ou l'hygiène dans la manipulation des aliments.

Certaines bactéries sont bien connues pour déclencher ces symptômes :

Le *Clostridium Botulinum* présent dans les conserves mal stérilisées peut être redoutable et entrainer une maladie appelée le botulisme. Elle est heureusement devenue rare dans nos pays ; on utilise aujourd'hui la toxine botulinique (dénaturée et inoffensive) pour réduire les rides d'expression du visage.

Les *Escherichia coli* enterohemorragiques provoquent des diarrhées sanglantes. Elles sont liées à la consommation de viandes crues ou mal cuites, mais aussi à des végétaux contaminés par des matières fécales animales.

Le *Bacillus cereus*, le plus connus des agents bactériens provoquant des intoxications alimentaires collectives parfois appelé » bactérie du riz frit » qui se développe dans un riz laissé à refroidir à l'air libre et que la friture a la poêle n'arrive pas à éliminer.

Les *Salmonelles* sont elles aussi très redoutées en restauration collective pour leur capacité à se multiplier rapidement en dehors de la chaine du froid.

Le *Clostridium perfringens* qui profite des ruptures de la chaine du froid pour se développer dans les plats en sauce par exemple.

Le *Campylobacter*, familier des volailles crues ou très peu cuites, et la Listeria, qui se cache dans les charcuteries ou les fromages au lait cru.

L'Anisakiase

L'anisakis est une sorte de petit vers est présent dans les deux tiers des poissons gras, merlan, hareng, saumon sauvage. Ses larves translucides sont invisibles lors de la préparation. Mais 2 à 3 heures après les repas elles provoquent des douleurs intenses en perforant la paroi de l'estomac. Si l'on n'intervient pas, à ce moment pour tenter de les retirer elles peuvent provoquer des années plus tard des allergies graves parfois mortelles. Eliminées à la cuisson, les larves ne résistent pas non plus à la congélation. Malheureusement les restaurateurs ne respectent pas toujours cette congélation avant de servir les poissons crus, sushis, saumons en cubes ou carpaccio. Il ne faudrait jamais manger un poisson cru non congelé au préalable.

Sources :
- Hélène Yera, Émilie Fréalle, Emmanuel Dutoit et Jean Dupouy-Camet, « A national retrospective survey of anisakidosis in France (2010-2014): decreasing incidence, female prédominances, and emerging allergic potential », Parasite, vol. 25, 201.

- Angot V (1992) « Infestation de 7 poissons de consommation courante par des larves de nématodes anisakides : efficacité des méthodes de filetage ; conséquences sanitaires et prophylactiques » Thèse de Doctorat, Université de Rouen

L'INFLAMMATION ET LE MICROBIOME

Toutes les surfaces muqueuses de l'organisme, y compris celles des yeux, du nez, de la gorge, et évidemment du tube digestif, de l'œsophage à l'anus, sont des vastes points d'entrée pour les microbes venus de l'extérieur ; Ces surfaces doivent être très bien protégées et elles le sont !

Le revêtement intestinal possède trois principales fonctions : Il représente d'abord les moyens d'extraction des nutriments à partir des aliments consommés. Puis il a cette étonnante capacité à empêcher certaines substances de pénétrer dans la circulation sanguine. Enfin il contient des « *immunoglobulines* » qui se fixent aux bactéries ou aux protéines étrangères pour les empêcher de se fixer à la paroi intestinale. Ces immunoglobulines sont de anticorps fabriqués par le système immunitaire de l'autre côté du revêtement intestinal qui traversent la frontière et se retrouvent dans le tube digestif. Ils permettent de déplacer les organismes et les mauvaises bactéries et de les faire excréter à l'extérieur.

Notre intestin utilise deux voies pour absorber les nutriments. La première est la voie transcellulaire : les nutriments malgré leurs statuts « *d'éléments étrangers* » sont tolérés et reçoivent un « *visa d'entrée* » ce qui leur permet de ne pas être inquiétés par le système immunitaire une fois dans la circulation sanguine, mais il faut pour cela qu'ils traversent la frontière par les « *voies légales* », c'est-à-dire en pénétrant dans la cellule épithéliale de l'intestin se trouvant sur les villosités intestinales.

La deuxième voie de pénétration se trouve entre chaque cellule intestinale : théoriquement un aliment de très faible poids moléculaire pourrait passer entre deux cellules dans un espace très rétrécit qu'on appelle « *les jonctions serrées* ».L'espace ne dépasse pas 10 à 15 angströms ce qui est du niveau du nanomètre ((1 dixième de milliardième de mètre).Le rôle de ces jonctions serrées est surtout de faciliter un courant contraire, de la circulation sanguine vers l'intestin, pour provoquer, par exemple, une diarrhée afin d'éliminer une toxine ,en laissant filtrer l'eau du sang vers l'intestin. Néanmoins il arrive très souvent que ces jonctions ne soient pas aussi serrées que prévues et qu'elles laissent passer des molécules bien plus larges comme des débris alimentaires ou des aliments partiellement digérés ou même certaines toxines qui ont échappé à la vigilance habituelle. Ces molécules arrivent donc dans la circulation sanguine sans aucun visa d'entrée ; elles ne vont pas être reconnues et vont déclencher l'alarme et l'arrivée des missiles immunitaires (les anticorps) qui vont les neutraliser. Cette neutralisation entraine toujours une inflammation locale, qui pourrait rester anodine mais si l'envahisseur pénètre de façon régulière, elle pourrait prendre une ampleur dangereuse et pourrait faire le lit de maladies auto-immunes telles que la polyarthrite rhumatoïde, l'asthme, l'eczéma, la maladie cœliaque et bien d'autres.

Le rôle de la Zonuline

La perméabilité intestinale et en particulier les jonctions serrées sont gérées par une protéine, la Zonuline, dont la découverte date du début des années 1990. La Zonuline est une sorte d'hormone locale fabriquée par la muqueuse intestinale, elle régule les mouvements de l'eau (lors d'une gastro-entérite, l'eau est attirée au niveau de l'intestin, ce qui provoque une diarrhée). Elle régule également le 'passage de certains minéraux de l'intestin vers le sang et celui des bactéries ; la Zonuline nous protège ainsi d'une invasion bactérienne. À l'heure actuelle, on ne connaît pas encore tous les facteurs capables de perturber la Zonuline et donc d'augmenter la perméabilité intestinale. Il est probable que certains produits chimiques environnementaux comme les perturbateurs endocriniens ou les pesticides jouent un rôle non négligeable, mais l'alimentation semble le point le plus important étant donné la quantité de molécules que nous ingérons chaque jour volontairement. Au niveau alimentaire, peu d'études ont été menées, mais elles toutes abouti à la conclusion que l'aliment qui provoquait la plus forte production de Zonuline est le blé moderne(avec ses glucides et son gluten) chez les personnes atteintes de maladie cœliaque comme chez les personnes saines, et ce, quelle que soit la susceptibilité génétique.

Les aliments qui perturbent la Zonuline

Bien que les recherches soient encore en cours, on connait les facteurs qui perturbent la production de Zonuline ou augmentent directement notre perméabilité intestinale. On peut citer notamment la caséine (80 % des protéines du lait et des produits laitiers sont de la caséine), certaines pommes de terre, les piments, la tomate, les médicaments anti-inflammatoires non stéroïdiens (aspirine, ibuprofène par exemple), la chimiothérapie, la radiothérapie, le déficit en zinc (qui touche plus de 79 % des Français) et le déficit en vitamine D (qui touche plus de 80 % des Français).

LE DIALOGUE ENTRE INTESTIN ET CERVEAU

Plus de 200 millions de neurones connectés à notre intestin, c'est autant que dans notre cerveau. L'idée d'une communication privilégiée entre le cerveau et l'intestin n'est pas nouvelle et depuis plus de 50 ans les scientifiques s'intéressent au sujet. Mais que ce dialogue soit bilatéral et que l'intestin puisse envoyer des messages vers le cerveau, est un concept plus récent. Les chercheurs dévoilent petit à petit comment notre microbiote fait partie intégrante de ce dialogue. Anxiété, dépression, autisme, humeur... les bactéries intestinales influencent nos comportements, régulent nos réponses émotionnelles et interviennent dans ces pathologies du système nerveux. Quels sont les mécanismes de cette communication ? Comment des probiotiques peuvent-ils agir pour améliorer leurs discussions ?

MICROBIOTE ET MALADIES MENTALES

350 millions de personnes souffrent de dépression dans le monde et cela continue de grimper. Les nouveaux médicaments que l'on appelle « *Inhibiteurs sélectifs du recaptage de la sérotonine* » (Prozac, Zoloft, Elavil…) ne traitent pas la maladie mais seulement les symptômes, en particulier le désir de commettre un suicide. Et pourtant il est aujourd'hui évident que ce qui se passe dans l'intestin détermine, dans une large mesure, ce qui se passe dans notre cerveau. Les bactéries intestinales ont un impact direct sur la production des neurotransmetteurs qui exercent une influence sur notre bien être mental, alors que les antidépresseurs sont conçus pour modifier artificiellement l'activité de ces neurotransmetteurs sur le cerveau. Ces neurotransmetteurs qui sont fabriqués conjointement par le cerveau et l'intestin sont disponibles grâce aux bactéries de l'intestin. Le plus connu des neurotransmetteurs : la sérotonine est disponible grâce à son précurseur : le tryptophane étroitement régulé par une bactérie intestinale, Bifidobacterium infantis, qui le rend disponible d'une façon très efficace.

Il est bien connu depuis vingt ans que l'inflammation joue un rôle capital dans les maladies mentales, non seulement nos bactéries régulent la production de substances inflammatoires qui influent sur la santé mentale, mais elles contrôlent également notre capacité à absorber certains nutriments comme les omégas 3. Il est maintenant prouvé que la dépression grave est très souvent accompagnée d'une augmentation des cytokines pro-inflammatoires. En outre une augmentation des LPS (lipopolysaccharides), ces endotoxines libérées par les bactéries, peuvent entrainer des symptômes dépressifs. Non seulement les LPS rendent l'intestin plus perméables mais elles peuvent traverser la barrière hémato-encéphalique, celle qui empêche les substances dangereuses d'entrer dans le cerveau. Les maladies auto-immunes et les infections, par le biais de l'inflammation constituent des facteurs de risque pour le développement des troubles de l'humeur.

Réciproquement le cerveau peut exercer un contrôle sur l'intestin et ce mécanisme peut entrainer un cercle vicieux infernal dans lequel le stress et l'anxiété peuvent augmenter la perméabilité intestinale et modifier les bactéries entrainant une nouvelle poussée inflammatoire, une aggravation de la perméabilité intestinale et ainsi de suite. Enfin, des études récentes indiquent qu'un stress chronique aggrave l'inflammation et la perméabilité intestinale. Elles révèlent également que les bactéries contrôlent en grande partie la réponse au stress de l'organisme.

MICROBIOTE ET OBÉSITÉ

Les deux principaux groupes de bactéries dans notre microbiote sont les Firmicutes et les Bactéroïdètes, qui représentent 90% de la population intestinale. La proportion de ces deux groupes détermine le niveau d'inflammation et a une influence directe sur l'obésité, le diabète, et les maladies cardio-vasculaires. D'une façon générale on sait que lorsqu'il y a plus de Firmicutes, il y aura plus d'inflammation et donc plus d'obésité. On a du mal à imaginer que l'obésité soit une maladie inflammatoire, et pourtant c'est le cas ! L'obésité est associée à la production de cytokines qui sont des substances qui déclenchent l'inflammation. Ces molécules proviennent en partie du tissu graisseux viscéral (le foie, le cœur, le pancréas, les reins, l'intestin) et entrainent des pathologies comme la maladie métabolique, le cancer, les maladies auto-immunes et beaucoup d'autres. Il est, bien sûr, impossible de parler d'obésité sans impliquer le métabolisme des sucres et en particulier le rôle de l'insuline. Cette hormone produite par le pancréas nous aide à extraire l'énergie de l'alimentation en assurant le transfert du glucose de la circulation sanguine vers la cellule pour être pris en charge par les mitochondries et être transformé en énergie utilisable (ATP). C'est grâce à l'insuline que les cellules acceptent le glucose. Lorsque la cellule est saine, elle possède sur la membrane cellulaire de nombreux récepteurs à l'insuline qui lui donnent l'autorisation de décharger son glucose. Mais lorsque cette membrane est trop sollicitée par des arrivées trop importantes de glucose elle diminue le nombre des récepteurs, ce qui fait que le glucose « *reste à la porte* » de la cellule et il ne lui reste plus qu'une solution repartir dans la circulation sanguine sans pouvoir en sortir : le taux de sucre dans le sang augmente au-delà du taux normal. Le pancréas réagit en augmentant la production d'insuline mais cela ne fait qu'aggraver le problème et petit à petit le pancréas faiblit et ralentit sa production : un diabète s'installe. Le problème qui s'ajoute aux autres c'est qu'un taux d'insuline élevé est générateur d'inflammation ; des concentrations élevées d'insuline stimulent ou inhibent d'autres hormones et perturbent l'ensemble du système hormonal. Mais ce n'est pas tout, les sucres en excès perturbent l'équilibre des bactéries de l'intestin. L'un des ennemis les plus insidieux de notre microbiote est le fructose transformé, surtout le sirop de mais riche en fructose qui contribue largement à l'épidémie d'obésité. Pourquoi le fructose est-il particulièrement agressif ? Il est immédiatement pris en charge par le foie ce qui diminue la production de leptine, l'hormone qui rassasie. Cette absence entraine une envie permanente de manger. Parallèlement il nourrit les bactéries intestinales pathogènes et perturbe l'équilibre microbien. Les édulcorants comme l'aspartame, la saccharine et le sucralose ne provoquent pas de sécrétion d'insuline, mais ils peuvent perturber profondément l'équilibre bactérien.

LE MICROBIOTE DES ANIMAUX

Vaches, cochons et poulets... depuis la nuit des temps l'homme les sélectionné de façon à obtenir des animaux plus productifs et robustes. Au cours des dernières décennies, cette sélection s'est intensifiée et rationnalisée. Nouvelle étape dans ce processus, les chercheurs de l'INRA explorent maintenant l'impact du microbiote sur la santé et la croissance des animaux. En effet, les techniques de séquençage de l'ADN à haut débit permettent à présent de mettre en relation de fines variations de composition du microbiote et des variabilités individuelles qui peuvent intéresser les éleveurs.

Ainsi, on peut désormais associer à certaines caractéristiques de leur microbiote, les poulets capables de digérer certains aliments, les porcs ayant une meilleure croissance, ou les vaches qui émettent le moins de méthane. Les enjeux, on s'en doute, sont immenses tant du point de vue économique qu'environnemental.

LES VACHES VERTES

Les vaches ne pourraient survivre sans leur microbiote : les micro-organismes de leur tube digestif leur sont aussi vitaux que le cœur ou le foie. En effet, c'est le microbiote qui réalise l'exploit biochimique de transformer un aliment aussi pauvre et indigeste que le fourrage en énergie et nutriments. Ce microbiote est particulièrement riche et diversifié : en plus des bactéries, on y trouve des champignons anaérobies et des protozoaires, qui, eux aussi, contribuent à la digestion. Il existe également un groupe de microbes qui fait beaucoup parler de lui. Il s'agit des archées méthanogènes, qui, comme leur nom l'indique, produisent du méthane lors de la digestion. Or, 14 % des émissions des gaz à effet de serre, dont le méthane, sont dues à l'élevage. Voilà pourquoi les chercheurs de l'INRA tentent de mieux comprendre la digestion des ruminants et la place des méthanogènes dans ce processus. Ces chercheurs ont montré qu'en ajoutant dans la ration des vaches des lipides, de l'huile de lin par exemple, la production de méthane chutait jusqu'à 20 % sans altérer le bien-être ni la productivité des vaches.

BIEN NOURRIR SON MICROBIOTE

Les fibres

Les fibres, ces longues chaines polysaccharidiques que l'on trouve en abondance dans les légumes frais ou secs, les fruits et les céréales, sont le fuel du microbiote. Nos bactéries forment une chaine de dégradation et fermentation des fibres ou chaque espèce, avec ses enzymes propres, à son rôle et sa place. Chacune découpe les fibres en morceaux de plus en plus petits. Lorsque notre régime alimentaire réduit l'apport en fibres, c'est cette chaine et cette diversité bactérienne qui en pâtissent. Des chercheurs ont montré que plus l'apport en fibres est important et plus la diversité et le nombre d'espèces de bactéries augmentent. Le microbiote en est d'autant plus stable et équilibré. Plus encore : la dégradation des fibres produit des acides gras a courte chaine (AGCC) qui ont des effets protecteurs sur notre sante. Au niveau de l'intestin, ces molécules permettent, entre autres, de réguler les processus inflammatoires. De plus, elles stimulent la production de glucose par l'intestin, glucose qui donne une sensation de satiété et limite la prise alimentaire. En outre, les AGCC sont capables d'inhiber la prolifération des cellules cancéreuses dans le colon.

MICROBIOTE ET ALCOOL

À consommation d'alcool équivalente en quantité et en durée, seuls certains grands buveurs vont développer une maladie du foie. Cette « *injustice* » pourrait être expliquée par le fait que chacun d'entre nous possède un microbiote spécifique et que celui-ci jouerait un rôle prédominant dans le déclenchement des cirrhoses. Des scientifiques de l'INRA associés à l'Université Paris-Sud, l'AP-HP (Assistance Publique des Hôpitaux de Paris) et Aix-Marseille Université ont voulu en avoir le cœur net. Leurs recherches ont tout d'abord confirmé que le microbiote des patients ayant une hépatite alcoolique est différent de celui des buveurs n'ayant pas de maladie du foie. Ensuite, des souris « *humanisées* » ont reçu le microbiote de personnes alcooliques développant une hépatite et d'autres, un microbiote d'alcooliques

Modaltub

Que se passe-t-il lorsque vous croquez une pomme ? Eh bien, vous déclenchez un processus extrêmement sophistiqué de déconstruction de l'aliment. De la mastication a la fermentation dans l'intestin, ses composants, fibres, protéines, parois cellulaires, sont brisés de façon à ce que les nutriments puissent passer dans le torrent sanguin et que les déchets soient évacués. Le projet Modaltub de l'INRA s'est donné pour but d'étudier les opérations de cette déconstruction des aliments à l'aide de digesteurs artificiels et de modelés mathématiques qui simulent ce qui se passe dans chaque compartiment du système digestif. Déjà, les chercheurs sont parvenus à imiter la bouche, l'estomac et l'intestin grêle. A présent, ils veulent s'attaquer au colon et créer un microbiote artificiel. Ainsi, ils pourront mimer la digestion en faisant varier des paramètres clés comme le pH ou le potentiel redox (potentiel d'oxydo-réduction). En outre, ils pourront étudier le devenir et l'assimilation des aliments en fonction de leur structure initiale. L'idée à terme est d'utiliser ces informations pour créer des simulations informatiques du processus digestif.

Sources :
- Gilles Feron. « Modaltub et le destin d'une pomme ». Salon International de l'Agriculture (SIA) 2016, Feb 2017, Paris, France. 1 p., 2017. (hal-01512219)

sans maladie du foie. Les souris ont ensuite été « *alcoolisées* ». Le premier groupe a rapidement développé une inflammation du foie et des tissus adipeux. Ces travaux ont montré qu'il était possible de soulager les lésions du foie de souris malades en transférant le microbiote de souris alcooliques ne développant pas de maladie hépatique. Il est donc clair que la susceptibilité hépatique de l'alcool dépend grandement du microbiote. Dès lors, il est tout à fait envisageable de dépister les personnes susceptibles d'être sensibles à la toxicité de l'alcool et même de traiter les malades développant des lésions hépatiques en modifiant leur microbiote par l'alimentation, par l'absorption de probiotiques ou par transfert de microbiote fécal.

Synthèse du rôle du microbiome

- Participe à la digestion et l'absorption des nutriments

- Forme une barrière physique protectrice contre les envahisseurs potentiels tels que les mauvaises bactéries, les virus et les parasites nuisibles.

- Joue un rôle de détoxication en neutralisant bon nombre de toxines de notre alimentation et donc en facilitant le travail du foie.

- Influence la réponse immunitaire et « forme » le système immunitaire notamment en lui apprenant à reconnaitre nos propres tissus.

- Produit et libère des enzymes, des vitamines et des neurotransmetteurs.

- Aide à gérer le stress en intervenant sur le système endocrinien.

- Aide à bien dormir.

- Contribue à contrôler l'inflammation et par ce biais influe sur les maladies mentales, le cancer, l'asthme, les allergies, les affections métaboliques telles que le diabète et les maladies auto-immunes.

SOURCES ET RÉFÉRENCES

Christine Durif-Bruckert. « Le microbiote : cet inconnu qui réside en nous », Med Sci (Paris), vol. 32, no 11, novembre 2016, p. 1009-1015.

Isabelle Moncada (journaliste, productrice, présentatrice), Mario Fossati (journaliste, producteur responsable) et Ventura Samarra (réalisatrice). « Microbiote : ces bactéries qui nous gouvernent », 36.9°, Radiotélévision suisse, 23 Janvier 2013

Patrice Debré. « L'Homme microbiotique, » Odile Jacob, 2015.

Cassard A.-M., Perlemuter G. : « Les bactéries, des amies qui vous veulent du bien (le bonheur est dans l'intestin), » Solar, 2016.

Joël Doré, Karine Clément, Stanislav Ehrlich et Hervé Blottière. « Microbiote intestinal : les bienfaits de la diversité », Pour la Science, no 469, novembre 2016, p. 54-59.

Sender, Shai Fuchs et Ron Milo. « Revised Estimates for the Number of Human and Bacteria Cells in the Body », PLOS Biology, vol. 14, no 8, 19 août 2016, article no e1002533.

Florence Rosier. « Comment l'INRA transforme les fèces en or », Le Monde, Science et médecine, 15 février 2017.

Jean-Claude Rambaud, Jean-Paul Buts et Gérard Corthier. « Flore microbienne intestinale » John Libbey Euronext, 2004.

Raphaël Kellman. « Quand l'intestin s'en mêle » Larousse, 2015.

Sansonetti P (2011). « La relation hôte-microbiote : une insondable symbiose ? ». La lettre du Collège de France, (32), 14-15.

Savage DC. « Microbiol ecology of the gastrointestinal tract. » Annu Rev Microbiol, 1977 ; 31:107-133.

Tojo R, Suárez A, Clamente MG, et al. « Intestinal microbiota in health and disease: role of bifidobacteria in gut homeostasis. » World J Gastroenterol, 2014; 20(41):15163-15176.

Sekirov I, Russell SL, Antunes LC, Finlay BB. « Gut Microbiota in health and disease ». Physiol Rev, 2010; 90(3):859-904.
Eckburg PB, Bik EM, Bernstein CN, Purdom E, Dethlefsen L, Sargent M, et al. « Diversity of the human intestinal microbial flora. » Science 2005; 308:1635–8.

Qin J, Li R, Raes J, Arumugam M, Burgdorf KS, Manichanh C, et al. *: » A human gut microbial gene catalogue established by metagenomic sequencing. »* Nature 2010; 464:59–65.

Microbiote pulmonaire

Michon A.L & Marchandin H (2015). *« Diversité physiopathologique du microbiote respiratoire «.* Revue Francophone des Laboratoires, 2015(469), 37-49.

Cavité orale

Aas JA, Paster BJ, Stokel LN, Olsen I, Dewhirst FE (2005). *« Defining the normal bacterial flora of the oral cavity. «* J Clin Microbiol 43:5721–5732.

Arweiler N.B & Netuschil L (2016). *« The Oral Microbiota. »* In Microbiota of the Human Body (pp. 45-60). Springer International Publishing.

Jakubovics NS, Palmer RJ Jr (2013). *« Oral microbial ecology – current research and new perspectives. »* Caister Academic Press, Norfolk.

Bik EM, Armitage GC, Loomer P, Emerson J, Mongodin EF, Nelson KE, Gill SR, Raser-Liggett CM, Relman DA (2010). *« Bacterial diversity in the oral cavity of 10 healthy individuals. «* ISME J 4:962–974.

Anwar H, Strap JL, Costerton JW (1992). *« Establishment of aging biofilms: possible mechanism of bacterial resistance to antimicrobial therapy ».* Antimicrob Agents Chemother 36:1347–1351.

Auschill TM, Arweiler NB, Brecx M, Reich E, Sculean A, Netuschil L (2002). *« The effect of dental restorative materials on dental biofilm. »* Eur J Oral Sci 110:48–53.

Marsh P.D, Do T, Beighton D & Devine D.A (2016). *« Influence of saliva on the oral microbiota. »* Periodontology 2000, 70(1), 80-92.

Goller CC, Romeo T. *« Environmental influences on biofilm development »* Curr. Top. Microbiol. Immunol. 2008;322: 37- 66]

Kort R Caspers M, van de Graaf A, et al. *« Shaping the oral microbiota through intimate kissing ».* Microbiome, 2014; 2:41.

Microbiote de la peau

Chiller K, Selkin BA, Murakawa GJ (2001). *« Skin microflora and bacterial infections of the skin. »* J. Investig. Dermatol. Symp. Proc. 6(3): 170-174.

Cogen AL, Nizet V, Gallo RL. « *Skin microbiota: a source of disease or défense?* », British Journal of Dermatology, vol. 158, no 3, mars 2008, p. 442-455.

Aly R, Maibach HI, Shinefield HR, Strauss WG. « *Survival of pathogenic microorganisms on human skin* » J. Investig. Dermatol. 1972; 58:205-210.

Microbiote vaginal et Urethral
Ravel J. et al. « *Vaginal microbiome of reproductive-age women* » Proc Natl Acad Sci U S A. 2011; 108(Suppl 1):4680–7. PMID 20534435.

K. Aagaard, J. Ma, K. M. Antony, R. Ganu, J. Petrosino et J. Versalovic. « *The Placenta Harbors a Unique Microbiome* », Science Translational Medicine, 21 mai 2014.

Pierre Popowski, « *Pour leur santé, laissez – les se salir* », S. Leduc, 2017 (ISBN 979-10-28504-53-3), p. 53.

Fortenberry, J. D. (2015). : « *Urethral Microbiome, Adolescent Males, Project* ». Encyclopedia of Metagenomics: Environmental Metagenomics, 741-741.

Pammi M et al. « *Development of the cutaneous microbiome in the preterm infant: A prospective longitudinal study* ». PLoS One. 2017; 12:e0176669.

Microbiote génital
Mändar R (2013). « *Microbiota of male génital tract: impact on the health of man and his partner* ». Pharmacological research, 69(1), 32-41.

Price, L., Johnson, K., Rattray, R., Liu, C., Ravel, J., Keim, P., ... & Gray, R. H. (2009, February). « *Circumcision is associated with significant changes in the penis bacterial microbiota.* » In 16th Conference on Retroviruses and Opportunistic Infections Montreal, QC.

Microbiote et obésité
Ley R, Bäckhed F, Turnbaugh P, Lozupone C, Knight R, Gordon J, « *Obesity alters gut microbial ecology* », Proc Natl Acad Sci U S A, vol. 102, no 31, 2005, p. 11070–5.

Ley R, Turnbaugh P, Klein S, Gordon J, « *Microbial ecology: human gut microbes associated with obesity* », Nature, vol. 444, no 7122, 2006, p. 1022–3.

Fredrik Bäckhed et al. « *The gut microbiota as an environmental factor that regulates fat storage* », Proc Natl Acad Sci U S A, vol. 101, no 44, 2004, p. 15718–15723.

Microbiote et immunité

Macpherson AJ, Harris NL. « *Interactions between commensal intestinal bacteria and the immune system.* » Nat Rev Immunol 2004; 4:478–85.

Craig L. Maynard, Charles O. Elson, Robin D. Hatton et Casey T. Weaver, « *Reciprocal interactions of the intestinal microbiota and immune system* », Nature 2012, vol. 489, pp. 231-241.

Jean-Philippe Braly, « *Sans microbes, pas d'immunité efficace* », La Recherche, no 468, 1er octobre 2012, p. 48.

AJ Macpherson et NL Harris, « *Interactions between commensal intestinal bacteria and the immune system* », Nat Rev Immunol., vol. 4, no 6, 2004, p. 478-85.

Harrison OJ and Powrie FM. « *Regulatory T cells and immune tolerance in the intestine.* « Cold Spring Harb Perspect Biol, 2013; 5(7). pii: a018341.

Pabst O, Mowat AM. « *Oral tolerance to food proteins.* » Mucosal Immunol, 2012; 5:232-239.

Lebba V, Nicoletti M, Schippa S. « *Gut microbiota and the immune system: an intimate partnership in health and disease.* » Int J Immunopathol Pharmacol, 2012; 25(4):823-833.

JL Round et SK Mazmanian, « *The gut microbiota shapes intestinal immune responses during health and disease* », Nat Rev Immunol., vol. 9, no 5, 2009, p. 313-23.

Lathrop SK, Bloom SM, Rao SM, et al. « *Peripheral education of the immune system by colonic commensal microbiota.* » Nature. 2011; 478:250-254.

Microbiote intestinal

Dethlefsen L, Eckburg PB, Bik EM, Relman DA. « *Assembly of the human intestinal microbiota* » Trends Ecol Evol. 21, 517–523 (2006).

C. Landman et E. Quévrain, « *Le microbiote intestinal : description, rôle et implication physiopathologique* », La Revue de Médecine Interne, 31 décembre 2015.

Microbiote et inflammation

Guigoz Y, Doré J, Schiffrin EJ. & Dore J. « *The inflammatory status of old age can be nurtured from the intestinal environment* » Current opinion in clinical nutrition and metabolic care 11, 13–20.

N Kamada, SU Seo, GY Chen et G Núñez, « *Role of the gut microbiota in immunity and inflammatory disease* », Nat Rev Immunol., vol. 13, no 5, 2013, p. 321-35.

Hacard, F., Nosbaum, A., Huynh, V. A., Nicolas, J. F., & Bérard, F. (2015). *« Plus il y a de bactéries différentes, moins il y a d'inflammation : la révolution microbiotique ».* In Annales de Dermatologie et de Vénéréologie (Vol. 142, pp. S13-S17, janvier 2015). Elsevier Masson

Microbiote et autisme
Louis, P. *« Does the human gut microbiota contribute to the etiology of autism spectrum disorders? »* Digestive diseases and sciences 57, 1987–9 (2012).

Microbiote et cerveau
Javier R. Caso, Vicent Balanzá-Martínez, Tomás Palomo and Borja García-Bueno, *« The Microbiota and Gut-Brain Axis: Contributions to the Immunopathogenesis of Schizophrenia »,* Current Pharmaceutical Design, vol. 22, no 40, 31 octobre 2016.

Heijtz, R. D. et al. *« Normal gut microbiota modulates brain development and behavior. »* Proceedings of the National Academy of Sciences of the United States of America 108, 1–6 (2011).

Zonuline
Vanuytsel, T; et al. (Dec 2013). *« The role of Haptoglobin and its related protein, Zonulin, in inflammatory bowel disease ».* Tissue Barriers. 1 (5): e27321. doi:10.4161/tisb.27321.

Fasano, A (Jan 2011). *« Zonulin and its regulation of intestinal barrier function: the biological door to inflammation, autoimmunity, and cancer ».* Physiol. Rev. 91 (1): 151–75.

Visser, Jeroen; Rozing, Jan; Sapone, Anna; Lammers, Karen; Fasano, Alessio (2009-05-01). *« Tight Junctions, Intestinal Permeability, and Autoimmunity Celiac Disease and Type 1 Diabetes Paradigms ».* Annals of the New York Academy of Sciences. 1165: 195–205.

Lemmer, HJ; Hamman, JH (Jan 2013). *« Paracellular drug absorption enhancement through tight junction modulation».* Expert Opin Drug Deliv. 10 (1): 103–14.

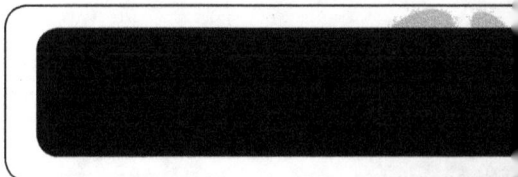

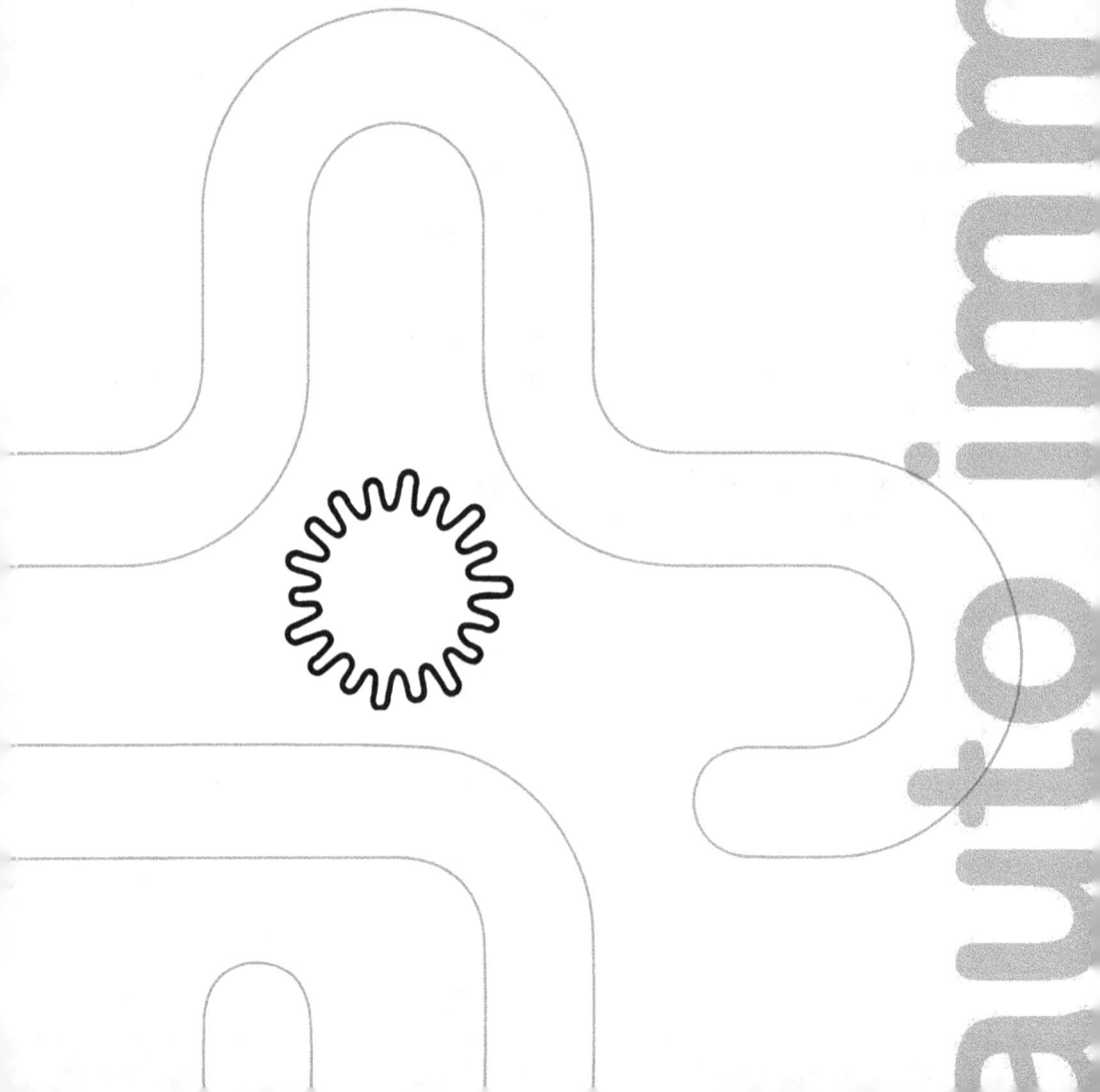

LE COUPABLE : L'INFLAMMATION

Vous avez tous eu l'expérience d'une piqure de moustique ou d'abeille ; ou bien d'un bouton sur la peau, ou peut être que vous vous êtes simplement piqué avec une aiguille. Vous avez constaté une rougeur immédiate au point d'entrée, puis un gonflement avec sensation de chaleur précédée d'une douleur plus ou moins intense selon l'agent causal. Au bout d'un certain temps, avec ou sans traitement local, les choses sont entrées dans l'ordre et tout a disparu. Il s'agit d'une réaction naturelle normale qu'on appelle « *inflammation locale* » et qui fait partie intégrante de notre système de défense immunitaire.

Mais si l'inflammation persiste, alors qu'elle ne le devrait pas, elle risque d'entrainer des douleurs chroniques, des dégâts à distance comme une destruction du cartilage et du muscle au niveau des articulations, et la formation de caillots sanguins. A la longue cette inflammation devenue chronique peut entrainer des mutations génétiques et être à l'origine de certains cancers. En fait toutes les études médicales récentes montrent que les racines du mal de presque toutes les maladies chroniques sont issues de l'inflammation. Cela va de l'arthrose, aux maladies cardiovasculaires, aux maladies auto-immunes, à la dépression, la schizophrénie ; la maladie d'Alzheimer, de nombreux cancers, l'asthme, l'eczéma, le psoriasis, les retards scolaires et bien d'autres.

Pendant des années les spécialistes de la santé ont pointé du doigt les mauvaises habitudes alimentaires et la sédentarité les accusant d'être à l'origine de la détérioration de notre santé et ceci est bien entendu, toujours d'actualité. Aujourd'hui il y a un troisième accusé, silencieux, insidieux, qui associé aux autres facteurs fait des ravages dans notre société : L'inflammation chronique ou silencieuse.

COMPRENDRE LE PROCESSUS INFLAMMATOIRE

L'inflammation est une réponse naturelle de notre organisme à une blessure qu'elle soit d'origine physique, chimique ou infectieuse. Cependant malgré son caractère protecteur elle peut perdurer et devenir agressive pour nos cellules et nos tissus. Il est donc capital de contrôler le processus inflammatoire : c'est la clef de voute de notre santé et de notre Bien Etre.

L'INFLAMMATION CLASSIQUE

Notre organisme a développé depuis des milliers d'années un système de défense très efficace mais aussi tellement complexe que nous essayons encore d'en comprendre le mécanisme. Nos ancêtres étaient parfaitement capables de survivre sans les antibiotiques, les règles modernes d'hygiène ou les compresses stériles. Cette capacité à survivre n'était pas simplement due à une décision consciente comme par exemple fuir le danger mais de la protection automatique et donc inconsciente apportée par un système de défense très efficace.

Notre première ligne de défense c'est la peau, le plus grand organe du corps, elle va s'opposer à toute invasion pathogène, si on inhale, on respire des produits irritants ou non accepté, on va faire intervenir une autre ligne de défense : les larmes, la salive, la toux, l'éternuement. Si malgré cela l'irritant passe la barrière digestive les globules blancs (leucocytes) vont l'appréhender et le détruire. D'autres molécules peuvent se faufiler et atteindre le sang sans être attaquées par les globules blancs, mais elles vont être immédiatement repérées et notre organisme va préparer les missiles spécifiques que sont les anticorps et, à la présentation suivante du corps étranger (qu'on appelle l'antigène), il sera immédiatement immobilisé et détruit. Le procédé par lequel notre organisme réagit et expulse l'irritant et appelé inflammation.

La réponse inflammatoire est souvent très rapide, comme par exemple après une piqure d'abeille. Elle ne dépend ni du cerveau, ni d'un autre organe, cette réponse est initiée par les cellules avoisinantes et plus particulièrement par les membranes des cellules endommagées. La célérité de la réponse (la douleur par exemple) va souvent nous alerter et prévenir d'autres attaques. Les signes classiques de l'inflammation sont : Chaleur, douleur, rougeur, gonflement, et parfois perte de la fonction. La chaleur et la rougeur sont des conséquences de la dilatation des vaisseaux sanguins avoisinant le traumatisme ce qui vont aussi augmenter le flux sanguin local pour que l'infanterie et les blindés puissent arriver le plus vite possible sur place.

Les médiateurs chimiques dans les cellules des petits vaisseaux sanguins vont faciliter leur ouverture vers les tissus et ils vont déverser leur infanterie ce qui va causer le gonflement. Ce même gonflement (œdème) associé à l'action irritable des médiateurs chimiques sur les terminaisons nerveuses va provoquer la douleur et éventuellement la perte de la fonction.

Un de ces médiateurs est l'histamine qui va être secrété par les mastocytes (des globules blancs). C'est pour cela que l'on appelle cette première attaque « *histamino- dépendante* » et c'est aussi pour cela que les antihistaminiques peuvent agir à ce stade précoce.

La deuxième vague de la réaction inflammatoire suit aussitôt la phase histamino-dépendante. Elle est caractérisée par la libération de molécules très spécialisées qu'on appelle : Kinines, compléments et prostaglandines. Ces substances sont libérées par les membranes des cellules endommagées. Elles vont entrainer une augmentation de la réponse inflammatoire qui va persister tant que l'envahisseur n'est pas détruit ou immobilisé. Une fois l'ennemi neutralisé ces médiateurs ainsi que les débris de la bataille vont être débarrassés par les « *nettoyeurs* » (les cellules lymphatiques) et métabolisés par le système enzymatique afin d'être éliminés par les urines.

Les acteurs essentiels de cette bataille inflammatoire sont les globules blancs (les leucocytes) et les Eicosanoïdes.

Les leucocytes (globules blancs) :

Ce sont des cellules spécialisées qui sont les plus actives durant la réaction inflammatoire. A l'opposé des globules rouges dont le rôle essentiel est de transporter l'oxygène, les leucocytes ont des rôles très variés : Il y a plusieurs catégories de globules blancs : ce sont les polynucléaires neutrophiles, les monocytes, les macrophages, les éosinophiles, les lymphocytes, les basophiles et les mastocytes. Ils sont tous fabriqués par des cellules souches dans la moelle épinière ; Celle-ci doit avoir une capacité de réponse immédiate si les circonstances l'exigent pour produire suffisamment de globules blancs. Chacun de ces globules blancs à une fonction spécifique pour lutter contre un envahisseur, ceci incluant les « *forces spéciales* » que sont les lymphocytes tueurs (NK cells), les nettoyeurs (Macrophages) les lances flammes (Mastocytes) etc... Ils constituent l'infanterie et les blindés, la première ligne de défense.

Les Eicosanoïdes :

Ce sont des hormones locales au nom difficile à prononcer. Elles sont fabriquées par les 60 .000 milliards de cellules de notre corps). De la même façon que les hormones se sont des médiateurs chimiques qui vont jouer un rôle majeur dans chaque fonction de notre corps. Mais contrairement aux hormones classiques elles vont être immédiatement détruites, par les enzymes locales dès leurs actions terminées, ceci limite donc leur activité à la zone où elles sont libérées. Cette faculté d'être libérée sur place, dans la zone de combat permet une réponse instantanée à n'importe quel endroit du corps.

S'il est vrai que les eicosanoïdes ont des fonctions dites « *positives* » telle que la prévention des caillots sanguins, la réduction de la douleur et la stimulation du système immunitaire, elles peuvent aussi avoir des fonctions dites « *négatives* » et faire exactement le contraire. Il y a donc comme pour le cholestérol des bonnes et des mauvaises eicosanoïdes. Pour maintenir une bonne santé (l'homéostasie) il faut un équilibre permanent entre les bonnes et mauvaises eicosanoïdes : par exemple un caillot de sang est bénéfique lorsque l'on saigne d'une égratignure ou d'une coupure mais il peut être dangereux, voir mortel si ce caillot se forme dans une artère coronaire (l'artère nourricière du cœur) car il va provoquer une crise cardiaque et comme nous le verrons plus loin la production excessive des mauvaises eicosanoïdes va avoir des conséquences désastreuses pour la santé.

Comment sont libérées les eicosanoïdes ?

Tout se passe au niveau de la membrane cellulaire, elle est composée de molécules de graisse très spéciales qu'on appelle des phospholipides. Les eicosanoïdes sont synthétisées à partir des acides gras essentiels contenus dans les phospholipides. On les appelle essentiels car ils ne peuvent pas être fabriqués par notre organisme, ils doivent être apporté par notre alimentation, ce sont les fameux Omega 3 et Omega 6. Comme pour le cholestérol et les eicosanoïdes il y a les bons et les mauvais Omega. Les « *bons* » sont les Omega 3 car ils vont être à l'origine de la libération des « *bons* » eicosanoïdes et vont avoir une activité anti-inflammatoire. Les « *mauvais* » sont les Omega 6 qui vont être à l'origine de la libération des eicosanoïdes pro-Inflammatoires. La conversion de ces Omega en eicosanoïdes est influencée par un certain nombre d'enzymes qui sont libérées par la membrane cellulaire. Il existe 2 enzymes majeurs : la Cyclo-oxygénase (COX) et la lipoxygénase (LOX).

La COX et la LOX sont des enzymes qui vont être utilisés pour transformer les Omega en eicosanoïdes pro ou anti-inflammatoire selon l'Omega 3 ou 6. En pratique il va y avoir une sorte de compétition permanente dans la membrane cellulaire entre les Omega 3 et les Omega 6 pour l'utilisation des COX ou LOX et comme nous consommons en moyenne au moins 5 à 10 fois plus d'Omega 6 que d'Omega 3, il en résulte souvent une prédominance PRO inflammatoire.

L'INFLAMMATION GÉNÉRALISÉE

Le processus inflammatoire est naturellement destiné à rester localisé au niveau de la zone agressée et aussi à se résoudre dans des délais raisonnables. Il arrive néanmoins que lorsque l'agent agresseur est parfaitement virulent, le système immunitaire soit dépassé. L'inflammation se généralise alors à toutes nos fonctions entrainant un état de choc, semblable à une septicémie qui peut être mortelle. Ce sont les cytokines issues des globules blancs qui sont médiateurs chimiques, en particulier l'interleukine 1 (IL1) et le TNF Alpha qui peuvent circuler dans le sang et agir à distance, notamment sur les cellules cérébrales ce qui va entrainer une fièvre importante.

L'INFLAMMATION CHRONIQUE

L'inflammation à comme nous l'avons expliqué, une double face : elle peut être bénéfique ou maléfique, tout dépend des circonstances et aussi des concentrations respectives en Omega 3 et Omega 6 dans la membrane cellulaire. L'inflammation cellulaire devient chronique lorsque l'agent agresseur est réintroduit de façon permanente ou lorsque notre système immunitaire est incapable de l'éliminer. Malheureusement ces deux conditions sont devenues banales et quotidiennes dans notre vie moderne. Nous sommes agressés régulièrement par les toxines issues de l'air, de l'alimentation

Les cytokines

Les cytokines correspondent à un ensemble d'une centaine de protéines, synthétisées par différentes cellules de l'organisme. Les cytokines appartiennent comme les hormones aux médiateurs chimiques. En fonction de leur structure chimique et de leurs fonctions, elles sont classées en plusieurs catégories.

Chaque cytokine a plusieurs types de cellules cibles, sur lesquelles elles exercent différentes actions spécifiques, notamment en lien avec l'immunité, l'inflammation, l'hématopoïèse (production des cellules sanguines) et la cancérisation.

Les fonctions des cytokines sont nombreuses et importantes :

- *Régulation des réactions immunitaires ;*
- *Réactions inflammatoires ;*
- *Croissance et maturation des cellules sanguines ;*
- *Survenue et développement des tumeurs et des maladies auto-immunes.*

De nombreuses cytokines sont produites au même moment par différentes cellules. Deux cytokines peuvent avoir des interactions synergiques (elles agissent ensemble) ou antagonistes (elles agissent l'une contre l'autre)

Cytokines et facteurs de croissance

Les cytokines non inflammatoires sont parfois appelées facteurs de croissance. Les facteurs de croissance sont très nombreux dans l'organisme et agissent sur des cellules spécifiques :

- *L'EGF (epidermal growth factor) ;*
- *Les CSF (colony stimulating factors) stimulateurs de l'hématopoïèse (production des cellules sanguines) ;*
- *L'érythropoïétine pour le développement des globules rouges ;*
- *La thrombopoïétine pour le développement des plaquettes ;*
- *Le SCF (stem cell factor) pour la multiplication des cellules souches de la moelle osseuse ;*

moderne, de la fumée de cigarette et du manque d'exercice. L'inflammation chronique à plus de chance de s'installer si notre consommation d'Omega 6 est plus importante que celle en Omega 3.

Lorsque l'inflammation locale se transforme en inflammation chronique les globules blancs neutrophiles (qui ont une durée de vie courte) sont remplacés par les macrophages et les lymphocytes (qui ont une durée de vie plus longue) les globules blancs peuvent entrainer une destruction des tissus alors que ceux-ci sont en cours de cicatrisation. Les débris issus des destructions peuvent se déposer dans les artères et être le lit d'une crise cardiaque ou d'une attaque cérébrale.

L'INFLAMMATION SILENCIEUSE

L'inflammation chronique peut-être aussi totalement silencieuse et sournoise, elle ne va pas se manifester par des signes bruyants, comme la fièvre, mais par une fatigue générale, des douleurs un peu partout, des migraines bref des « *patraqueries* » qui nous qui nous font sous-évaluer la gravité de la situation. C'est pour cela qu'il est important et parfois vital, de reconnaitre l'inflammation, de la prévenir ou de la traiter.

Le TNF Alpha

Les TNF—alpha (pour Tumor Necrosis Factor, ou facteur de nécrose tumorale) sont des molécules produites par le système immunitaire jouant un rôle important dans le déclenchement d'une réaction inflammatoire. Une production excessive de TNF-alpha est un des éléments majeurs du dysfonctionnement du système immunitaire.

Le TNF-alpha est une substance inflammatoire qui joue un rôle central dans les rhumatismes inflammatoires chroniques au cours desquels il est fabriqué en excès. Le TNF-alpha ainsi produit va être libéré puis va se fixer sur de nombreuses cellules (cellules cibles) et va activer le processus inflammatoire et devenir responsable des lésions ostéo-cartilagineuses et tendineuses dans les rhumatismes inflammatoires chroniques. Ces cellules anormalement stimulées vont être à l'origine notamment de l'apparition de synovites (inflammation du liquide se trouvant dans les articulations), du pannus (épaississement de la membrane des articulations), et de la destruction du cartilage et de l'os au cours de la polyarthrite rhumatoïde. Il sera également responsable de l'inflammation des enthèses (insertion des tendons dans l'os et articulation) au cours de la spondylarthrite ankylosante, et de l'apparition de plaques de psoriasis au cours de rhumatismes psoriasique

Sources :
- Sreerupa Challa et Francis Ka-Ming Chan, « Going up in Flames: Necrotic Cell Injury and Inflammatory Diseases », Cell Mol Life Sci, vol. 67, octobre 2010, p. 3241–53.

La chimie des acides gras

Le jargon des biochimistes est parfois difficile à retenir mais pour une fois, il va falloir faire une exception et essayer de s'y retrouver dans ces mots barbares.

Lorsque l'on absorbe des graisses celles-ci sont décomposées en molécules de base que l'on appelle « acides gras ». Il existe 3 grandes catégories d'acides gras et chacune des graisses de notre alimentation contient une ou plusieurs de ces catégories. Ces trois classes d'acides gras sont les acides gras saturés, les acides gras mono insaturés et les acides gras polyinsaturés. Cette dénomination se rapporte aux types de liaisons chimiques liant les atomes de carbone. Pour les non-initiés l'atome de carbone est la structure de base de toutes les molécules ; il possède quatre liaisons possibles pour saturer sa couche d'électrons.

Les acides gras saturés sont caractérisés par des liaisons simples entre tous les atomes de carbone et dans cette configuration un acide gras porte tous les atomes d'hydrogène que l'on peut y placer, il est donc saturé en hydrogène, mais pour faire plus simple in dit simplement « acide gras saturé ». Une graisse ou une huile qui contient une majorité d'acides gras saturées est appelée graisse ou huile saturée. La plupart des graisses saturées sont solides ou semi solides à température ambiante. Les graisses ou huiles considérées comme saturées sont : Les graisses laitières et animales ; les huiles de noix de coco, de palme, de palmiste et le beurre de cacao

Les acides gras mono insaturés ont une seule double liaison entre certains atomes de carbone. L'huile d'olive et de colza sont des huiles mono-insaturées car elles contiennent plus de 65% d'acides gras mono insaturés. Elles sont liquides à température ambiante mais se troublent ou deviennent semi solides au réfrigérateur. Les huiles d'olive, de colza, d'avocat, de noisette, d'arachide sont mono saturées.

Les acides gras polyinsaturés sont des acides gras qui ont au moins deux doubles liaisons entre certains atomes de carbone. Les huiles de carthame, de maïs, de tournesol, d'arachide, de soja, de poisson, de noix et de lin sont des acides gras polyinsaturés. Elles sont liquides à température ambiante et restent liquides au réfrigérateur. Plus l'huile est insaturée, plus elle a de double liaisons, plus elle résiste à la congélation, c'est le cas de l'huile de lin et des huiles de poissons. On retrouve aussi les huiles de mais, de carthame, de tournesol, de coton, de soja, de noix, de sésame, de pépin de raisin et de bourrache.

Les acides gras essentiels

On les appelle essentiels car notre corps ne peut pas les synthétiser. Etant essentiels à notre santé ils proviennent exclusivement de notre alimentation. Ce sont des acides gras polyinsaturés et il y en a seulement deux : Les Omega 3 et 6. La différence fondamentale entre les acides gras omégas 3 et 6 repose sur la position de leur première double liaison. Les omégas 3 ont leur première double liaison entre le troisième et le quatrième atome de carbone (c'est pour cela qu'on les appelle Omega 3). Les Omega 6 ont leur première double liaison entre le sixième et septième atome de carbone (d'où l'appellation Omega 6).

SOURCES ET RÉFÉRENCES

Vassileva V, Piquette-Miller M. « *Inflammation: the dynamic force of health and disease* ». Clinical Pharmacology and Therapeutics. 2014 Oct;96(4):401-5.

Pawelec G, Goldeck D, Derhovanessian E. « *Inflammation, ageing and chronic disease. Current Opinion in* » Immunology. 2014 Aug; 29:23-8.

Lashinger LM, Rossi EL, Hursting SD. « *Obesity and resistance to cancer chemotherapy: interacting roles of inflammation and metabolic dysregulation* ». Clinical Pharmacology and Therapeutics. 2014 Oct;96(4):458-63.

Bettcher BM and Kramer JH. « *Longitudinal inflammation, cognitive decline, and Alzheimer's disease: a mini-review* ». Clinical Pharmacology and Therapeutics. 2014 Oct;96(4):464-9.

Poudel-Tandukar K, Bertone-Johnson ER, Palmer PH, et al. « *C-reactive protein and depression in persons with Human Immunodeficiency Virus infection: The Positive Living with HIV (POLH) Study* ». Brain, Behaviour and Immunity. 2014; in press.

SL Prescott « *Early-life environmental determinants of allergic diseases and the wider pandemic of inflammatory noncommunicable diseases* », J Allergy Clin Immunol, vol. 131, no 1, 2013, p. 23-30.

Shahida A. Khan, Ashraf Ali, Sarah A. Khan et Solafa A. Zahran « *Unraveling the complex relationship triad between lipids, obesity, and inflammation* », Mediators of Inflammation, vol. 2014, 1er janvier 2014, p. 502749.

Coussens, L. M.; Werb, Z. (2002). « *Inflammation and cancer* ». Nature. 420 (6917): 860–7.

Ding, N., Maiuri, A. R., & O'Hagan, H. M. (2017). « *The emerging role of epigenetic modifiers in repair of DNA damage associated with chronic inflammatory diseases* ».Mutation Research /Reviews in Mutation Research. DOI: 10.1016/j.mrrev.2017.09.005.

Mantovani A, Allavena P, Sica A, Balkwill F (2008). « *Cancer-related inflammation* » (PDF). Nature. 454 (7203): 436–44.

Les Hormones de l'inflammation : le trio infernal !

L'inflammation silencieuse est un signe de déséquilibre de notre « homéostasie ». Nous n'en ressentons pas encore de symptômes mais elle attaque déjà notre cœur, notre cerveau et notre système immunitaire. Trois types d'hormones peuvent déclencher directement ou indirectement le processus d'inflammation silencieuse et entrainer des maladies chroniques. La surproduction d'eicosanoïdes pro inflammatoires, ou la surproduction d'insuline, ou enfin la surproduction de cortisol. Chacune de ces trois hormones séparément ou ensemble contribuent à cette maladie insidieuse lorsqu'elles sont secrétées en abondance.

Les eicosanoïdes pro inflammatoires

Les eicosanoïdes constituent le centre de commande de notre système immunitaire, s'ils disparaissent, le système s'écroule ; c'est le cas dans le SIDA. D'un autre coté s'ils sont sécrétés en permanence ils risquent d'attaquer notre propre corps, comme c'est le cas dans les maladies dites auto-immunes (Polyarthrite Rhumatoïde, Sclérose Multiple, Maladie de Crohn).

L'insuline

L'insuline est une hormone fabriquée par le pancréas et qui aggrave indirectement l'inflammation, ceci surtout parce qu'elle augmente la production d'acide arachidonique (Omega 6), qui va, à son tour, activer la production d'eicosanoïdes pro inflammatoires.

Le cortisol

L'hormone la plus anti inflammatoire de notre organisme est le cortisol secrété par les glandes surrénales et il va être soumis à contribution permanente tant que l'inflammation persiste. On a longtemps pensé que le cortisol était une hormone du stress, aujourd'hui on a la preuve que c'est au contraire une hormone antistress. L'inflammation étant la conséquence directe de la surproduction d'eicosanoïdes pro inflammatoires, le rôle du

> *cortisol va être de neutraliser les eicosanoïdes ; malheureusement il va*
> *« trop bien » agir sur les bons et les mauvais eicosanoïdes réduisant ainsi le*
> *processus de cicatrisation via les bons eicosanoïdes. Ceci est très positif*
> *tant que la réaction inflammatoire est courte.*

SOURCES ET RÉFÉRENCES

Eming, S. A.; Krieg, T.; Davidson, J. M. (2007). *« Inflammation in wound repair : molecular and cellular mechanisms ».* Journal of Investigative Dermatology. 127 (3): 514–52.

Shoelson, SE; Lee, J; Goldfine, AB (July 2006). *« Inflammation and insulin resistance ».* The Journal of Clinical Investigation (Review). 116 (7): 1793–801. doi:10.1172/JCI29069.

University of Kansas Medical Center (2004). *« Eicosanoids and Inflammation »* (PDF). Retrieved 2007-01-05.

Weinstein R. *« The Stress Effect. »* New York: Avery-Penguin Group; 2004.

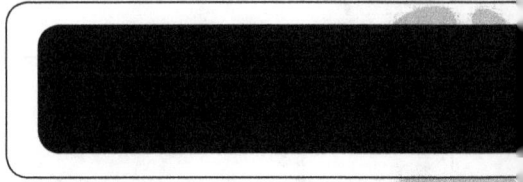

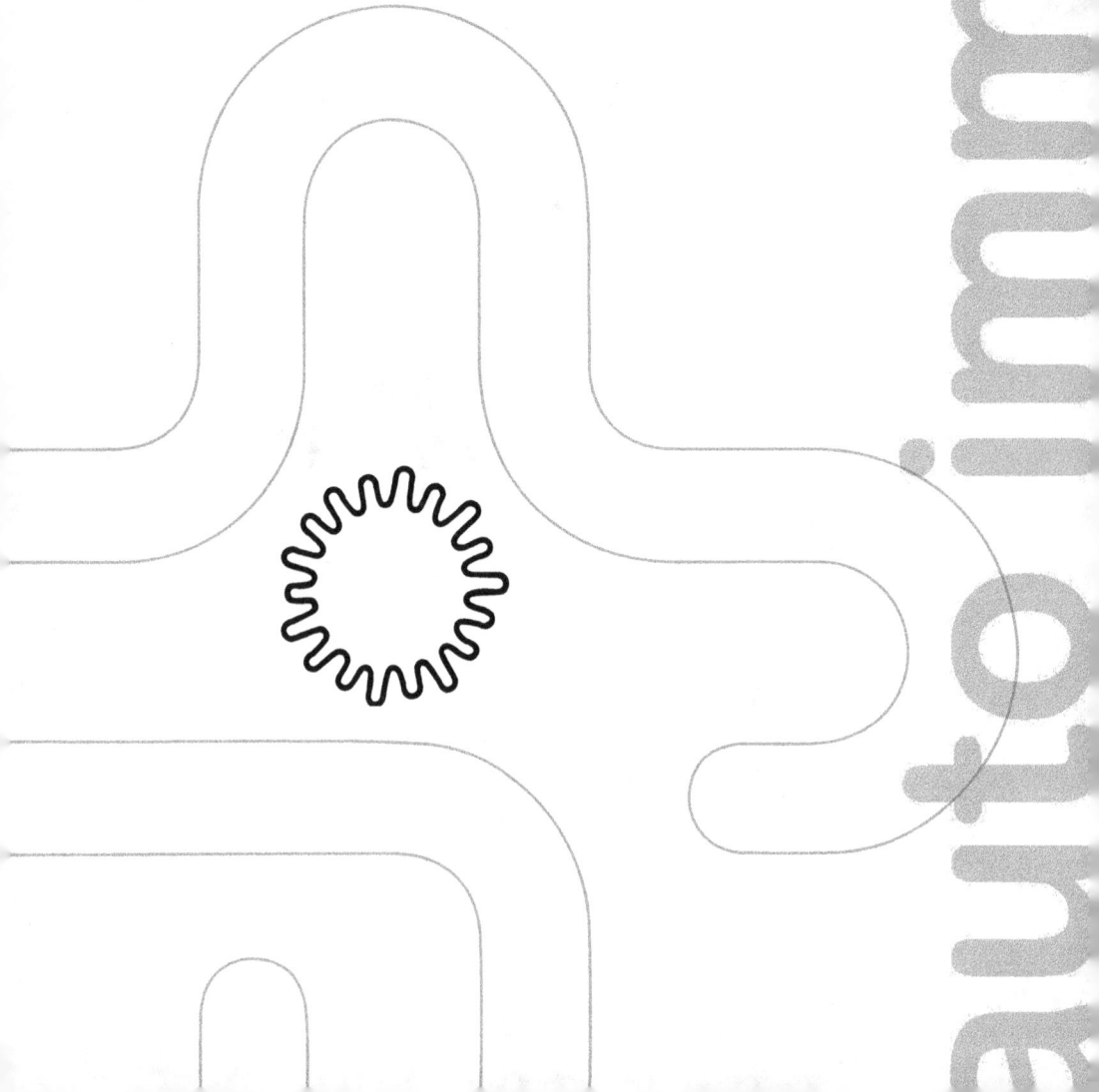

3 ÈME PARTIE

Lorsque l'inflammation dépasse un seuil de tolérance, qui est très variable selon les sujets, le système immunitaire passe à la vitesse supérieure, il va fabriquer, en grande quantité, les missiles que sont les anticorps. Ces missiles ont des systèmes de reconnaissance qui leur permet de cibler un objectif et de le détruire avec une précision quasi chirurgicale, et il y a très peu de « *bavures* ». Néanmoins, lorsque la barrière intestinale est atteinte et que les jonctions serrées ne sont plus étanches, certains aliments partiellement digérés traversent la paroi poreuse de l'intestin et se retrouvent dans la circulation sanguine ou ils sont pris en chasse et sont détruits. Ces aliments partiellement digérés sont en fait des assemblages d'acides aminés qui pourraient ressembler à d'autres molécules existantes dans notre organisme et par ailleurs parfaitement légitimes ; mais notre système immunitaire ne fait pas la différence et va attaquer ces cellules saines et les détruire, on appelle ce phénomène « *mimétisme moléculaire* » et c'est ainsi que ce « *mimétisme moléculaire* » va déclencher l'auto immunité.

Une inflammation chronique persistante est directement liée à des dégâts tissulaires qui altèrent le fonctionnement normal de l'organe ciblé. C'est cette cascade inflammatoire qui est à l'origine de nombreuses maladies dégénératives .On peut dire aujourd'hui que toute maladie dégénérative est liée à une inflammation excessive ;et ceci inclut les cancers, les maladies cardiovasculaires, le diabète, le maladie de Parkinson et d'Alzheimer et bien évidement l'ensemble des 80 maladies auto-immunes répertoriées.

Ce n'est pas en mangeant du gluten, du sucre ou des laitages que l'on va nécessairement développer une maladie auto-immune. Il faut une conjonction de différents facteurs pour que la maladie auto immune s'installe. Lorsque l'inflammation commence à être visible sous la forme de symptômes, ceux-ci se situent principalement au niveau de notre « *maillon faible* » et cette localisation dépend de nos gènes, de la façon dont nous vivons, de l'environnement dans lequel nous vivons, et de l'état de notre microbiote. On les appelle les « *déclencheurs* ».

Par exemple si on a une intolérance au gluten, ces symptômes peuvent se manifester au niveau du cerveau par l'apparition de maux de tête, de perte de mémoire, ou même de crises convulsives. Si le maillon faible se situe au niveau de votre foie vous allez ressentir une réaction anormale à la prise d'alcool. Si c'est au niveau des muscles vous pourrez constater que vous avez plus de difficultés à monter les escaliers.

Il y a plusieurs déclencheurs qui conduisent à une maladie auto-immune.

1 - L'alimentation, et en particulier certaines céréales contenant du gluten, les sucres, les laitages et les aliments ultra transformés.

2 - La susceptibilité génétique : vous avez des gènes qui pourraient favoriser l'apparition d'une maladie auto-immune.

3 - Les déclencheurs environnementaux : ce sont des éléments dans votre environnement qui peuvent activer vos cellules immunitaires, comme les toxines, les infections et les particules réactives, les métaux lourds.

4 - La perméabilité intestinale : la paroi intestinale est « *fuyante* », poreuse et permet aux déclencheurs d'accéder à la circulation sanguine, aux cellules immunitaires et au reste du corps.

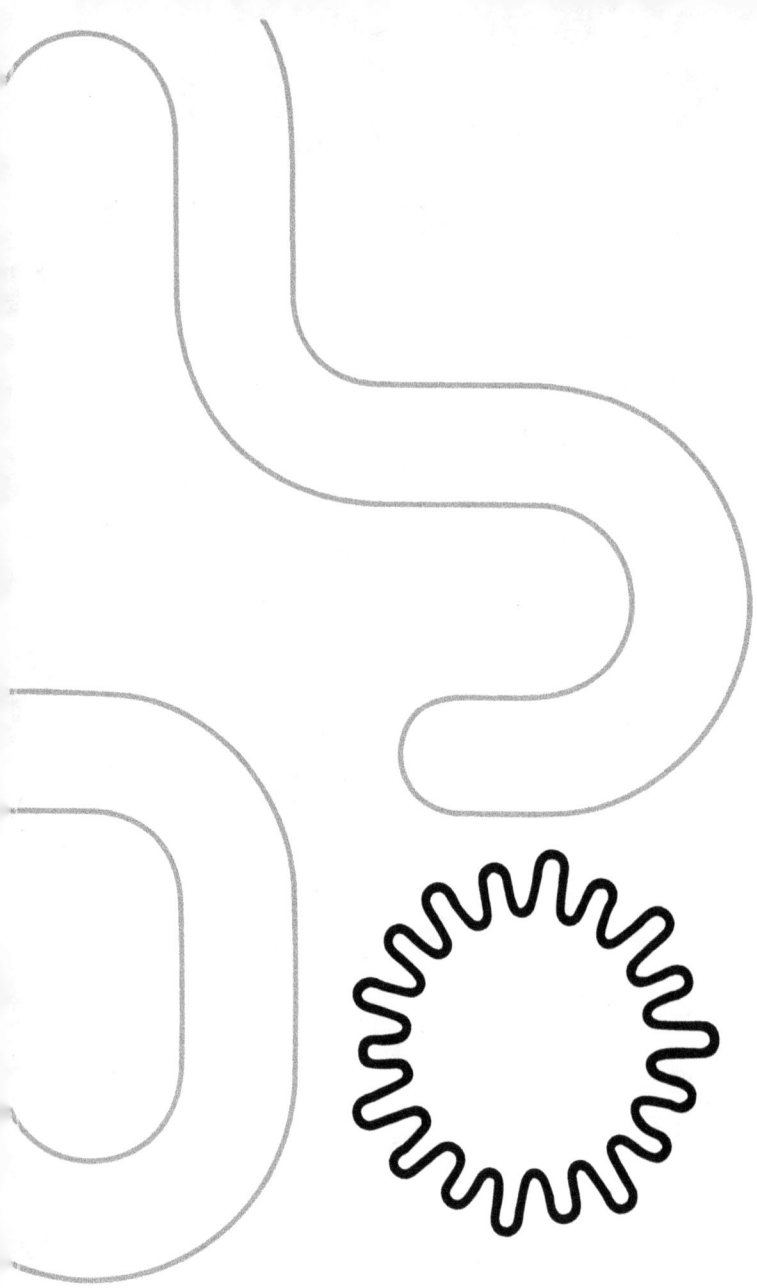

CHAPITRE 1
L'ALIMENTATION INFLAMMATOIRE

Nous touchons la, au cœur de problème, à la source des symptômes et probablement à la cause de plusieurs maladies auto-immunes. Une mauvaise alimentation est la première cause de mortalité dans notre monde occidental, provoquant directement ou indirectement un décès sur trois (Fardet). Regardons les chiffres, ils sont évocateurs : Plus de 1,9 milliards d'adultes en surpoids dans le monde dont 600 millions d'obèses ; plus de 450 millions de diabétiques. Il est vrai que l'on vit de plus en plus longtemps (79 ans pour les hommes et 85 ans pour les femmes), mais aussi de plus en plus longtemps en mauvaise santé (à partir de 63 ans pour les hommes et 65 ans pour les femmes).

Prétendre que la mauvaise alimentation est la cause majeure des maladies auto-immunes va probablement en froisser plus d'un. La plupart des rhumatologues et des spécialistes en médecine interne ne croient pas en la culpabilité du mode de vie et préfèrent s'en tenir à des causes génétiques ou immunologiques, sans essayer de déterminer pourquoi le système immunitaire s'affole. Et pourtant les preuves scientifiques s'accumulent de façon exponentielle, mais pour une raison inconnue n'arrivent pas jusqu'aux décideurs. En fait, pas tout à fait inconnu… cette non-reconnaissance du rôle de l'alimentation a d'abord et avant tout des causes économiques que l'on pourrait résumer en trois slogans : « *Big Pharma ; Big Food ; Big Agro* » Big Pharma représente évidemment la toute puissante industrie pharmaceutique qui se réjouit de voir arriver sur le marché une myriade de bio- médicaments très onéreux. Cette même industrie qui ne pourrait pas accepter de mettre ces produits en balance, sur le plan de l'efficacité, avec de simples changements du mode de vie. Big Pharma étant le financier des centres de recherche, il refuse systématiquement à tout chercheur un budget n'ayant pas une finalité pharmacologique brevetable.

Big Food représente l'industrie alimentaire, et on pourrait penser, de prime abord, qu'elle serait favorable à une large promotion des aliments sains. Malheureusement il n'en est rien et ceci pour une raison simple : l'industrie alimentaire ne s'intéresse qu'aux aliments hypertransformés. Lorsque les autorités sanitaires ont émis les recommandations générales du type « *mangez moins de sucre, moins de sel et moins gras* », les industriels se sont dits : « *fabriquons des aliments allégés, enrichis ou reformulés et vendons-les en mettant en avant leur potentiel santé amélioré* » et le marché des aliments hypertransformés a littéralement explosé !!

Big Agro représente l'industrie agroalimentaire, celle qui nous fournit les ingrédients de base nécessaire à notre alimentation. Imaginez que nous soyons une majorité à consommer quatre à cinq fois plus de légumineuses et deux fois moins de viande, cela entrainerait un changement colossal dans les marchés agro-alimentaires avec toutes les conséquences sociales. Supposons que toutes les céréales contenant du gluten soient interdites à la vente : cela pourrait déclencher de véritables émeutes ! Et si l'on ajoute le problème crucial des pesticides et l'avenir incertain des OGM on comprend que cela sera très difficile de changer les mentalités.

LES ALIMENTS HYPERTRANSFORMÉS

Les aliments hypertransformés sont conçus par les centres de recherche de la puissante industrie alimentaire ; ils ont pour mission de ressembler à des aliments, d'avoir éventuellement le gout d'un aliment, mais sur le plan santé, de ne plus rien à voir avec un aliment. Ils contiennent généralement une longue liste d'ingrédients comme les huiles hydrogénées, les isolats de protéines de soja, le gluten, le sucre, l'amidon de riz ou le sirop de glucose. Ces ingrédients ne sont pas des « *contaminants* » mais des « *adultérants* » (Cannon) en ce sens qu'ils sont conçus pour rendre les graisses, les sucres, les amidons, le sel et les autres ingrédients bon marché, palatables voire délicieux. Ils sont conçus pour être hyper-attrayants et sont souvent formulés pour créer une habitude quasi addictive, en les positionnant comme des aliments « *réconforts* ». Une étude récente a calculé qu'ils constituaient plus de 80% des aliments emballés dans un supermarché.

Comment ces aliments hypersophistiqués ont pu arriver en masse dans notre assiette ? Pour le comprendre il faut remonter aux années 70 ou on a d'abord pointé du doigt les effets néfastes des matières grasses, puis du sucre raffiné, puis du sel. Aujourd'hui on accuse les produits laitiers, la viande et depuis peu le gluten. Demain on blâmera un autre nutriment alors que le problème n'est pas dans les nutriments mais dans la transformation alimentaire. En l'espace de 70 ans nous sommes passés d'une alimentation traditionnelle riche en aliments peu raffinés et peu transformés à une alimentation très peu diversifiée, pauvre en micronutriments, riche en aliments d'origine animale, en aliments très caloriques, transformés, raffinés, recombinés, enrichis en sucre, sel, matières grasses !

La texture des aliments ultra-transformés est en soi un problème de santé, car plus un aliment est déstructuré, déconstruit, moins il est rassasiant et plus il fait monter le taux de sucre dans le sang. Ces aliments sont généralement plus mous en raison de la perte de structure qui est moins forte que dans la matrice initiale, naturelle. Or on sait que plus on mastique, plus on stimule l'hormone de satiété. Ainsi un jus de pomme clarifié et raffiné est moins rassasiant qu'une pomme entière. Aussi, selon Fardet, si plus de 50% de nos calories proviennent d'aliments ultra-transformés il n'est pas étonnant que nous ayons davantage envie de grignoter entre les repas, et de préférence des snacks sucrés, salés ou gras. Des études récentes montrent qu'au-delà de 13% de calories provenant chaque jour des produits ultra-transformés, le risque d'obésité commence à augmenter significativement.

Ces aliments peuvent être consommés mais ne devraient pas constituer la base de notre régime alimentaire comme c'est le cas dans la plupart des pays occidentaux. En effet, la plupart des études épidémiologiques montrent que les régimes à base d'aliments végétaux peu transformés sont protecteurs et que les régimes omnivores à base de produits animaux et ultra transformés sont associés à une augmentation du risque de maladies chroniques. En fait l'accent se porte plus sur le degré de transformation que l'origine animale ou végétale, en dégradant la matrice alimentaire l'ultra-transformation altère le potentiel santé de l'aliment.

LE BLÉ ET LES CÉRÉALES CONTENANT DU GLUTEN

Le blé (ainsi que l'orge et le seigle) sont nuisibles pour votre santé ! Le blé est lié à de nombreuses pathologies comme le diabète, l'obésité, l'inflammation, la maladie cœliaque, la démence, les troubles neurologiques, l'arthrite, les dermatites, et toutes les autres maladies auto-immunes. Dire que le blé est mauvais pour la santé semble, a priori, absurde. Qualifier le blé comme « *danger public* » relève presque de la démence ! Néanmoins les preuves

Quelques exemples (Fardet)

Le blé : le fractionnement du blé va donner de la farine blanche, du son, du gluten, de l'amidon de blé et du sirop de glucose. Pour fabriquer du pain de mie complet, l'industriel prend de la farine blanche à laquelle il ajoute du son et un peu de gluten. Il y ajoute de l'huile, du sucre et de la levure et... c'est tout ! On a donc » craqué » le blé puis on l'a recombiné de façon un peu différente pour en faire un produit totalement nouveau, fait d'une addition simple d'ingrédients. Or il se trouve que les ingrédients initiaux contenus dans le blé sont liés par une sorte de matrice qui donne un effet synergétique puissant, et qui n'existe plus dans le pain de mie.

La barre chocolatée *: Un autre exemple de fractionnement/ recombinaison. Une barre se fabrique à partir d'ingrédients recombinés comme le sucre, le beurre de cacao, le lait écrémé en poudre, le beurre concentré, les émulsifiants, la vanilline, l'huile de palme, la farine de froment etc...C'est un aliment totalement artificiel fabriqué par l'homme.*

Les jus de fruits *: Certains jus de fruits peuvent être considérés comme des aliments ultra transformés quand ils ont perdu leurs fibres, vitamines, minéraux et contiennent en plus des additifs.*

Les poissons *: Les sardines en conserve ne sont pas transformées car on reconnait le poisson d'origine mais les nuggets de poisson le sont car c'est une combinaison d'ingrédients et qu'il est impossible de discerner le poisson qui entre dans sa composition.*

Sources :
- Anthony Fardet, « Halte aux aliments ultra transformés ! Mangeons vrai ». Thierry Souccar (15 juin 2017).

sont là, et je compte bien vous démontrer que la suppression de cette céréale de votre alimentation va littéralement changer votre vie.

L'histoire du blé

Le « *Blé* » est un terme générique qui désigne plusieurs céréales appartenant au genre Triticum. Le mot « *blé* » désigne également le « *grain* » produit par ces plantes. Sa consommation remonte à la plus haute Antiquité. Les premières cultures apparaissent 8.000 ans av. J.-C., en Mésopotamie et dans les vallées du Tigre et de l'Euphrate (aujourd'hui l'Irak), dans la région du Croissant fertile. Nos anciens récoltaient dans ces plaines fertiles « l'*engrain* » (ou petit épeautre), ancêtre de notre blé moderne, le grain était moulu à la main, puis consommé sous forme de « *gruau* ». Ce premier blé est relativement simple sur le plan génétique ; il ne contient que 14 chromosomes ; puis il a peu à peu évolué pour laisser place à l'amidonnier, né d'un croisement entre l'engrain et l'égilope, une graminée sauvage n'ayant aucun lien de parenté avec l'engrain. Il a bénéficié de l'apport génétique de l'égilope, passant alors de 14 à 28 chromosomes (comme les autres plantes, le blé conserve la totalité des gènes de ses parents).Puis ,bien avant l'époque biblique ,l'amidonnier s'est croisé avec le Triticum taushii, donnant une nouvelle espèce a 42 chromosomes : le Triticum aestivum qui du point de vue génétique est la forme la plus proche du blé moderne. Plus productive que ses parents cette nouvelle espèce les remplace peu à peu. Hélas cette variété sauvage a été remplacée par des formes modernes comme le T.durum (le blé a pates) et le T.compactum qui fournit une pate ultra fine très utile pour les pâtisseries. L'engrain, cette graminée sauvage que récoltaient nos anciens a donné naissance à plus de 25.000 variétés, dont la plupart résultent d'une intervention humaine. De ce fait le blé a été tellement modifié qu'il ne peut plus survivre à l'état sauvage, sans l'apport de fertilisants ou d'engrais chimiques !

Dans le but d'accroitre le rendement, les scientifiques ont créés de nouvelles variétés par des procédés d'hybridation de plus en plus complexes, notamment les variétés naines à tige courte qui résistent aux intempéries. Ce blé nain, hautement productif, a contribué à combattre la faim dans le monde, et représente aujourd'hui 99% de tout le blé cultivé. Ces scientifiques étaient quasiment certains que l'hybridation du blé produiraient de nouvelles souches qui seraient bien tolérées par les consommateurs ; malheureusement ces hypothèses se sont avérées erronées. On a démontré récemment que si 95% des protéines exprimées dans une variété hybride provenaient bien des parents, 5% étaient totalement nouvelles et entrainaient des changements considérables dans la structure du gluten du blé.

On a constaté par exemple que sur une seule variété hybride 14 protéines de gluten présentes dans cette variété, étaient absentes chez les 2 parents. Si on multiple ces altérations par les dizaines de milliers d'hybridation qu'a subi le blé on se trouve devant un problème de santé inextricable. Le blé moderne contient 42 chromosomes qui contiennent 150.000 gènes, soit six fois plus que dans l'ADN de nos cellules.

Le blé obtenu au cours de ces dix dernières années n'a été soumis à aucun test d'innocuité, les variations génétiques que le blé a subies au fil des expériences d'hybridation ont entrainé des changements très important dans sa composition. Un français consomme en moyenne 70kg de ce blé moderne par an (76kg pour les américains) mais cette céréale n'a plus rien à voir, sur le plan génétique, structurel ou chimique avec celle des chasseurs-cueilleurs, et cette évolution s'est révélée catastrophique car nous ne sommes pas génétiquement prêts à l'intégrer. Nous savons aujourd'hui que les aliments sont de puissants modulateurs épigénétiques ; ils peuvent modifier notre ADN, dans un sens comme dans l'autre, et nous commençons tout juste à comprendre les conséquences dévastatrices que le gluten peut avoir sur ce processus.

Les effets délétères du blé sur notre santé

Le blé contient, entre autres, deux ingrédients majeurs : un glucide complexe (l'amidon du blé) formé à 75% d'amylopectine A (une chaine ramifiée de molécules de glucose) et une protéine, le gluten qui fait de la pâte à blé une matière souple et maniable.

L'amylopectine A est un glucide à absorption très rapide, et à ce titre, est pire qu'un sucre simple comme le sucrose. Les recherches ont montré que l'IG (indice glycémique) était de 69 pour le pain blanc, contre 72 pour le plain complet (sic !), et contre 59 pour le sucre de table. Cet IG élevé augmente considérablement le taux d'insuline dès son ingestion et à la longue entraine une insulino résistance avec à la clef un diabète, et d'autres maladies chroniques invalidantes. Mais ce n'est pas tout ; le blé stimule l'appétit et entraine une dépendance, tout comme les cigarettes ou certains opiacés : on devient « *accroc* » au pain !

Le gluten est un terme générique qui désigne, en fait, deux familles de protéines, les gliadines et les gluténines. Les premières, entrainent une hyperstimulation du système immunitaire dont la manifestation la plus connue est la maladie cœliaque. Les études récentes ont démontré que la fréquence de cette maladie était beaucoup plus importante qu'on ne le pensait. Les gluténines confèrent à la pâte de blé sa résistance et ses propriétés élastiques.

C'est la combinaison de ces deux ingrédients (le sucre et les gliadines) qui font du blé un ennemi redoutable pour notre santé et notre poids. Mais ce qui en fait un problème de santé public c'est sa généralisation. Plus que toute autre céréale ou tout autre aliment, le blé domine par son omniprésence dans l'alimentation des Occidentaux et sa consommation est plus importante que celle du sucre, des matières grasses ou du sel. Le blé, en termes de surface cultivée, occupe le second rang mondial derrière le maïs. Il n'est pas cher à cultiver et à récolter.

« *Seigneur, donnez-nous notre pain quotidien* » : le pain est au cœur des rituels religieux. Les Juifs célèbrent Pâques en consommant du pain azyme (du pain non levé). Les Chrétiens prennent l'Ostie (pain sans levain) censée représenter le corps du Christ. Les Musulmans considèrent le naan non levé (farine de blé cuite dans un four) comme sacré. Chapati en Inde, tsoureki en Grèce, et pita au Moyen Orient la plupart des cultures occidentales et orientales le consomment. On le retrouve partout, depuis les différents pains blancs ou complets, jusqu'aux pâtes en passant par les pâtisseries, les biscuits, les croissants, les viennoiseries, les pizzas, le couscous, les produits laitiers, certains hamburgers ; les boulettes de viande, les céréales du petit déjeuner et bien d'autre. Il accompagne presque tous les plats : les œufs, les viandes, les sauces, les charcuteries, les fromages. Il est le composant principal des sandwichs, des paninis, du « *pain, beurre, confiture* » des petits déjeuners français. Il n'est pas cher à cultiver et à récolter mais il est surtout cautionné (le bon pain complet) par la plupart des organisations de prévention des maladies cardiovasculaires. Sa consommation est continue dans la journée : au petit déjeuner, au gouter de onze heures, au repas de midi, aux collations de l'après-midi et au repas du soir.

Les effets délétères du blé

Le blé s'attaque pratiquement à toutes nos fonctions essentielles. Certains ingrédients traversent la barrière sang-cerveau et provoquent non seulement un état de dépendance, mais ils influencent le comportement et l'humeur. Le blé aggrave les symptômes de la démence, de la schizophrénie et probablement de l'autisme. Il aggrave les troubles de l'attention chez l'enfant. Il stimule l'appétit et serait la principale cause de l'obésité. Il est la cause directe de troubles graves de l'intestin grêle et de certaines maladies auto-immunes. Il perturbe le pH le rendant plus acide. Il accélère le vieillissement, provoque l'athérosclérose et les maladies cardiovasculaires. Il augmente le taux de LDL et accélère l'apparition de la cataracte. Il est souvent responsable de l'acné juvénile et de certains troubles dermatologiques, comme la dermatite herpétiforme. Enfin, les résultats de la recherche montrent que le blé qui est cultivé de nos jours peut produire plus de 23.000 protéines différentes susceptibles de déclencher une réponse inflammatoire potentiellement néfaste

Les effets délétères du blé ont donc une répercussion sur la santé de millions d'individus dans le monde, et, à ce titre, devrait faire l'objet d'attention très particulières et d'études de grande envergure. Pour des raisons politiques et surtout économiques, ces recherches sont loin de voir le jour ! Bannir le blé de notre alimentation devrait être la priorité des autorités sanitaires, elle ne l'est pas, et il semble que « *Big Pharma et Big Food* » y veillent particulièrement. C'est donc à nous, consommateurs et victimes potentielles de prendre les devants pour protéger notre santé.

Le blé crée une dépendance

Le blé crée une dépendance tout comme la cigarette ou les opiacés, d'où extrême difficulté pour certains de s'en passer. Il ne s'agit pas d'un simple manque de volonté, ou de changement dans les habitudes mais d'une addiction au sens scientifique du terme. Le problème est que généralement nous n'avons pas conscience, en mangeant du bon pain, que nous franchissons le pas dans la toxicomanie, alors que nous avions simplement l'intention de nous nourrir, pas de nous droguer ! Certains sont conscients qu'ils souffrent de cette dépendance, ils s'en aperçoivent lorsqu'ils mangent leur pizza ou leurs pates préférées, qui leur procurent un léger état euphorique.

Le blé dicte les choix alimentaires, la quantité de calories ingérées ainsi que l'heure des repas (William Davis). Il peut influer sur le comportement et l'humeur. Et comme toute dépendance certains sujets montrent des signes de sevrage à l'arrêt de l'aliment. Ces signes peuvent aller d'une fatigue générale, à la confusion mentale en passant par des difficultés à se concentrer. Ces signes disparaissent immédiatement dès la reprise de l'aliment concerné. On se retrouve devant le cercle vicieux typique de la dépendance : Abstention, rechute avec reprise effrénée de l'aliment concerné, abstention, rechute, etc...

Mécanisme d'action du gluten

La plupart des individus tolèrent et éliminent sans problème le gluten, néanmoins personne n'est capable de le digérer complètement. Toutes les études démontrent que les protéines du gluten ne peuvent pas être métabolisées. Ces protéines, les gliadines sont constituées d'un long collier d'acides aminés. Nos enzymes digestives vont alors « *casser* » le bracelet en éléments qu'on appelle des peptides qui sont en fait des « *groupes* » d'acides aminés. Ces peptides seront ensuite décomposés en acides aminés simples pour pouvoir traverser la barrière digestive et aller jouer leur rôle dans les différents organes. Toutes les protéines que nous ingérons subissent le même protocole sauf une : la gliadine et les gluténines du gluten. Elles stagnent dans l'intestin au niveau « *peptides* » et de ce fait, risquent de stimuler le système immunitaire des sujets génétiquement susceptibles. On a identifié plus de 50 différents peptides issus du gluten qui ont, potentiellement, la capacité d'activer une réponse immunitaire, mais seulement trois peptides appelés 33-mer (fait de 33 acides aminés) sont capables de déclencher la présence de lymphocytes-T. La présence de ces peptides non digérés est perçue par le système immunitaire comme un ennemi potentiel, tout comme une bactérie dangereuse. C'est ce que les scientifiques appellent le mimétisme moléculaire. Cette réponse est engendrée par toute personne qui consomme du gluten et de cette confrontation seuls ceux qui présentent une susceptibilité génétique ou un environnement toxique (ou les deux) vont perdre la bataille et en subir les conséquences.

Gluten et inflammation

La propriété « *collante* » du gluten interfère avec la dissolution et l'absorption des aliments, ce qui perturbe la digestion des aliments, lesquels déclenchent l'alarme du système immunitaire et entrainent une agression sur la paroi intestinale et surtout la libération de substances inflammatoires qui va entrainer une hyperperméabilité de l'intestin grêle avec toutes les conséquences sur la cascade dégénérative et l'apparition d'auto-anticorps. Selon le Dr Alessio Fasano (Harvard) l'exposition à la protéine gliadine augmente la perméabilité intestinale chez tous les sujets, qu'ils soient atteints de maladies cœliaques ou sans intolérance apparente ! Cette porosité « *universelle* » a des conséquences dramatiques car on devient plus facilement intolérant à d'autres aliments. D'autre part on devient vulnérable à l'infiltration des LPS (lipopolysaccharides : ces toxines présentes dans les membranes des bactéries) qui vont circuler dans le sang. Si les LPS traversent les jonctions serrées, ils augmentent l'inflammation systémique et aggravent la situation.

L'intolérance au gluten se caractérise par des concentrations élevées d'anticorps dirigés contre la gliadine. Ces anticorps activent des gènes spécifiques de certaines cellules immunitaires et déclenchent la libération de cytokines pro-inflammatoires qui attaquent de nombreux organes dont le cerveau. Ces anticorps vont de plus entrainer une modification profonde du microbiote, et ce sont ces altérations qui vont jouer un rôle actif dans le potentiel pathogène des maladies auto-immunes.

Gluten et Diabète de type 1

En 2013 une équipe de chercheur de la Mayo Clinique (USA) a montré que le gluten alimentaire pouvait engendrer un diabète de type 1, une maladie auto-immune qui détruit les cellules chargées de fabriquer l'insuline. Dans cette étude, ils ont nourri un groupe de souris ayant une prédisposition au diabète de type 1 avec une alimentation avec gluten et un autre groupe identique avec une alimentation sans gluten. Les souris sans gluten n'ont pas développé de diabète, alors que celles avec gluten n'étaient pas épargnées. Les auteurs ont aussi remarqué que le microbiote des souris avec gluten était fortement perturbé.

L'allergie au gluten

Il existe des vraies allergies au gluten, mais elles entrainent une réponse immunologique totalement différente qui est généralement immédiate et non pas retardée comme la maladie cœliaque ou l'intolérance au gluten. Cette réaction allergique est différente selon que le blé (ou l'orge et le seigle) est consommé ou inhalé. Elle est plutôt rare (0.1% de la population) et elle se manifeste par des réactions bruyantes sur la peau, au niveau des intestins ou au niveau des poumons ; ces réactions peuvent aller d'une simple démangeaison a un choc anaphylactique parfois mortel. Ce sont les IgE qui sont responsables de ces symptômes alors que les responsables de la maladie cœliaque sont les IgA et éventuellement les IgG pour les intolérances au gluten. On retrouve les symptômes d'allergie par inhalation surtout chez les boulangers (l'asthme du boulanger) et leurs apprentis (4.2% la première année de contact et 8.6% après la 2ème année)

Allergies graves liées au blé et à une activité physique intense

Dans quelques rares cas, certains sujets qui consomment certains aliments et qui pratiquent immédiatement après une activité physique intense, peuvent se retrouver en réanimation après un état grave d'anaphylaxie : le FDEIA (Food-Dependent Exercise-Induced Anaphylaxis) ; le blé en est un des principaux responsables. Le WDEIA (Wheat-Dependent Exercise-Induced Anaphylaxis) est associé à la présence de gliadines. Les symptômes : douleurs thoraciques, gorge enflée par un œdème, palpitations, difficultés à respirer, cyanose (couleur bleue de la peau, des lèvres et des ongles), malaise ou évanouissement, s'expriment quelques minutes après avoir ingéré ou inhalé le blé et nécessitent un traitement d'urgence.

Sources :
- Bryanne Minty, « Food-dependent exercise-induced anaphylaxis ». Can Fam Physician. 2017 Jan; 63(1): 42–43.

IgE qui sont responsables de ces symptômes alors que les responsables de la maladie cœliaque sont les IgA et éventuellement les IgG pour les intolérances au gluten. On retrouve les symptômes d'allergie par inhalation surtout chez les boulangers (l'asthme du boulanger) et leurs apprentis (4.2% la première année de contact et 8.6% après la 2ème année).

LE SUCRE

Un taux de sucre élevé dans le sang déclenche une inflammation dans la circulation sanguine, car l'excès de sucre peut être toxique s'il n'est pas éliminé et utilisé par les cellules. Cela entraine également une réaction appelée « *glycation* », un processus biologique par lequel le sucre se fixe aux protéines et aux graisses et donne naissance à des molécules « *figées* » qui ne fonctionnent pas correctement. Cette association de sucre et de protéine est appelé « *produit de glycation avancée* » (AGE : Advanced Glycation End Product). Ces molécules, les AGE, ne sont pas reconnues comme des substances normales et déclenchent immédiatement un processus inflammatoire. Dans le cerveau ces molécules contribuent à la dégénérescence du cerveau et à son dysfonctionnement.

Trop de sucres

On mange trop de sucres ! En 1830, on mangeait en moyenne 5 kg par an. En l'an 2000, on a atteint le chiffre record de 35 kg par an et par personne en France, alors qu'aux États-Unis il a atteint le chiffre de 70 kg : une famille de quatre personnes consomme près de 300 kg par an !

Lorsqu'on mange du sucre, notre taux de glucose dans le sang monte rapidement ; immédiatement, notre pancréas va libérer une dose d'insuline afin de permettre au glucose de pénétrer dans la cellule. Cette sécrétion s'accompagne de la libération de la IGF (Insulin-like growth factor-1), une molécule qui va stimuler la croissance des cellules. Insuline et IGF vont également entraîner une hausse de l'inflammation. On sait aujourd'hui que ces pics d'insuline et d'IGF stimulent la cascade dégénérative et inflammatoire, faisant le lit des maladies auto-immunes. Trop de sucres est néfaste pour la santé, je ne vous apprends rien de nouveau. Le sucre que l'on ajoute aux aliments est sous forme de saccharose (le sucre de table) ou de sirop de maïs enrichi en fructose. Dans les deux cas, ces sucres sont formés par l'assemblage d'une molécule de glucose et d'une molécule de fructose. Si on mange trop de sucre de table, une bonne partie sera convertie en graisse. Pour le sirop de fructose c'est plus problématique, car notre métabolisme est démuni face à cette substance qui s'accumule dans le foie sous forme de graisse. Cet ingrédient sert à la fabrication du foie gras par gavage des oies ou des canards avec du maïs comme source de fructose.

Les boissons gazeuses, tout comme leurs dérivés modernes (boissons énergisantes, eaux vitaminées, divers cocktails à base de jus de fruits) sont de véritables « *bombes* » caloriques, capables de contenir plus de 40 g de sucre par cannette. Ces calories, qui n'activent pas le sens de la satiété, s'ajoutent à celles qui proviennent des aliments. Plusieurs études scientifiques ont clairement démontré que la consommation de ces boissons est associée à un gain de poids, à l'apparition d'un diabète de type 2, de maladies cardiovasculaires et éventuellement à l'augmentation de la fréquence des cancers. Un bilan des études épidémiologiques récentes a établi que boire une ou deux canettes par jour augmente considérablement le risque de développer un diabète de type 2 et des maladies cardiovasculaires.

Selon une étude américaine publiée dans l'American Journal of Public Health, la consommation régulière de sodas sucrés s'accompagne d'un raccourcissement des télomères. Au cours de cette étude, qui a porté sur plus de 5 000 adultes en bonne santé, on a observé un raccourcissement prématuré des télomères chez les personnes qui consomment tous les jours des sodas sucrés. Boire quotidiennement 25 cl de soda sucré mène à une réduction de l'espérance de vie équivalente à 1,9 année, indépendamment du poids et de la présence de certaines maladies. Avec 60 cl, l'espérance de vie diminuerait de 4,6 années. Une autre étude américaine a étudié le lien entre la quantité de sucre disponible par personne et la prévalence du diabète dans les populations de 175 pays. Plus la quantité de sucre disponible était élevée, plus nombreux étaient les cas de diabète dans ces pays. Pour chaque 150 calorie disponible par personne et par jour (soit l'équivalent d'une canette de 355 ml de boisson gazeuse), la prévalence du diabète augmentait de 1,1 %.

L'omniprésence du sucre dans l'alimentation industrielle est la grande responsable de cette catastrophe humanitaire. Alors que le sucre était un ingrédient contenu presque exclusivement dans les desserts, on estime qu'aujourd'hui, 80% des 600 000 produits alimentaires disponibles contiennent des sucres ajoutés ! Plus encore lorsque ces produits sont proposés en version « *0 % de matières grasses* ». Un yaourt à 0 %, aromatisé à la vanille, peut contenir jusqu'à cinq cuillerées à café de sucre, soit la moitié de la dose de sucre contenue dans une canette de boisson gazeuse.

Les édulcorants

Les édulcorants de type Aspartame ou Sucralose ont permis aux fabricants d'offrir des produits dépourvus de sucre, et donc en principe plus sains. Il s'agit pourtant d'une illusion, car plusieurs études ont montré qu'ils présentent un risque accru d'obésité, et de diabète de type 2. En effet, le cerveau n'apprécie pas les faux sucres qui ne contiennent aucune calorie et créent un état d'insatisfaction ; le cerveau réagit alors en stimulant l'appétit face à d'autres aliments sucrés, de façon à compenser l'absence de calories des édulcorants. Des chercheurs israéliens ont démontré que les édulcorants artificiels entrainent une intolérance au glucose directement liée à des modifications du microbiote.

Méfiez-vous aussi du fameux sucre roux, il s'agit très souvent d'un sucre raffiné auquel on a ajouté de la mélasse ou un extrait de caramel. Il est bien connu que l'organisme humain ne peut digérer les édulcorants et c'est pourquoi ils n'apportent aucune calorie. Mais ils doivent tout de même traverser le tube digestif, et il a été démontré par une équipe de chercheurs de l'Institut Weizmann en Israel que les édulcorants transforment la composition des bactéries intestinales, certains types deviennent plus abondants alors que d'autres ont diminués.

Dans une étude publiée en 2013 des chercheurs français qui suivaient plus de 66.000 femmes depuis 1993 ont observé que le risque de développer un diabète était au moins multiplié par 2 chez les personnes consommant des boissons contenant des édulcorants comparés à celles qui prenaient le même type de boissons mais normalement sucré.

Sucre et inflammation

Si on mange trop de sucre raffiné, on déclenche une crise inflammatoire, qui, comme on l'a vu, peut entrainer une maladie auto-immune, trop de sucre affaiblit notre système immunitaire. Dans le diabète de type 2, la résistance à l'insuline constitue déjà un mécanisme auto immun, en effet les chercheurs ont associés la résistance à l'insuline avec un profil unique d'anticorps IgG ; ce couple entraine une production excessive de tissu graisseux viscéral. Si cet état se prolonge il peut déclencher une nouvelle maladie qu'on appelle « *diabète de type 3* » qui peut entrainer, entre autres, une démence de type Alzheimer.

LE FRUCTOSE

Le fructose est le plus sucré de tous les glucides, et il est devenu la principale source d'énergie de notre alimentation. Son index glycémique n'est pas élevé car c'est le foie qui le digère en grande partie, il n'a donc aucun effet immédiat sur le taux de sucre dans le sang ni sur les concentrations d'insuline, mais cela ne diminue en rien sa responsabilité. En effet la charge est énorme pour le foie qui se voit contraint de dépenser beaucoup d'énergie pour convertir ce fructose en d'autres molécules au mépris d'autres fonctions bien plus importantes avec comme conséquences une élévation du taux d'acide urique, une molécule associée à l'hypertension, la goutte et les calculs rénaux.

Par contre le sirop de maïs riche en fructose, et le fructose en poudre perturbent le métabolisme du foie, augmentent le taux de sucre et épuisent le pancréas. Contrairement à ce que son nom pourrait laisser croire le sirop de maïs riche en fructose est un édulcorant fabriqué à partir de l'amidon du maïs et de glucose en proportion égale. Le fructose est rapidement fermenté par les bactéries intestinales, et entraine la formation de sous-produits et d'un mélange de gaz, notamment du méthane, de l'hydrogène du dioxyde de carbone et du sulfure d'hydrogène. Les gaz résultants de la fermentation s'accumulent et peuvent entrainer des ballonnements et des douleurs abdominales. Un excès de fructose dans l'intestin attire l'eau, ce qui peut avoir un effet laxatif. De nouvelles études indiquent que l'obésité pourrait être une conséquence de modifications du microbiote provoquées par une exposition au fructose. Mais ce n'est pas tout une étude publiée en 2013 a démontré que la consommation de fructose pouvait gravement endommager le foie.

LES LAITAGES

Après la guerre, tout le monde considérait le lait comme l'aliment de référence, le plus nécessaire avec le pain. Mais aujourd'hui, on se demande si boire du lait ne serait pas dangereux…

Lactose et caséine

Le lactose est le seul glucide du lait. Chaque molécule de lactose est composée d'un duo formé de glucose et de galactose. Le lait de vache en contient 5 g pour 100 ml. Ses rôles dans notre organisme sont nombreux : il est avant tout une source d'énergie mais il contribue aussi à la bonne absorption du calcium du lait, ainsi qu'au bon développement neuro sensoriel du nourrisson. En effet, le galactose, libéré par la digestion du lactose, est un composant de la structure cérébrale (c'est pourquoi le lait de sa mère, ou le lait infantile, le nourrit entièrement durant les cinq premiers mois de sa vie).

Le lactose contribue aussi au bon développement des bactéries lactiques de la flore intestinale, si importantes pour la qualité du transit et du système de défenses immunitaires, locales et générales. Pour jouer tous ces rôles utiles, le lactose doit être au préalable digéré dans l'intestin grêle (juste après sa sortie de l'estomac) par une enzyme secrétée par les cellules de la muqueuse intestinale : la lactase. Cette enzyme digère le lactose et libère les molécules de glucose et de galactose. Celles-ci passent alors dans le sang d'où elles sont diffusées dans le corps. La lactase est 100% active chez le nourrisson car il est vital pour son développement de disposer de galactose, puis elle est ensuite génétiquement programmée pour décliner progressivement avec l'âge. On parle alors d'hypolactasie. Cette hypolactasie n'est toutefois pas synonyme d'intolérance au lactose. On estime en effet que seulement 10 à 20 % des hypolactasiques sont intolérants au lactose et qu'en France, 90 % de la population digère bien le lait ; même avec une activité lactasique réduite, la majorité des adultes digère bien un bol de lait.

La caséine représente la protéine majoritaire des protéines du lait, l'autre protéine étant le petit lait. La caséine est présente sous deux formes : la caséinate de calcium (traditionnellement appelé caséine) et la caséine micellaire. La caséinate de calcium, ou caséine, est une protéine à assimilation lente. On trouve la caséine sous forme naturelle dans le fromage, les yaourts ou encore le fromage blanc. On la trouve aussi dans beaucoup de suppléments nutritionnels comme les poudres pour bébés, les substituts de repas de régimes hyper protéinés ou les compléments protéinés pour sportifs et culturistes. La caséine peut irriter le système immunitaire et favoriser ainsi la production de mucus, ce qui tend, notamment, à aggraver les problèmes d'allergies, d'asthme, d'eczéma, ou de bronchites, ou encore à provoquer des problèmes de sinusites et d'infections de l'oreille chez les jeunes enfants.

Lactose et inflammation

La plupart des produits lactés vendus dans les grandes surfaces subissent deux procédés pour prolonger leur durée de vie : la pasteurisation et l'homogénéisation. La pasteurisation consiste à chauffer le lait à haute température pour tuer les bactéries. Malheureusement ce procédé va aussi détruire les vitamines et les enzymes. L'homogénéisation consiste à donner aux produits lactés une consistance crémeuse, cela va modifier la taille et la forme des graisses du lait, ce qui va leur permettre de se glisser dans la

Toxicité de l'excès de sucre

Voici quelques exemples de la nocivité du sucre raffiné :

- *Il entraine une déplétion du chrome et du cuivre et interfère avec l'absorption du calcium et du magnésium*
- *Le sucre nourrit les cellules cancéreuses*
- *Le sucre entraine des troubles de l'absorption digestive*
- *Le sucre entraine un vieillissement prématuré*
- *Le sucre fait le lit de nombreuses maladies auto-immunes*
- *Le sucre fait baisser le taux de Vitamine E, ce qui peut déclencher un processus d'auto immunité.*
- *L'excès de sucre entraine des allergies alimentaires*
- *L'excès de sucre pourrait entrainer une toxémie gravidique (pendant la grossesse) et pourrait contribuer à l'apparition d'un eczéma chez l'enfant*
- *L'excès de sucre pourrait entrainer une athérosclérose, et des maladies cardiovasculaires.*
- *Le sucre entraine un vieillissement prématuré du visage en modifiant la structure du collagène.*
- *Le sucre peut entrainer l'apparition de calculs rénaux.*
- *Le sucre peut entrainer un emphysème.*
- *Le sucre peut entrainer des maux de tête et des migraines.*
- *L'excès de sucre pourrait entrainer des crises d'épilepsie.*
- *Le sucre peut entrainer une hypertension chez les patients obeses.*
- *Le sucre peut entrainer des caries dentaires et des gingivites.*

circulation sanguine et aussi d'entrainer une inflammation. Les molécules de lipides les plus petites vont adhérer à la paroi vasculaire et faire le lit des maladies cardio-vasculaires.

Lorsque l'intestin est inflammatoire, pour quelque raison que ce soit, la quantité de lactase baisse considérablement, et cette absence va entrainer une intolérance au lactose. 50% des patients atteints de maladie cœliaque ont aussi une intolérance à la lactase ce qui explique pourquoi les symptômes peuvent persister malgré une suppression du gluten. S'ils persistent à consommer des produits laitiers ils continueront à fabriquer des anticorps anti gluten, cela s'appelle une réaction croisée.

D'autre part la caséine est difficile à digérer, c'est pourquoi les « *body builders* » prennent leurs protéines à base de caséine juste avant de se coucher. La caséine met plusieurs heures à être démantelée en acides aminés ce qui permet à notre système digestif de livrer les acides aminés au compte-goutte tout au long de la nuit.

Le système immunitaire réagit de façon différente en fonction des différents composants du lait. Par exemple, un des composants qui se digère très mal est une molécule qu'on appelle « *casomorphine* ». Ce peptide se lie à des récepteurs opiacés du cerveau et pourrait être associé au syndrome de mort subite du nourrisson ainsi qu'à diverses dysfonctions cognitives. La casomorphine est souvent considérée par le système immunitaire comme un ennemi et va fabriquer des anticorps spécifiques.

Les laitages sont susceptibles de nous entrainer dans une cascade inflammatoire qui va contribuer au développement de maladies auto-immunes telles que l'acné, la thyroïdite de Hashimoto, le lupus ou le diabète. Les enfants ayant des antécédents de diabète de type 1 dans la famille devraient éviter le lait de vache pendant la première année de la vie car le risque de développer cette maladie est très important.

Et le lait de chèvre ?

Le lait de chèvre contient de nombreuses substances nutritives, comme la caséine, qui le rendent comparable au lait maternel. Mais il contient moins de caséine du type alpha 1, responsable de la plupart des allergies au lait de vache. Ce qui le rend, de ce fait, hypoallergique. Un autre de ses bénéfices est en rapport avec la quantité et la nature de ses oligosaccharides. Le lait de chèvre présente plus d'oligosaccharides de composition semblable à ceux du lait maternel. Ces composés arrivent au gros intestin, sans avoir été digérés, et là ils agissent comme prébiotiques, ils contribuent ainsi au développement d'une flore probiotique capable d'éliminer la flore bactérienne pathogène. Le lait de chèvre contient tout à la fois une proportion moindre de lactose que celui de vache, quelque 1 % de moins, mais comme sa digestibilité est plus grande, il peut être toléré par certains individus qui présentent une intolérance à ce sucre du lait. Mais attention, cela ne signifie pas qu'il ne peut pas y avoir de réaction allergique au lait de chèvre. Il arrive que certaines personnes soient allergiques à la caséine du lait.

La différence essentielle, entre la composition du lait de vache et celle du lait de chèvre, se trouve dans la nature de la graisse de ce dernier, non seulement en raison d'une dimension moindre des globules, mais aussi de la composition que cette graisse présente en termes d'acides gras. En effet, le lait de chèvre contient plus d'acides gras essentiels (linoléiques et arachidoniques) que le lait de vache.

Et le lait de soja ?

Le lait de soja a des qualités quasi identiques au lait de vache, à la différence que ce lait végétal ne contient ni calcium, ni lactose, ce qui constitue une excellente alternative pour les individus intolérants, ou allergiques, à ce glucide présent dans le lait de vache, par exemple.

L'allergie au lait de vache

L'allergie au lait de vache, à ne pas confondre avec l'intolérance au lactose, est due à la présence de protéines dont les plus allergisantes sont les caséines et la bêta-lactoglobuline. De 1 à 3 % des nourrissons - soit 8 000 à 24 000 nouveau-nés en France chaque année, y sont sensibles. Elle représente ainsi la quatrième allergie alimentaire chez l'enfant (derrière l'œuf, l'arachide et le poisson) et guérirait avant l'âge de 6 à 10 ans dans 80 à 90 % des cas. Elle reste rarissime chez l'adulte, en 15ème position dans la liste des allergènes loin derrière les fruits à coque ou les céréales. A noter qu'il existe une forte homologie entre les protéines de lait de vache et celles de lait de chèvre, de brebis et de bufflonne qu'il vaut mieux éviter. Les symptômes sont des douleurs abdominales et diarrhées, des congestions nasales, toux et attaques asthmatiques, de l'urticaire ou eczéma. Ils peuvent survenir de quelques minutes jusqu'à deux heures après l'ingestion.

SOURCES ET RÉFÉRENCES

Les aliments hypertransformés

Monteiro CA et al. « *Ultra-processed products are becoming dominant in the global food system* ». Obes Rev. 2013 Nov;14 Suppl 2:21-8.

Moubarac JC, Martins AP, Claro RM, Levy RB, Cannon G, Monteiro CA. « *Consumption of ultra-processed foods and likely impact on human health. Evidence from Canada* ». Public Health Nutr. 2013 Dec; 16:2240-8.

Wrangham R. « *The evolution of human nutrition* ». Curr Biol. 2013 May 6;23: R354-R355

Piolet et al. (2018). « *Consumption of ultra-processed foods and cancer risk: results from NutriNet-Santé prospective cohort* ». BMJ 2018; 360:k322

Luiten et al. « *Ultra-processed foods have the worst nutrient profile, yet they are the most available packaged products in a sample of New Zealand supermarkets* ». Public Health Nutr. 2016 Feb;19(3):530-8.

Poti JM, Mendez MA, Ng SW, Popkin BM. « *Is the degree of food processing and convenience linked with the nutritional quality of foods purchased by US households?* » Am J Clin Nutr. 2015 Jun; 101:1251-62.

Adams J, White M. « *Characterisation of UK diets according to degree of food processing and associations with socio-demographics and obesity: cross-sectional analysis of UK National Diet and Nutrition Survey (2008-12)* ». Int J Behav Nutr Phys Act. 2015 Dec 18; 12:160.

Mendonça et al. « *Ultraprocessed food consumption and risk of overweight and obesity: the University of Navarra Follow-Up (SUN) cohort study* ». Am J Clin Nutr. 2016 Nov;104(5):1433-1440.

Mendonça et al. « *Ultra-Processed Food Consumption and the Incidence of Hypertension in a Mediterranean Cohort: The Seguimiento Universidad de Navarra Project* ». Am J Hypertens. 2017 Apr 1;30(4):358-366.

Rauber F et al. « *Consumption of ultra-processed food products and its effects on children's lipid profiles: a longitudinal study* ». Nutr Metab Cardiovasc Dis. 2015 Jan;25(1):116-22.

Monteiro et al. « *Household availability of ultra-processed foods and obesity in nineteen European countries* ». Public Health Nutrition, 1-9.

Costa CS et al. « *Consumption of ultra-processed foods and body fat during childhood and adolescence: a systematic review* ». Public Health Nutr. 2018 Jan;21(1):148-159.

Le blé

William Davis, « *Pourquoi le blé nuit à votre santé* » Edition de l'Homme 2012.

Julien Venesson, « Gluten, comment le blé moderne nous intoxique » Thierry Souccar Editions, 2013.

Sébastien Abis, « *Géopolitique du blé. Un produit vital pour la sécurité mondiale* » Enjeux Stratégiques 2015.

Armand Boudreau, « *Germain Ménard, Le Blé : éléments fondamentaux et transformation* » Presses Université Laval, 1992, 439 p.

Pierre Feillet, « *Le grain de blé : Composition et utilisation* », INRA, Quae, 7 avril 2000.

Ciclitiera PJ and Ellis HJ. « *Relation of antigenic structure of cereal proteins to their toxicity in coeliac patients* ». Brit J Nutr, 1985; 53:39-45.

Song, X., Ni, Z., Yao, Y. et al. « *Identification of differentially expressed proteins between hybrid and parent in wheat (Triticum aestivum) seedling leaves* ». Theoretical and Applied Genetics, vol.118, n°2, Janvier 2009, p213-225.

Van den Broeck, de Jong HC, Salentijn EM, et al. « *Presence of celiac disease epitopes in modern and old hexaploid wheat varieties: wheat breeding may have contributed to increased prevalence of celiac disease* ». Theor Appl Genet, 2010 Nov; 121(8):1527-39.

Le gluten

Molkhou, P. « *La sensibilité au gluten non maladie cœliaque. Où en sommes-nous en 2016?* », Revue Française d'Allergologie, 56(7-8), 2016, p. 556-561.

Naiyana Gujral, Hugh J Freeman et Alan BR Thomson, « *Celiac disease: Prevalence, diagnosis, pathogenesis and treatment* », World J Gastroenterol, vol. 18(42): 6036-6059, 14 novembre 2012.

Missbach et al. « *Gluten-free food database: the nutritional quality and cost of packaged gluten-free foods* », PeerJ, 22 octobre 2015, p. 18.

Nonceliac Gluten Sensitivity or Wheat Intolerance Syndrome? : « *The Journal of Pediatrics* », vol. 166, no 4, 1er avril 2015, p. 805–811.

Biesiekierski JR, Muir JG, Gibson PR. *« Is gluten a cause of gastrointestinal symptoms in people without celiac disease? »* Curr Allergy Asthma Rep. 2013 Dec; 13(6):631-8. Doi: 10.1007/s.

Naiyana Gujral, Hugh J Freeman et Alan BR Thomson, *« Celiac disease: Prevalence, diagnosis, pathogenesis and treatment »*, World J Gastroenterol, vol. 18(42): 6036-6059, 14 novembre 2001.

Green P and Cellier C. *« Celiac Disease »*. N Engl J Med, 2007; 357:1731-1743.

Eckman J, Saini SS, Hamilton RG. *« Diagnostic evaluation of food-related allergic diseases »*. Allergy Asthma ClinImmunol, 2009; 5(1):2.

Hadley C. *« Food allergies on the rise? Determining the prevalence of food allergies, and how quickly it is increasing, as the first step in tackling the problem »*. EMBP Rep, 2006; 7(11):1080- 1083.

Berin MC, Sampson HA. *« Food Allergy: An enigmatic epidemic »*. Trends Immunol, 2013; 34:390- 397.

Alessio Fasano MD et Rich Gannon, *« Gluten Freedom »* Wiley (29 Avril 2014).

Le sucre et le fructose

Anahad O'Connor, *« How the Sugar Industry Shifted Blame to Fat »*, The New York Times, 12 septembre 2016 .

Maira Bes-Rastrollo, Matthias B. Schulze, Miguel Ruiz-Canela et Miguel A. Martinez-Gonzalez, *« Financial Conflicts of Interest and Reporting Bias Regarding the Association between Sugar-Sweetened Beverages and Weight Gain: A Systematic Review of Systematic Reviews »*, PLOS Med., vol. 10, no 12, 2013.

Johnson RK, Appel LJ, Brands M, Howard BV, Lefevre M, Lustig RH, Sacks F, Steffen LM, Wylie-Rosett J. *« Dietary Sugars Intake and Cardiovascular Health: A Scientific Statement From the American Heart Association »*, Circulation, vol. 120, no 11, 2009, p. 1011-20.

Réginald Allouche, *« L'addiction au sucre : mythe ou réalité, le moyen de la combattre »*, Huffington Post.fr, 31 octobre 2013 (lire en ligne [archive]).

Michael Moss, *« The Extraordinary Science of Addictive Junk Food »*, New York Times Magazine.com, 20 février 2013.

M. Lenoir, F. Serre, L. Cantin, S.H. Ahmed, *« Intense Sweetness Surpasses Cocaine Reward »*, PLOS ONE, 2007.

Serge Ahmed, « *Tous dépendants au sucre ?* », La Recherche, no 443, juillet-août 2010, p. 70-74.

J.Suez, « *Artificial sweeteners induce glucose intolerance by altering the gut microbiota* » Nature 514, no 7521 (October 9 2014):181-86.

Choi HK, Curhan G. « *Soft drinks, fructose consumption, and the risk of gout in men: prospective cohort study [archive]* » BMJ, 2008; 336:309-312.

Levi B, Werman MJ, « *Long-term fructose consumption accelerates glycation and several age-related variables in male rats [archive]* » J. Nutr. 1998; 128:1442-9.

Havel, PJ (2005), Dietary fructose, « *Implications for dysregulation of energy homeostasis and lipid/carbohydrate metabolism [archive]* » Nutr. Rev., mai ;63(5):133-57.

S.E. Lakhan et A. Kirchgessner, « *The emerging role of dietary fructose in obesity and cognitive decline* », Nutrition Journal, 2013.

A.P. Ross, T.J. Bartness, J. G. Mielke et M.B. Parent, « *A high fructose diet impairs spatial memory in male rats* », Neurobiol. Learn. Mem., 2009.

Les laitages

V. Ojetti, G. Nucera, A. Migneco et al. « *High prevalence of celiac disease in patients with lactose intolerance* », Digestion, vol. 71, 2005.

A. Marteau et Ph. Marteau, « *Entre Intolérance au Lactose et Maldigestion* », Cah. Nutr. Diét., 2005.

Shaukat A, Levitt MD, Taylor BC et al. « *Systematic review: Effective management strategies for lactose intolerance* », Ann Intern Med, vol. 152, 2010, p. 797-803.

Giuseppe Pulina, Roberta Bencini, « *Dairy Sheep Nutrition* » Wallingford, CABI Publishing, 2004.

Milhaud, G., & Person, J. M. (1981). « *Évaluation de la toxicité des résidus d'antibiotiques dans le lait [resistance aux antibiotiques]* ». Recueil de Médecine Vétérinaire.

Shinjini Bhatnagar et Rakesh Aggarwal, « *Lactose intolerance* », BMJ, no 334, 2007, p. 1331-1332.

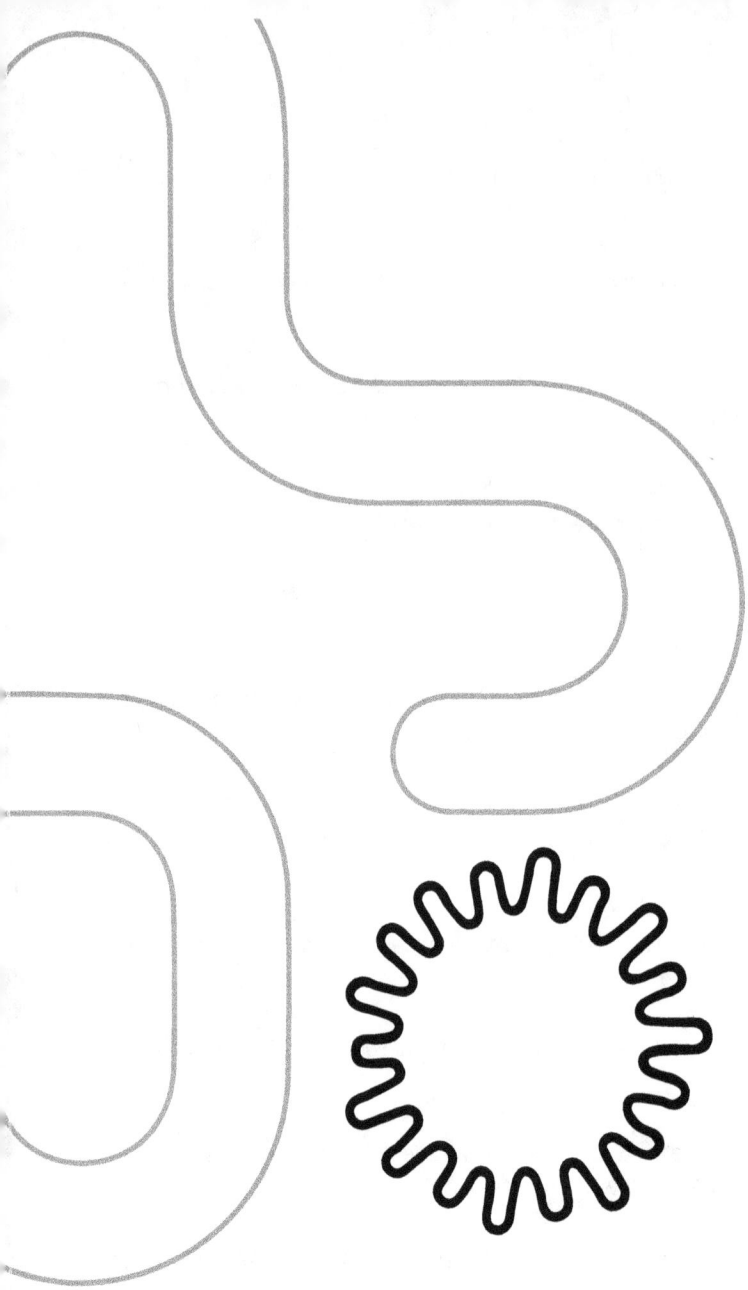

CHAPITRE 2
L'ENVIRONNEMENT

La myélite transverse est une maladie auto immune qui touche la moelle épinière. Le Dr Douglas Kerr étudie depuis des années cette terrible maladie qui peut toucher des jeunes enfants et les laisser paralysés. Il a créé le Centre John Hopkins de recherche et de traitement de la myélite transverse à l'Université John Hopkins à Baltimore (Maryland). En 1950 on dénombrait 4 cas dans la littérature médicale mondiale, aujourd'hui le centre reçoit des centaines de cas chaque année. Il y a une responsabilité évidente de notre environnement toxique comme de nombreuses études le prouvent. En 60 ans la toxicité de notre environnement est tout simplement devenue insupportable et comme vous allez le constater, la source de très nombreuses maladies. Ce que vous allez lire est aussi insupportable et surtout très frustrant car les autorités sanitaires de nos pays sont très bien informées mais ne font pas grand-chose, Big Agro veille au grain !

L'environnement, c'est l'air que nous respirons, l'eau que nous buvons, les aliments et les médicaments que nous consommons, les objets que l'on touche, les sons, les odeurs, les lumières, certaines ondes vibratoires ; mais aussi nos comportements, nos émotions, nos relations, notre attitude et notre sédentarité éventuelle. Chaque composant, pris isolément n'entraine pas forcement une réaction auto-immune, il faut pour cela qu'il dépasse un seuil de dangerosité mais associé à d'autres éléments déclencheurs, ce seuil peut être rapidement atteint. Gardez les signes suivants en mémoire : une fatigue inexpliquée, des difficultés à se concentrer, des douleurs partout, des courbatures musculaires, parfois des éruptions cutanées, de petites infections cutanées à répétition, des coups de froid à chaque hiver. Nous avons déjà constaté que l'alimentation jouait un rôle prépondérant dans la cascade dégénérative et inflammatoire ; mais il y a hélas beaucoup d'autres causes environnementales délétères.

Tout a commencé il y a soixante ans lorsque les toxines se sont invitées massivement dans notre intimité, notre maison, notre voiture, notre bureau, nos vacances. Ces toxines vont agresser pratiquement toutes nos fonctions et jouer un rôle dans toutes les maladies chroniques. Mais il y a pire, elles vont interagir avec d'autres facteurs qui interviennent dans l'apparition de ces maladies et les amplifier dangereusement.

UN ENVIRONNEMENT TOXIQUE

Vous allez apprendre, dans ce chapitre, que nous vivons dans une réalité horrifiante, que les toxines existent partout et que personne n'y échappe. La pollution atmosphérique est devenue un problème de santé majeur. Ce qui est inquiétant, c'est qu'aujourd'hui la pollution est partout : dans l'air, dans l'eau, dans les sols, dans notre nourriture. Il n'existe pas de secteur qui ne soit pas touché. Maintenant, nous la retrouvons également dans notre vie courante – par l'agro-alimentaire, notamment, et ses pesticides, insecticides, colorants ; elle arrive dans notre assiette, dans notre verre, dans nos produits d'entretien ménager, dans nos textiles, nos cosmétiques, elle est aussi dans les matériaux de construction de notre domicile et de notre lieu de travail. Notre environnement toxique a un effet pervers très inquiétant : il a la capacité de changer la forme de nos cellules et ceci va affoler notre système immunitaire qui ne reconnait plus ses petits et qui va les considérer comme des étrangers avec toutes les conséquences auto immunes.

Les hydrocarbures

Les hydrocarbures aromatiques polycycliques (HAP) sont une catégorie de polluants associés aux gaz d'échappement des véhicules, au chauffage urbain et aux industries utilisant du charbon et des produits dérivés du pétrole. Plus de 100 HAP ont été identifiés et ils sont toujours produits dans des mélanges complexes. La capacité des HAP à endommager l'ADN les fait considérer comme mutagènes et cancérigènes. Et tous les ans, de nouvelles molécules chimiques sont inventées. Elles sont généralement totalement inconnues de notre organisme et peuvent, toutes, être potentiellement cancérigènes ! La pollution est une des principales causes du cancer, nous en avons aujourd'hui la preuve. Nous savons, par exemple, que l'amiante est à l'origine du cancer de la plèvre (mésothéliome), et aussi que la pollution atmosphérique est une des causes du cancer du poumon.

Des chiffres qui font froid dans le dos

En Europe, la pollution de l'air est à l'origine de plus de 500 000 morts par an. Dans le monde pour la période 1990-2016, c'est le 5ème facteur de risque pour la santé (après la malnutrition, les risques alimentaires, l'hypertension artérielle et le tabagisme). En 2018, l'OMS évalue à 7 millions le nombre de personnes qui meurent dans le monde parce qu'elles respirent un air trop chargé en particules fines, dont 4,2 millions de victimes de la pollution de l'air extérieur et 3,8 millions pour celle de l'air intérieur. 91 % de la population mondiale est exposée quotidiennement à un air contenant de hauts niveaux de polluants. Les grenailles de plomb des munitions de chasse et de ball-trap, perdues dans l'environnement, représentaient environ 8 000 tonnes de plomb par an rien que pour la France vers l'an 2000 ; ces munitions toxiques sont source de saturnisme aviaire chez l'homme (intoxication par le plomb). La charge corporelle mesure la quantité de toxines dans notre organisme, dans le sang, l'urine, le sang du cordon ombilical et dans le lait maternel. Les effets sur la santé d'une grande majorité de produits commercialisés n'ont pas été entièrement testé et nous ne connaissons pas les risques réels qui leur sont dus, ni comment ils peuvent perturber la physiologie de nos cellules et celle de notre microbiome. Sur 84.000 substances répertoriées, on a dénombré 1000 agents actifs de pesticides, 3000 ingrédients cosmétiques, 9.000 conservateurs alimentaires, et 3000 médicaments. A ce jour, au moins 800 sont soupçonnées d'être des perturbateurs endocriniens. Selon une étude parue en 2005 portant sur 10 nouveaux nés, le prélèvement de sang du cordon ombilical a détecté plus de 230 produits chimiques et polluants allant du pesticide à l'essence et aux produits d'entretien. Ces produits ont été « transfusés » par la maman et pourraient interférer avec le développement du cerveau et du système endocrinien. Sur les 10 000 000 de substances chimiques existantes, quelques 100 000 sont produites et utilisées en grandes quantités. Mais les risques toxiques n'ont été étudiés que pour moins de 3 000 et les limites d'exposition professionnelle fixées pour seulement 2 100.

Glyphosate

Le glyphosate est la substance active du Roundup, l'herbicide de Monsanto le plus commercialisé au monde. Il est classé comme cancérigène probable par l'Organisation Mondiale de la Santé. Malgré cela, la Commission

Européenne souhaite prolonger son autorisation pour cinq ans, ouvrant la voie aux controverses. Si l'OMS estime que ce produit est cancérigène, ce n'est pas le cas de l'Agence Européenne des Produits Chimiques (ECHA), qui estime que l'état des connaissances scientifiques actuel ne permet pas de dire si le produit est cancérigène, mutagène ou reprotoxique. Pour certains scientifiques, il serait cancérigène, il perturberait le système endocrinien et serait à l'origine de malformations congénitales et de fausses couches, ce que réfute l'Agence européenne de sécurité des aliments (l'EFSA). C'est la confusion totale et pourtant les articles scientifiques accusant le Roundup ne manquent pas.

Une étude américaine de 2014 met en évidence l'interférence du glyphosate avec de nombreuses réactions métaboliques chez les plantes et les êtres humains chez qui on a détecté des traces du produit dans les urines. En outre le glyphosate déséquilibre gravement la flore intestinale et participe à l'inflammation silencieuse. Mais il y a pire : Dans une nouvelle recherche publiée dans Toxicology, les chercheurs viennent de prouver, à travers l'étude de 9 herbicides de type Roundup, que le composé le plus toxique n'est pas le glyphosate (le plus évalué par les autorités), mais un composé pas toujours mentionné sur les étiquettes appelé POE-15. Le glyphosate est le « *principe actif* » des principaux herbicides du monde, du type Roundup, et des formulations commerciales apparentées. Il est évalué sur mammifères avant autorisation mais les liquides dans lesquels il est dilué lors de sa mise en bidon, comme tous les pesticides, contiennent aussi des adjuvants secrets classés « *inertes* » pour stabiliser le principe actif et lui permettre de pénétrer les plantes, comme des détergents corrosifs. Du coup, ces herbicides peuvent affecter toutes les cellules vivantes, notamment humaines. Cela est négligé, car on confond souvent le glyphosate et le Roundup, la non-toxicité présumée du premier servant de base aux autorisations du second. Les agences sanitaires et les fabricants d'herbicides à base de glyphosate évaluent à long terme sur les mammifères le glyphosate seul, et non l'herbicide dans sa formulation commerciale, mais gardent jalousement confidentiels les détails de ces études réglementaires réalisées par les firmes, dont Monsanto, tout comme les agences sanitaires et environnementales.

Conclusion et conséquences : Cette étude démontre que tous ces herbicides à base de glyphosate sont plus toxiques que le glyphosate seul, et explique pourquoi. Leur évaluation et les doses maximales autorisées dans l'environnement et l'alimentation apparaissent donc erronées. Une boisson (comme l'eau du robinet) régulièrement contaminée par les résidus d'herbicides comme le Roundup, ou bien une alimentation à base d'un OGM tolérant le Roundup, comme maïs ou soja transgéniques, ont déjà été démontrées comme toxiques chez le rat dans l'étude récente de l'équipe du Professeur Séralini. Cette nouvelle recherche explique et confirme en grande partie les résultats scientifiques. De plus, étant donné que ces composés toxiques confidentiels sont d'un usage très général, il est à craindre, selon ces découvertes, que l'ensemble des toxicités des pesticides existants aient été fortement sous-estimées.*

Roundup Ready

Au lieu d'avoir recours au désherbage manuel des mauvaises herbes, les agriculteurs américains pulvérisent maintenant sur leur culture du Roundup, mais les cultures récoltées ne sont pas affectées par l'herbicide car les graines ont été génétiquement modifiées pour résister aux effets de l'herbicide ; ces graines sont appelées « Roundup Ready » (prêt pour le Roundup). Il a été estimé que les agriculteurs vont pulvériser environ 1.4 million de tonnes de glyphosate sur leurs cultures.

Sources :
- Charles M. Benbrook, « Troubled times amid commercial success for roundup ready soybeans. Glyphosate efficacy is slipping and unstable transgene expression erodes plant defenses and yields ». Northwest Science and Environmental Policy Center, Sandpoint (Idaho, USA), mai 2001.

Le Bisphénol A (BPA)

Plus de 93% de la population porte des traces de BPA. Ce produit chimique qui imite les œstrogènes était auparavant prescrit aux femmes pour traiter des pathologies liées aux menstruations, à la ménopause et aux nausées liées à la grossesse. Les agriculteurs s'en servaient pour accélérer la croissance du bétail, mais des risques de cancer ont été révélés, et ont conduit à

---

* Cette étude a été conduite à l'Université de Caen, avec le support structurel du CRIIGEN. Le CRIIGEN fait partie du Réseau Européen de Scientifiques pour une Responsabilité Sociale et Environnementale (ENSSER www.ensser.org).

son interdiction. En 1950 les fabricants de plastique ont commencé à s'y intéresser, Bayer et General Electrique avaient découvert que l'association de longues chaines de BPA formait un plastique dur appelé « *polycarbonate* », un matériau suffisamment transparent pour remplacer le verre et suffisamment solide pour remplacer l'acier. Depuis le BPA est entré dans la composition de nombreux produits courants. Plus de 500 tonnes sont reversées dans l'environnement chaque année. Plusieurs études suggèrent que le BPA entraine une perturbation de la population bactérienne. Le BPA va bientôt disparaitre de la composition des produits commercialisés et de l'alimentation.

Les particules fines

Les particules fines sont présentes naturellement dans l'environnement du fait de l'érosion provoquée par le vent, de tempêtes ou d'éruptions volcaniques. Mais les activités humaines ont considérablement augmenté leur concentration atmosphérique. Les principaux secteurs responsables sont la transformation d'énergie par l'industrie ; la combustion de bois pour chauffer les habitations ; l'agriculture avec l'utilisation d'engrais; et les transports, du fait notamment de la combustion de diesel. A ces particules considérées comme « *primaires* », s'ajoutent d'autres, « *secondaires* ». Dans certaines conditions, des gaz comme l'ammoniac, les oxydes d'azote ou les composés organiques volatils (COV) peuvent se transformer en particules fines dans l'atmosphère. Les particules fines étant en suspension dans l'air, il y a un risque constant de les inhaler. En octobre, la pollution de l'air extérieur a été classée parmi les « *cancérogènes certains* » pour les humains par le Centre international de recherche sur le cancer (CIRC).

L'Agence française de sécurité sanitaire de l'environnement (AFSSE) estime que la pollution des agglomérations par les particules fines est responsable de 3 à 5 % des décès chez les plus de 30 ans (plusieurs milliers de personnes par an). Les principales pathologies provoquées par ces particules sont les maladies cardio-pulmonaires dont les cancers du poumon. Ces particules sont rejetées par le trafic automobile, le chauffage et certaines activités industrielles. Mais le cauchemar continue, car les mutations produites par ces particules fines sont héréditaires, comme le prouvent les travaux publiés dans la revue Science : « *Les fines particules en suspension qui polluent l'air induisent des mutations génétiques héréditaires. En exposant des souris à l'environnement pollué d'une autoroute et d'une aciérie, des chercheurs* canadiens ont constaté que les mâles subissaient des changements génétiques qu'ils transmettaient ensuite à leur progéniture ».

Cette étude est des plus inquiétantes, si elle est extrapolable chez l'homme, ce qui est très probable. Car alors, les mutations de l'ADN, potentiellement cancérogènes ou pro cancérogènes, qui sont dues à la pollution subie par le père, se retrouveront chez ses enfants et toute leur descendance...

Les nanoparticules dans l'intestin

Les nanoparticules, comme celles d'argent ou de dioxyde de titane, sont très largement utilisées dans de nombreux biens de consommation courante mais aussi dans l'alimentation. Elles y sont présentes sous forme d'additifs, dans les emballages alimentaires pour bénéficier de leurs propriétés texturantes, antimicrobiennes ou encore de colorants. Les nanoparticules sont définies comme des particules solides de dimension inférieure à 100 nanomètres (soit 100 milliardièmes de mètre). Les conséquences d'une exposition chronique chez l'homme à ces nanoparticules posent aujourd'hui des questions importantes de santé publique.

Dans ce contexte, des chercheurs de l'INRA étudient le devenir de ces nanoparticules alimentaires au niveau de notre microbiote. Comment nos bactéries intestinales interagissent-elles avec les nanoparticules d'argent ou de dioxyde de titane ? Grâce à une collaboration avec des physiciens du Synchrotron SOLEIL, des chercheurs de l'INRA ont notamment observé in vitro le comportement de la bactérie Escherichia coli en présence d'un revêtement antimicrobien contenant du nano-argent. Résultat : la croissance bactérienne est perturbée, les protéines et les lipides sont affectés par le stress argent. Des expérimentations similaires ont été réalisées toujours chez E. coli et également chez la bactérie alimentaire Lactococcus lactis après exposition à des nanoparticules de dioxyde de titane (additif alimentaire E171). Les chercheurs s'attèlent désormais à comprendre ce qui se passe in vivo.

La pollution par les fréquences électromagnétiques

Les champs électromagnétiques, générés par les antennes des téléphones portables, provoquent indirectement des ruptures dans les brins d'ADN des cellules humaines et animales. Ils vont même jusqu'à perturber la synthèse de certaines protéines. Tels sont deux des résultats marquants obtenus par l'étude européenne Reflex (Risk Evaluation of Potential Environmental Hazards From Low Frequency Electromagnetic Field), qui a été dévoilée par la fondation allemande Verum, basée à Munich. Financée par l'Union Européenne, ainsi que par les gouvernements suisse et finlandais, cette étude a mobilisé douze laboratoires pendant quatre ans. Cependant, ces résultats sont à prendre avec d'extrêmes précautions, notamment parce qu'il s'agit d'expériences *in vitro* (sur des cellules isolées) et non *in vivo* (sur des organes ou des organismes entiers). Les chercheurs insistent sur le fait que ces études ne permettent pas de conclure à un risque pour la santé... Sans toutefois l'exclure pour autant. Le Pr Franz Adlkofer, coordinateur du projet et directeur de la fondation Verum, affirme que l'étude démontre l'existence d'un mécanisme physiopathologique qui pourrait être à la base du développement de désordres fonctionnels ou de maladies chroniques chez l'animal et chez l'homme. Cette affirmation repose, notamment, sur le fait que les impacts biologiques observés sur les cellules sont apparus pour des doses d'énergie (débit d'absorption spécifique, ou DAS) inférieures au seuil de 2 W/kg, actuellement recommandé par la Commission internationale de protection contre les rayonnements non ionisants, et repris par la législation française.

La pollution par les métaux lourds

On a démontré que les métaux lourds toxiques augmentent l'activité des radicaux libres, lesquels constituent une des causes majeures de vieillissement. Les métaux lourds se substituent à des cofacteurs minéraux, qui sont des enzymes essentiels à notre bonne santé. La toxicité des métaux lourds peut aussi perturber le fonctionnement immunitaire. L'arsenic, le béryllium, le cadmium, le chrome, le cobalt et le nickel sont des métaux lourds cancérigènes, présents dans la nature, qui inhibent la capacité de notre organisme à réparer l'ADN. Le mercure contamine pratiquement tous les produits de la mer. Chez certains individus particulièrement sensibles, l'aluminium peut aussi jouer un rôle dans certaines maladies neurodégénératives, surtout celles associées à un déficit de la mémoire.

Le tabac

Fumer nuit gravement à l'ADN, cette mention pourrait figurer en bonne place sur les paquets de cigarettes à côté de *fumer tue, fumer bouche*

Le mercure

Aujourd'hui, il est clairement prouvé que certaines maladies peuvent avoir un lien avec l'intoxication au mercure comme des infections virales, des mycoses, la tuberculose, le cancer, la sclérose en plaques, les maladies auto-immunes, les dérèglements de la glande thyroïde, certaines allergies et certains problèmes dermatologiques. Les sources de pollution au mercure sont diverses mais la pollution de loin la plus importante provient des amalgames dentaires. Un amalgame (plombage gris) est un alliage composé de 50 % de mercure, 30 % d'argent, 9 % d'étain, 6 % de cuivre et un peu de zinc. En moyenne, un amalgame contient environ 1 g, soit 1 000 000 de µg de mercure, ce qui est énorme. Ainsi, une personne possédant huit amalgames métalliques en bouche (ce qui représente la moyenne de la population française) s'intoxique au mercure à raison de 15 µg par jour. En comparaison, la pollution environnementale liée à l'air pollué (usines) et à la consommation de poissons contaminés au mercure ne représente que 2 µg par jour. Dans la bouche, un plombage subit à la fois une abrasion mécanique et une corrosion électrochimique. Le mercure est redistribué principalement sous forme de vapeurs et pénètre dans l'organisme par la respiration. Lorsqu'on mesure les émanations sortant d'une bouche avec de nombreux amalgames dentaires, la valeur dépasse de 480 fois la norme admise par la sécurité en industrie. D'autres tests ont démontré qu'après mastication, 90 % des personnes ont une concentration en mercure dans leur salive supérieure à 5 µg/l. Pour 10 %, elle est supérieure à 100 µg/l ! (4 millions de Français environ dépassent ce taux) !

les artères où fumer peut entraîner une mort lente et douloureuse. Des chercheurs américains viennent de montrer, dans la revue *Chemical Research in Toxicology*, que les chromosomes d'un fumeur sont exposés aux effets délétères du tabac dès les premières bouffées. En clair, il n'est pas nécessaire, comme on pourrait le croire, d'attendre des années pour que certains poisons contenus dans la fumée endommagent le matériel génétique et provoquent des cancers. Ce qui revient à dire que tous les fumeurs, même occasionnels, ou débutants, sont concernés. Pour parvenir à ces conclusions, qui constituent *un avertissement sévère pour les fumeurs*, le professeur Stephen Hecht et son équipe de l'Université du Minnesota ont suivi à la trace, dans l'organisme de douze fumeurs volontaires, une substance toxique, le phénanthrène, qui est l'un des nombreux hydrocarbures aromatiques polycycliques (HAP) produits par la combustion du tabac.

De précédentes études avaient montré que le phénanthrène ne devient cancérigène qu'au terme d'un processus de transformation biochimique qui aboutit à la formation d'un métabolite, susceptible de provoquer des mutations de l'ADN et donc d'initier des cancers. Mais personne n'avait encore mesuré la rapidité avec laquelle ces réactions se produisent dans l'organisme. Les résultats ont surpris les chercheurs eux-mêmes ! Les prélèvements sanguins, effectués tous les quarts d'heure, ont montré que *les fumeurs atteignent le niveau maximum de la substance seulement 15 à 30 minutes après avoir fini leur cigarette*. Pour ne rien arranger, cette concentration ne décroît que très lentement, puisque les niveaux restent encore élevés, six heures après la dernière bouffée. *Il est même possible que l'effet soit encore plus immédiat,* car les auteurs, qui ne s'attendaient manifestement pas à de tels résultats, n'ont débuté leurs prélèvements qu'au bout d'un quart d'heure. Et d'emblée, ils ont trouvé la valeur la plus élevée ! *Il faudrait refaire la même expérience et voir ce qui se passe au bout d'une minute et de cinq minutes*, souligne le Pr Bertrand Dautzenberg, pneumologue et président de l'Office français de prévention du tabagisme (OFT) qui se dit également très *impressionné* par la *rémanence du toxique dans l'organisme.*

La dangerosité du tabac se trouve exacerbée par le fait que sa combustion génère des nanoparticules d'HAP, et autres toxiques de moins d'un millionième de mètre, qui pénètrent d'autant plus facilement dans l'organisme qu'ils sont inhalés. Or, c'est par les poumons que l'absorption de substances est la plus rapide, de l'ordre de quelques secondes contre un quart d'heure, ou plus, par voie orale ou dermique.

Rappelons que le cancer du poumon, dû à 90 % au tabac, est le plus meurtrier des cancers. Sur les 12 millions de nouveaux cas diagnostiqués chaque année dans le monde près de 8 millions en mourront. Les spécialistes estiment que le tabac a tué 100 millions de personnes au cours du siècle dernier.

Les perturbateurs endocriniens

Un perturbateur endocrinien (PE) est un agent chimique capable d'interférer dans le système hormonal d'un organisme. Pour rappel, les hormones

Tabac, inflammation et maladies auto-immunes

Plusieurs explications sont avancées pour expliquer le rôle exact du tabac dans l'apparition de deux maladies, la maladie de Crohn (MC) et la rectocolite Ulcero-hemmorragique (RCUH). Tout d'abord, le tabagisme modifie les capacités immunitaires de la muqueuse intestinale et augmente son risque inflammatoire. La nicotine augmente la production de mucine, un mucus produit par le côlon. L'effet coagulant du tabac provoque aussi de petites thromboses de certains vaisseaux de l'intestin et altère le flux sanguin. Enfin, le tabac diminue la motilité et la perméabilité intestinales. Or les modifications induites par le tabagisme ont différentes conséquences selon la pathologie en question : dans le cas de la maladie de Crohn, elles sont nocives et aggravent les symptômes ; mais certaines de ces modifications se révèlent au contraire bénéfiques dans le cadre de la rectocolite Ulcero-hemmorragique. Par ailleurs, les fumeurs génèrent plus de radicaux libres, facteur important d'entretien de la lésion inflammatoire au niveau de la muqueuse, et sont déficitaires en antioxydants.

Sources :
- Adapté de « Tabagisme et système digestif : une relation complexe », Dr Julie Begon, Dr Carole Clair et Pr Jacques Cornuz, PMU, Université de Lausanne.; in Revue Médicale Suisse 2015;11:1282-7.

sont des molécules messagères secrétées dans le sang par des glandes spécialisées pour réguler à distance le comportement de certains organes ou tissus. Elles régulent de très nombreux comportements et mécanismes de notre corps, tels que la croissance et la puberté, la température corporelle, le métabolisme de graisses, la faim ou la satiété, le sommeil, la libido, le niveau d'insuline, le rythme cardiaque, etc.

Les hormones sont sécrétées par des glandes dites « *endocrines* ». Elles sont diffusées par le système sanguin jusqu'aux organes cibles auxquelles elles « *s'accrochent* » grâce à un système de récepteurs uniques à chaque organe et pour lesquelles elles sont conçues. Et c'est précisément sur ce système de récepteurs que les perturbateurs endocriniens agissent en se fixant sur les organes à la place des hormones, qu'ils sont capables d' « *imiter* » parce qu'ils ont certaines propriétés chimiques semblables. Un perturbateur endocrinien qui se fixe sur le récepteur hormonal d'un organe ou d'un tissu peut alors créer un stimulus et modifier le comportement de celui-ci, même lorsqu'aucune hormone n'a été sécrétée. Les perturbateurs peuvent aussi bloquer l'action des hormones en se fixant en grand nombre sur les récepteurs que ces dernières doivent utiliser.

On trouve ces perturbateurs endocriniens (presque) partout :

Le bisphénol A, comme nous l'avons vu, est présent dans beaucoup de produits du quotidien : emballages alimentaires plastifiés, mais aussi lunettes, certains composites dentaires, tickets thermiques des caisses enregistreuses ou revêtement interne des boîtes de conserve ; il est également présent dans certains cosmétiques, qui comportent par ailleurs d'autres perturbateurs, comme des parabènes ou des phtalates.

Certains pesticides comportent des composés dits « *organochlorés* » (littéralement, qui comportent au moins un atome de chlore) comme le chlordécone ou le DDT. Malgré l'interdiction de ces produits en France (respectivement en 1993 et en 1971), ils sont toujours à l'origine de cancers et de maladies endocriniennes aujourd'hui.

Les composés perfluorés, sont aussi contenus dans les matières imperméabilisantes comme dans les textiles antitaches et dans certains emballages alimentaires cartonnés ou plastifiés. Ils peuvent être à l'origine de cancers de la prostate ou de stérilité.

Enfin, pour rendre certains produits moins inflammables, comme les plastiques, les textiles (rideaux, tapis, etc.) ou les équipements électriques, des « *composés polybromés* » sont ajoutés. Ils peuvent avoir des effets au niveau des fonctions hépatiques thyroïdiennes et ostrogéniques

En 2013, un rapport de l'OMS indiquait que près de 800 produits chimiques sont connus ou soupçonnés d'interférer avec le système hormonal humain. Seule une faible proportion de ces produits a subi des tests visant à identifier des effets manifestes sur des organismes vivants.

LES INFECTIONS

Notre système immunitaire a une charge énorme, il doit reconnaitre et ignorer toutes les cellules et les tissus qui appartiennent à notre corps et en même temps neutraliser tous les envahisseurs tels que bactéries dangereuses, les virus, les moisissures ou les toxines. Il arrivait, tant bien que mal, à respecter cet équilibre précaire jusqu' il y a environ 60 ans ou les envahisseurs étrangers ont brutalement décuplés en nombre et en force ! Notre système immunitaire est aujourd'hui aux limites de ses capacités, il ne peut plus respecter cet équilibre et risque d'hyper réagir à des antigènes inoffensifs en l'attaquant injustement.

Lorsqu'un agent infectieux pénètre dans notre organisme il va provoquer une infection aiguë qui va se manifester par des signes évocateurs. Une fois la phase aiguë passée et les signes cliniques disparus on aurait pu penser que le système immunitaire avait fait le ménage et nous avait débarrassé de cet envahisseur. En réalité l'agent pathogène reste souvent à l'intérieur de la cellule ou il peut continuer à secréter des biotoxines. Il arrive même que la phase aiguë passe inaperçue alors que l'agent pathogène est déjà dans la cellule. Il peut rester ainsi et se propager a d'autres tissus, créer des molécules complexes avec des molécules de notre corps et berner le système immunitaire qui va donc attaquer ces molécules « *mixtes* » par le mécanisme de mimétisme moléculaire.

La plupart des maladies auto immunes sont liées à une ou plusieurs infections parfois très lointaines. Dans le diabète de type I on retrouve des anticorps contre certains entérovirus (rotavirus). Le champignon du type Mycobacterium avium est souvent considéré comme un des éléments déclencheurs du diabète de type I.

Moisissures, levures et champignons

Les moisissures et les levures, regroupées sous le nom de « *Mycètes* » ou « *champignons* », forment, comme les bactéries, un groupe imposant de micro-organismes.

Comme les bactéries, les mycètes sont présentés un peu partout, on en rencontre dans le sol et les substances organiques en décomposition, dans l'eau, dans l'air qui véhicule de grandes quantités de spores. On en trouve ainsi toute l'année dans l'air des maisons, des entrepôts et des établissements alimentaires.

Un grand nombre de moisissures et de levures sont présents dans les aliments. Ceux-ci sont contaminés dans les champs de culture, pour les aliments d'origine végétale, ou durant leur préparation et leur entreposage (aliments d'origine végétale et d'origine animale).

Les champignons trouvent dans nos aliments les nutriments nécessaires à leur croissance. Si les conditions environnementales le permettent, ils peuvent se développer, ce qui entraîne habituellement une détérioration rapide du produit. Combien de fois devons-nous jeter un pain, une pâtisserie, une orange ou un oignon parce qu'ils sont moisis !

Du point de vue sanitaire, les moisissures présentes dans les aliments sont habituellement considérées comme inoffensives, mais dans les années 1960, on a découvert que certaines souches de moisissures peuvent produire des mycotoxines redoutables, particulièrement dans les céréales, les produits céréaliers et les oléagineux. Les intoxications alimentaires à cause des mycètes sont heureusement peu fréquentes et de faible gravité. Les moisissures montrent une grande faculté d'adaptation, tant pour les conditions de croissance que pour les nutriments utilisés. Elles peuvent envahir tous les supports disponibles grâce à une dissémination efficace et un riche arsenal moléculaire. La plupart des moisissures supportent bien les teneurs élevées en sel et surtout en sucre. Les charcuteries très salées, les confitures, les fruits secs et certaines confiseries comme les chocolats ne sont pas à l'abri des espèces particulièrement tolérantes, comme Wallemia, Xeromyces et certaines espèces d'Aspergillus.

La température joue un rôle important dans la croissance des moisissures, la plupart se développent bien entre 15 et 30 °C, avec une température optimale située entre 20 et 25 °C. Leur croissance est habituellement stoppée ou ralentie par la réfrigération, sauf pour des espèces comme les Cladosporium, Sporotrichum et Thamnidium, qui continuent à se développer, bien que très lentement, jusqu'au voisinage de -10 °C. On remarque souvent leur présence dans les entrepôts frigorifiques.

De nombreuses moisissures rendent de grands services en alimentation, ainsi les moisissures du genre Pénicillium sont indispensable pour l'affinage de nombreux fromages, comme pour le camembert, le brie, les Roqueforts et les bleus. Plusieurs moisissures comme la Rhizopus et l'Aspergillus sont utilisées dans la production d'aliments orientaux, par exemple pour le tempeh ou la sauce soya.

Ces moisissures « *utiles* » améliorent le goût du produit alimentaire, le rendent plus digestible et l'enrichissent souvent en vitamines B. D'autres moisissures sont exploitées industriellement pour la production d'enzymes ou d'acides organiques de toutes sortes servant d'additifs alimentaires (Aspergillus, Pénicillium, Rhizopus, Mucor).

Plusieurs moisissures sont indésirables pour nos aliments, mais elles sont très utiles dans l'environnement. La plupart exploitent les nutriments contenus dans les débris et les déchets de plantes et d'animaux, elles contribuent ainsi, avec les bactéries, à la décomposition des déchets organiques et participent ainsi au recyclage indispensable des éléments dans l'écosystème.

Infections à Candida Albicans

Le Candida Albicans est un champignon microscopique, habituellement inoffensif et que nous retrouvons partout .Dans certains cas, il peut devenir pathogène et provoquer une candidose, une infection fongique lorsque ce champignon atteint des organismes fragilisés dont les défenses immunitaires sont diminuées, comme chez les personnes porteuses du virus du SIDA ou les patients sous traitement immunosuppresseurs (dans le cadre de maladies auto-immunes, de traitements pour des cancers ou après une greffe).

La Candidose Chronique

Le corps médical connaît mal cette affection due à la prolifération excessive du Candida Albicans dans l'intestin elle donc rarement diagnostiquée alors qu'elle est pourtant largement répandue. Aux États-Unis, où la maladie est officiellement identifiée, on estime que 80 millions de personnes seraient atteintes par cette affection chronique dont les causes sont attribuées à l'effet combiné de certains médicaments (antibiotiques, corticoïdes, pilule contraceptive…) et d'une alimentation trop riche en sucres raffinés.

Le développement du Candida Albicans est, le plus souvent, la conséquence de l'usage répétitif d'antibiotiques qui détruisent le microbiote dont une des fonctions est d'empêcher la multiplication excessive des champignons. Le Candida, plus agressif et désormais sans concurrents, peut alors se développer dans toutes les zones lessivées par les antibiotiques.

Les bactéries et les virus

De nombreuses bactéries sont considérées comme des éléments déclencheurs de certaines maladies auto immunes. En voici les plus fréquentes :

Porphyromonas gingivales est une bactérie responsable d'infections de la gencive et contribue au déclenchement de la polyarthrite rhumatoïde.

Streptococcus mutans est une bactérie gram positif qui provoque des caries dentaires, elle est impliquée dans l'hyperperméabilité de l'intestin grêle et la dysbiose.

Helicobacter pylori est une bactérie Gram négatif qui colonise le système digestif, qui interfère avec l'intégrité de la barrière intestinale et qui entraine une cascade inflammatoire avec une réponse auto immunitaire sévère.

Campylobacter jejuni est une bactérie Gram négatif qui entraine une gastroentérite sévère. Elle est impliquée dans la polyarthrite rhumatoïde et le Syndrome de Guillain Barré.

Yersinia enterocolitica est une bactérie Gram négatif impliquées dans de nombreuses maladies auto immunes dont la maladie de Lyme.

Clostridium difficile est une redoutable bactérie Gram négatif. Elle peut rester latente pendant des années tout en secrétant des toxines qui altèrent tout le système digestif.

Le *Rotavirus* est un virus ARN qui provoque des gastroentérites chez les enfants. Les infections à répétition entrainent une altération de la barrière intestinale et l'apparition de maladies auto immunes.

Le virus *Epstein-Barr* est un virus ADN, appelé aussi herpes de type IV. L'infection apparait souvent dans l'enfance et affecte 95% de la population. Il est un des déclencheurs de la polyarthrite rhumatoïde.

L'OXYDATION

Le corps humain a besoin d'oxygène pour vivre. L'essentiel de notre corps utilise de l'oxygène pour produire de l'énergie. C'est cette énergie qui fait fonctionner notre organisme et qui donc nous fait vivre. Cependant, une partie de cet oxygène n'est pas utilisée correctement et cette petite partie d'oxygène produit ce qu'on appelle des « *radicaux libres* ». Ceux-ci sont néfastes pour un certain nombre de molécules organiques, dont nos protéines ou nos lipides : les protéines deviennent raides et les lipides, rances. Les radicaux libres sont des atomes qui ont un nombre impair d'électrons et donc, forcément, un « *célibataire* » (les atomes ont toujours un nombre pair d'électrons). On dit de cet électron qu'il est libre puisqu'il ne trouve pas de charge électrique opposée (de proton) à laquelle il pourrait se lier. Un tel électron, de par sa nature, devient sans domicile fixe, il essaie de trouver un partenaire, quitte à en voler un chez le voisin ! Ainsi commence la valse des radicaux libres qui vont de molécule en molécule, en interférant sérieusement sur le fonctionnement normal des cellules. Et les dégâts vont se propager aux cellules voisines. En ce sens, les radicaux libres ont un caractère contagieux, passant leurs électrons célibataires à d'autres victimes. La chaîne des dégâts peut ainsi s'étendre indéfiniment et elle ne sera stoppée que lorsque l'électron aura trouvé un partenaire. Ironiquement, le radical libre le plus fréquent dans notre corps est l'oxygène, cet élément indispensable à notre vie qui, à la seconde où il exerce son effet bénéfique, exerce aussi ses effets délétères.

La plupart des dommages que subit l'organisme en raison de son propre fonctionnement sont largement dus aux radicaux libres. L'une de leurs sources de production est les mitochondries. L'ADN accumule des lésions dues à leur action au cours du temps. Lorsqu'ils endommagent l'ADN mitochondrial, ils entraînent le mauvais fonctionnement de la mitochondrie et en particulier des chaînes respiratoires, qui produisent alors davantage… de radicaux libres.

Les lipides insaturés sont particulièrement vulnérables aux radicaux libres. C'est pourquoi la membrane cellulaire, qui est constituée d'une double couche lipidique, est souvent endommagée. Ceci provoque une mauvaise réceptivité de la cellule. Dans le cœur, ce type de dommages peut conduire à une baisse de la fréquence cardiaque maximale qui va diminuer, de manière régulière, tout au long du vieillissement. Les radicaux libres seraient aussi responsables du vieillissement cérébral. Ils seraient à l'origine de l'accumulation d'un pigment brunâtre, la lipofuscine, qui provient de l'oxydation des phospholipides de la membrane cellulaire. En dénaturant les lipides, ces radicaux libres vont les lier entre eux, ces liaisons croisées, ainsi que la lipofuscine, encombreraient les neurones et perturberaient considérablement la transmission de l'influx nerveux. Les radicaux libres dénaturent les protéines structurelles, comme le collagène ou l'élastine, en les amenant à se lier les unes aux autres. Ce mécanisme entraîne une perte d'élasticité des tissus et l'apparition des rides, puis leur aggravation.

Le stress oxydatif

Lorsque les systèmes de défense antioxydants sont débordés, on parle alors de « *stress oxydatif* ». On estime que l'ADN subirait en moyenne 3 627 lésions par heure. Sans mécanisme de réparation cela reviendrait à presque 32 millions de lésions par année. Une cellule qui posséderait un ADN si endommagé serait tout à fait incapable de se répliquer ou de faire fabriquer des protéines, et de ce fait, serait condamnée à mourir. C'est pourquoi ces systèmes sont étroitement surveillés. La cellule possède toute une série d'enzymes qui détoxiquent les radicaux libres et de nombreuses substances qui luttent contre le stress oxydatif. Les plus connues sont la SOD (superoxyde dismutase) qui réduit les anions superoxydes (O_2) en eau oxygénée (H_2O_2), la catalase, qui complète la détoxication en divisant les molécules d'eau oxygénée en eau et oxygène, et la glutathion peroxydase qui réduit les radicaux peroxydes (ROOH) en alcool (ROH). Le stress oxydatif est l'un des premiers mécanismes de l'excès d'inflammation générateur de dégâts cellulaires et de dysfonctionnement des organes ciblés.

LA MÉTHYLATION

La plupart des gens n'ont jamais entendu parler de la méthylation, alors que, sans elle, nous serions tous morts, tant sont importants ses rôles dans le bon fonctionnement de notre organisme. Mais la médaille a un revers, et une méthylation anormale peut aussi créer des problèmes de santé permanents. La méthylation est un processus biochimique qui correspond au transfert d'un groupe méthyl, composé d'un atome de carbone et de trois atomes d'hydrogène, CH^3, depuis une molécule vers une autre molécule. Énoncé de cette manière, cela ne semble pas passionnant, pourtant le résultat final est capital. En effet, le carbone est présent dans chaque substance organique sur terre, et quand les atomes de carbone changent, beaucoup de choses changent. Pour comprendre la méthylation, il faut revenir à nos gènes. Nous en avons environ 25 000 et ils sont identiques dans toutes nos cellules. Mais les gènes ne travaillent pas tous en même temps ; en fait, seulement 10 à 15 % d'entre eux sont en activité à un même moment. L'expression ou la répression des gènes se fait en fonction des besoins spécifiques pour la fabrication de certaines protéines à un moment donné, et c'est justement le processus de méthylation qui a la charge d'activer ou de réprimer les gènes sélectionnés. Cette simple réaction biochimique a des effets d'une portée considérable sur la synthèse de l'ADN, la détoxication et le métabolisme, bref sur l'homéostasie cellulaire.

La méthylation est essentielle pour un assemblage correct de l'ADN. Par exemple, lorsqu'une cytosine (C) d'un segment d'ADN est méthylée, elle devient une thymine (T). Cette mutation courante est appelée « *polymorphisme C-T* », de cytosine à thymine, et peut conduire à des changements génétiques très importants. Pour produire un changement parfois spectaculaire dans nos gênes il suffit de mettre un groupement méthyl là où il n'y en avait pas auparavant. L'organisme utilise aussi la méthylation pour contribuer à éliminer les métaux lourds. Lorsque la méthylation est défectueuse, ces métaux toxiques s'accumulent et interfèrent avec le fonctionnement cellulaire. Le foie utilise la méthylation pour contribuer à l'élimination des toxines externes tout autant qu'à celle de ses propres déchets chimiques. Les réactions de méthylation sont essentielles à un fonctionnement normal du cerveau. Elles sont en effet capitales dans la fabrication des neurotransmetteurs, ces molécules qu'utilisent les cellules du cerveau pour communiquer entre elles. Ces neurotransmetteurs, ce sont, notamment, la sérotonine et la mélatonine, l'adrénaline et la dopamine, ainsi que l'acétylcholine. Des défauts de méthylation ont été associés à un risque accru de la maladie d'Alzheimer et de la dépression. Enfin, la méthylation est nécessaire à la fabrication de notre plus important antioxydant qui est le glutathion.

LES MÉDICAMENTS

Les antibiotiques

Les antibiotiques, comme leur nom l'indique, ont pour mission de tuer les bactéries, si possible les mauvaises bactéries ; mais hélas ce n'est pas toujours possible et dans ce cas c'est notre microbiote qui est le plus touché avec toutes les conséquences : ouverture des jonctions serrées, hyperperméabilité de l'intestin grêle, passage de molécules toxiques dans le sang, réaction inflammatoire et activation de l'auto immunité. Alors faut-il prendre des antibiotiques ? Certainement, mais avec tact et mesure ! Les antibiotiques ont sauvé des millions de vies et cela est toujours actuel, c'est l'excès d'antibiotiques qui est désastreux pour notre santé. Ce sont aussi les antibiotiques à large spectre qui vont couvrir un bon nombre de bactéries pathogènes (et de bactéries amies) qu'il faut éviter en cherchant le germe et l'antibiogramme correspondant. On pourrait utiliser, avec l'accord de votre médecin, les antibiotiques naturels comme l'ail, le curcumin, le miel, la canneberge, l'huile d'origan, et certaines huiles essentielles en inhalation. Néanmoins, dans certains cas l'utilisation de ces fameux antibiotiques/ missiles à longue portée s'avèrera indispensable, et il faudra s'attendre à des dysfonctionnements du microbiote. Les dernières recherches démontrent que le microbiote reste perturbé (dysbiose) pendant au moins six mois, voire deux ans, après l'exposition aux antibiotiques. Pour remédier à cette

Méthylation et homocystéine

La façon la plus directe de déterminer si votre organisme effectue correctement les méthylations est de mesurer votre taux sanguin d'homocystéine. Ce métabolite, molécule destinée à être éliminée, se forme lorsque vous consommez de la méthionine, un produit normalement présent dans les protéines alimentaires comme celles des viandes rouges et des volailles. Notre organisme utilise le processus de méthylation pour détoxifier l'homocystéine. Chez un individu « normal » cela se passe très bien, mais si l'on a un défaut de méthylation alors l'homocystéine s'accumule et devient toxique.

Des taux élevés d'homocystéine peuvent être toxiques pour la bordure des parois de nos artères, elle va en fissurer les parois internes. Ces lésions, l'organisme les colmate avec du cholestérol LDL (le mauvais) ; l'homocystéine augmente donc les inflammations et provoque des risques de thrombose et d'infarctus.

Une étude portant sur 15 000 médecins de sexe masculin a montré que même une légère augmentation du taux d'homocystéine entraînait un risque trois fois plus important de faire une attaque cardiaque et quatre fois et demie plus importante de développer une maladie d'Alzheimer : un risque équivalent à celui des cigarettes. On peut faire baisser ce taux en consommant certains suppléments nutritionnels comme les vitamines B6, B9 (acide folique) et B12, et en réduisant sa consommation de viandes rouges et de volailles. Pour information, un taux normal d'homocystéine ne devrait pas dépasser 7, mais à 9 le risque est modéré, il devient haut à 14/15. *

*DNA methylation changes in inflammatory bowel disease; Pantelis S. Karatzas, Maria Gazouli, Michael Safioleas, and Gerasimos J. Mantzaris ; Ann Gastroenterol. 2014; 27(2): 125–132.

situation, apparemment sans issue, il faut améliorer son alimentation et prendre certains compléments alimentaires, dont nous verrons les détails plus loin.

Un autre problème est l'utilisation excessive des antibiotiques, en particulier pour des indications inappropriées comme les virus ou des indications de confort pour accélérer la guérison. Cet excès a entraîné la prolifération de mauvaises souches pathogènes résistantes. Une étude a été réalisée à l'Université de Caroline du Sud en 2011 sur les excès de prescription d'un antibiotique très couramment utilisé pour les infections des voies respiratoires : l'azithromycine. On a estimé que 50% des 40 millions de prescriptions de cet antibiotique n'étaient pas nécessaires et pourraient avoir causé 4560 décès.

Le problème est plus préoccupant pour les enfants, il a été démontré que les enfants qui ont pris, tôt dans leur vie, des antibiotiques seront beaucoup plus sensibles aux maladies chroniques, l'asthme, l'eczéma et aux troubles du comportement. Les antibiotiques représentent la plupart des prescriptions pour les enfants de moins de dix ans. Et pourtant, il a été récemment démontré que la plupart des enfants guérissent d'une otite en quelques jours s'ils prennent seulement des antalgiques.

Les antibiotiques sont également largement utilisés dans l'agriculture et l'élevage pour traiter les infections des animaux, augmenter leur croissance et réduire le temps nécessaire à leur maturité. Ces antibiotiques se retrouvent dans la viande, les volailles et les produits laitiers que l'on consomme et finalement altérer notre microbiote, déséquilibrer le rapport Firmicutes/Bactéroïdètes, favoriser l'obésité et beaucoup d'autres maladies En 2011, 80% des ventes annuelles d'antibiotiques de l'industrie pharmaceutique sont destinés à l'élevage. Lorsqu'une vache ou un être humain prend des antibiotiques, la diversité et la composition de son microbiome sont instantanément modifiés, car ils détruisent immédiatement certaines souches et en laissent proliférer d'autres.

La pilule

Presque tous les médicaments ont une influence sur le microbiome, mais ceux qui sont ingérés quotidiennement et sur la durée, sont les plus dangereux. La pilule est une hormone synthétique qui exerce des effets immédiats sur l'organisme qui affectent le microbiote. Récemment les chercheurs ont découvert que la prise de contraceptifs oraux pouvait être liée aux maladies intestinales inflammatoires en particulier la maladie de Crohn. Ces hormones pourraient modifier la perméabilité de l'intestin ; en effet le colon est sensible à l'inflammation lors de la prise d'hormones telles que les œstrogènes et

La palme des antibiotiques les plus nocifs pour nos intestins

Des chercheurs suédois et anglais ont étudiés 4 familles d'antibiotiques :

***L'amoxicilline**. De la famille des pénicillines. Il est prescrit dans les bronchites, les gonorrhées, les infections ORL, urinaires et génitales.*

*La **minocycline**. De la famille des tétracyclines. Il est prescrit pour traiter les infections respiratoires, l'acné, les infections urinaires et de la peau.*

*La **ciprofloxacine**. De la famille des fluoroquinolones.*

*La **clindamycine**. De la famille des lincomycines.ll. Il est prescrit pour traiter les infections pulmonaires, de la peau et du vagin.*

Les auteurs ont noté, sans surprise, que tous les antibiotiques avaient altérés le microbiote .Néanmoins au niveau au niveau de la bouche la population des bonnes bactéries a été restaurée très rapidement, alors que dans l'intestin la récupération a été très longue (plus de 6 mois).Mais ce qui est plus grave est qu'ils ont détruit certaines bactéries qui produisent le butyrate ,un acide à chaine courte qui est très important dans la lutte contre l'inflammation (surtout les fluoroquinolones ou la lincomycine)

Source :
« Same Exposure but Two Radically Different Responses to Antibiotics: Resilience of the Salivary Microbiome versus Long-Term Microbial Shifts in Feces », by researchers at University of Amsterdam, VU University Amsterdam, Swammerdam Institute for Life Sciences, The Netherlands, TNO Earth, Life and Social Sciences, The Netherlands, Karolinska University Hospital, Sweden, Helperby Therapeutics Limited, United Kingdom, UCL Institute of Child Health, United Kingdom and UCL Eastman Dental Institute, United Kingdom, published in the American Society for Microbiology's journal MBio. Date: December 17, 2015 Publication: Bottom Line Health.

cela pourrait entrainer la libération de LPS dans la circulation avec toutes ses conséquences toxiques.

Dans une étude menée en 2011 à Boston les chercheurs se sont penchés sur les données collectées auprès de 233.000 femmes ayant participé à la grande étude : « Nurses Health Studies » entre 1976 et 2008. En comparant les femmes n'ayant jamais pris la pilule et celles qui l'utilisaient, ils ont observé que ces dernières avaient un risque de développer la maladie de Crohn presque trois fois supérieur.

Certains scientifiques lancent l'alerte en recommandant que toutes les femmes interrompent la contraception orale et essayent un dispositif intra-utérin, ou un moniteur de fertilité ou enfin le traditionnel préservatif.

Les anti-inflammatoires non stéroïdiens (AINS)

Les anti-inflammatoires non stéroïdiens sont définis par opposition aux corticoïdes (anti-inflammatoires stéroïdiens). Les AINS sont des médicaments destinés à prévenir ou à contenir les manifestations inflammatoires. Ils ont une action uniquement symptomatique en agissant sur la physiopathologie de l'inflammation, sans agir sur la cause. C'est une classe pharmacologique hétérogène très utilisée aussi bien en prescription qu'en automédication dans des syndromes aigus ou des affections chroniques, notamment rhumatismales.

Tous les AINS possèdent des propriétés communes : anti-inflammatoires, antalgiques, antipyrétiques et antiagrégants plaquettaires. Certains AINS sont commercialisés à faibles doses pour leur effet antalgique et antipyrétique, leur effet anti-inflammatoire n'apparaissant qu'à des doses plus élevées. Par ailleurs, les AINS sont responsables de très nombreux effets secondaires qui entraînent des effets indésirables souvent graves. C'est pourquoi les AINS doivent toujours être prescrits et utilisés à dose minimale efficace (pour l'indication concernée) et pendant la durée la plus courte possible. Sur le plan intestinal les études sont formelles : les AINS altèrent la paroi intestinale surtout en présence de gluten.

La cortisone et les corticoïdes

Les corticoïdes sont des médicaments dérivés de la cortisone, hormone naturellement sécrétée dans l'organisme par les glandes surrénales. Ils ont une action anti-inflammatoire puissante, c'est pourquoi ils sont prescrits dans le traitement des poussées des MICI (Maladies Inflammatoires Chroniques

Antibiotiques en élevage

Les scientifiques testent aujourd'hui des stratégies thérapeutiques qui permettraient de guérir l'animal en minimisant le risque de résistance bactérienne. Ingéré avec des aliments ou l'eau de boisson - comme c'est généralement le cas chez l'animal et chez l'homme - l'antibiotique n'est que partiellement absorbé par l'intestin avant de se retrouver dans le sang. Le reste est « libéré » dans la nature après avoir été en contact avec les bactéries du tube digestif lors du transit intestinal. En raison des échanges de matériel génétique qui se produisent naturellement entre bactéries, l'apparition de souches bactériennes résistantes aux antibiotiques est donc inévitable. Certaines de ces bactéries devenues résistantes se retrouvent ensuite dans l'eau, le sol et contaminent les aliments pour, peut-être, finir leur course à nouveau au sein du tube digestif de l'homme. Ce cercle vicieux perdurera tant que ne seront pas mis au point de nouveaux antibiotiques vertueux inoffensifs pour le microbiote intestinal, des alternatives aux antibiotiques ou des stratégies évitant l'apparition des résistances. L'Inra investit pleinement ce champ de recherche notamment à travers son projet Microreset (Microbial Reset) qui consiste à dresser un état des lieux des gènes d'antibioresistances au sein du microbiote des lapins et des cochons. L'idée de ces travaux : permettre la colonisation de l'intestin des nouveau-nés (porcelets ou lapereaux) par un microbiote dépourvu de gène de résistance, par coprophagie (puisque ces animaux ont pour habitude d'avaler les crottes de leurs mères). En remplaçant les fèces de leurs mères exposées aux antibiotiques par celles d'animaux non exposés, les chercheurs tentent de rompre la transmission de bactéries antibiorésistantes entre générations. Et les premiers résultats prouvent que ça marche !

Sources :

- Pascal Sanders, Alain Bousquet-Mélou, C Chauvin, Pierre-Louis Toutain. « Utilisation des antibiotiques en élevage et enjeux de santé publique ». INRA Productions Animales, INRA Editions, 2011, 24 (2), pp.199-204.

de l'Intestin). Les corticoïdes classiques peuvent provoquer des effets indésirables parce qu'ils passent dans la circulation sanguine. Ces effets s'observent surtout lors de traitements à forte dose et prolongés. Lors d'une prescription limitée au traitement d'une poussée de MICI (c'est-à-dire pendant quelques semaines), ils sont parfois responsables d'une prise de poids liée à une stimulation de l'appétit, d'un gonflement du visage, d'une surexcitation avec insomnie, d'une acné. Ces manifestations disparaissent après l'arrêt du traitement. En cas de traitements prolongés, d'autres modifications de l'aspect physique sont possibles : vergetures, augmentation de la pilosité, atrophie de certains muscles. Les corticoïdes peuvent aussi déstabiliser un diabète, aggraver une hypertension artérielle et faciliter certaines infections en diminuant les défenses immunitaires de l'organisme. Lorsqu'ils sont pris pendant plusieurs mois, ils peuvent entraîner une déminéralisation des os et, chez l'enfant, un retard de croissance. Pendant la prise de ces médicaments, les glandes surrénales se mettent au repos ; à l'arrêt du traitement, si celui-ci a été prolongé, il faut vérifier par des tests qu'elles reprennent bien une activité normale.

Un traitement par corticoïdes classiques est parfois difficile à arrêter car les symptômes réapparaissent dès que les doses sont diminuées. C'est ce qu'on appelle la corticodépendance. La prise de calcium et de vitamine D est nécessaire dans les traitements prolongés pour prévenir la déminéralisation osseuse. Les vaccins « *vivants* » (tels que ceux par exemple contre la rubéole, la rougeole, la fièvre jaune) sont interdits. Il faut toujours signaler la prise de corticoïdes aux différents médecins que vous pouvez consulter, en particulier si vous devez subir une intervention chirurgicale. Pour les sportifs, attention : les corticoïdes peuvent donner une réaction positive aux tests des contrôles antidopage.

La cortisone est le médicament le plus puissant pour lutter contre l'inflammation et, à part quelques rares exceptions, il reste le traitement pharmacologique de choix lorsque toutes les autres possibilités ont échoué. Prescrire un traitement cortisoné à un patient atteint d'une maladie auto-immune est à double tranchant car d'une part on va soulager spectaculairement le patient de ses douleurs et de son handicap et d'autre part on va aggraver la perméabilité intestinale et la dysbiose, avec toutes les conséquences à moyen et à long terme.

Les inhibiteurs de la pompe à protons (IPP)

Des millions de personnes prennent chaque jour un médicament antiacide dont les plus connus sont les inhibiteurs de la pompe à protons (oméprazole, pantoprazole, lanzoprazole, etc...). Ces médicaments sont devenus la 3ème classe de médicaments les plus vendus au monde générant des milliards de profit pour l'industrie pharmaceutique. A l'origine, ces traitements devaient être prescrits à court terme pour traiter l'ulcère d'estomac, mais aujourd'hui ils sont le plus souvent utilisés au long cours pour traiter les reflux d'acidité et les brûlures d'estomac. La plupart des gens ne sont pas conscients que l'acidité de notre estomac a un rôle vital pour notre santé. Le fait de la réduire de façon prolongée va avoir des conséquences néfastes. En effet la réduction de l'acidité va favoriser, entre autres : une pullulation bactérienne, une diminution de l'absorption de nutriments, une diminution de notre résistance aux infections, une augmentation des risques de diverses maladies, dont l'infarctus du myocarde ou la démence.

Des études ont confirmé que les IPP peuvent profondément altérer la population bactérienne gastro-intestinale par suppression de l'acidité de l'estomac. Ainsi des chercheurs italiens ont retrouvé une pullulation bactérienne de l'intestin grêle chez 50% des patients consommant des IPP alors qu'elle était présente seulement chez 6% des sujets contrôlés.

Une bonne acidité de l'estomac est un prérequis nécessaire pour une bonne digestion. La digestion de certains nutriments nécessite une fenêtre étroite d'acidité pour être optimum. Quand on mange, la sécrétion d'acide de l'estomac (HCL) permet une activation de la production de pepsine, enzyme permettant la digestion des protéines. Si l'acidité est trop diminuée, les niveaux de pepsine sont insuffisants pour digérer correctement les protéines avec comme risque, une déficience d'acides aminés et une putréfaction intestinale par maldigestion. De plus, avec la diminution de l'acidité, l'absorption de divers micronutriments est réduite. Plusieurs études ont examiné l'effet négatif des IPP sur l'absorption du fer de la vitamine B[12]. D'autres études montrent également une réduction de l'acide folique, du magnésium ou du zinc.

L'acidité de l'estomac empêche les bactéries présentent dans notre nourriture d'atteindre notre intestin, dans un même temps l'acidité de l'estomac empêche également les bactéries de notre intestin de remonter vers l'estomac et l'œsophage. L'acidité de notre estomac est par conséquent un mécanisme majeur de défense de notre organisme. Quand le ph de l'estomac est en dessous de 3 (acidité normale lors d'un repas), une bactérie ne survit pas plus de 15 minutes. Mais si le ph monte en dessus de 5, beaucoup de bactéries peuvent se développer. Lorsque l'on sait qu'un médicament antiacide de type IPP réduit la sécrétion d'acidité de 90 à 95%, on comprend que notre estomac ne joue plus son rôle protecteur. Bien entendu, la plupart de ces bactéries ne vont pas nous tuer, mais certaines vont être capables de nous affaiblir et favoriser des infections intestinales sérieuses.

Non seulement ces médicaments augmentent notre susceptibilité à faire une infection, mais probablement affaiblissent également nos capacités immunitaires. Une étude récente de l'Université de Stanford a montré que les inhibiteurs de la pompe à protons sont liés à un risque augmenté d'infarctus du myocarde et de la mortalité, même chez les personnes ne souffrant pas de maladie du cœur. Selon les chercheurs de Stanford, les gens prenant des IPP étaient 16 à 21% plus à risque de présenter une attaque cardiaque et 122% plus à risque de mourir de maladie cardiovasculaire.

LES VACCINS

La controverse concernant l'utilisation des vaccins existe depuis pratiquement leur découverte. Ils ont permis d'éradiquer des maladies destructrices comme la variole, la poliomyélite, la fièvre typhoïde, le paludisme et beaucoup d'autres. Néanmoins, Il existe depuis longtemps des rapports d'enquêtes épidémiologiques confirmant les soupçons selon lesquels, sur le long terme, ceux qui sont vaccinés n'ont souvent pas une aussi bonne santé que ceux qui sont exemptés de vaccinations.

Une étude animale japonaise rapportée fin 2009 dans Plos One, enfonce le clou. Cette étude a été effectuée à l'école supérieure de l'université de Kobe (Japon). Il semble que le but n'était pas, à l'origine, un travail visant à révéler les dangers des vaccins, mais seulement de comprendre comment se développent les maladies auto-immunes. Des souris, élevées de manière à leur faire éviter de développer des maladies auto-immunes, ont reçu des injections d'antigènes, à la façon des vaccinations, pour aider à déterminer comment un système immunitaire peut se retourner contre lui-même et créer des maladies auto-immunes. Résultat : Jusqu'à 7 injections, les souris se sont rétablies avec leur système immunitaire intact. Mais après la huitième injection, le système immunitaire des souris a été débordé et elles ont commencé à développer des réactions auto-immunes.

ASIA
Syndrome auto-immun induit par les adjuvants
(Pr Yehuda Shoenfeld, Tel Aviv)

Par adjuvants, on ne se réfère pas seulement à l'aluminium contenu dans les vaccins, mais aussi au silicone des prothèses mammaires que l'on supposait inerte pour le système immunitaire dans le passé, mais qui en vérité fait réagir le système immunitaire comme l'aluminium. Les maladies auto-immunes sont multifactorielles et sont causées par différents groupes de facteurs qui doivent être rassemblés pour développer une maladie auto-immune. La génétique est extrêmement importante, c'est pourquoi nous nous demandons, pourquoi tous les individus vaccinés ne tombent pas malades. C'est parce qu'ils n'ont pas le terrain génétique pour qu'il y ait activation du système immunitaire de cette manière. Il faut qu'il y ait des conditions particulières.

Le statut hormonal est très important, et particulièrement les œstrogènes qui stimulent aussi le système immunitaire, et c'est la raison pour laquelle les maladies auto-immunes sont plus présentes chez les femmes, parfois vingt pour cent de plus, parfois deux fois plus que chez les hommes. Les femmes ont un avantage, elles ont un système immunitaire fort, c'est pourquoi le système s'emballe plus chez les femmes que chez les hommes. Le statut infectieux est aussi très important, plus spécialement le virus ibu et la mononucléose qui peuvent stimuler le système immunitaire de façon chronique. Avec les vaccins nous avons l'agent infectieux et les adjuvants (les aluminiums par exemple) qui vont interagir avec l'environnement personnel, et si, en plus, il y a une susceptibilité génétique, alors tous les ingrédients sont réunis pour développer une maladie auto-immune.

Alors, comment agissent les adjuvants et principalement l'aluminium ? Ils stimulent l'inflammation en activant les cytokines pro inflammatoires. On a retrouvé aussi des auto-anticorps anti ADN natif double brin, classiques du lupus. On a trouvé d'autres anticorps, les antis bêta-2 glycoprotéines typiques d'une autre maladie auto-immune. D'autres études ont été faites sur des souris, spécialement conçues pour les recherches, elles ont le terrain génétique propice pour développer un lupus. On s'est aperçu que lorsqu'on leur injecte des adjuvants (comme l'aluminium) elles ont des taux plus élevés d'auto-anticorps, une espérance de vie raccourcie, il y a inflammation des muscles et des néphropathies. Il est connu que l'exposition

Le comble du paradoxe :
Un vaccin contre les maladies auto-immunes

Pour corriger les erreurs du système immunitaire, il sera peut-être possible de bénéficier d'un vaccin. Activant un certain type de lymphocytes, ce vaccin serait efficace, au moins chez la souris, sur une variété des maladies auto-immunes et inflammatoires.

Les vaccins permettent traditionnellement de lutter contre des maladies infectieuses provoquées par des virus ou des bactéries, en présentant au système immunitaire une molécule d'origine étrangère. Le système immunitaire fabrique des anticorps dirigés contre la molécule en question et sera prêt à attaquer tout envahisseur y ressemblant fortement. Une nouvelle génération de vaccins, testé chez la souris, la protégerait contre son propre système immunitaire ! Cette première a été publiée dans la revue Journal of Clinical Investigation.

L'idée de ce vaccin innovant a immergé par la constatation que le système immunitaire ne réagit pas uniquement contre des molécules étrangères : les cellules immunitaires reconnaissent également des molécules que l'organisme lui-même fabrique. Les maladies auto-immunes se développent plus volontiers chez des personnes déficientes en un certain type de cellules immunitaires, les lymphocytes Natural killer T (NKT). Les NKT forment un groupe très peu abondant (0,2 % des lymphocytes T) dont le rôle, encore débattu, est de réguler un certain nombre de mécanismes. Certains articles ont montré leurs rôles dans la régulation des maladies auto-immunes, dans la tolérance des greffons, dans la lutte contre les infections, dans le rejet des tumeurs, tout cela grâce à la sécrétion rapide et en grandes quantités de cytokines qui régulent les réactions inflammatoires. Habituellement, les NKT sont activés par des lipides qui leur sont présentés par des cellules présentatrices d'antigènes. Dans ce nouvel article, les chercheurs ont démontré qu'une molécule autre qu'un lipide peut également activer les NKT : il s'agit d'un peptide (un morceau de protéine) provenant du collagène de type II de souris. Mais le bénéfice du vaccin ne s'arrêterait pas là : il permettrait aussi de limiter les conséquences d'autres maladies auto-immunes et inflammatoires, non liées au collagène. Les souris atteintes de la sclérose en plaque (démyélinisation du système nerveux central) ou de l'asthme (inflammation des voies aériennes par un antigène) sont moins atteints, indiquant que la vaccination n'est spécifique ni de l'antigène ni du tissu.

Les vaccins permettent traditionnellement de lutter contre des maladies infectieuses provoquées par des virus ou des bactéries, en présentant au système immunitaire une molécule d'origine étrangère. Le système immunitaire fabrique des anticorps dirigés contre la molécule en question et sera prêt à attaquer tout envahisseur y ressemblant fortement. Une nouvelle génération de vaccins, testé chez la souris, la protégerait contre son propre système immunitaire ! Cette première a été publiée dans la revue Journal of Clinical Investigation.

L'idée de ce vaccin innovant a immergé par la constatation que le système immunitaire ne réagit pas uniquement contre des molécules étrangères : les cellules immunitaires reconnaissent également des molécules que l'organisme lui-même fabrique. Les maladies auto-immunes se développent plus volontiers chez des personnes déficientes en un certain type de cellules immunitaires, les lymphocytes Natural killer T (NKT). Les NKT forment un groupe très peu abondant (0,2 % des lymphocytes T) dont le rôle, encore débattu, est de réguler un certain nombre de mécanismes. Certains articles ont montré leurs rôles dans la régulation des maladies auto-immunes, dans la tolérance des greffons, dans la lutte contre les infections, dans le rejet des tumeurs, tout cela grâce à la sécrétion rapide et en grandes quantités de cytokines qui régulent les réactions inflammatoires. Habituellement, les NKT sont activés par des lipides qui leur sont présentés par des cellules présentatrices d'antigènes. Dans ce nouvel article, les chercheurs ont démontré qu'une molécule autre qu'un lipide peut également activer les NKT : il s'agit d'un peptide (un morceau de protéine) provenant du collagène de type II de souris. Mais le bénéfice du vaccin ne s'arrêterait pas là : il permettrait aussi de limiter les conséquences d'autres maladies auto-immunes et inflammatoires, non liées au collagène. Les souris atteintes de la sclérose en plaque (démyélinisation du système nerveux central) ou de l'asthme (inflammation des voies aériennes par un antigène) sont moins atteints, indiquant que la vaccination n'est spécifique ni de l'antigène ni du tissu.

SOURCES ET RÉFÉRENCES

Ader R. « *Psychoneuroimmunology* », New York, Academic Press, 1981.

Gachelin G, « *Emotions et immunité* ». In: J Mc Dougall et al. Corps et Histoire. Paris, Les Belles Lettres, 1986 : 45-98.

Calabrese E.J. (1978). « *Pollutants and High-Risk Groups* ». New York.

Vojdani A. « *A potential link between environmental triggers and autoimmunity* ». Autoimmune Diseases, Volume 2014, Article ID 437231, 18 pages. http://dx.doi.org/10.1155/2014/437231.

Bigazzi PE. « *Autoimmunity caused by xenobiotics* ». Toxicology, 1997; 119:1-21.

Pollard KM, Hultman P, Kono DH. « *Toxicology of autoimmune diseases* ». Chem Res Toxicol, 2010; 23(3):455-466.

Pollard KM. « *Gender differences in autoimmunity with exposure to environmental factors* ». J. Autoimmun, 2012; 38:J177-J186.

Métaux lourds

Lisa M Henderson, « *Effect of Intragastric pH on the Absoption of Oral Zinc Acetate and Zinc Oxide in Young Healthy Volonteers* »; Journal of Parenteral and Enteral Nutrition 2014.

Prochazkova J, Sterzl I, Kucerova H, et al. « *The beneficial effect of amalgam replacement on health in patients with autoimmunity* ». Neuroendocrinol Lett, 2004; 25(3):211-218.

Schiraldi M and Monestier M. « *How can a chemical element elicit complex immunopathology? Lessons from mercury-induced autoimmunity* ». Trends Immunol, 2009; 30:502-509.

Lou Y, Young F, Zhu X, Liu F. « *Production of a specific monoclonal antibody against mercury-chelate complexes and its application in antibody-based assays* ». Food Agriculture Immunol, 2009; 20(1): 23-33.

Vas J and Monestier M. « *Immunology of mercury* ». Ann NY Acad Sci, 2008; 1143:240–267. doi: 10.1196/annals.1443.022.

Pigatto PD and Guzzi G. « *Linking mercury amalgam to autoimmunity* ». Trends Immunol, 2009; 31(2):48-49.

Järup L. « *Hazards of heavy metal contamination* ». Br Med Bulletin, 2003; 68:167–182.

Emin Unuvar, Hasan Ahmadov, Ali Rıza Kızıler, Birsen Aydemir, Sadık Toprak, Volkan Ulker, Cemal Ark, « *Mercury levels in cord blood and meconium of healthy newborns and venous* blood of their mothers: Clinical, prospective cohort study » Science of The Total Environment, Volume 374, Issue 1, 1 March 2007, Pages 60-70.

Autres polluants

Heudorf U, Mersch-Sundermann V, Angerer J. « Phthalates: toxicology and exposure ». Int J Hyg Environ Health, 2007; 210(15):623-634.

Liao C and Kannan K. « Widespread occurrence of bisphenol A in paper and paper products: implications for human exposure ». Environ Sci Technol, 2011; 45(21):9372-9379.

Matsushima A, Kakuta Y, Teramoto T, et al. « Structural evidence for endocrine disruptor bisphenol A binding to human nuclear receptor ERR gamma ». J Biochem, 2007; 142(4):517-524.

Moriyama K, Tagami T, Akamizu T, et al. « Thyroid hormone action is disrupted by bisphenol A as an antagonist ». Clin Endocrinol Metab, 2002; 87(11):5185–5190.

Lin Y, Sun X, Qiu L, et al. « Exposure to bisphenol A induces dysfunction of insulin secretion and apoptosis through the damage of mitochondria in rat insulinoma (INS-1) cells ». Cell Death Dis, 2013; 4:e460. doi:10.1038/cddis.2012.206.

Bornehag C-G, Sundell J, Weschler CJ, et al. « The association between asthma and allergic symptoms in children and phthalates in house dust: a nested case-control study ». Environ Health Perspect, 2004; 112(114):1393-1397.

Crinnion WJ. « Toxic effects of easily avoidable phthalates and parabens ». Altern Med Rev, 2010; 15(3):190-196.

Kitamura S, Jinno N, Ohta S, et al. « Thyroid hormonal activity of the flame retardants tetrabromobisphenol A and tetrachlorobisphenol A ». Biochem Biophys Res Communications, 2002; 293(1):554–559.

Soltan SSA and Shehata MMEM. « The effects of using color foods of children on immunity properties and liver, kidney on rats ». Food Nutri Sci, 2012; 3:897-904.

Vojdani A, Vojdani C. « Immune reactivity to food coloring ». Alt Ther Health Med, (In Press), 2015.

Guyton KZ, Hogan KA, Scott CS, et al. « Human health effects of tetrachloroethylene: key findings and scientific issues ». Environ Health Perspect, 2014. 122(4):325–334.

Gilbert K, Woodruff W, Blossom SJ. « Differential immunotoxicity induced by two different windows of developmental trichloroethylene exposure ». Autoimmune Dis, 2014. doi.org/10.1155/2014/982073.

Oishi S. « *Effects of propyl paraben on the male reproductive system* ». Food Chem Toxicol, 2002; 40(12):1807–1813.

Chen J, Ahn KC, Gee NA, et al. « *Antiandrogenic properties of parabens and other phenolic containing small moléculesin personal care products* ». Toxicol Applied Pharmacol, 2007; 221(3):278–284.

Prusakiewicz JJ, Harville HM, Zhang Y, et al. « *Parabens inhibit human skin estrogen sulfotransferase activity: possible link to paraben estrogenic effects* ». Toxicology, 2007; 232(3):248-256.

Darbre PD, Aljarrah A, Miller WR, et al. « *Concentrations of parabens in human breast tumours* ». J Appl Toxicol, 2004; 24(1):5-13.

Golden R, Gandy J, Volmer GA. « *A review of the endocrine activity of parabens and implications for potential risks to human health* ». Crit Rev Toxicol, 2005; 35(5):435-458.

110. Soni MG, Taylor SL, Greenberg NA, Burdock GA. « *Evaluation of the health aspects of methyl paraben: a review of the published literature* ». Food Chem Toxicol, 2002; 40(10):1335-1373.

Marie-Monique Robin, Our Daily Poison, « *From pesticides to packaging, How chemicals have contaminated the food chain and made us sick* ». The New Press, 2014, p. 380-381.

Les infections

Kivity S, Agmon-Levin N, Blank M, Shoenfeld Y. « *Infections and autoimmunity — friends or foes?* » Trends Immunol, 2009; 30(8):409-414.

Delogu LG, Deidda S, Delitala G, Manetti R. « *Infectious diseases and autoimmunity* ». J Infect Dev Ctries, 2011; 5(10):679-687.

Christen U and von Harrath MG. « *Infections and autoimmunity – good or bad?* » J Immunol, 2005; 174:7481-7486.

Katona P and Katona-Apte J. « *The interaction between nutrition and infection* ». Clin Infect Dis, 2008; 46(10):1582-1588.

Dalwadi H, Wei B, Kronenberg M, et al. « *The Crohn's disease-associated bacterial protein I2 is a novel enteric T cell superantigen* ». Immunity, 2001; 15:149-158.

Wucherpfennig KW. « *Mechanisms for the induction of autoimmunity by infectious agents* ». J Clin Invest, 2001; 108(8):1097-1104.

Frodsham AJ and Hill AVS. « *Genetics of infectious diseases* ». Human Mol Gen, 2004; 13(2):R187-R194.

Halliez MC and Buret AB. « *Extra-intestinal and long-term consequences of Giardia duodenalis infections* ». World J Gastroenterol, 2013; 19(47):8974-8985.

Darfeuille-Michaud A, Neut C, Barnich N, Lederman E, Di Martino P, Desreumaux P, et al. « *Presence of adherent Escherichia coli strains in ileal mucosa of patients with Crohn's disease* ». Gastroenterology 1998; 115:1405–13.

Moisissures, levures, champignons

Bennett JW and Klich M. « *Mycotoxins* ». Clin Microbiol Rev, 2003; 16(3):497-516.

Turner PC, Moore SE, Hall AJ, et al. « *Modification of immune function through exposure to dietary aflatoxin in Gambian children* ». Environ Health Perspect, 2003; 111(2):217–220.

Cole BC and Griffiths MM. « *Triggering and exacerbation of autoimmune arthritis by the Mycoplasma arthritidis superantigen MAM* ». Arthritis Rheum, 1993; 36:994-1002.

Pana Z-D, Farmaki E, Roilides E. « *Host genetics and opportunistic fungal infections* ». Clin Microbiol Infect, 2014; 20:1254-1264.

Candida

Gunsalus KT, Tornberg-Belanger SN, Matthan NR, et al. « *Manipulation of host diet to reduce gastrointestinal colonization by the opportunistic pathogen Candida albicans* ». mSphere, 2015; 1(1). pii: e00020-15.

Bactéries et virus

Rybicki E. « *Where did viruses come from?* ». Scientific American, 2008.

Bortman H. « *Tracking viruses back in time* ». Astrobiology Magazine, 2010.

Koonin EV, Senkevich TG, Dolja V. « *The ancient virus world and evolution of cells* ». Biol Direct, 2006; 1:29.

Oldstone MBA, Nerenberg M, Southern P, et al. « *Virus infection triggers insulin-dependent diabetes mellitus in a transgenic model: role of anti-self (virus) immune response* ». Cell, 1991; 65(2):319-331.

Munz C, Lunemann JD, Getts MT, et al. « *Antiviral immune responses: triggers of or triggered by autoimmunity?* » Nat Rev Immunol, 2009; 9:246-228.

Agmon-Levin N, Ram M, Barzilai O, et al. « *Prevalence of hepatitis C serum antibody in autoimmune diseases* ». J Autoimmunity, 2009; 32(3-4):261-266.

LES ANTI-INFLAMMATOIRES

Allison M.C., Howatson A.G., Torrance C.J., Lee F.D., Russell R.I. « Gastrointestinal damage associated with the use of nonsteroidal antiinflammatory drugs ». N. Engl. J. Med., 1992,327, 749–754.

Arvanitakis R. C., Chen G.H., Folscroft J., Green-berger N.J. « Effect of aspirin on intestinal absorption of glucose, sodium and water in man ». Gut, 1977,18, 187–190.

Bjarnason I., Williams P., So A., Zanelli G., Levi A.J., Gumpel M.J., Peters T.J., Ansel L B. « Intestinal permeability and inflammation in rheumatoid arthritis; effects of non-steroidal anti-inflammatory drugs ». Lancet, 1984,2, 1171–1174.

Bjarnason I., Williams P., Smethurt P., Peters T.J., Levi A.J. « Effect of non-steroidal anti-inflammatory drugs and prostaglandins on the permeability of the human small intestine ». Gut, 1 986, 27, 1292–1297

Bjarnason I., Zanelli G., Smith T., Prouse P., De Lacey G., M.J., Levi A.J. « Nonsteroidal antiinflammatory drug induced inflammation in humans ». Gastroenterology, 1987, 93, 4 Levi 80–489.

Bjarnason.I, Hopkinson N., Zanelli G., Prouse P., J Gumpel.M., A.J. « Treatment of non-steroidal anti-inflammatory drug induced enteropathy ». Gut, 1990,31, 777–780.

Bjarnason I., Hayllar J., Macpherson A.J., Russell A.S. « Side effects of nonsteroidal anti-inflammatory drugs on the small and large intestine in humans ». Gastroenterology, 1993,104, 1832–1847.

Jenkins A.P., Trew D.R., Crump B.J., Nukajam W.S., Foley J.A., Menzies I.S., Creamer B. « Do non-steroidal anti-inflammatory drugs increase colonic permeability? » Gut, 1991,32, 66–69.

VACCINS

Calès P. « Vaccination anti-hépatite B et risque de sclérose en plaques : études cas-témoins ». Gastroenterol Clin Biol 2001.

NW Baylor, W Egan et P Richman, « Aluminum salts in vaccines — US perspective », Vaccine, vol. 20, no Suppl 3, 2002, S18–23.

R Sears, « The Vaccine Book: Making the Right Decision for Your Child » Little, Brown, 2007, 1re éd.

Chao C, Klein NP, Velicer CM, et al. « Surveillance of autoimmune conditions following routine use of quadrivalent human papillomavirus vaccine ». J Intern Med. 2012; 271:193-203.

H Bedford et D Elliman, « Concerns about immunisation ». BMJ, vol. 320, no 7229.

Chao C, Klein NP, Velicer CM, et al. *« Surveillance of autoimmune conditions following routine use of quadrivalent human papillomavirus vaccine »*. J Intern Med. 2012; 271:193-203.

Pilule contraceptive
Margali Fox, Barbara Seaman, *« 72, Dies; Cited Risks of the Pill »*. The New York Times, Published: March 1, 2008.

Henri Joyeux, *« La pilule contraceptive : Dangers, alternatives »*. *Éditions du Rocher, 2013.*

Les inhibiteurs de la pompe à protons (IPP)
Jennifer Leonard, *« Systemic Review of the Risk of enteric Infection in Patients Taking Acid Suppression »*. American journal of Gastroenterology, 2007.

H. Shah, *« Proton Pump Inhibitor Usage and the risk of Myocardial Infarction in the general Population »*. PLOS One, june10,2015 http://journals.plos.org/plosone/article?id=10.1371/journal.pone.0124653.

Lombardo L, Foti M, Ruggia O, *« Clin Increased incidence of small intestinal bacterial overgrowth during proton pump inhibitor therapy »*. Clin GastroenterolHepatol. 2010 Jun;8(6):504-8.

Jacobs A, *« Gastric acid secretion in chronic iron-deficiency anemia »*, Lancet. 1966 Jul 23;2(7456):190-2.

Bezwoda W, *« The importance of gastric hydrochloric acid in the absorption of non heme food iron »*. J Lab Clin Med. 1978 Jul; 92(1):108-16.

Dharmarajan TS, *« Do acid-lowering agents affect vitamin B^{12} status in older adults? »*. J Am Med DirAssoc 2008 Mar :9(3) :162-7.

Russell RM, Golner BB, *« Effect of antacid and H2 receptor antagonists on the intestinal absorption of folic acid »*. J Lab Clin Med. 1988 Oct;112(4):458-63.

Symptomatic hypomagnesemia and proton pump inhibitors, *Indian J Crit Care Med. 2014 Nov;18(11):765.*

Stress
ADAMS SG JR, DAMMERS PM, SAIA TL, et al. *« Stress, depression, and anxiety predict average symptom severity and daily symptom fluctuation in systemic lupus erythematosus »*. J Behav Med 1994; 17(5) : 459-477.

ESTERLING BA, ANTONI MH, KUMAR M, et al. *« Emotional repression, stress disclosure responses, and Epstein-Barr vital capsid antigen titers »*. Psychosom Med 1990; 52 : 397-410.

FERNANDEZ A, SRIRAM TG, RAJKUMAR S, et al. « *Alexithymic characteristics in rheumatoid arthritis : a controlled study* ». Psychother Psychosom 1989 ; 51 : 45-50.

FUTTERMAN AD, KEMENY ME, SHAPIRO D, et al. « *Immunological and physiological changes associated with induced positive and negative mood* ». Psychosom Med 1994 ; 56 : 499-511
HALLIDAY JL. « *Psychological aspects of rheumatoid arthritis* ». Proc Roy Soc Med 1942 ; 35 : 455-457.

HERBERT TB, COHEN S. « *Depression and immunity : a meta-analytic review* ». Psychol Bull 1993 ; 113 : 472-486.

KATZ PP, YELIN EH. « *Prevalence and correlates of depressive symptoms among persons with rheumatoid arthritis* ». J Rheumatol 1993 ; 20 : 790-796.

PARKER JC, SMARR KL, ANGELONE EO et al. « *Psychological factors, immunologic activation and disease activity in rheumatoid arthritis* ». Arthritis Care Res 1992 ; 5 : 196-20.

RIMON R, LAAKSO RL. « *Life stress and rheumatoid arthritis : a 15-year follow-up study* ». Psychother Psychosom 1985 ; 43 : 38-43.

ROGERS MP, FOZDAR M. « *Psychoneuroimmunology of autoimmune disorders* ». Adv Neuroimmunol 1996 ; 6 : 169-177.

WILDER RL. « *Neuroendocrine-immune system interactions and autoimmunity* ». Annu Rev Immunol 1995 ; 13 : 307-338

Salleh MR. « *Life event, stress and illness* ». Malays J Med Sci, 2008; 14(4):9-18.

Segerstrom SC and Miller GE. « *Psychological stress and the human immune system: a meta-analytic study of 30 years of inquiry* ». Psychol Bull, 2004; 130(4):601-630.

Schneiderman N, Ironson G, Siegel SD. « *Stress and health: psychological, behavioral, and biological determinants* ». Annu Rev Clin Psychol, 2005; 1:607-628.

L'OXYDATION

Namazi MR. « *Cytochrome-P450 enzymes and autoimmunity: expansion of the relationship and introduction of free radicals as the link* ». Autoimmune Dis, 2009; 6:4 doi:10.1186/1740-2557-6-4.

Kurien BT, Hensley K, Bachmann M, Scofield RH. « *Oxidatively modified autoantigens in autoimmune diseases* ». Free Radic Biol Med, 2006; 41(4):549-556.

Gerling IC. « *Oxidative stress, altered-self and autoimmunity* ». Open Autoimmun J, 2009; 1: 33-36.

La méthylation

Szyf M, « *The implications of DNA methylation for toxicology: toward toxicomethylomics, the toxicology of DNA methylation* », Toxicol Sci, vol. 120, no 2, 2011, p. 235-55.

Glycation

Vlassara H (June 2005). « *Advanced glycation in health and disease: role of the modern environment* ». Annals of the New York Academy of Sciences. 1043 (1): 452–60.

McPherson JD, Shilton BH, Walton DJ (March 1988). « *Role of fructose in glycation and cross-linking of proteins* ». Biochemistry. 27 (6): 1901–7.

Soldatos, G.; Cooper ME (Dec 2006). « *Advanced glycation end products and vascular structure and function* ». Curr Hypertens Rep. 8 (6): 472–478.

Antibiotiques

McFarland LV, Ozen M, Dinleyici EC, Goh S. « *Comparison of pediatric and adult antibiotic-associated diarrhea and Clostridium difficile infections* ». World J Gastroenterol. 2016; 22: 3078-3104.

Spiller R, Campbell E. « *Post-infectious irritable bowel syndrome* » [archive] Curr Opin Gastroenterol. 2006;22:13-7.

Laurent Beaugerie, « *La diarrhée médicamenteuse* », Publication du Service de Gastroentérologie et Nutrition Hôpital Saint-Antoine, 2011.

Sabuncu E, David J, Bernède-Bauduin C, Pépin S, Leroy M, Boëlle PY, Watier L, Guillemot D (June 2009). Klugman KP, ed. « *Significant reduction of antibiotic use in the community after a nationwide campaign in France, 2002-2007* ». PLoS Medicine. 6 (6): e1000084. Doi:10.1371.

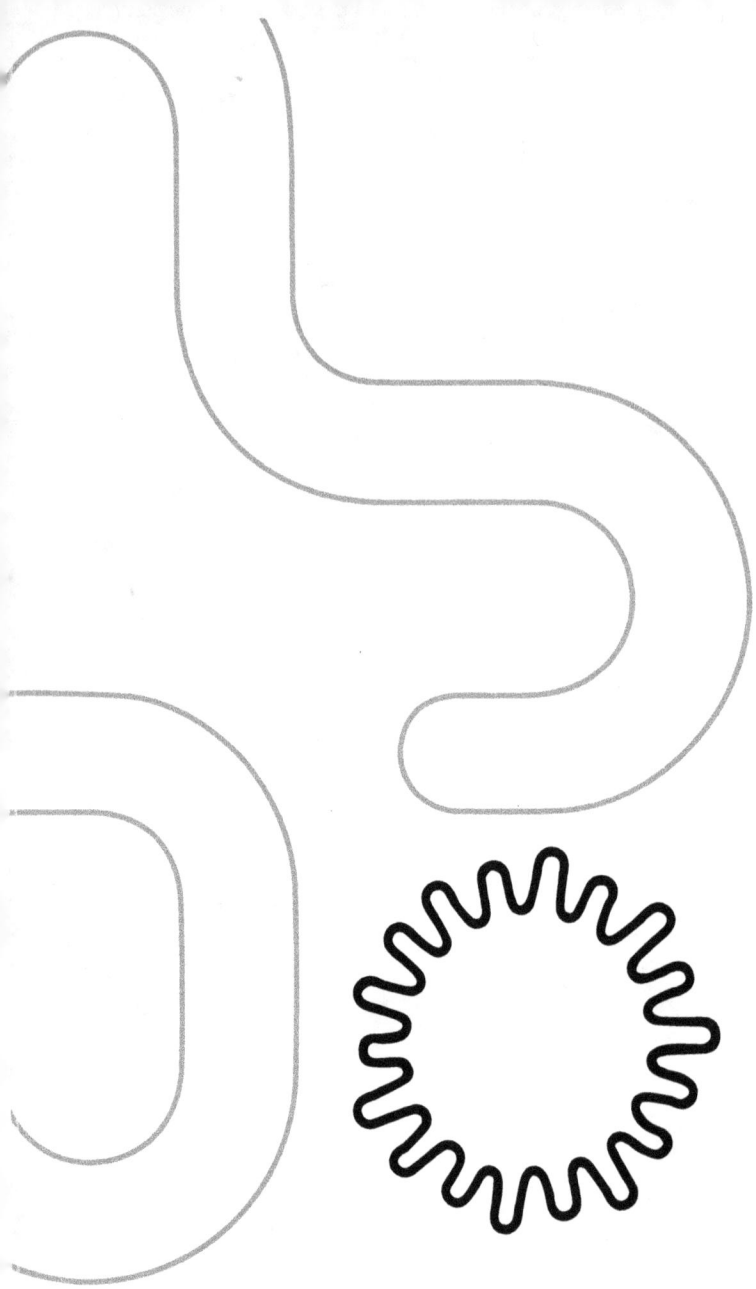

CHAPITRE 3
LA SUSCEPTIBILITÉ GÉNÉTIQUE

On parle de facteurs génétiques et non de gènes, car nous avons tous le même nombre de gènes, placés de la même façon sur notre ADN. Chacun de ces gènes peut prendre plusieurs formes, ce qui nous rend unique (par exemple 1 gène « *couleur des yeux* » dont il existe plusieurs formes ou allèles : bleu, vert, marron, ; il en va de même pour beaucoup d'autres gènes, sachant que nous en avons environ 25 000 !). On sait qu'il existe des gènes qui prédisposent à différentes maladies auto-immunes ; le plus connu est HLA mais il y a aussi PTPN22 qui joue un rôle dans la polyarthrite rhumatoïde, le lupus, le vitiligo, le diabète de type 1… Il y a également un autre gène nommé IRF5 qui joue un rôle dans le lupus, la polyarthrite rhumatoïde et qui, plus récemment, a montré qu'il jouait aussi un rôle dans le syndrome de Gougerot-Sjögren. Tous ces gènes ne sont donc pas spécifiques d'une maladie mais favorisent un état d'auto-immunité.

Il est probable que vous ayez un ou plusieurs membres de votre famille qui présente des symptômes liés à l'auto-immunité, à différents niveaux ou même déjà diagnostiqué en tant que maladie auto-immune. Pris indépendamment, le poids de chacun de ces gènes est très modeste dans le développement de la maladie : on estime que le risque conféré par un variant est de une fois et demi à deux fois plus important que le risque retrouvé dans la population générale, c'est donc vraiment très faible. Il est faible en tant que tel, mais associé à un environnement toxique, les gènes incriminés vont être activés et favoriser l'apparition de la maladie. A l'inverse, un environnement sain peut désactiver (on dit réprimer) certains gènes favorisant l'auto immunité.

Par contre votre susceptibilité génétique peut vous conduire à votre maillon faible, c'est-à-dire au point de rupture de la chaine. Le fait d'avoir une prédisposition génétique fait que vous êtes vulnérable et que vous pourriez développer des anticorps contre l'organe qui est ciblé par la prédisposition. Nos gènes peuvent nous prédisposer à l'auto-immunité et à la localisation du maillon faible. Il existe, par exemple, des cas de patients qui ont les gènes pour la maladie cœliaque ou la sensibilité au gluten et qui n'aurons jamais de symptômes liés à ces maladies. D'autres, avec les mêmes gènes vont présenter des symptômes dès la première année de vie. La seule façon de le savoir est de se soumettre à des tests génétiques qui montreront le gène responsable. Précisons qu'il s'agit de tests dit de « *polymorphisme génétique* » dans lequel un gène porte une variante qui existe dans plus de 1% de la population et qui a prouvé avoir été la cause de certains groupes de maladies.

Le saviez-vous ?

Des scientifiques ont établi une relation inattendue entre différentes maladies auto-immunes : le psoriasis, la polyarthrite rhumatoïde et le lupus érythémateux systémique.

Ces trois affections semblent en effet toutes liées à des gènes contrôlés par une même protéine, Runx-1, connue pour sa participation dans la maturation des cellules immunitaires au niveau du thymus. La mise au jour de ce point commun s'est faite en trois temps. Il y a un an, une équipe de l'Université d'Uppsala en Suède rapporte que de nombreux patients atteints de lupus systémique présentent un site de liaison de Runx-1 au chromosome 2 altéré.

Puis des généticiens de l'Ecole de Médecine de l'Université de Washington à Saint Louis mettent en évidence une signature génétique du psoriasis incluant une modification du site de liaison de Runx-1 au chromosome 17 tandis que, parallèlement, des chercheurs japonais identifient le même type de changement chez des patients atteints de polyarthrite rhumatoïde. Bien que n'ayant pas d'application directe, cette découverte pourrait aider les biologistes à développer de nouveaux traitements.

Sources :
- Aune TM, Maas K, Moore JH, Olsen NJ. « Gene expression profiles in human autoimmune disease ». Curr Pharm Des, 2003; 9(23):1905-1917.

UN EXEMPLE :
LA GÉNÉTIQUE DE LA POLYARTHRITE RHUMATOÏDE(PR)

La polyarthrite rhumatoïde est une maladie auto-immune systémique, c'est-à-dire qui peut toucher plusieurs organes. Généralement, seules les articulations sont touchées, mais on peut constater d'autres atteintes, notamment au niveau des poumons, du cœur ou des muscles. Comme d'autres maladies auto-immunes, la polyarthrite rhumatoïde est une maladie multi-factorielle, dont l'origine est en partie génétique (on estime cette part à 30 %) et en partie due à des facteurs d'environnement.

On a démontré l'existence des facteurs génétiques en observant des familles où plusieurs membres sont atteints de polyarthrite rhumatoïde ; en effet, la prévalence de la PR (nombre de cas dans une population, à un instant donné) chez les apparentés du premier degré d'une personne atteinte varie entre 2 et 12 %, alors qu'il est de 0,2 % à 1 % dans la population générale. Chez les vrais jumeaux, les deux sont atteints dans 12 à 30 % des cas, ce qui montre bien que nos gènes ont certainement un rôle à jouer dans le développement de cette maladie, mais que ce rôle est toutefois mineur.

À ce jour, nous connaissons quelques-uns de ces variants génétiques, que l'on retrouve plus fréquemment (mais pas obligatoirement) chez les personnes atteintes de PR ; on les retrouve également chez des personnes non atteintes, ce qui indique qu'ils ne sont pas les seuls responsables du déclenchement de la PR :

1 - Le gène HLA : les variants HLA DR1 ou DR4 sont associés à la PR avec un risque variable. On les retrouve chez 75 % des personnes atteintes de PR mais aussi chez 40 % de la population générale. Ces allèles ne sont donc ni nécessaires ni suffisants au développement de la polyarthrite rhumatoïde et on pense plutôt que c'est l'association de plusieurs facteurs génétiques qui confère cette prédisposition à développer la maladie.

2 - Le gène PTPN22 : un variant est associé à la PR, mais également au diabète de type 1 et au lupus. Ce variant semble favoriser l'apparition d'auto-anticorps dirigés contre des éléments de l'organisme. On retrouve ce variant chez 30 % des personnes atteintes de PR avec facteur rhumatoïde et chez environ 20 % de la population générale.

En Résumé

La plupart des maladies systémiques relèvent d'une susceptibilité génétique dite complexe ou multifactorielle. Les maladies complexes résultent de la combinaison de différents allèles de susceptibilité, qui après interaction entre eux dans un environnement spécifique, conduisent à l'émergence du phénotype « *maladie* ». La notion d'allèle de susceptibilité traduit l'existence d'un variant génétique (ou polymorphisme) augmentant le risque de développer la maladie. Les facteurs génétiques qui interviennent dans l'apparition ou dans l'expression d'une maladie auto-immune sont nombreux et l'importance pour cette maladie d'un variant génétique donné est faible.

Les maladies auto-immunes possèdent un fond génétique commun. Un même variant génétique peut intervenir dans la susceptibilité génétique ou l'expression phénotypique de plusieurs maladies autoimmunes.

Les variants génétiques associés aux maladies auto-immunes interviennent dans différentes étapes de la réponse immunitaire, la signalisation intra-cellulaire, les voies de la co-stimulation, l'expression des facteurs de transcription. Mais leur rôle et leur importance dans la pathogénie des maladies autoimmunes restent mal connus.

La pathogénie des maladies auto-inflammatoires fait intervenir les mécanismes de l'immunité innée, en particulier un dysfonctionnement de l'inflammasome, complexe protéique qui permet l'activation des cytokines pro-inflammatoires.

SOURCES ET RÉFÉRENCES

Aune TM, Maas K, Moore JH, Olsen NJ. « *Gene expression profiles in human autoimmune disease* ». Curr Pharm Des, 2003; 9(23):1905-1917.

Vyse TJ, Todd JA. Genetic analysis of autoimmune disease. Cell 1996;85(3):311-8.

Seldin MF, Amos CI, Ward R, Gregersen PK. The genetics revolution and the assault on rheumatoid arthritis. Arthritis Rheum 1999;42(6):1071-9.

Criswell LA, Pfeiffer KA, Lum RF, Gonzales B, Novitzke J, Kern M, et al. Analysis of families in the multiple autoimmune disease genetics consortium (MADGC) collection: the PTPN22 620W allele associates with multiple autoimmune phenotypes. Am J Hum Genet 2005;76(4):561-71.

Thomas DJ, Young A, Gorsuch AN, Bottazzo GF, Cudworth AG. Evidence for an association between rheumatoid arthritis and autoimmune endocrine disease. Ann Rheum Dis 1983;42(3):297-300.

Grennan DM, Sanders PA, Thomson W, Dyer PA. Rheumatoid arthritis: inheritance and association with other autoimmune diseases. Dis Markers 1986;4(1-2):157-62.

Torfs CP, King MC, Huey B, Malmgren J, Grumet FC. Genetic interrelationship between insulindependent diabetes mellitus, the autoimmune thyroid diseases, and rheumatoid arthritis. Am J Hum Genet 1986;38(2):170-87.

Walker DJ, Griffiths M, Griffiths ID. Occurrence of autoimmune diseases and autoantibodies in multicase rheumatoid arthritis families. Ann Rheum Dis 1986;45(4):323-6.

Taneja V, Singh RR, Malaviya AN, Anand C, Mehra NK. Occurrence of autoimmune diseases and relationship of autoantibody expression with HLA phenotypes in multicase rheumatoid arthritis families. Scand J Rheumatol 1993;22(4):152-7.

Lin JP, Cash JM, Doyle SZ, Peden S, Kanik K, Amos CI, et al. Familial clustering of rheumatoid arthritis with other autoimmune diseases. Hum Genet 1998;103(4):475-82

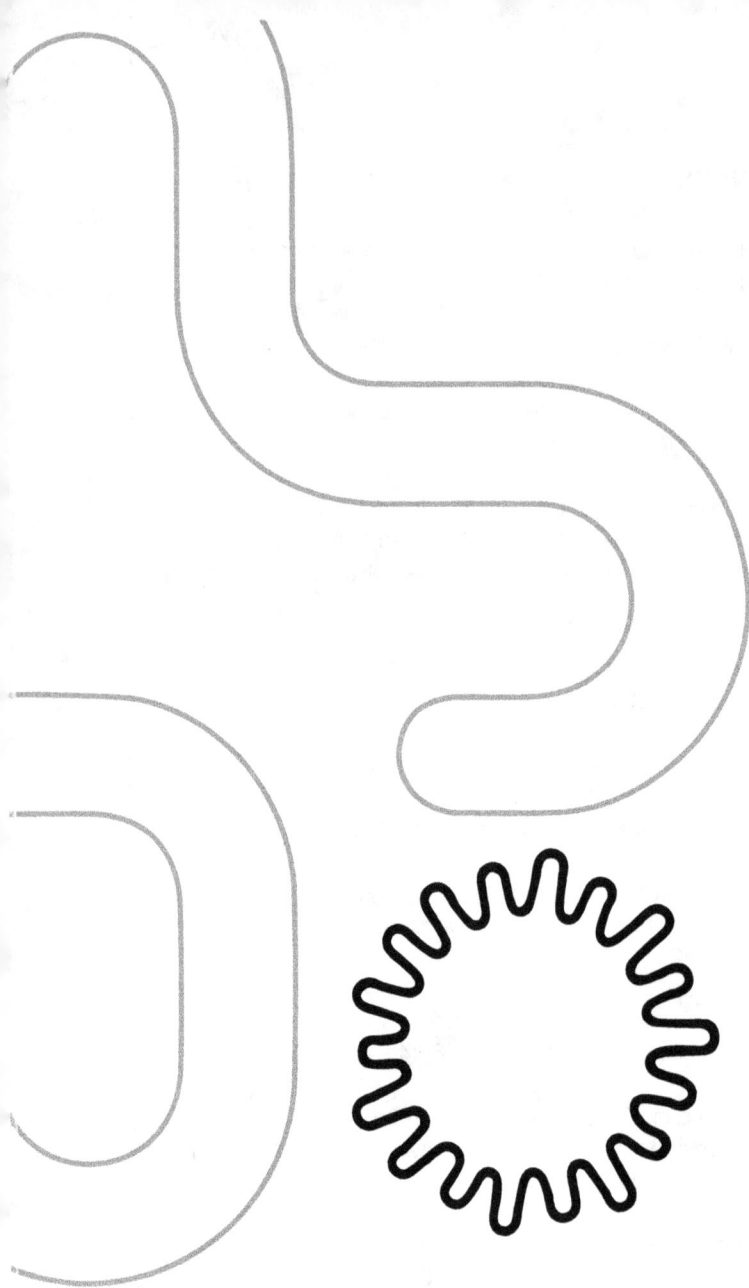

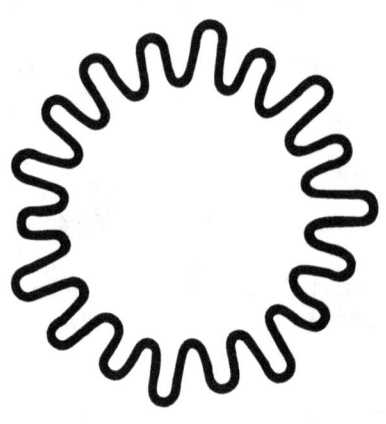

CHAPITRE 4
L'HYPERPERMÉABILITÉ INTESTINALE

Alessio Fasano (Harvard) a bien résumé l'importance de l'intégrité de notre intestin : « Un *état de santé ou un état de maladie est un équilibre entre ce que nous sommes, c'est-à-dire le fruit de notre matériel génétique et les conditions d'environnement qui nous entourent. Et notre intestin est le point de rencontre de ces deux éléments* ».

Notre intestin a deux missions d'égale importance : la première est de laisser passer les nutriments qui ont été préalablement digérés pour qu'ils puissent contribuer à la santé et à l'homéostasie de notre organisme ; la deuxième est de filtrer les toxines, les irritants ou toute substance indésirable qui pourrait une fois dans la circulation sanguine causer des dégâts à nos systèmes. Lorsque l'étanchéité n'est pas respectée on parle d'hyperperméabilité intestinale (Leaky Gut syndrome en anglais).

Les nutriments protéinés qui constituent les plus grosses molécules sont progressivement « *découpés* » en plus petites molécules et ce travail commence déjà dans la bouche avec les sucs salivaires, puis se continue dans l'estomac avec les sucs gastriques, dans le duodénum avec les sucs pancréatiques et biliaires pour enfin arriver dans la partie presque terminale de l'intestin grêle sous forme d'acides aminés simples les seuls autorisés à traverser la cellule épithéliale et se retrouver dans le sang. Auparavant les cellules du système immunitaire présentes dans l'intestin vont scanner ces acides aminés et décider si elles ont reçu un visa d'entrée. Il faut savoir que les aliments devraient être considérés comme des éléments etranger à notre organisme, néanmoins ils bénéficient d'une sorte de « *tolérance* » dans la mesure où ils sont indispensables au bon fonctionnement de notre corps, mais cette tolérance est très règlementée. Le système immunitaire a donc trois choix devant une molécule : il l'accepte, il la rejette et elle est éliminée avec les selles ou elle est détruite sur place. Les choses se gâtent lorsque les déclencheurs dont nous avons parlé interviennent ;ils vont entrainer un état inflammatoire local qui va avoir de conséquences graves :

les jonctions serrées qui étaient presque étanches ne le sont plus, elles vont laisser passer des molécules beaucoup plus larges que les simples acides aminés comme des débris alimentaires partiellement digérés fait de peptides (groupe d'acides aminés) comme le gluten ,ou d'autres toxines ou d'autres macromolécules qui leurs ressemblent. Lorsque ces molécules arrivent dans la circulation sanguine elles sont immédiatement repérées par le système immunitaire qui va lancer des attaques en fabriquant des anticorps spécifiques à ces étranges molécules. Petit à petit les anticorps se multiplient en fonction des entrées et le sang devient une véritable rivière toxique, les débris s'accumulent et il faut trouver d'urgence des dépôts, une pathologie d'encrassage s'installe. Le système immunitaire s'affole, il est souvent débordé et il va commettre certaines erreurs : les macromolécules qui sont entrées illégalement ressemblent, à s'y méprendre, a certaines molécules qui sont des constituants des cellules de nos propres tissus, et il va fabriquer des anticorps contre nos propres organes. On appelle ce phénomène « *mimétisme moléculaire* » et il est à l'origine de l'auto immunité et des maladies auto-immunes.

Mais il y a un autre phénomène qui aggrave encore le problème : si l'on consomme régulièrement des aliments que l'on ne peut digérer complètement comme le gluten on crée un phénomène inflammatoire au niveau de l'intestin, ce qui va encourager la prolifération des mauvaises bactéries au dépend des bonnes ainsi que certaines levures. On va alors créer un profond déséquilibre entre les familles bactériennes qu'on appelle « *dysbiose* ». Ces modifications bactériennes vont entrainer une fermentation des aliments qui vont stagner dans l'intestin et vont créer des gaz et des ballonnements. Pire ces nouvelles bactéries sont considérées par le système immunitaire comme des envahisseurs créant une nouvelle réponse inflammatoire, ce qui va encore aggraver l'hyperperméabilité intestinale et une réponse immunitaire supplémentaire dans le flux sanguin.

Aussi longtemps que l'hyperperméabilité persiste, les symptômes et l'inflammation persisteront : céphalées, petite fièvre, fatigue, troubles digestifs ; vous devenez plus sensible aux allergies saisonnières, aux éruptions et malheureusement aux maladies auto-immunes dont la localisation dépend de votre susceptibilité génétique (votre maillon faible).

En 2015, dans une étude publiée dans le journal Nutrients les chercheurs ont démontré que tout être humain développait une hyperperméabilité de l'intestin grêle qu'il soit ou non exposé au gluten. Le gluten va déclencher une ouverture des jonctions serrées (Leaky Gut) pendant au moins cinq heures après l'ingestion. La plupart du temps tout redevient normal et l'incident est clos, sauf pour les patients atteints de maladie cœliaque ou d'hypersensibilité au gluten ou dans ces situations les dégâts peuvent durer plus longtemps. Néanmoins compte tenu que l'épithélium intestinal se renouvelle tous les sept jours les dégâts ne seront pas trop longs à cicatriser. En résumé si on mange des toasts au petit déjeuner nos jonctions serrées s'ouvrent pendant 5 heures, puis un sandwich à midi : idem, puis des pâtes au diner : on ouvre l'espace mais on cicatrise et ainsi de suite pendant des années… jusqu'au jour où votre intestin ne cicatrise plus et là : bonjour les dégâts ! Ceci peut arriver à l'âge de deux ans, ou de vingt-deux ans… ou de soixante-deux ans ! Que s'est-il passé ? Les chercheurs appellent ce moment une « *perte de la tolérance orale* », notre organisme ne peut gérer ce flot de toxines venant de toute part. On va développer maintenant une hyperperméabilité pathologique qui va faire le lit des maladies auto-immunes.

Mais ce n'est pas tout, pendant les heures « *d'ouverture* » des jonctions serrées, d'autres molécules vont en profiter pour s'engouffrer et entrainer la fabrication d'auto-anticorps. C'est le cas de toxines très puissantes qu'on appelle LPS ou lipopolysaccharides.

LE RÔLE DES LIPOPOLYSACCHARIDES (LPS)

Les LPS sont des molécules composées de graisses (lipides) et de sucres (polysaccharides). Cette molécule est le constituant principal de la membrane cellulaire de certaines bactéries, elle pour rôle de préserver la bactérie de la digestion. Ces bactéries protégées par les LPS sont appelé « *Bactéries Gram Négatif* » et sont très abondantes dans l'intestin ou elles représentent 60% du microbiote. On sait que cette molécule, classée « *endotoxine* » (toxine venant de l'intérieur de la bactérie) peut être toxique si elle rentre dans la circulation sanguine. Il est normal que les LPS soient présentes dans l'intestin car elles sont libérées lors de l'élimination des bactéries. Heureusement ce sont des molécules trop grosses pour passer au travers des jonctions serrées saines, mais si celles-ci sont perturbées, alors les LPS passent dans le sang et de gros ennuis vont commencer ! Les LPS une fois dans le sang déclenchent une inflammation sévère et entrainent des dommages multiples. Il y a, par exemple, trois fois plus de LPS dans le sang des patients atteints de la maladie d'Alzheimer que dans celui des patients sains. On constate les mêmes résultats dans la maladie de Parkinson et les patients atteint de Sclérose Latérale Amyotrophique (SLA). Si les LPS se déposent dans les articulations, ils vont provoquer une inflammation sévère de type polyarthrite rhumatoïde. Secrétées en petite quantités les LPS entrainent (entre autres) de la fièvre, une moindre résistance aux infections bactériennes, une leucopénie (diminution des globules blancs). Si les quantités augmentent la cascade inflammatoire se développe pouvant entrainer la mort.

Si vous consommez des graisses en grande quantités, surtout à base d'huile de palme ou de maïs, ces graisses vont jouer le rôle de transporteur actif des LPS en passant directement dans la cellule intestinale, qu'il y ait ou non une anomalie des jonctions serrées. Cette endotoxemie métabolique induite par un régime gras (Lipid raft transcytosis)* est un facteur causal suffisant pour déclencher l'inflammation, l'insulino-résistance, la prise de poids et finalement diabète et obésité. On peut minimiser cette action en choisissant de bonnes graisses dans notre alimentation.

LA DYSBIOSE

Le microbiome forme un tout, équilibré qui est destiné à protéger notre santé, et tout déséquilibre va entrainer un dysfonctionnement générateur de problèmes de santé sérieux .Lorsque nos intestins contiennent des proportions équilibrées de bonnes et mauvaises bactéries on parle de symbiose ; si ces proportions ne sont pas respectées on parle alors de dysbiose .Cette dysbiose peut être le résultat d'un déficit en bonnes bactéries ,ou d'une prolifération de mauvaises bactéries ,de levures ou moisissures. L'équilibre de ce microbiome est largement influencé par notre empreinte génétique, par notre environnement et par nos choix alimentaires. D'autre part on sait maintenant qu'il y a une relation très étroite entre le système immunitaire et le microbiome qui échangent de façon permanente des signaux. Les bactéries de notre intestin apprennent très tôt à notre système immunitaire comment reconnaitre le « *soi* » du « *non soi* » et lui indique souvent quel envahisseur il doit neutraliser.

---

* Kai Simons and Robert Ehehalt, » Cholesterol, lipid rafts, and disease", J Clin Invest. 2002 Sep 1; 110(5): 597–603. doi: 10.1172/JCI16390.

La composition du microbiome va donc influencer le système immunitaire dans le bon ou le mauvais sens. Un microbiome déséquilibré va aussi créer un environnement inflammatoire dans l'intestin en aggravant l'hyperperméabilité de l'intestin grêle. Les gènes de nos bactéries influencent

L'acide butyrique

Comme nous l'avons appris, les cellules épithéliales de notre intestin se renouvellent tous les sept jours et elles le font grâce à un carburant très spécifique : l'acide butyrique. Cet acide est un sous-produit de la digestion qui implique d'une part les bonnes bactéries et d'autre part les fibres végétales qui les nourrissent. En conséquence si nous n'avons pas le bon microbiome ou si nous ne consommons pas assez de fibres végétales nos cellules intestinales seront fragilisées. L'acide butyrique est indispensable non seulement à la « solidité » du mur épithélial, mais aussi à l'envoi de signaux permettant au système immunitaire de se calmer et aussi de calmer l'inflammation. C'est une des raisons pour laquelle il est très important de consommer régulièrement des fibres.

Sources :

- Donohoe, Dallas R.; Garge, Nikhil; Zhang, Xinxin; Sun, Wei; O'Connell, Thomas M.; Bunger, Maureen K.; Bultman, Scott J. (4 May 2011). « The Microbiome and Butyrate Regulate Energy Metabolism and Autophagy in the Mammalian Colon ». Cell Metabolism. 13 (5): 517–526.

- Yonezawa H, Osaki T, Hanawa T, Kurata S, Zaman C, Woo TD, Takahashi M, Matsubara S, Kawakami H, Ochiai K, Kamiya S (2012). « Destructive effects of butyrate on the cell envelope of Helicobacter pylori ». J. Med. Microbiol. 61 (Pt 4): 582–9.

notre expression génétique. La disponibilité de certaines souches de bactéries est un des critères retenus lorsqu'une personne veut perdre du La fréquence des maladies auto-immunes est beaucoup plus élevée dans notre monde occidental que dans d'autres pays comme l'Afrique. En 2010 des chercheurs italiens ont comparé des échantillons fécaux d'enfants d'une tribu africaine avec ceux des enfants européens et ils ont trouvé des différences très significatives. Les enfants africains mangeaient comme leurs ancêtres et les maladies auto-immunes étaient quasiment inexistantes, la différence se trouve dans le microbiome. Les enfants africains avaient un taux très élevé de bonnes bactéries (les bactéroïdes) et un niveau limité de mauvaises bactéries (les firmicutes), alors que les enfants européens avaient l'inverse. Les chercheurs ont conclu à l'hypothèse que les enfants africains consomment des fibres végétales très protectrices.

Comment reconnaitre une dysbiose ?

Il existe différents tests biologiques qui analysent qualitativement votre microbiote intestinal. Il y a aussi quelques signes cliniques qui pourraient survenir et qui peuvent orienter le diagnostic :

Une sensation de plénitude après avoir mangé ; des ballonnements, des flatulences anormalement fréquentes et odorantes ; des infections intestinales chroniques à répétition, une irritation vaginale inhabituelle ; une fatigue constante ; des selles graisseuses ; des alternances d'indigestion, de constipation ou de diarrhées ; une acné persistante surtout chez les adolescents, des démangeaisons anales ; des ongles cassants. La liste n'est pas exhaustive mais elle peut vous aider à prendre conscience du problème et agir en conséquence.

Dysbiose et antibiotiques

Très curieusement l'épidémie de maladies auto-immunes coïncide avec l'introduction des antibiotiques. Ces médicaments détruisent toutes les bactéries, les bonnes et les mauvaises. Le problème c'est que les mauvaises bactéries deviennent résistantes aux antibiotiques et commencent à prospérer au détriment des bonnes bactéries, créant un déséquilibre du microbiote ce qui va aggraver l'inflammation. Dans une méta-analyse portant sur 4373 articles scientifiques les chercheurs ont conclu que les patients à qui on a prescrit un antibiotique pour une infection urinaire ou respiratoire développait systématiquement une résistance a cet antibiotique et cet effet pouvait persister jusqu' à 12 mois. L'utilisation exagérée des antibiotiques a aussi un inconvénient majeur, elle stimule la production de biofilms, une sorte de polymères (du plastique) que les bactéries produisent pour se protéger contre l'action des bactéries.

le SIBO (Small Intestinal Bacterial Overgrowth)
Prolifération bactérienne exagérée
dans l'intestin grêle

La prolifération bactérienne intestinale, communément appelée SIBO, est une infection intestinale qui se manifeste à travers la croissance excessive et anormale de bactéries au sein de l'intestin grêle (petit intestin). Le SIBO est causé par la présence de bactéries qui devraient être localisées au niveau du gros intestin et qui se retrouvent dans l'intestin grêle. Ce dysfonctionnement cause alors un dérèglement dans la digestion des aliments et dans l'absorption des nutriments par l'intestin grêle. Le SIBO notamment se manifeste à travers ces symptômes : diarrhée ; douleurs abdominales ; ballonnements ; constipation ; gaz. L'intolérance à certains aliments et nutriments, tels que le lactose, le gluten, le fructose ou la caféine ; la fatigue constante ; des carences en vitamines et minéraux, mais plus spécifiquement la vitamine B^{12}. Ces symptômes ne sont pas exhaustifs et il y a des patients qui peuvent en ressentir d'autres. Plusieurs études soulignent que les malades touchés par le syndrome de l'intestin irritable (SII) ont tendance à être affectés par le SIBO.

Sources :

- Andrew C. Dukowicz, MD, Brian E. Lacy, PhD, MD, corresponding author and Gary M. Levine, MD, « Small Intestinal Bacterial Overgrowth, A Comprehensive Review ». Gastroenterol Hepatol (N Y). 2007 Feb; 3(2): 112–122.

- Teo M, Chung S, Chitti L, Tran C, Kritas S, Butler R, Cummins A; Chung; Chitti; Tran; Kritas; Butler; Cummins (2004). « Small bowel bacterial overgrowth is a common cause of chronic diarrhea ». J Gastroenterol Hepatol. 19 (8): 904–9.

- Lin, HC. (Aug 2004). « Small intestinal bacterial overgrowth: a framework for understanding irritable bowel syndrome ». JAMA. 292 (7): 852–8.

Dysbioses et stress

Les mécanismes du stress ont été décrits par Hans Selye, qui a mis en évidence la notion capitale du choix urgent entre faire face ou se sauver (fight or fly) devant une situation de stress. Ces deux choix sont sous le contrôle du système nerveux autonome qui possède deux branches, la branche sympathique celle qui libère l'adrénaline, et la branche parasympathique, celle qui libère le cortisol. Lorsque nous sommes sous le contrôle du système sympathique nous sommes baignés d'adrénaline (sécrétées par les glandes surrénales) et cela se traduit, entre autres, par une réduction du flux sanguin au niveau de la peau.

Notre vie moderne est un concentré de stress sous le contrôle quasi permanent de l'adrénaline. En 1955, Hans Selye publie un article dans Sciences qui explique pourquoi les arthrites, les maladies cardio-vasculaires et les accidents vasculaires cérébrales sont sous l'influence du stress adrenalien. Il était donc bien entendu, jusqu'à récemment, que le stress était sous le contrôle du système nerveux végétatif. Il y a cinq ans de nouvelles recherches démontraient que le stress était en grande partie sous le contrôle du microbiome qu'ils décrivent comme l'axe « *microbiote-intestin- cerveau* ». Le microbiote envoie des messages permanents au cerveau qui informent l'hypothalamus et comment répondre au stress perçu. Si notre microbiote est déséquilibré il ne peut plus faire son travail « *d'apaisement* », l'anxiété s'installe. En fait la réponse sera en moyenne 2.8 fois plus sévère si le microbiote est malmené. En outre les hormones du stress vont affaiblir la paroi intestinale, puis l'endommager entrainant une hyperperméabilité de l'intestin grêle.

SOURCES ET RÉFÉRENCES

Fasano A. « *Leaky Gut and Autoimmune Diseases* ». Clinic Rev Allerg Immunol, 2011; DOI 10.1007/s12016-011-8291-x

Spiller R, Aziz Q, Creed F et al. « *Guidelines for the management of Irritable Bowel Syndrome* » [archive] Gut, mai 2007;

Seksik P. « *Gut microbiota and IBD* ». Gastroenterol Clin Biol 2010; 34(Suppl.1):S44–51.

E. Louis, P. Marteau, « *Maladies inflammatoires chroniques de l'intestin* ». Doin, 2009, p. 107.

Parlesak A, Schäfer C, Schütz T, Bode JC, Bode C (2000). « *Increased intestinal permeability to macromoléculesand endotoxemia in patients with chronic alcohol abuse in different stages of alcohol-induced liver disease* ». J. Hepatol. 32 (5): 742–7.

Claire E. Williams, Elizabeth A. Williams & Bernard M. Corfe, « *Vitamin D status in irritable bowel syndrome and the impact of supplementation on symptoms: what do we know and what do we need to know? [archive]* » European Journal of Clinical Nutrition (2018) doi:10.1038/s41430-017-0064-z.

Kano M, Fukudo S, Kanazawa M, Endo Y, Narita H, Tamura D, Hongo M, « *Changes in intestinal motility, visceral sensitivity and minor mucosal inflammation after fasting therapy in a patient with irritable bowel syndrome [archive],* » Journal of Gastroenterology and Hepatology, 2006;21:1078–1079.

Kanazawa M1 et Fukudo S, « *Effects of fasting therapy on irritable bowel syndrome [archive]* », Int J Behav Med, 2006;13:214-20. Par.

Moayyedi P, Quigley EM, Lacy E et al. « *The effect of fiber supplementation on irritable bowel syndrome: a systematic review and meta-analysis,* « Am J Gastroenterol, 2014;109:1367-74. Halland M, Saito YA, « *Irritable bowel syndrome: new and emerging treatments [archive],* » BMJ, 2015; 350:h1622.

De Roest RH, Dobbs BR, Chapman BA et al. « *The low FODMAP diet improves gastrointestinal symptoms in patients with irritable bowel syndrome: a prospective study [archive],* » Int J Clin Pract, 2013;67:895-903.

Hungin AP, Mulligan C, Pot B et al. « *Systematic review: probiotics in the management of lower gastrointestinal symptoms in clinical practice — an evidence-based international guide [archive],* « Aliment Pharmacol Ther, 2013;38:864-8.

Johannesson E, Simren M, Strid H et al. « *Physical activity improves symptoms in irritable bowel syndrome: a randomized controlled trial [archive]* », Am J Gastroenterol, 2011;106:915-22.

Khanna R, MacDonald JK, Levesque BG, « *Peppermint oil for the treatment of irritable bowel syndrome: a systematic review and meta-analysis [archive]*, « J Clin Gastroenterol, 2014;48:505-12.

Nicholas W. Read (Ed.) Irritable bowel syndrome Londres, « *Grune Stratton, 1985,* (OCLC 11748516), p. 173-197.

Kau AL, Ahern PP, Griffin NW, Goodman AL, Gordon JI (June 2011). « *Human nutrition, the gut microbiome and the immune system* ». Nature. 474.

Lipopolysaccharides

Rietschel ET, Kirikae T, Schade FU, Mamat U, Schmidt G, Loppnow H, Ulmer AJ, Zähringer U, Seydel U, Di Padova F (1994). « *Bacterial endotoxin: molecular relationships of structure to activity and function* ». FASEB J. 8 (2): 217–25.

Zhang G, Meredith TC, Kahne D (2013). « *On the essentiality of lipopolysaccharide to Gram-negative bacteria* ». Curr. Opin. Microbiol. 16 (6): 779–785.

Raetz CR, Whitfield C (2002). « *Lipopolysaccharide endotoxins* ». Annu. Rev. Biochem. 71: 635–700.

Moran AP, Prendergast MM, Appelmelk BJ (1996). « *Molecular mimicry of host structures by bacterial lipopolysaccharides and its contribution to disease* ». FEMS Immunol. Med. Microbiol. 16 (2): 105–15.

Ruiz N, Kahne D, Silhavy TJ (2009). « *Transport of lipopolysaccharide across the cell envelope: the long road of discovery* ». Nat. Rev. Microbiol. 7 (9): 677–83.

Dysbiose

Tamboli CP, Neut C, Desreumaux P, Colombel JF (January 2004). « *Dysbiosis in inflammatory bowel disease* ». Gut. 53 (1): 1–4. doi:10.1136/gut.53.1.1.

Xuan C, Shamonki JM, Chung A, Dinome ML, Chung M, Sieling PA, Lee DJ (2014-01-08). « *Microbial dysbiosis is associated with human breast cancer* ». PLOS One. 9 (1): e83744. doi:10.1371/journal.pone.0083744.

Hawrelak JA, Myers SP (June 2004). « *The causes of intestinal dysbiosis: a review* » (PDF). Alternative Medicine Review. 9 (2): 180–97. PMID 1525367.

Chan YK, Estaki M, Gibson DL (2013). *« Clinical consequences of diet-induced dysbiosis».* Annals of Nutrition & Metabolism. 63 Suppl 2 (suppl2): 28–40.

Carding S, Verbeke K, Vipond DT, Corfe BM, Owen LJ (2015-02-02). *« Dysbiosis of the gut microbiota in disease ».* Microbial Ecology in Health and Disease. 26: 26191. doi:10.3402/mehd.v26.26191.

Sheflin AM, Whitney AK, Weir TL (October 2014). *« Cancer-promoting effects of microbial dysbiosis ».* Current Oncology Reports. 16 (10): 406.

Surawicz CM, McFarland LV, Elmer G, Chinn J (October 1989). *« Treatment of recurrent Clostridium difficile colitis with vancomycin and Saccharomyces boulardii ».* The American Journal of Gastroenterology. 84 (10): 1285–7.

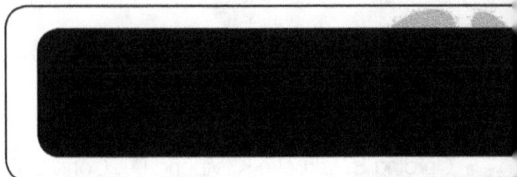

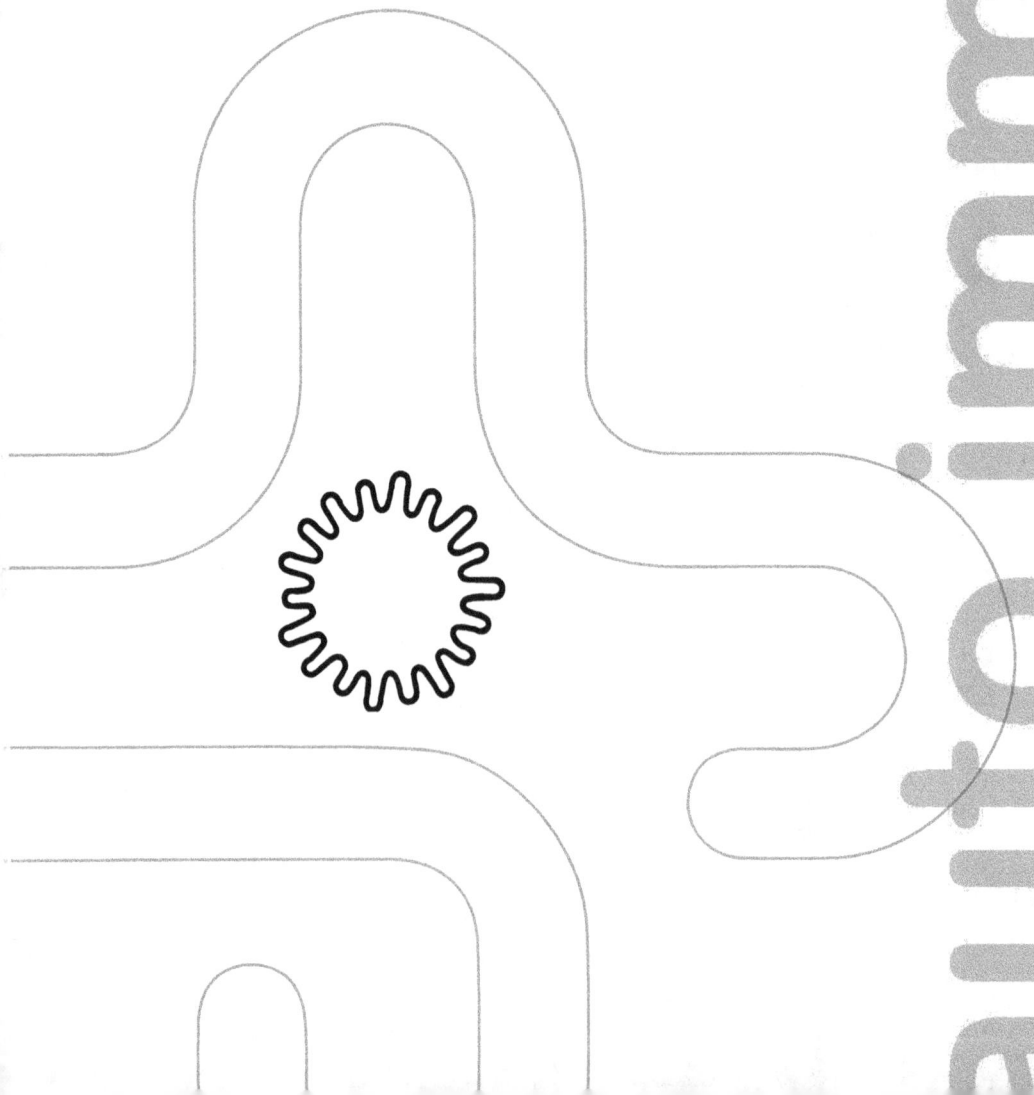

LA CASCADE DÉGÉNÉRATIVE

Tous les acteurs sont en place pour déclencher ce génocide immunitaire. La cellule qui doit conserver à tout prix son homéostasie et qui se fait attaquer de toutes parts ; les gènes qui, s'ils ne sont pas réprimés vont aggraver le génocide ; notre système immunitaire qui était censé nous protéger et qui nous détruit ; et enfin notre microbiote, gravement atteint qui laisse passer tous les étrangers sans visa.

La notion la plus importante à retenir pour comprendre les maladies auto-immunes est qu'elles ne se déclenchent pas du jour au lendemain, mais que cela commence, comme pour une avalanche, par un tout petit flocon qui roule et qui prend de plus en plus de volume et de rapidité pour terminer dans un enfer de destruction. Il y a donc un début très discret, et même si discret que le diagnostic tarde à se déclarer (en moyenne dix ans) Puis la maladie évolue en fonction des déclencheurs. Chaque déclencheur entraine une réaction immunitaire, au début à bas bruit car notre système va simplement neutraliser l'intrus ; puis si les déclencheurs sont plus nombreux ou plus agressifs on peut ressentir des signes avant-coureurs comme un nez qui coule, des migraines, des muscles endoloris ou même un cerveau « *embrumé* ». Puis quand les déclencheurs persistent, l'artillerie se met en place avec les cytokines pro-inflammatoires et finalement l'arrivée des missiles avec les anticorps.

Ainsi la cascade dégénérative se présente de la façon suivante :

1 - L'excès d'inflammation va entrainer des dégâts cellulaires.

2 - Les dégâts cellulaires continus vont entrainer des dégâts tissulaires.

3 - Si ces dégâts tissulaires persistent, ils vont entrainer une inflammation au niveau de l'organe ciblé.

4 - L'inflammation permanente des organes augmente l'intensité et la variété des symptômes ce qui va déclencher l'apparition d'anticorps contre l'organe.

5 - Des anticorps élevés continus contre cet organe entrainent des lésions organiques, et la maladie auto-immune prend toute sa gravité.

Curieusement, les symptômes que nous ressentons pendant le développement de la cascade dégénérative sont considérés comme de la banale « *patraquerie* » : fatigue, douleur, dépression, obésité, insomnie, anxiété, maux de tête : ces symptômes peuvent être fréquents, mais ils ne sont pas normaux. La différence est énorme : « *fréquent* » signifie que beaucoup de gens les ressentent mais ce n'est pas pour autant « *normal* ». Le problème se complique lorsque on néglige ces symptômes ou on prend des analgésiques ou des anti-inflammatoires pour se soulager. La prise continue de ces médicaments va entrainer une inflammation de l'intestin et va aggraver la maladie.

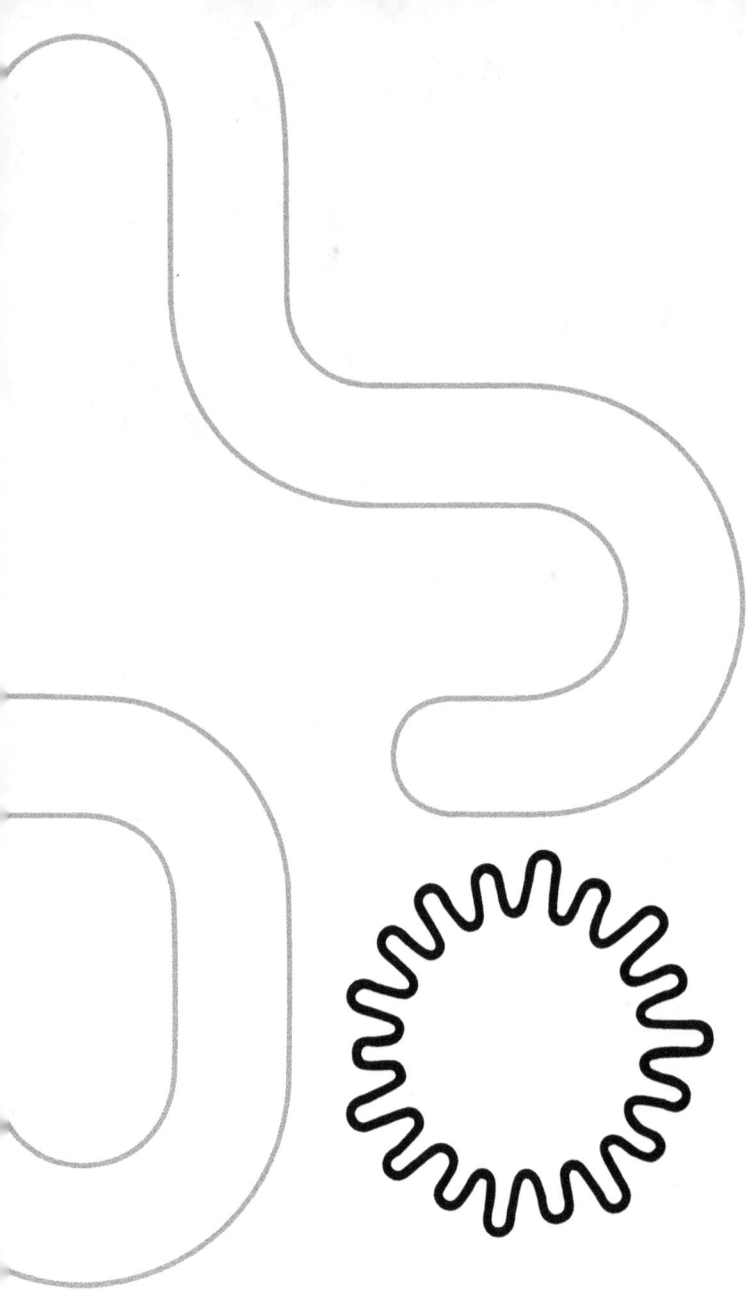

CHAPITRE 1
LA CATASTROPHE IMMUNITAIRE

LE MIMÉTISME MOLÉCULAIRE

Nous sommes tous soumis à des dégâts cellulaires chaque jour et ces dégâts concernent toutes nos cellules sans exception. En pratique, nous remplaçons la totalité de nos cellules sur une période de sept ans. Certaines cellules comme celles de notre intestin se renouvellent en 3 à 7 jours, mais celles de nos os sont beaucoup plus lentes. Tous ces renouvellements entrainent une quantité énorme de débris cellulaires à gérer et ceci est confié au système immunitaire qui va fabriquer le nombre exact d'autoanticorps pour obtenir un équilibre harmonieux entre cellules mortes et cellules vivantes. A chaque organe est attribué un quota et un anticorps spécifique qui va jouer son rôle pour respecter l'homéostasie. On appelle ce phénomène « *auto-immunité bénigne* ».

Par contre, lorsqu'il s'agit de neutraliser un envahisseur, notre système immunitaire joue son rôle normal : Il va envoyer d'abord les cytokines inflammatoires et si cela ne suffit pas, il utilise l'artillerie lourde : les anticorps qui vont attaquer tout azimut, mais pas avec ces précisions chirurgicales qu'ont les anticorps spécifiques responsables de l'apoptose cellulaire. Cet « *amateurisme* » entraine parfois des dégâts collatéraux qui peuvent prendre des dimensions dévastatrices entrainant inflammation, stress oxydatif, et dégâts tissulaires. Ces dégâts tissulaires vont entrainer un dysfonctionnement de l'organe intéressé, ce qui provoque encore plus de réaction inflammatoire, et ainsi de suite !

Mais ce n'est pas tout ; ces anticorps qui sont là pour nous protéger de certaines toxines peuvent facilement se laisser berner et détruire des molécules qui pourraient ressembler à ces toxines. Prenons l'exemple du gluten : c'est une protéine faite d'un assemblage d'acides aminés, et notre système immunitaire va fabriquer des anticorps contre ces groupes d'acides aminés. Puis ces anticorps circulent dans notre corps à la recherche de l'ennemi. Le problème est qu'au niveau de nombreux organes comme le cerveau , la thyroïde, les reins, les muscles, les os ,le cœur et même les yeux, il existe des assemblages d'acides aminés qui ressemblent étrangement à ceux du gluten mal digéré ; ces anticorps vont donc attaquer et détruire tout ce qui ressemble à ces assemblages, et ceci ou qu'ils soient (probablement au niveau de votre maillon faible). Ce mécanisme se nomme « *mimétisme moléculaire* », et c'est le premier chainon de la cascade dégénérative, qui va aboutir à des dysfonctionnements tissulaires et l'apparition de maladies auto-immunes.

LE CONCEPT DU MAILLON FAIBLE

Nous sommes notre maillon faible, notre santé, notre bien-être dépend de notre maillon faible. La santé est un état dynamique, qui peut changer à tout moment ; notre homéostasie dépend de notre capacité à garder un équilibre incessant entre forces destructrices et forces constructrices. Tous nos organes sont connectés comme les maillons d'une chaine et cet équilibre peut être rompu au niveau d'un maillon que l'on va appeler « *le maillon faible* ». La thyroïdite de Hashimoto est une maladie auto-immune dont le maillon faible se situe au niveau de la thyroïde. Dans la polyarthrite rhumatoïde le maillon faible se situe au niveau des articulations.

Pour qu'un maillon se fragilise il faut certaines conditions et en particulier une certaine susceptibilité génétique ; c'est ce qu'il faudra rechercher en priorité même si, avoir un gène susceptible n'est pas une fatalité en soi car on a la possibilité de désactiver ce gène embarrassant. Les symptômes sont très variables, par exemple si on présente une hypersensibilité au gluten cela peut se manifester chez un patient sous la forme d'un dysfonctionnement cérébral avec des migraines, des pertes de mémoire ou même des crises convulsives. Chez un autre présentant la même intolérance c'est la constipation qui va dominer et chez un dernier, des problèmes hépatiques. La meilleure façon d'identifier le maillon faible c'est de tester les anticorps circulants dans votre sang. Néanmoins il ne suffit pas de tester les taux circulants des différents « *corps d'armée* » (IgA, IgM, IgG) mais d'aller chercher les anticorps spécifiques à telle ou telle maladies auto immune. La tâche est difficile car il existe au moins 80 maladies auto immunes et autant d'apparentées possédant leurs propres anticorps. Ce sont donc les antécédents et l'histoire clinique qui vont vous orienter et vous aider à sélectionner les anticorps à tester.

SOURCES ET RÉFÉRENCES

Oldstone, MB. « *Molecular mimicry, microbial infection, and autoimmune disease: evolution of the concept* ». Curr Top Microbiol Immunol. 2005; 296:1-17.

Oldstone MB. « *Molecular mimicry and immune-mediated diseases* ». FASEB J. 1998 Oct;12(13):1255-65.

Miyazawa M. « *Molecular mimicry and mechanisms of autoantibody production* ». Nihon Rinsho. 1997 Jun;55(6):1370-6.

Nickerson C, Luthra H, David C. « *Antigenic mimicry and autoimmune diseases* ». Int Rev Immunol. 1991;7(3):205-24.

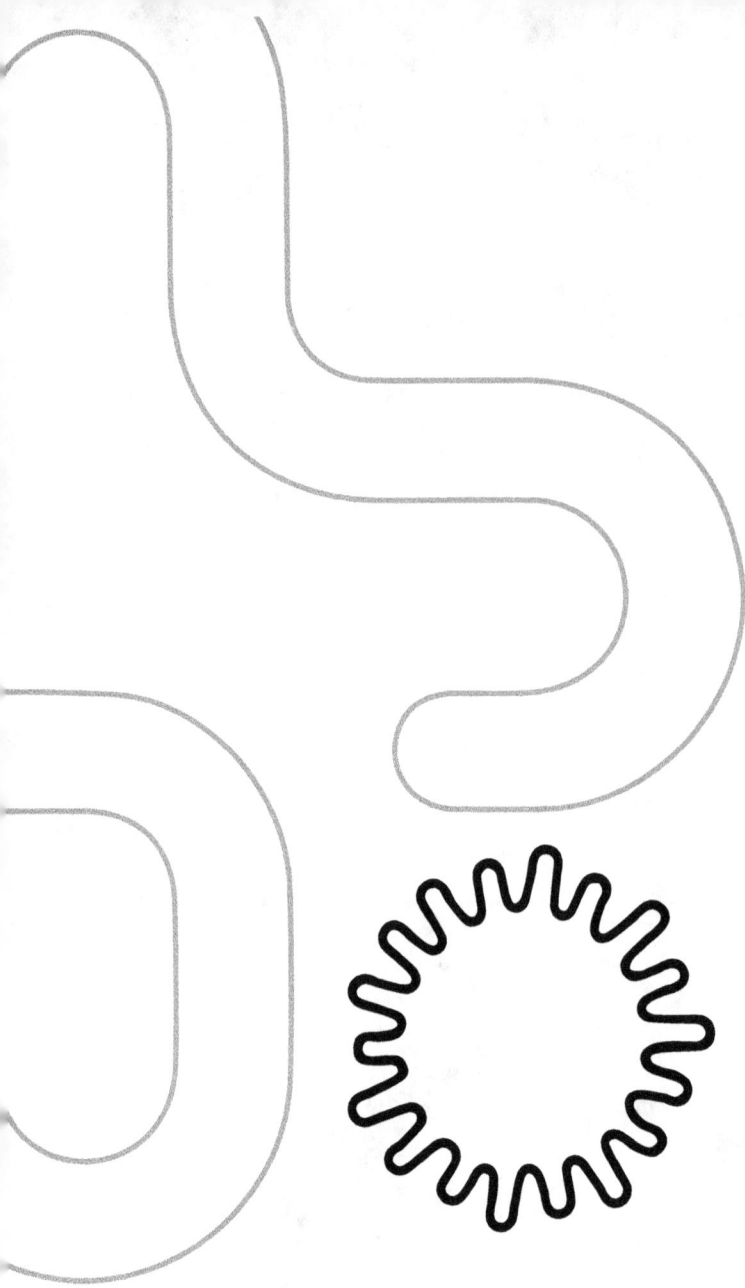

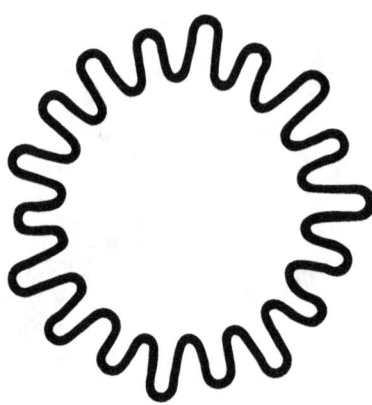

CHAPITRE 2
LES MALADIES AUTO-IMMUNES

Aucun organe ni aucune glande ne sont épargnés par les maladies auto-immunes. Elles peuvent également toucher les surrénales, les ovaires ou les testicules. Le processus auto-immun peut aussi attaquer les liquides circulant comme le sang et ses éléments, tels que les globules rouges, les globules blancs ou les plaquettes. Parfois il s'agit de maladies auto-immunes systémiques qui touchent simultanément plusieurs parties. Le cas du lupus érythémateux disséminé est encore plus typique puisque cette maladie touche à la fois les articulations, la peau, les vaisseaux, les reins, les poumons, le cœur et le tube digestif. Il y a environ 80 maladies auto-immunes répertoriées et beaucoup d'autres qu'on appelle « *apparentées* » aux maladies auto-immunes. Les « *vrais* » maladies entrainent des dégâts sur l'organe. Les maladies apparentées entrainent des mauvais fonctionnements sans pour autant entrainer de lésions.

Si on fabrique des anticorps contre nos propres organes, chacun de ces anticorps à une mission bien précise. Dans le lupus Il existe sept anticorps différents qui entrainent chacun un dysfonctionnement précis, ce qui explique pourquoi cette maladie affecte plusieurs organes. Chez 20% des enfants ayant une maladie cœliaque on constate un dysfonctionnement cardiaque précoce mais encore silencieux quand la maladie cœliaque devient cliniquement visible. Autrement dit, si vous avez un premier maillon faible, en l'occurrence la maladie cœliaque qui est déjà bien avancé dans la cascade inflammatoire dégénérative, il faudra chercher un autre maillon faible déjà prêt à s'engager dans cette cascade.

On distingue deux grandes catégories de maladies auto-immunes, mais qui, très souvent, se chevauchent :

Les maladies auto-immunes qui ne touchent (au début) qu'un seul organe. Exemples : maladie de Basedow sur la thyroïde, diabète de type I sur le pancréas.

Les maladies auto-immunes « *systémiques* » au cours desquelles plusieurs organes sont touchés successivement ou simultanément (ex : le lupus touche la peau, les articulations, les globules rouges, les reins et d'autres organes).

Voici une liste des maladies auto-immunes les mieux connues ou les plus fréquentes (voir une liste plus exhaustive en annexe) :

- Articulaires (systémiques) : Polyarthrite rhumatoïde, Spondylarthrite ankylosante

- Connectivites (systémiques) : Syndrome de Gougerot Sjögren, Syndrome des antiphospholipides, Lupus érythémateux disséminé, Sclérodermie systémique, Dermatomyosites.

- Vascularites (systémiques) : Artérite temporale (maladie de Horton), Purpura rhumatoïde, Maladie de Behçet, Maladie de Kawasaki, Périartérite noueuse, et de nombreuses autres très rares.

- D'organe :

  - Thyroïde : Thyroïdite de Hashimoto, maladie de Basedow, Myxœdème primaire

  - Pancréas : Diabète de type 1 (insulino-dépendant)

  - Muscle : myasthénie

  - Système nerveux : Sclérose en plaques, Syndrome de Guillain Barré.

  - Peau : Vitiligo, Psoriasis, Pemphigus, Pemphigoïde, Epidermolyse bulleuse.

  - Foie : Cirrhose biliaire primitive.

  - Intestins : Maladie Cœliaque, Maladie de Crohn, Rectocolite hémorragique.

L'association de plusieurs maladies auto-immunes est très fréquente. Les thyroïdites auto-immunes sont fréquemment associées à d'autres maladies auto-immunes.

Elles évoluent par « *poussées* » entrecoupées de phases de « *rémission* ».

Les poussées peuvent être plus ou moins fréquentes et plus ou moins longues. C'est pour cela qu'il est difficile de bien identifier les facteurs déclenchants et d'évaluer l'efficacité réelle des traitements.

LA MALADIE CŒLIAQUE

La maladie cœliaque est de loin la maladie auto-immune la plus étudiée, et la seule dont la cause a été clairement identifiée : le gluten du blé, de l'orge et du seigle. La présence du gluten entraine une réaction inflammatoire due aux anticorps qui attaquent les intestins et d'autres tissus.

Les recherches démontrent que le nombre de maladies cœliaques confirmées double tous les quinze ans !!La fréquence était de 1 pour 500 en 1970, puis de 1 pour 250 en 1980, puis 1 pour 100 en 2000 (4 p 40 TO).

Tout se passe au niveau des microvillosités intestinales qui sont le prolongement des cellules intestinales et qui permettent une optimisation des processus d'absorption des aliments. Une paroi intestinale saine ressemble à un tapis aux poils longs. Une exposition de ces patients au gluten va transformer cette structure en « *tapis berbère* », et ralentir dangereusement l'absorption des aliments avec comme conséquences plus de 300 symptômes décrits dans la littérature scientifique. Le traitement (de la cause) est relativement simple : la suppression totale et définitive de toute forme de gluten qui, si elle perdure, va permettre à la paroi intestinale de se refaire une santé. Mais la moindre exposition au gluten remet tout en cause. C'est pour cette raison que les patients atteints de cette maladie s'acharnent à détecter la moindre parcelle de gluten dans les aliments et autres produits qu'ils utilisent.

L'INTOLÉRANCE AU GLUTEN

Cette pathologie se distingue de la maladie cœliaque car elle ne détruit pas les microvillosités intestinales. Les dégâts proviennent d'une réaction immunitaire avec libération d'immunoglobulines de type G(IgG) qui, au contact de l'antigène

---
La maladie cœliaque

La maladie cœliaque est une affection génétique qui touche aussi bien les adultes que les enfants. Les patients atteints de cette affection sont incapables de manger des aliments qui contiennent le gluten, que l'on trouve dans le blé et dans d'autres céréales. Le gluten entraine une réaction auto-immune qui peut entrainer une destruction des villosités intestinales chargées de l'absorption des aliments. Ces patients produisent des anticorps qui, en collaboration avec les cytokines pro-inflammatoires attaquent l'intestin entrainant un syndrome de malabsorption et bien d'autres maladies. Cette malabsorption se traduit par des diarrhées, une perte de poids, des nausées, des vomissements, une anémie, ou une ostéoporose. Cette maladie auto-immune peut aussi entrainer une inflammation du système nerveux central et périphérique, des lésions du foie, du pancréas, de la rate, des désordres gynécologiques comme des avortements spontanés ou une infertilité. Dans de rares cas, la maladie cœliaque peut augmenter le risque de certains cancers comme un lymphome de l'intestin. Des tests biologiques sont aujourd'hui disponibles et attestent de la presence d'anticorps spécifiques. Une biopsie de l'intestin est souvent nécessaire pour affirmer le diagnostic. Il n'existe actuellement aucun traitement mais les patients atteints de cette maladie peuvent vivre une vie normale en supprimant totalement le gluten de leur alimentation. La maladie cœliaque n'est pas une allergie alimentaire, c'est une maladie auto-immune qui attaque vos propres organes. Si vous êtes atteint de cette affection c'est pour la vie.

Source :
- Gluten freedom by Alessio Fasano, M.D. (Whiley) 2014

(le gluten) vont entrainer un état inflammatoire, au moins aussi important que celui observé avec la maladie cœliaque. Les intolérants au gluten développent les mêmes symptômes que ceux atteints de maladie cœliaque ; à savoir : anxiété, dépression, maux de tête, fatigue, prise de poids. Et si l'intolérance persiste elle va conduire à des maladies plus graves comme le diabète, les maladies cardiovasculaires, l'obésité et la maladie d'Alzheimer.

En 2009, un article publié dans le célèbre journal médical « *JAMA* » * a suscité beaucoup d'intérêt. Cette étude portait sur 351.000 biopsies de l'intestin. Les chercheurs ont identifié 29.096 patients atteints de maladie cœliaque évoluée et 17.025 au début de la maladie. Mais sur 13.000 autres dont le bilan biologique et anatomique était totalement négatif, ils ont trouvé des signes inflammatoires d'intolérance au gluten. Ils ont aussi calculé le risque de mortalité précoce : Il est augmenté de 39% chez les cœliaques mais il est augmenté de 72% chez les intolérants au gluten.

Le syndrome de l'intestin irritable constitue 20% des consultations de gastro entérologie. Dans un article publié en 2015**, les auteurs ont démontré que 1% de ces consultations étaient dues à une maladie cœliaque et 30% de ces consultations étaient dues à une intolérance au gluten, les 69% restants ne montraient pas de signes évidents d'intolérance. Néanmoins la suppression du gluten entrainait chez ces patients une disparition des symptômes !

L'INTOLÉRANCE AU BLÉ

Cette pathologie particulière s'adresse à une intolérance à l'ensemble des ingrédients contenus dans le blé ou à certains composants (en dehors du gluten). Cela pourrait être les lectines, ce sont des agglutinines du blé qui provoquent la formation de caillots sanguins. Il pourrait s'agir d'une famille de glucides que l'on nomme les FODMAP à qui on attribue tout une série de symptômes digestifs. Néanmoins certaines études montrent que l'on ne peut pas considérer l'intolérance au blé comme une maladie auto-immune au même titre qu'une polyarthrite rhumatoïde mais plutôt comme un déclencheur de la cascade dégénérative et inflammatoire aboutissant à des maladies auto-immunes.

LA MALADIE DE CROHN ET LA RECTO COLITE HÉMORRAGIQUE

Les maladies inflammatoires chroniques intestinales comportent à parts à peu près égales la maladie de Crohn et la rectocolite hémorragique. Regroupées sous l'acronyme MICI, ces maladies touchent plus de 150 000 personnes en France. Pour des raisons encore mal connues s'installe un jour chez

---

*J.F.Ludvgsson et al, »small intestinal histopathology and mortality risks in coeliac diseases » JAMA 302 no 11, 1171-78 (September 2009).

** A.Carroccio et al « High proportion of people with non-celiac Wheat sensitivity have auto-immune diseases or antinuclear antibodies » Gastroenterology 149,no 3596-603 (September 2015).

Les FODMAP

L'approche alimentaire des FODMAP a été développée par Sue Shepard, nutritionniste australienne. Le mot FODMAP est en fait un acronyme pour désigner un groupe de glucides à chaîne courte présents dans certains aliments et qui sont faiblement absorbés procurant ainsi des substances servant à nourrir les bactéries de l'intestin. La diète FODMAP limite les aliments contenant des glucides ou sucres qu'on dit « fermentescibles ». Ces glucides sont fermentés par les bactéries du côlon et provoquent les symptômes de ballonnements, de gaz et de douleurs abdominales caractéristiques du syndrome de l'intestin irritable.

Que signifie l'acronyme FODMAP ?

F = *Fermentescibles (rapidement fermentés par les bactéries du côlon)*

O = *Oligosaccharides (fructanes et galacto-oligosaccharides ou GOS)*

D = *Disaccharides (lactose)*

M = *Monosaccharides (fructose en excès du glucose)*

A = *And(et)*

P = *Polyols (sorbitol, mannitol, xylitol et maltitol)*

Sources :
- Peter R Gibson et Susan J Shepherd, « Evidence-based dietary management of functional gastrointestinal symptoms: The FODMAP approach », Journal of Gastroenterology and Hepatology, vol. 25, no 2, 2010, p. 252–258.

- Halmos EP, Power VA, Shepherd SJ, Gibson PR, Muir JG, « A diet low in FODMAPs reduces symptoms of irritable bowel syndrome », Gastroenterology, vol. 146, no 1, 2014, p. 67-75.e5.

- Khan MA, Nusrat S, Khan MI, Nawras A, Bielefeldt K, « Low-FODMAP Diet for Irritable Bowel Syndrome: Is It Ready for Prime Time? », Dig Dis Sci, vol. 60, no 5, 2015, p. 1169-77.

des adultes le plus souvent jeunes, voire des adolescents ou des enfants, une inflammation récidivante d'une ou plusieurs régions du tube digestif. Une centaine de déterminants génétiques des MICI ont été découverts, mais ils semblent constituer plus un élément favorisant que déterminant dans l'apparition des maladies. Pourtant, l'environnement apparaît depuis longtemps comme essentiel dans l'épidémiologie des MICI, puisque ces maladies touchent les pays ayant un mode de vie occidental, qu'il s'agisse des pays développés ou des pays en développement gagnés par le mode de vie occidental. L'évolution du microbiote pourrait être l'élément explicatif central. Chez les personnes vivant avec une MICI, il existe une dysbiose particulière, avec un manque relatif de certaines bactéries « *anti-inflammatoires* », dont la principale porte le nom de Faecalibacterium prausnitzii*, et un excès de bactéries pathogènes, dont certaines souches d'Escherichia coli. Que cette dysbiose soit une cause première des MICI ou déjà une conséquence participant à l'entretien de l'inflammation, le champ est ouvert pour évaluer l'impact de la restauration d'un microbiote équilibré.

LE DIABÈTE DE TYPE I

Le diabète de type 1, ou diabète insulino-dépendant (DID), (anciennement appelé diabète sucré), apparaît le plus souvent de manière brutale chez l'enfant ou chez le jeune adulte (ou beaucoup plus rarement chez les personnes plus âgées) mais parfois aussi le diabète peut être présent depuis la naissance et ne se manifester qu'à l'adolescence. Il se manifeste par une émission d'urine excessive (polyurie), une soif intense (polydipsie) et un appétit anormalement augmenté (polyphagie). Il a aussi pour conséquence un amaigrissement malgré une prise de nourriture abondante, une hyperglycémie (c'est-à-dire un excès de glucose dans le sang) supérieure à 1,26 g/l2 de glucose dans le sang à jeun, ou supérieure à 2 g/l (11 mmol/l) à n'importe quel moment de la journée, avec parfois présence d'acétone dans les urines ou le sang, accompagnée d'une haleine « *de pomme reinette* » caractéristique.

Le diabète de type 1 est une maladie auto-immune dans 90 % des cas (10 % idiopathiques) aboutissant à une destruction quasiment-totale des cellules bêta des îlots de Langerhans. Ainsi 90 % des enfants diabétiques

---

*Quévrain, E.; Maubert, M. A.; Michon, C.; Chain, F.; Marquant, R.; Tailhades, J.; Miquel, S.; Carlier, L.; Bermúdez-Humarán, L. G. (March 2016). «Identification of an anti-inflammatory protein from Faecalibacterium prausnitzii, a commensal bacterium deficient in Crohn's disease» Gut. 65 (3): 415–425. doi:10.1136/gutjnl-2014-307649

n'ont pas d'antécédents familiaux. Ces cellules sont chargées du contrôle de la glycémie (taux de glucose dans le sang) par la production d'insuline en fonction de la glycémie : ainsi, en cas d'hyperglycémie, l'insuline est produite en plus forte quantité. L'insuline est une hormone hypoglycémiante qui permet l'utilisation du glucose, en coordination avec le glucagon (hormone hyperglycémiante), lui aussi sécrété par les îlots de Langerhans du pancréas (cellules alpha), et dont l'action s'oppose à celle de l'insuline. L'absence complète d'insuline déclenche à la fois une production massive de glucose par le foie et une production massive de corps cétoniques qui, non utilisés, s'accumulent dans le sang : c'est l'acidocétose. Dans près de 96 % des cas de diabète de type 1 chez l'enfant on observe la présence d'auto-anticorps : anti-îlot (ICA), anti-insuline (IAA), anti-décarboxylase de l'acide glutamique (GAD) et anti-tyrosine phosphatase membranaire (IA2). Ce qui confirme que la plupart des cas de diabète de type 1 de l'enfant et de l'adolescent sont de nature auto-immune. Dès lors qu'au moins un des quatre auto-anticorps du diabète est retrouvé ce diabète est alors classé en type 1A. Si l'origine est inconnue, ils sont dits idiopathiques et sont classés 1B.

LA POLYARTHRITE RHUMATOÏDE (PR)

La polyarthrite rhumatoïde (PR) est la cause la plus fréquente des polyarthrites chroniques. C'est une maladie dégénérative inflammatoire chronique, caractérisée par une atteinte articulaire souvent bilatérale et symétrique, évoluant par poussées vers la déformation et la destruction des articulations atteintes. Le diagnostic peut en être malaisé en début d'évolution, faute de signe clinique spécifique et de constance des signes biologiques et à cause du retard d'apparition des érosions articulaires radiologiques ou de leur lente évolution. Il existe une nette prédominance féminine avec un sex-ratio de 3/1, mais cette différence semble s'atténuer avec l'âge. Le pic de fréquence se situe autour de la quarantaine, cependant la maladie peut débuter à tout âge y compris chez l'enfant. La maladie débute généralement par une polyarthrite aiguë, c'est-à-dire l'inflammation de quatre articulations ou plus, caractérisée par des douleurs d'horaire inflammatoire (réveils nocturnes, dérouillage matinal de durée supérieure à 30 minutes), une raideur articulaire et un gonflement appelé synovite. Il existe peu de signes spécifiques pour différencier la polyarthrite rhumatoïde des autres causes de polyarthrite. Cependant, certaines caractéristiques cliniques sont évocatrices : l'évolution progressive et insidieuse : subaiguë, c'est-à-dire évoluant depuis plus de 2 semaines, ou surtout chronique évoluant depuis plus de 3 mois ; le siège des synovites aux petites articulations : poignets et chevilles et surtout mains et pieds au niveau des inter phalangiennes proximales (ou IPP, entre 1re et 2e phalanges) et articulations métacarpo-phalangiennes (ou MCP, entre le métacarpien et la 1re phalange). Toutes les articulations peuvent cependant être atteintes en cours d'évolution : genoux, coudes, épaules, hanches, articulations temporo-mandibulaires, etc. En revanche, les articulations inter phalangiennes distales (entre les 2e et 3e phalanges) et les sacro-iliaques sont toujours respectées. Le rachis est également épargné, à l'exception du rachis cervical ; la topographie en général bilatérale et symétrique ; l'intensité des signes inflammatoires locaux : tuméfaction chaude et douloureuse donnant l'aspect classique de « *doigts en fuseaux* » ; la coexistence de ténosynovites (inflammation des tendons musculaires) ; l'association possible à des nodosités cutanées appelées « *nodules rhumatoïdes* ». Localisés sur la face d'extension des coudes des doigts ou sur le tendon d'Achille, ils sont très spécifiques de la polyarthrite rhumatoïde mais inconstants et tardifs.

Le plus souvent, l'évolution, qui s'étale sur des dizaines d'années, se fait par poussées, entrecoupées de rémissions de rythme et de durée imprévisibles. Au cours des poussées, la plupart des articulations sont gonflées et douloureuses, associées à des signes généraux (fièvre modérée ou fébricule, asthénie) et fréquemment d'un syndrome inflammatoire biologique. Le suivi de l'activité de la maladie peut se faire à l'aide de différents scores. Le plus utilisé en pratique clinique est le « *DAS 28* », calculé à partir de quatre paramètres : l'indice articulaire (nombre d 'articulations douloureuses - sauf pieds chevilles et hanches non comptabilisées), l'indice synovial (nombre d'articulations gonflées - sauf pieds chevilles et hanches), activité de la maladie évaluée sur une échelle de 0 à 100 par le patient, et vitesse de sédimentation et CRP.

LA SPONDYLARTHRITE ANKYLOSANTE

La spondylarthrite ankylosante est une spondylo-arthrite (maladie inflammatoire de la colonne vertébrale) atteignant surtout le bassin et la colonne vertébrale. Les articulations des membres pouvant parfois également être touchée. C'est une maladie relativement fréquente (entre 0,5 et 2 % de la population générale), avec une prédominance masculine nette (deux hommes pour une femme) atteignant préférentiellement l'adulte jeune, les premiers symptômes apparaissant le plus souvent avant l'âge de 30 ans. Les avancées scientifiques rapprochent la spondylarthrite ankylosante de certaines maladies inflammatoires chroniques de l'intestin car elle est associée à une dysbiose.

Lors d'une spondylarthrite, l'intestin est le siège d'une inflammation chronique et souvent silencieuse. De plus, les patients porteurs d'une maladie de Crohn et du HLA-B27 développent dans 50 % des cas une spondylarthrite.

LE LUPUS ÉRYTHÉMATEUX DISSÉMINÉ

Le lupus érythémateux disséminé (LED) est une maladie systémique auto-immune chronique, de la famille des connectivites, c'est-à-dire touchant plusieurs organes, du tissu conjonctif, qui se manifeste différemment selon les individus. Dix femmes sont touchées pour un homme. Sa prévalence est d'environ 40 cas pour 100 000 habitants. Elle est cinq fois plus élevée chez les personnes d'origine africaine. Le lupus touche principalement la femme jeune âgée entre 20 et 40 ans. Il est exceptionnel avant l'âge de 5 ans. Le lupus érythémateux disséminé est principalement une maladie auto-immune attaquant le tissu conjonctif du corps, présent dans tout l'organisme : peau, yeux, tendons, muscles, organes, etc. Le LED est une maladie souvent confondue avec d'autres à cause de sa tendance à « *mimer* » les symptômes de nombreuses pathologies. Michael Jackson était atteint de lupus érythémateux disséminé et de vitiligo.

LA THYROÏDITE DE HASHIMOTO

La thyroïdite de Hashimoto ou thyroïdite chronique lymphocytaire est une thyroïdite chronique auto-immune particulièrement fréquente caractérisée notamment par la présence d'anticorps anti-thyroperoxydase et par une infiltration lymphoïde de la glande thyroïde. Généralement évoqué à l'examen clinique devant un goitre et une hypothyroïdie, le diagnostic de la maladie nécessite la réalisation d'examens complémentaires biologiques et morphologiques. Sur le plan physiopathologique, les anticorps dirigés contre la thyroperoxydase et/ou la thyroglobuline entraine une destruction progressive des follicules thyroïdiens de la glande thyroïde. Macroscopiquement, le goitre est symétrique, non adhérent aux éléments péri-thyroïdiens et présente une surface capsulaire discrètement bosselée. La positivité à un taux élevé des anticorps anti-TPO, retrouvée dans 95 % des cas, est le meilleur signe biologique pour diagnostiquer la thyroïdite de Hashimoto. Elle survient préférentiellement chez des sujets HLA B8-DR. Le titre en anticorps est de plus associé au degré d'infiltration lymphoïde de la glande. En cas de négativité des anticorps anti-TPO, on peut retrouver une augmentation des anticorps anti-thyroglobuline. Il n'y a pas nécessairement, au début, de trouble de la fonction hormonale, mais la maladie évoluera toujours vers une hypothyroïdie avec des taux de T4 anormalement bas et secondairement des taux de TSH élevés.

LA FIBROMYALGIE (FM)

« *La douleur est invisible mais elle détruit, isole, fragilise* ». Cette sentence reflète le quotidien des malades atteints de fibromyalgie. Loin d'être rare, cette maladie touche 2 à 5% de la population des pays occidentaux, en particulier des femmes (8 à 9 cas sur 10). Cette maladie est caractérisée par des douleurs chroniques, diffuses et persistantes, qui peuvent être aggravées par l'effort, le froid ou encore l'humidité, ainsi que par des sensations de brûlure, auxquelles s'ajoute une fatigue profonde. Outre ces symptômes, les personnes atteintes d'un syndrome fibromyalgique sont également nombreuses à souffrir de troubles digestifs et du sommeil, de troubles de la cognition ou encore de perturbations émotionnelles. Bien que très contraignante, la fibromyalgie ne met pas en jeu le pronostic vital car les organes vitaux ne sont pas touchés. De plus, elle n'est ni contagieuse ni héréditaire. Mais quelle qu'en soit la cause, la maladie ne se déclare pas du jour au lendemain. En effet, avant qu'elle ne s'installe, plusieurs symptômes précurseurs peu spécifiques peuvent survenir, tels que des fourmillements, une fatigue anormale à l'effort, des douleurs à l'estomac ou encore une intolérance au froid et à la chaleur. Et, une fois installée, la douleur est difficilement réversible. En cause? Les insomnies chroniques, un environnement stressant, l'anxiété et une mauvaise hygiène de vie qui entretiennent la maladie. La façon dont évolue la maladie est variable selon les personnes. Certaines peuvent par exemple développer une dépression qui affectera leur qualité de vie, d'autres vont ressentir des douleurs empêchant l'activité physique, voire la réalisation de tâches du quotidien. La fibromyalgie est, dans de nombreux cas, une maladie lourde qui affecte profondément le quotidien des malades.

Les mécanismes de la FM ont aussi des points en commun avec ceux des maladies auto-immunes. Celles-ci résultent d'une interaction entre des facteurs génétiques et des facteurs d'environnement. Même si cette interaction est encore mal comprise elle aboutit à la production d'autoanticorps. La cible des anticorps peut être soit un système tel que le tissu conjonctif et on a affaire à des maladies systémiques ou diffuses telles que les connectivites, soit un organe tel que la thyroïde, le foie, le rein, le poumon, les vaisseaux sanguins et l'on a affaire à une maladie d'organe. Une équipe vient de découvrir qu'une auto-immunité ciblant les petites fibres nerveuses peut être à l'origine de douleurs chroniques. Des injections d'immunoglobulines améliorent la douleur.

LE SYNDROME DE GOUGEROT-SJÖGREN

Le syndrome de Gougerot-Sjögren, est une maladie auto-immune systémique caractérisée par une atteinte des glandes exocrines, en particulier des glandes lacrymales et salivaires. Il peut être « *primitif* » (c'est-à-dire isolé), ou « *secondaire* » (50/50) et associé à une autre maladie auto-immune : lupus érythémateux disséminé, polyarthrite rhumatoïde... Aux États-Unis, la SSF (Sjogren's syndrome foundation) parle de plus de quatre millions d'Américains affectés, soit 1,2 % de la population, sans distinguer les formes primitives des secondaires. La sécheresse buccale et oculaire, la fatigue et les douleurs articulaires sont présents dans près de 80% des Sjögren primitifs. L'atteinte la plus fréquente est celle des glandes salivaires, se manifestant par une xérostomie (la bouche est sèche en permanence). L'atteinte des glandes lacrymales entraîne une sécheresse des tuniques protégeant l'œil (conjonctive, et surtout cornée), ce qui peut entraîner des ulcérations cornéennes, des conjonctivites. La xérose (peau très sèche) est plus rare, de même que l'atteinte du poumon (pneumopathie lymphoïde), qui se manifeste par une toux sèche chronique, parfois très invalidante. Le bilan des anomalies immunitaires montre que la recherche du facteur rhumatoïde est positive dans un cas sur deux (réactions de Latex et de Waaler-Rose), les anticorps anti-SSA et anti-SSB sont positifs chez deux-tiers des patients, le reste du bilan immunologique est généralement négatif. La joueuse de tennis américaine Venus Williams a déclaré en janvier 2011 qu'elle souffrait de cette maladie.

LA MALADIE D'ALZHEIMER

Il est bien curieux de voir siéger la maladie d'Alzheimer dans les mêmes colonnes que celles des maladies auto-immunes, et pourtant elle partage les mêmes causes et les mêmes déclencheurs. Les liens sont si fort avec le taux de sucre que certains chercheurs la qualifient de « *Diabète de type 3* ». Il a été démontré que même de petites augmentations du taux de sucre dans le sang (largement inférieurs aux valeurs seuils du diabète) majorent de façon importante le risque de développer une maladie d'Alzheimer.

Les chercheurs de l'Université de Washington ont étudié un groupe de plus de 2000 personnes dont l'âge moyen était de 76 ans. Leur glycémie à jeun a été mesurée au début de l'étude et ces personnes ont été suivies pendant 7 ans. Certains ont développé la maladie d'Alzheimer (démence). Aucun n'était diabétique mais les chercheurs ont découvert qu'il existait un lien direct entre le taux de sucre dans le sang prélevé au début et le risque de démence.

En 2012 la revue Nature a publié une étude montrant que les personnes atteintes du diabète de type 2 souffraient d'un déséquilibre (dysbiose) dans leur intestin.

Le deuxième déclencheur majeur est bien évidemment le gluten car il a la capacité de franchir la barrière hémato-encéphalique : le gluten entraine une hyperperméabilité intestinale et donc une inflammation silencieuse mais délétère , lorsque la gliadine, cette molécule toxique issue du gluten traverse la paroi intestinale, elle va aussi pénétrer dans le cerveau. Mais il y a pire, on a démontré qu'il y avait 3 fois plus de LPS (Lipopolysaccharides), dans le sang des patients atteints de la maladie d'Alzheimer que dans celui des patients sains. Ces toxines ne doivent pas se trouver dans le sang car elles peuvent se révéler très destructrices pour le cerveau. Le coupable c'est bien entendu, l'inflammation qui, grâce aux multiples déclencheurs va entrainer cette cascade dégénérative destructrice.

La maladie d'Alzheimer était considérée par les experts comme incurable, intraitable, et non préventable. Sur 244 médicaments expérimentaux présentés pour validation, sur une période allant de 2000 à 2010, seul un produit : la memantine a été retenu et ses effets sont pour le moins très modestes. Arrivé à un certain âge, on a tous très peur de la maladie d'Alzheimer, beaucoup plus que n'importe quelle maladie et ceci pour plusieurs raisons. La première c'est que c'est, pour le moment, une maladie mortelle à 100 % ; on connait tous, dans notre cercle intime, au moins un survivant du cancer, mais on ne connait pas de survivant à cette maladie. La seule maladie qui puisse avoir le même taux de mortalité c'est la vieillesse ! Et pourtant on a fait des progrès considérables dans presque toutes les autres spécialités médicales y compris le cancer. La deuxième raison c'est que cette maladie est PIRE que mortelle car elle vole aux victimes leur identité et elle terrorise les familles.

On sait depuis longtemps que cette maladie a pour cause l'accumulation de plaques dans le cerveau faites d'une protéine qu'on appelle « *Bêta- amyloïde* ». Cette plaque détruit les synapses qui sont les organes de transmission de l'information. On sait aussi que ces plaques se forment progressivement et que, logiquement, si on arrivait à détruire ces plaques ou à empêcher leur formation on pourrait agir efficacement sur la maladie. C'est sur ce « *dogme* » que les autorités sanitaires et l'industrie pharmaceutique ont englouti des milliards de dollars et ont découvert des molécules capables expérimentalement de détruire ces plaques, mais hélas sans effet bénéfique sur le patient. Cet énorme gâchis est le résultat de l'hypothèse « *amyloïde* » qui suppose que la maladie d'Alzheimer est une maladie qui n'a qu'une seule cause : les plaques amyloïdes et donc traitable par deux seules catégories de médicaments qu'on appelle les inhibiteurs de la cholinestérase et la memantine. On a aussi découvert récemment qu'il y avait au moins 3 types de maladie d'Alzheimer et que chaque type nécessitait un traitement différent.

Aujourd'hui le Pr Dale Bredesen, Professeur de neurologie à l'Université de Los Angeles, l'un des plus éminents experts en la matière affirme dans son livre (« *The end of Alzheimer's* » *) que la maladie d'Alzheimer est préventable et que dans beaucoup de cas la perte cognitive peut être récupérée. Ceci constitue une véritable révolution dans le monde des sciences cognitives. Le protocole du Dr Bredesen s'adresse non seulement aux patients ayant déjà des signes de déficience mentale mais aussi aux patients sains et surtout aux patients à qui on a découvert qu'ils portaient le gène ApoE4, gène qui est considéré comme un très mauvais facteur de risque pour le déclenchement de cette maladie .La plupart des porteurs du gène ne savent pas qu'ils ont une bombe à retardement dans leur ADN et c'est seulement à l'apparition des premiers symptômes que l'on va tester la présence du gène ApoE4. Et, de toutes façons, pourquoi le tester si on sait que c'est synonyme de condamnation à mort potentielle et qu'il n'y a rien à faire. Rien à faire, jusqu'à aujourd'hui, car la positivité du test va entraîner une prise de conscience, une réaction de défense et d'adhérence à ce nouveau programme qui va sauver de nombreuses vies. Ce protocole initialement appelé MEND (Metabolic Enhancement for Neuro Degeneration) a servi de base à la première publication dans Aging en 2014 dans laquelle neuf sur dix patients atteints de la maladie d'Alzheimer et soumis à ce protocole ont vu leurs symptômes régresser ou disparaitre .Aujourd'hui le programme a évolué, il se nomme ReCODE (Reversal of Cognitive Decline) et il est le reflet de ce que l'on appelle la médecine intégrative : « *intégrant* » le meilleur de la médecine occidentale et de la médecine traditionnelle. Nous en verrons les détails dans la dernière partie de ce livre.

Source: The End of Alzheimer, by Dr Dale Bredesen (Vermilion-London) 2017;(en FR) La fin d 'Alzheimer (Thierry Soucar 2018) www.amazon.fr)

L'AUTISME

L'autisme, une maladie auto immune ? Probablement, mais ce qui est sûr, c'est que cette maladie est liée à des troubles du microbiome. Pourquoi autant d'enfants sont-ils atteints de troubles complexes du développement mental. Quelle en est la cause ? Existera-t-il un jour un remède ?

Ces troubles qu'on appelle « *autisme* » partagent trois caractéristiques communes : des interactions sociales difficiles, des troubles de la communication verbale et non verbale et des comportements répétitifs (Perlmutter). Les signes de l'autisme apparaissent généralement vers l'âge de 2 à 3 ans et cette maladie touche 4 à 5 fois plus de garçons que de filles. L'augmentation du nombre d'autistes est plus qu'alarmante au point que certains scientifiques parlent de vérittable épidémie. Ce chiffre a été multiplié par 10 au cours des quarante dernières années.

Les causes de l'autisme ne sont pas véritablement établies. On a longtemps pensé qu'il y avait un lien avec les vaccinations mais ce lien a été scientifiquement réfuté. Aujourd'hui beaucoup de choses ont changé ; les recherches récentes ont démontré que les bactéries intestinales peuvent contribuer au développement et à la progression des troubles mentaux tels que l'autisme .La composition des bactéries intestinales des enfants autistes présente un profil particulier différent de celui des enfants non autistes surtout si l'on tient compte du fait que les autistes souffrent presque tous de problèmes gastro-intestinaux. En outre les espèces bactériennes particulières souvent rencontrés chez les personnes autistes produisent des substances nocives pour le système immunitaire et le cerveau qui augmentent l'inflammation.

On estime que les causes de l'autisme sont multifactorielles associant des gènes de susceptibilité à l'autisme et des facteurs environnementaux influant sur le développement précoce du cerveau. Cependant de nombreuses personnes portent les facteurs génétiques de risque d'autisme et ne développent jamais la maladie parce que ces gènes n'ont jamais l'opportunité de s'exprimer. En d'autres termes les gènes peuvent être inhibés par leur environnement et cela est vrai pour de nombreuses maladies.

Autisme et dysbiose

En 2012 des chercheurs du NIH (USA) ont étudiés des enfants autistes et ont observés que 85% d'entre eux souffraient de constipation et 92% de troubles gastro-intestinaux. Une étude publiée en 2010 montre que les enfants atteints d'autisme sévère ont une concentration élevée en LPS cette molécule qui se trouve libérée par les bactéries et qui traverse la paroi intestinale en provoquant une forte inflammation. En fait l'écosystème intestinal des autistes est très particulier : il comprend un taux élevé de Clostridia et notamment de C. difficile une bactérie particulièrement pathogène.

Les bactéries intestinales libèrent des acides gras à chaine courte lors de la digestion des fibres alimentaires que nous consommons. Il y a 3 principaux acides gras : l'acide acétique, l'acide propionique et l'acide butyrique. Ces acides gras sont utilisés comme source d'énergie par les cellules du colon. L'acide butyrique est de loin le plus important et possède des propriétés anti-cancéreuses et anti-inflammatoires. La proportion de ces acides gras dépend du type de bactéries. Les espèces Clostridia produisent de l'acide propionique(PPA) en abondance et celui-ci devient nocif lorsqu'il passe dans la circulation sanguine et devient toxique pour le cerveau. Un des effets les plus frappants du PPA est sa capacité à déclencher les symptômes de l'autisme. Un des moyens de compenser les effets délétères du PPA est d'utiliser certains compléments alimentaires : La L-Carnitine est un acide aminé essentiel au fonctionnement cérébral ainsi que des huiles riches en Omega 3 (DHA) .Mais le plus important est la N-Acétylcystéine(NAC), une molécule qui favorise la production de glutathion par le foie, un antioxydant essentiel du cerveau qui participe au contrôle de l'oxydation et de l'inflammation .Il existe de nombreuses preuves indiquant que les autistes souffrent d'une carence en glutathion .La NAC empêche les modifications neurochimiques ,l'inflammation, et même les lésions de l'ADN qui auraient dû se produire après l'exposition à l'acide propionique .

LA SCHIZOPHRÉNIE, UNE MALADIE AUTO-IMMUNE ?

Chez 20 % des patients schizophrènes, le système immunitaire se retourne contre l'organisme et attaque des récepteurs essentiels au fonctionnement des neurones. La schizophrénie touche environ 600 000 personnes en France. Si beaucoup de patients parviennent à contrôler leurs symptômes grâce à la psychothérapie et aux médicaments antipsychotiques, ces traitements restent inefficaces pour un quart d'entre eux. Depuis plusieurs décennies, le milieu psychiatrique espère une véritable percée dans la compréhension et le traitement de cette maladie. C'est peut-être ce qui est en train de se produire, avec la mise en évidence de mécanismes auto-immuns. L'équipe de Laurent Groc, du CNRS et de l'université de Bordeaux, vient en effet de montrer que chez 20 % des patients, le système immunitaire attaque les récepteurs NMDA du cerveau – des canaux ioniques présents à la surface des neurones et essentiels au bon fonctionnement des synapses. S'ils ne permettront probablement pas de traiter tous les patients, tant les formes de schizophrénie sont variées, ces résultats ouvrent des pistes thérapeutiques majeures. Des traitements auto-immuns pourraient ainsi limiter les symptômes psychotiques en neutralisant les anticorps anti-NMDA. Il serait aussi possible de réguler la circulation des récepteurs à la surface des neurones, afin qu'un nombre suffisant d'entre eux restent dans les synapses.

LA MYASTHÉNIE

La myasthénie grave est une maladie auto-immune rare (5 à 6 000 patients en France) entrainant une faiblesse musculaire et une fatigabilité excessive. Elle touche généralement d'abord les muscles du visage, puis elle peut se généraliser aux muscles des membres ou encore aux muscles respiratoires entrainant une détresse respiratoire. Par définition, la symptomatologie est uniquement motrice et les plaintes sensitives absentes. Du fait d'efforts excessifs compensatoires, le patient peut cependant mettre en avant des plaintes sensitives, douloureuses (myalgies, arthralgies, paresthésies) égarant le diagnostic vers une pathologie rhumatismale, une myopathie, un trouble métabolique, une polyneuropathie ou une myélopathie. L'évolution de la maladie se fait typiquement par une succession d'aggravations et de rémissions, entrecoupées possiblement de véritables « *crises myasthéniques* » pour les formes généralisées. Ces crises, véritables urgences médicales, sont définies par une aggravation brutale avec insuffisance respiratoire aiguë, dyspnée avec encombrement, troubles de la déglutition avec risque de fausses routes ou faiblesse généralisée sévère avec impotence ne cédant pas au repos. Le stade de gravité maximale est atteint dans les trois ans chez plus des trois quarts des malades Elle est due à la production d'auto-anticorps circulants qui bloquent les récepteurs de l'acétylcholine (RACh), un neurotransmetteur nécessaire à la transmission du signal nerveux moteur, au niveau de la jonction neuromusculaire. C'est une maladie multifactorielle où des facteurs environnementaux semblent jouer un rôle clé dans son déclenchement. Les infections virales sont suspectées mais prouver le rôle d'un virus dans le déclenchement est difficile. En effet, le diagnostic de myasthénie est souvent fait des mois, voire des années après le réel début de la maladie quand le virus n'est plus détectable, alors qu'une signature laissée par le virus peut se voir longtemps après l'infection.

SYNDROME DES ANTI PHOSPHOLIPIDES

Le syndrome des anticorps anti-phospholipides, abrévié SAPL, (anglais : antiphospholipid antibody syndrome) est un état de thrombophilie (tendance accrue du sang à former des caillots) acquise à la suite de l'action d'anticorps auto-immuns dirigés contre des protéines qui circulent dans le plasma sanguin et se lient aux phospholipides de la membrane cellulaire des plaquettes ou des vaisseaux sanguins provoquant des caillots, responsables des symptômes en perturbant la circulation sanguine. Les syndromes anti phospholipides provoquent la formation de caillots intravasculaires touchant le plus souvent les veines profondes des membres inférieurs ou les artères cérébrales mais pouvant s'observer dans tout lit vasculaire. Ils se manifestent par des thromboses veineuses profondes, des accidents vasculaires cérébraux ou des complications obstétricales (fausses couches, mortinatalité, naissances avant terme avec pré éclampsie sévère ou éclampsie) à répétition. Plus rarement, les caillots se forment plus ou moins simultanément dans plusieurs organes, donnant lieu à des défaillances multi-organiques pouvant entraîner le décès. Le diagnostic nécessite, selon les critères en vigueur depuis 2006, la présence d'un événement clinique et/ou obstétrique ainsi que deux tests sanguins démontrant la persistance de niveaux élevés d'anticorps anti-cardiolipine, anti-β2-glycoprotéine-I et/ou de l'anticoagulant lupique à plus de douze semaines d'intervalle.

SCLÉRODERMIE

Les sclérodermies sont un « *groupe hétérogène de maladies du tissu conjonctif d'étiologie inconnue qui ont en commun une induration et un changement d'aspect de la peau* ». Les sclérodermies uniquement cutanées (dites « *localisées* ») se distinguent par des lésions scléreuses en formes de taches ou parfois grossièrement de bandes (siégeant alors plutôt sur les membres, le cuir chevelu et le visage). Ces lésions sont aussi appelées « *morphées* », par opposition aux sclérodermies systémiques qui affectent aussi les organes internes. Il peut s'agir de maladies auto-immunes qui, dans leurs formes localisées, provoquent des indurations cutanées et une modification de couleur et d'aspect de la peau. Les petites lésions (en gouttes ou en plaques) peuvent régresser spontanément après quelques années sans séquelles graves.

Les sclérodermies ne semblent pas contagieuses. Elles pourraient avoir une composante génétique car quelques cas « *familiaux* » sont rapportés par la littérature. « *Il y a de fortes présomptions que plusieurs gènes soient impliqués et puissent provoquer la maladie à la faveur de conditions environnementales, chimiques ou virales* » Certains métiers semblent prédisposer à cette maladie (certains ouvriers de l'industrie, mineurs, sculpteurs) ce qui invite à évoquer un lien avec l'inhalation de silice libre.

LA SCLÉROSE EN PLAQUES (SLP)

La sclérose en plaques est une maladie auto-immune qui affecte le système nerveux central. Une dysfonction du système immunitaire entraine des lésions qui provoquent des perturbations motrices, sensitives et cognitives. A plus ou moins long terme, ces troubles peuvent progresser vers un handicap irréversible. Les traitements actuels permettent de réduire les poussées et améliorent la qualité de vie des patients, mais ils ont une efficacité insuffisante pour lutter contre la progression de la maladie. C'est une maladie du jeune adulte qui représente la première cause de handicap sévère non traumatique chez les trentenaires. L'âge moyen de début des symptômes est en effet 30 ans. La maladie touche davantage de femmes, avec un sex-ratio de 1 homme pour 3 femmes environ. Environ 80 000 personnes sont touchées en France (environ 1 personne sur 1 000). La maladie fait intervenir des mécanismes auto-immuns complexes qui attaquent les cellules chargées de synthétiser la gaine de myéline qui entoure les axones dans le système nerveux central. Ce phénomène entraine des lésions à l'aspect scléreux (épais et dur), dispersées dans le système nerveux central. Ces lésions sont appelées plaques, d'où le nom de la maladie. Elles traduisent une démyélinisation et souvent le début d'une dégénérescence axonale.

La sclérose en plaques n'est pas une maladie héréditaire. Cependant, il existe des facteurs génétiques favorables à son développement, sous l'influence d'autres facteurs (notamment environnementaux). Ainsi, plusieurs membres d'une même famille peuvent être touchés. Parallèlement à la prédisposition génétique, différents facteurs, notamment environnementaux influence le développement de la sclérose en plaques. Les facteurs climatiques, en particulier le niveau d'ensoleillement, sont les plus connus.

SOURCES ET RÉFÉRENCES

Maladie cœliaque

Daniel Leffler, « *Celiac Disease Diagnosis and Management* », JAMA, vol. 306 « 14 », 12 octobre 2011, p. 1582-1592.

Pinto-Sánchez MI, Verdu EF, Liu E et al. « *Gluten introduction to infant feeding and risk of celiac disease: systematic review and meta-analysis [archive],* » J Pediatr, 2016;168:132–143.

Persson LA, Ivarsson A, Hernell O. « *Breast-feeding protects against celiac disease in childhood - epidemiological evidence* » [archive] Adv Exp Med Biol. 2002;503:115-23.

Ludvigsson JF, James S, Askling J, Stenestrand U, Ingelsson E. « *Nationwide cohort study of risk of ischemic heart disease in patients with celiac disease* » [archive] Circulation 2011;123:483-90.

Olga Pulido, Marion Zarkadas, Sheila Dubois et Krista MacIsaac, « *Clinical features and symptom recovery on a gluten-free diet in Canadian adults with celiac disease* », Canadian Journal of Gastroenterology, vol. 27, no 8, août 2013, p. 449–453.

Intolerance au gluten

Molkhou, P. « *La sensibilité au gluten non maladie cœliaque. Où en sommes-nous en 2016?* », Revue Française d'Allergologie, 56(7-8), 2016, p. 556-561 (lire en ligne [archive].

« *Nonceliac Gluten Sensitivity or Wheat Intolerance Syndrome?* », The Journal of Pediatrics, vol. 166, no 4,1er avril 2015, p. 805–811.

Umberto Volta, Maria Teresa Bardella, Antonino Calabrò et Riccardo Troncone, « *An Italian prospective multicenter survey on patients suspected of having non-celiac gluten sensitivity* », BMC Medicine, vol. 12, 23 mai 2014, p. 85.

Anderson LA, McMillan SA, Watson RG, Monaghan P, Gavin AT, Fox C et Murray LJ, « *Malignancy and mortality in a population-based cohort of patients with coeliac disease or gluten sensitivity* », World J Gastroenterol, 2007, p. 146-151.

« *Ncbi, décembre 2015 : The Overlap between Irritable Bowel Syndrome and Non-Celiac Gluten Sensitivity: A Clinical Dilemma* » [archive] »

« *Nbci, 2013: What Role Does Wheat Play in the Symptoms of Irritable Bowel Syndrome?* » [archive]

Biesiekierski JR, Muir JG, Gibson PR. « *Is gluten a cause of gastrointestinal symptoms in people without celiac disease?* » Curr Allergy Asthma Rep. 2013 Dec;13(6):631-8.

La Maladie de Crohn

Baumgart, Daniel C; Sandborn, William J (2012). « *Crohn's disease* ». The Lancet 380 (9853): Marcuzzi A, Bianco AM, Girardelli M, Tommasini A, Martelossi S, Monasta L, Crovella S. « Genetic and functional profiling of Crohn's disease : autophagy mechanism and susceptibility to infectious diseases » Biomed Res Int. 2013; 2013:29750.

Graham A. W. Rook, « *Hygiene Hypothesis and Autoimmune Diseases* », Clinical Reviews in Allergy & Immunology, vol. 42, no 1,17 novembre 2011, p. 5–15.

Lamoril, J.-C. Deybach et P. Bouizegarène, « *Maladie de Crohn et génétique: connaissances actuelles* », Immuno-analyse & Biologie Spécialisée, vol. 22, no 3, juin 2007, p. 137–150.

Smith JP, Stock H, Bingaman S, Mauger D, Rogosnitzky M, Zagon IS. « *Low-dose naltrexone therapy improves active Crohn's disease* », Am J Gastroenterol., vol. 102, no 4, 2007, p. 820-8.

Colman RJ, Rubin DT, « *Fecal microbiota transplantation as therapy for inflammatory bowel disease: a systematic review and meta-analysis* », J Crohns Colitis, vol. 8, no 12, 2014, p. 1569-81.

Dignass, G. Van Assche, « *The second European evidence-based consensus on the diagnosis and management of Crohn's disease: Current management* », Journal of Crohn's and Colitis, 2010, volume 4.

Colleen P. Loudon, Victor Corroll, Janice Butcher et Patricia Rawsthorne, « *The effects of physical exercise on patients with Crohn's disease* », The American Journal of Gastroenterology, vol. 94, no 3, 1er mars 1999, p. 697–703.

Rectocolite ulcero-hemmorragique

Orholm M, Munkholm P, Langholz E, Nielsen OH, Sørensen TI, Binder V. « *Familial occurrence of inflammatory bowel disease* » [archive] N Engl J Med. 1991;324:84-8.

Bouma G, Crusius JB, García-González MA et al. « *Genetic markers in clinically well defined patients with ulcerative colitis (UC)* » [archive] Clin Exp Immunol. 1999; 115:294-300.

Beaugerie L, Massot N, Carbonnel F, Cattan S, Gendre JP, Cosnes J. « *Impact of cessation of smoking on the course of ulcerative colitis* » Am J Gastroenterol. 2001; 96:2113.

Heller F, Florian P, Bojarski C et al. « *Interleukin-13 is the key effector Th2 cytokine in ulcerative colitis that affects epithelial tight junctions, apoptosis, and cell restitution* » [archive] Gastroenterology 2005;129:550-564.

Eaden JA, Abrams KR, Mayberry JF. « *The risk of colorectal cancer in ulcerative colitis: a meta-analysis* » [archive] Gut 2001; 48:526-535.

Polyarthrite rhumatoïde

MIELANTS H., DE VOS M., GOEMAERE S., SCHELSTRAETE K., CUVELIER C., GOETHALS K., MAERTENS M., ACKERMAN C., VEYS E.M. « *Intestinal mucosal permeability in inflammatory rheumatic diseases. II. Role of disease* ». J. Rheumatol., 1991,18, 394–400.

MORRIS A.J., HOWDEN C.W., ROBERTSON C., DUNCAN A., TORLEY H., STURROCK R.D., RUSSELL R.I. « *Increased intestinal permeability in ankylosing spondylitis ,primary lesion or drug effect?* » Gut, 1991,32, 1470–1472.

SEGAL A.W., ISENBERG D.A., HAJIROUSOU V., TOLFREE S., CLARK J., SNAITH M.L. « *Preliminary evidence for gut involvement in the pathogenesis of rheumatoid arthritis?* » Br. J. Rheumatol., 1986,25, 162–166.

Fibromyalgie

John C Deare, Zhen Zheng, Charlie CL Xue, Jian Ping Liu, Jingsheng Shang, Sean W Scott et Geoff Littlejohn, « *Acupuncture for treating fibromyalgia* », Cochrane Database of Systematic Reviews, 2013.

Younger J, Noor N, McCue R, Mackey S. « *Low-dose naltrexone for the treatment of fibromyalgia: findings of a small, randomized, double-blind, placebo-controlled, counterbalanced, crossover trial assessing daily pain levels* », Arthritis Rheum, vol. 65, no 2, 2013, p. 529-38.

Daniel J. Clauw, « *Fibromyalgia, A clinical Review* », the Journal of American Medical Association, vol. 311 - 15 », 16 avril 2014, p. 1547-1554.

Patricia Le Garf, « *Fibromyalgie : une souffrance en pleine lumière ; titre 2 : le journal d'une fibromyalgique,* « éd. Le Garf éditions, 2006, 266 p.

Wolfe F, Smythe HA, Yunus MB, Bennett RM, Bombardier C, Goldenberg DL et al. « *The American College of Rheumatology 1990 criteria for the classification of fibromyalgia. Report of the multicenter criteria committee* » Arthritis Rheum. 1990;33:160-72.

Syndrome de Gougerot-Sjögren

Mariette X, Criswell LA, « *Primary Sjögren's syndrome [archive]* » N Engl J Med, 2018;378:931-939.

Meijer JM, Meiners PM, Huddleston Slater JJR et al. « *Health-related quality of life, employment and disability in patients with Sjogren's syndrome [archive]* » Rheumatology (Oxford), 2009;48:1077-1082.

Amanda Chan, « *Sjogren's syndrome Causes Venus Williams' Withdrawal from US Open: What Is It?* » [archive], Huffington Post, 1er septembre 2011.

Diabète de type I

J. Sun et al. « *Pancreatic Beta-cells limit Autoimmune Diabetes via an Immunoregulatory Antimicrobial Peptide expressed under the Influence of the Gut Microbiota* », Immunity, 4 août 2015.

S.A. Isa, K.G. Ibrahim et I. Abubakar, « *Effect of Camel Milk's Supplementation on Serum Glucose Levels, Lipid Profile and Body Weight of Alloxan-Induced Diabetic Rats* », Nigerian Journal of Basic and Applied Sciences, vol. 21, no 3, 2013.

Schizophrénie

Ellul P., Groc L., Tamouza R., Leboyer M. « *The clinical challenge of autoimmune psychosis: learning from anti-NMDA receptor autoantibodies* » Frontiers in Psychiatry. 2017 April 19.

Spondylarthrite ankylosante

E Feldtkeller, MA Khan, D van der Heijde, S van der Linden, J Braun, « *Age at disease onset and diagnosis delay in HLA-B27 negative vs. positive patients with ankylosing spondylitis* », Rheumatol Int., no 23, 2003, p. 61–66.

J Braun, J Sieper, « *Ankylosing spondylitis* » [archive] Lancet 2007:369:1379-90.

«*Gut dysbiosis in ankylosing spondylitis* » [archive], sur nature.com, 9 décembre 2014.

Lupus érythémateux disséminé

Poole BD, Scofield RH, Harley JB, James JA, « *Epstein-Barr virus and molecular mimicry in systemic lupus erythematosus* » [archive] Autoimmunity 2006;39:63-70. PMID 16455583 [archive]

Tsokos G, Systemic lupus erythematosus [archive], N Engl J Med, 2011;365:2110-2121

Bevra Hannahs Hahn, M.D. « *Systemic lupus erythematosus and accelerated atherosclerosis* », New England Journal of Medicine, vol. 349, no déc. 18, 2003, p. 2379–2380.

Thyroïdite de Hashimoto

Caturegli, A. De Remigis et N.R. Rose, « *Hashimoto thyroiditis: Clinical and diagnostic criteria* », Autoimmunity Reviews, vol. 13, nos 4-5, 2014, p. 391–397.

L. Saranac, S. Zivanovic, B. Bjelakovic, H. Stamenkovic, M. Novak et B. Kamenov, « *Why is the Thyroid So Prone to Autoimmune Disease* », Hormone Research in Paediatrics, vol. 75, no 3, 2011, p. 157–65.

Renata Lorini, Roberto Gastaldi, Cristina Traggiai et Paola Polo Perucchin, « *Hashimoto's Thyroiditis* », Pediatric endocrinology reviews: PER, vol. 1 Suppl 2, décembre 2003, p. 205–211.

La sclérose en plaques

Hauser S & Oksenbe J (2006). « *The Neurobiology of Multiple Sclerosis: Genes, Inflammation, and Neurodegeneration ;* » Neuron 52(1):61-76; Nov. 2006 DOI: 10.1016/j.neuron.2006.09.011.

Compston A, Coles A. « *Multiple sclerosis* » [archive] Lancet 2008;372:1502-1517.

Jin Nakahara, Michiko Maeda, Sadakazu Aiso et Norihiro Suzuki, « *Current concepts in multiple sclerosis: autoimmunity versus oligodendrogliopathy* », Clinical Reviews in Allergy & Immunology, vol. 42, 1er février 2012, p. 26-34 (ISSN 1559-0267, PMID 22189514.

Kerstin Berer et Gurumoorthy Krishnamoorthy, « *Microbial view of central nervous system autoimmunity* », FEBS letters, vol. 588, novembre 2014, p. 4207-4213 (ISSN 1873-3468, PMID 24746689.

Levin LI, Munger KL, Rubertone MV et al. « *Multiple sclerosis and Epstein-Barr virus* » [archive] JAMA 2003;289:1533-1536.

Terasaki PI, Park MS, Opelz G, Ting A. « *Multiple sclerosis and high incidence of a B lymphocyte antigen* » Science 1976;193:1245-1247.

Dominique Malosse et JM Seigneurin, « *Corrélation entre la consommation de lait et produits laitiers et la prévalence de la sclérose en plaques. La SEP anthropozoonose multifactorielle? [Correlation between milk and dairy product consumption and multiple sclerosis prevalence. MS, multifactorial anthropozoonose?]* » (Thèse nouveau doctorat (médecine)), université de Grenoble 1, Saint-Martin-d'Hères, France, 1992, 303 p.

Prescrire, rédaction. « *Vaccination et sclérose en plaques : pas de risque démontré* » Prescrire septembre 2004 tome 24 no 253 pages 594-595.

La Maladie d'Alzheimer

Bredesen DE, Amos EC, Canick J, Ackerley M, Raji C, Fiala M, Ahdidan J. « *Reversal of cognitive decline in Alzheimer's disease* ». Aging (Albany NY). 2016 Jun 12.

Wei Xu, Lan Tan, Hui-Fu Wang, Teng Jiang, Meng-Shan Tan, Lin Tan, Qing-Fei Zhao, Jie-Qiong Li, Jun Wang, Jin-Tai Yu. « *Meta-analysis of modifiable risk factors for Alzheimer's disease* ». Journal of Neurology, Neurosurgery & Psychiatry, 2015; jnnp-2015-310548 DOI: 10.1136/jnnp-2015-310548.

A. Barnard, « *Dietary Guidelines for Alzheimer's Prevention* ». Nutritional Conference on Nutrition and the Brain. Juillet 2013.

Dale Bredesen , « *La fin d'Alzheimer* » Thierry Souccar Editions 2018.

Autisme

Landrigan PJ, « *What causes autism? Exploring the environmental contribution* », Curr. Opin. Pediatr., vol. 22, no 2, avril 2010, p. 219–25.

Hallmayer J, Cleveland S, Torres A, Phillips J, Cohen B et al. « *Genetic heritability and shared environmental factors among twin pairs with autism* » [archive] Arch Gen Psychiatry 2011;68(11):1095-102. PMID 21727249 [archive].

Myasthénie

B. Eymard, « *Anticorps dans la myasthénie* » Revue neurologique 2009;165(2):125-205 DOI: 10.1016/j.neurol.2008.11.020.

Zhang B, Shen C, Bealmear B, Ragheb S, Xiong WC, Lewis RA, Lisak RP, Mei L. « *Autoantibodies to agrin in myasthenia gravis patients* » [archive] PLoS One, 2014;3:e91816 PMID 24632822.

Howard et al. « *Clinical correlations of antibodies that bind, block or modulate human acetylcholine receptors in myasthenia gravis* » Ann NY Acas Sci. 1987 PMID 3479935 [archive].

Syndrome des antiphospholipides

Alessandri C, Conti F, Pendolino M, Mancini R, Valesini G, « *New autoantigens in the antiphospholipid syndrome [archive]* » Autoimmun Rev, 2011;10:609–616.

Garcia D, Erkan D, » *Diagnosis and management of the antiphospholipid syndrome [archive]* » N Engl J Med, 2018;378:2010-2021.

Ruiz-Irastorza G, Crowther M, Branch W, Khamashta MA, « *Antiphospholipid syndrome [archive]* » Lancet, 2010;376:1498-1509.

Lim W, Crowther MA, Eikelboom JW, « *Management of antiphospholipid antibody syndrome: a systematic review* » JAMA, 2006;295:1050-1057.

Sclérodermie

Bayle, P., Bazex, J., Marguery, M. C., & Lamant, L. (2005). « *Nodules sur sclérodermie en plaque ou morphée* » Annales de dermatologie et de vénéréologie (fév 2005, Vol. 132, No 2, p. 130-132).

D'Cruz D. « *Autoimmune diseases associated with drugs, chemicals and environmental factors* » Toxicol Letters 2000 ; 112-113 : 421-32.

Hallé O, Schaeverbeke T, Bannwarth B, Dehais J. « *Les facteurs d'environnement et les éléments iatrogènes dans la sclérodermie systémique et les syndromes apparentés* ». Revue de la littérature ». Rev Méd Interne 1997 ; 18 : 219-29.

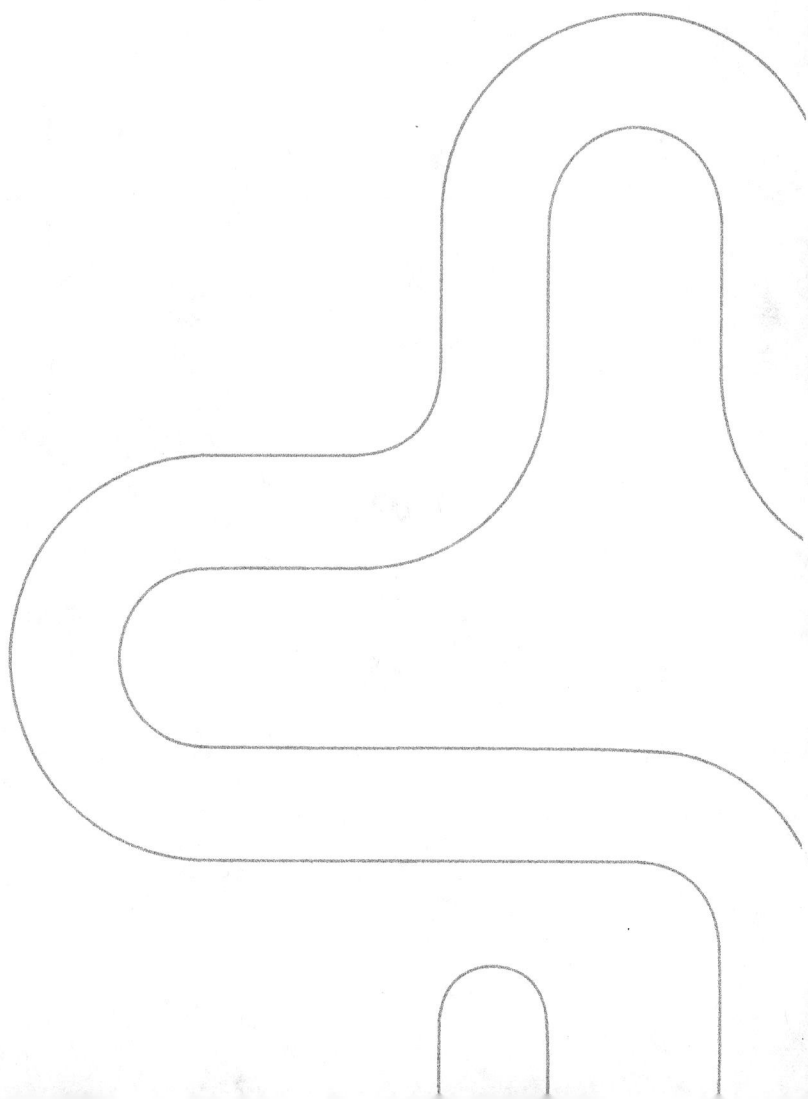

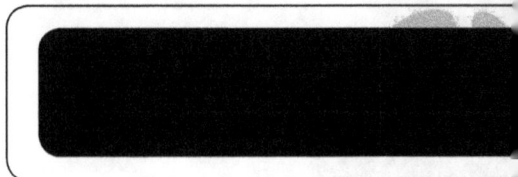

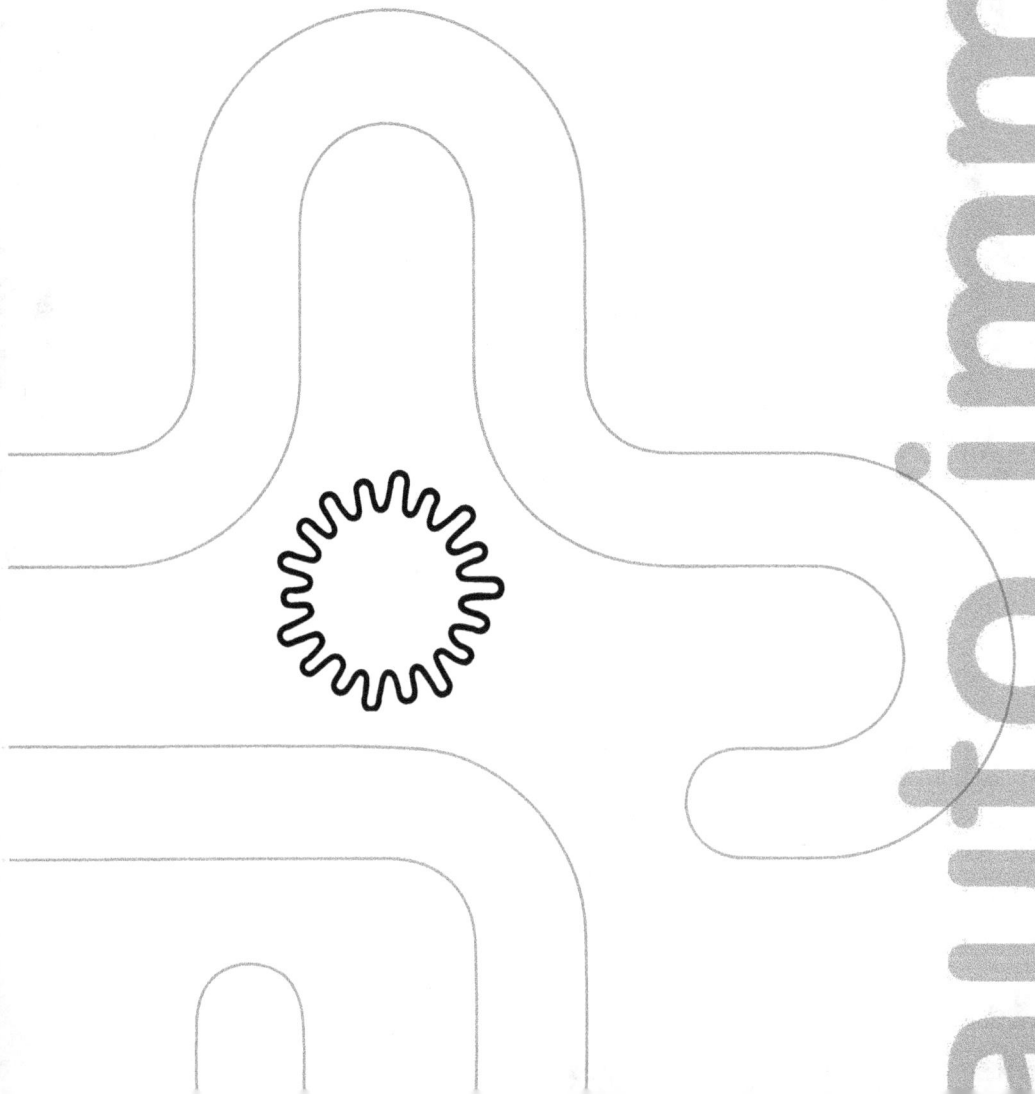

autoimmunité

En 2009, des chercheurs européens regroupés au sein de l'EPIC (European Prospective Investigation into Cancer and Nutrition) ont publié la célèbre étude Potsdam qui portait sur 23.153 participants allemands âgés de 35 à 65 ans et qui ont été suivis tout au long de leurs vies*. Les chercheurs ont particulièrement examiné quatre facteurs : l'absence de consommation de tabac, la corpulence (Index de masse corporelle inferieur à 30), une activité physique régulière (3 ½ par semaine minimum), et une alimentation saine à base de fruits, légumes, poissons. Ils ont constaté, bien sûr, que ces quatre facteurs de mode de vie sain étaient associés à une réduction importante de risques de contracter n'importe quelle maladie chronique. Mais ce qui est stupéfiant est que si un participant avait ce mode de vie sain incluant ces quatre facteurs dès le départ, alors le risque de développer une maladie chronique tombait à 80% ! Mieux : le risque de diabète tombait à 93% !

Ils sont allés encore plus loin : ils ont constaté que le fait d'améliorer un seul de ces facteurs de mode de vie était associé à 50% de réduction du risque de développer une maladie chronique. Il n'existe pas, à ma connaissance, de médicament qui puisse rivaliser avec ces résultats et ceci est une très bonne nouvelle pour notre santé.

Puisque l'on ait dans le chapitre des bonnes nouvelles laissez-moi vous en donner une autre : Contrairement à ce que l'on pourrait croire ce ne sont pas nos gènes qui déterminent notre future santé. Ce qu'ils font c'est simplement de nous avertir d'un danger potentiel, et cela reste une possibilité, rien de plus (sauf pour certaines mutations génétiques). Le fait est qu'avoir un mode de vie sain va nous donner la possibilité de redistribuer nos cartes génétiques

---

* Slimani N & Margetts B « Nutrient Intakes and Patterns in the EPIC cohorts from ten European countries ». Eur J Clin Nutr 2009, Nov; 63, S1-S274.

en notre faveur. On peut changer le comportement de nos gènes en les activant ou en les désactivant en modifiant positivement notre mode de vie. Une simple orange a le pouvoir de modifier le comportement des dizaines de gènes.

La plupart de maladies n'arrivent pas, par simple coïncidence, mais sont la conséquence de ce que nous faisons jour après jour. Ce qui veut dire que les maladies chroniques seraient largement sous notre contrôle parce qu'elles sont le résultat de nos choix quotidiens en matière de mode de vie. C'est pour cela que votre santé doit être LA priorité des priorités. Nous n'avons pas choisi de naitre dans un environnement aussi toxique, mais nous y sommes et il va falloir faire avec !

Ce programme de « *réparation* » immunitaire est un programme ambitieux, qui part d'un constat logique : Les maladies auto-immunes s'installent à bas bruit, dans un silence assourdissant, et le diagnostic met plusieurs années à se confirmer, ceci pour plusieurs raisons dont nous avons longuement parlé. Cependant l'une des raisons est le manque de formation et d'information des médecins, qu'ils soient généralistes, internistes ou même rhumatologues. La suprématie de la prescription thérapeutique par un agent pharmacologique domine encore très largement chez ces médecins qui regardent ces approches comme, pour le moins, très accessoires, voire inutiles. Et pourtant les faits sont là, ils sont validés scientifiquement par des milliers d'études cliniques. Ce paradoxe rejoint celui du déni habituel des effets délétères de l'aspartame, des téléphones portables, de certains vaccins et de bien d'autres. C'est pour cette raison que des chercheurs aussi brillants que les Pr Fasano de Boston et Yehuda Shoenfeld de Tel Aviv et d'autres ont joints leurs efforts pour créer une nouvelle spécialité : l'auto-immunité, une discipline qui s'intéresse exclusivement aux maladies auto-immunes, à leur survenue et à la façon de les traiter. La meilleure preuve de l'unicité de cette spécialité est qu'à chaque nouveau traitement découvert pour une maladie auto-immune précise, il a été possible d'appliquer avec succès ce traitement à toutes les autres maladies.

Ce programme a trois objectifs qui sont successivement

Identifier et évaluer la maladie auto-immune potentielle

Détoxifier et éliminer les éléments déclencheurs

Réparer et maintenir

Ce programme ne se conçoit que dans sa globalité, autrement dit l'effort doit porter sur TOUS les acteurs en présence et sur TOUS les déclencheurs (une fois identifiés). C'est un programme de tous les jours, de toute l'année et de toute la vie. C'est à ce prix que vous pourrez vous débarrasser de cette inflammation dévastatrice et de la mise en harmonie du système immunitaire qui pourra enfin se concentrer exclusivement sur votre protection et non sur votre destruction.

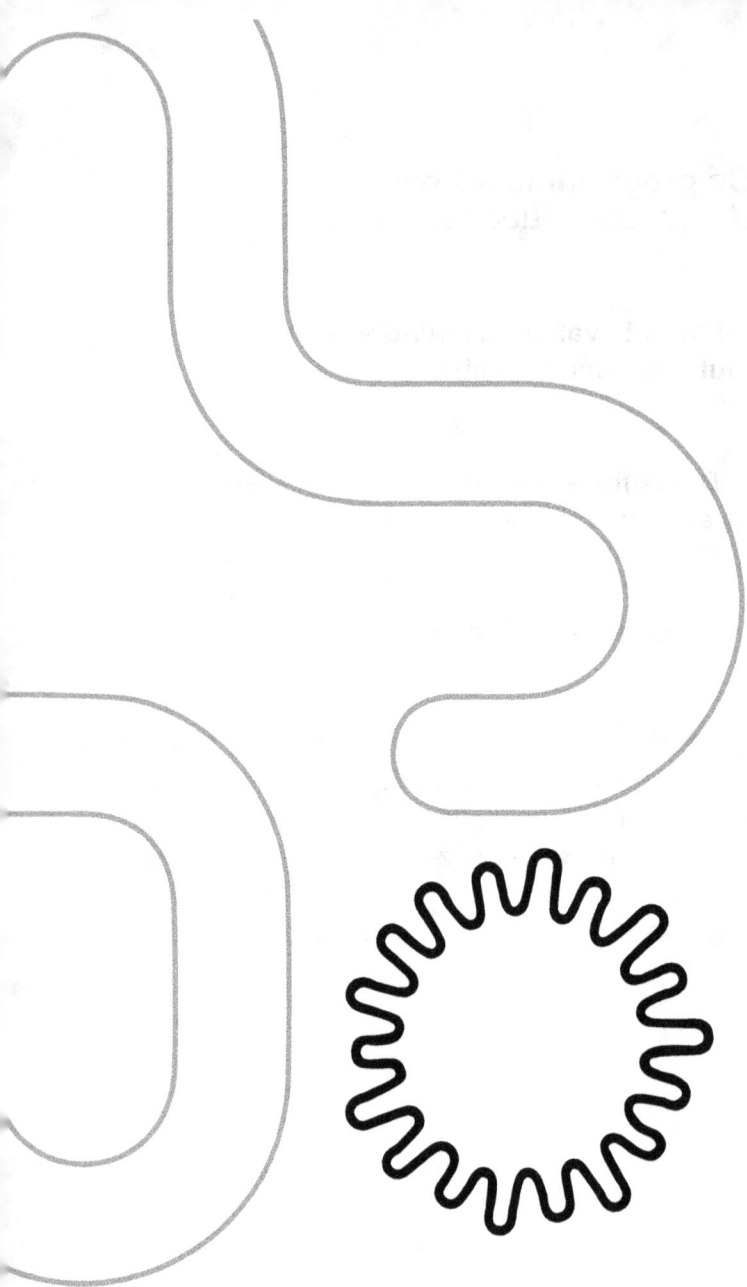

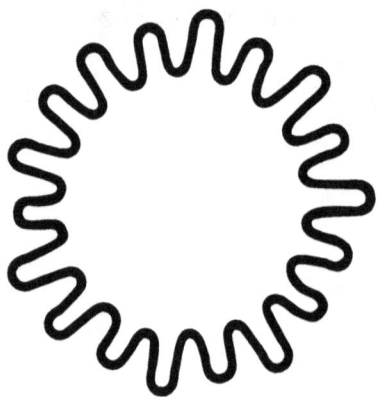

CHAPITRE 1
L'ARCHITECTURE DU CHANGEMENT

Vous avez acquis, depuis que vous lisez ce livre, les connaissances suffisantes pour comprendre les causes de cette cascade inflammatoire et dégénérative qui aboutit à l'instauration de ce désastre immunitaire que sont les maladies auto-immunes. Vous avez ainsi tous les éléments pour envisager un protocole de réparation mais il vous reste peut-être, malgré tout, certaines réticences.

Certains sont passionnément convaincus que ce qu'ils ont lu est suffisamment crédible pour entreprendre une action immédiate, mais ils ne savent pas par quoi commencer, tant l'information est abondante, et parfois complexe. Ils auraient besoin d'un mode d'emploi. Nous sommes là pour les aider.

D'autres ont bien intégré les informations contenues dans cet ouvrage. Néanmoins, ils ne sont pas vraiment sûrs de l'efficacité de ces méthodes dite « *intégratives* ». Ils sont probablement convaincus que les médicaments issus de l'industrie pharmaceutique sont les seuls capables de résoudre cette catastrophe immunitaire, même si les effets secondaires peuvent être redoutables. À ceux-là nous disons : « *Soyez patient, continuez à lire la dernière partie de ce livre et, peut-être, vous laisserez-vous convaincre... au moins d'essayer !* »

D'autres, enfin, n'y croient pas. Ils pensent que toutes ces théories ne sont que des hypothèses et que, décidément, les scientifiques s'emballent trop vite. Dans ce cas, qu'ils essaient d'appliquer sur eux-mêmes les protocoles de modifications du mode de vie, tels qu'on va les décrire. Nous sommes sûrs que cela va améliorer leur santé.

De la volonté à la motivation, et de la motivation à l'efficacité

On a l'habitude de dire qu'avec la volonté on peut tout faire. C'est un bon début, mais la réalité est que la volonté n'est pas suffisante pour accomplir ses objectifs. Il faut une feuille de route : une route que vous pourrez facilement identifier et suivre de façon constante et régulière.

La volonté c'est une force intérieure qui nous permet de mettre en œuvre nos décisions. C'est une pulsion qui nous permet d'initier les changements et de s'orienter vers le but final. Le problème est que nos comportements sont fluctuants, ils ont des hauts et des bas. En fait ils passent par deux extrêmes : la motivation et la résistance. Si la motivation pour changer vos comportements est haute et que c'est facile (pas de résistance) alors vous accomplirez vos objectifs. Par contre s'il n'y a pas de motivation, peu importe la facilité ou la difficulté : vous n'y arriverez pas. La plupart des personnes se trouvent entre les deux extrêmes : ils peuvent être motivés, mais c'est trop dur. L'objectif est donc de déterminer le niveau de motivation et/ou le niveau des obstacles, et une fois le diagnostic établi de concentrer vos efforts sur le maillon faible afin de tracer votre feuille de route pour atteindre vos objectifs.
Pour éviter que votre volonté ne tourne à la frustration vous devrez « *apprendre* », bâtir les compétences, trouver les ressources et établir les stratégies ; il y va de votre santé, de votre vie et cela en vaut la peine ! Pour vous aider sachez que le cerveau humain est doté d'une plasticité surprenante, et avec de la pratique, il vous aidera à créer des nouvelles habitudes. Mais créer de nouvelles habitudes suppose d'abandonner (au moins partiellement) les anciennes et faire le saut est parfois difficile parce que le changement implique que l'on abandonne le familier pour l'inconnu. Il est tellement plus facile de garder le statu quo, mais n'oubliez pas que l'inconnu va vite devenir le familier !

Vos priorités vont définir une grande partie de l'équation, elles exigent préparation et persévérance et cela s'apprend. Le premier apprentissage concerne votre niveau de motivation : comment le mesurer ? On l'appelle la motivation effective(ME). C'est le résultat de l'équation suivante : ME=MC-MM. MC étant le degré de motivation à changer et MM étant le degré de motivation à garder le statu quo.

L'ambivalence est souvent l'obstacle le plus dur à passer, mais c'est en cherchant à évaluer exactement les pours et les contres que vous pourrez surpasser cette ambivalence. Il existe une méthode simple et efficace pour cette évaluation, elle consiste à lister les avantages et les inconvénients de chacun des choix que vous souhaitez.

QUESTIONNAIRE DE « MATURITÉ » AU CHANGEMENT

Êtes-vous prêt à changer vos habitudes ? C'est votre attitude, devant un protocole qui demande de la persistance et des efforts constants, qui sera le frein, ou l'accélérateur, de votre capacité à réussir. Faites ce test rapide pour savoir si vous avez besoin d'un coup de pouce avant de démarrer. Soyez honnête avec vous-même ! Il est important pour vous que ces réponses reflètent ce que vous êtes vraiment et non ce que vous voudriez être !

Répondez par « vrai » ou « faux » à chaque question

		Vrai	Faux
1	J'ai longuement réfléchi à mon futur, à mon âge, à mon mode de vie actuel, et j'en suis arrivé à la conclusion qu'il fallait que cela change.	1	0
2	J'ai accepté l'idée qu'il me fallait des changements PERMANENTS, et non pas temporaires, dans ma façon de vivre pour pouvoir suivre un protocole de réparation immunitaire.	1	0
3	Je ne me sentirais pleinement satisfait que si je vois des résultats tangibles très rapidement.	0	1
4	J'accepte l'idée que les changements puissent être graduels et avoir des résultats peu visibles pendant un certain temps.	1	0
5	Je pense sérieusement à m'engager dans un programme de réparation immunitaire parce que je le désire, et non pas parce que quelqu'un d'autre me l'a suggéré.	1	0
6	Je pense que m'engager dans ce programme va résoudre d'autres problèmes dans ma vie.	0	1
7	Je suis prêt et je souhaite vraiment améliorer mon alimentation.	1	0

8	Je pense réussir vraiment, sauf si j'ai des périodes d'abandon, trop fréquentes.	0	1
9	Je suis prêt à consacrer chaque semaine du temps et des efforts pour planifier les changements nécessaires.	1	0
10	Dès que je ressens des résultats, immanquablement je perds ma motivation pour continuer.	0	1
11	Je souhaite démarrer ce programme, même si je pense n'avoir aucun symptôme de maladie auto-immune.	1	0

Le score et les résultats

QUESTIONS 1, 2, 4, 5, 7 ,9 ET 11
Comptez 1 pour chacune des réponses « vrai » et
0 pour les autres.

QUESTIONS 3, 6, 8, 10
Comptez 0 pour chacune des réponses « vrai » et 1 pour chacune
des réponses « faux »

SCORE TOTAL

RECOMMANDATIONS

Il n'y a pas une réponse qui puisse affirmer, à elle seule, que vous êtes prêt au changement.

1 - Si votre total est de 8 ou plus, vous avez probablement de bonnes raisons d'adopter immédiatement un protocole de réparation immunitaire et vous avez une bonne perception des efforts soutenus à entreprendre. Néanmoins vous aurez la possibilité d'en apprendre plus dans les domaines ou votre score est de 0.

2 - Si votre total est entre 5 et 7, vous devriez revoir les raisons qui vous poussent à réaliser ce genre de programme et les méthodes qui l'accompagnent. Réévaluez les questions pour lesquelles votre score est de 0.

3 - Si votre total est de 4 ou moins, cela veut dire que ce n'est peut-être pas le bon moment pour entreprendre ce changement. Vos réponses suggèrent que vous n'êtes pas prêt à faire l'effort nécessaire pour réussir ce challenge. Vous devriez revoir vos motivations et peut-être les avantages et les inconvénients. Allez plus loin, et familiarisez-vous avec la méthode, les réponses viendront au fur et à mesure.

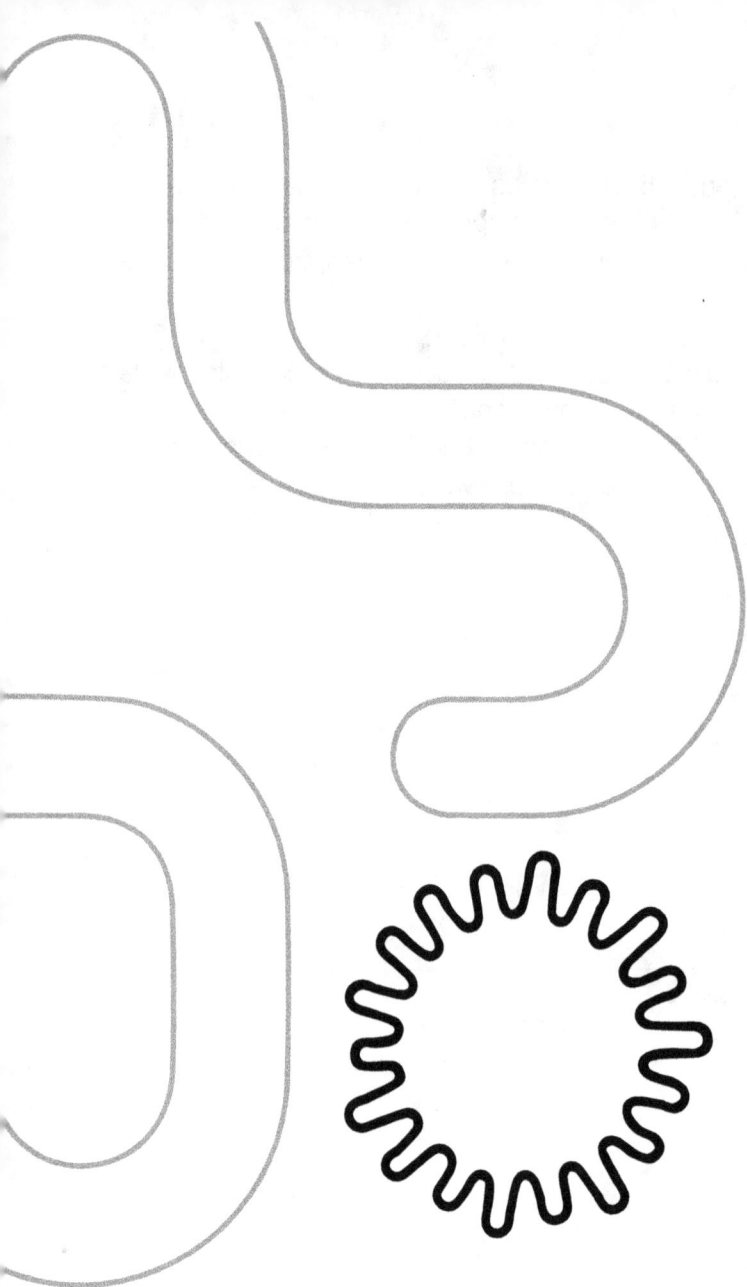

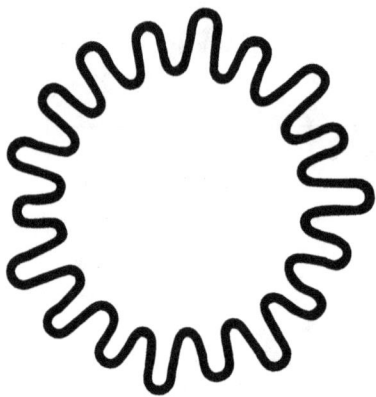

CHAPITRE 2
L'ANTICIPATION :
DÉTECTER ET ÉVALUER

Certains parmi vous n'ont jamais ressentis de symptômes qui pourraient avoir un lien avec une maladie auto-immune, et pourtant il est possible que vous ayez déjà un trouble inflammatoire qui puisse engendrer une maladie auto-immune. D'autres ont ressentis ou ressentent actuellement certains symptômes qui pourraient être en rapport avec une de ces maladies. D'autres ont déjà consulté un médecin, qui a fait un certain nombre d'investigations mais qui se sont révélées négatives, néanmoins les symptômes persistent. D'autres enfin ont déjà reçu un diagnostic et sont en cours de traitement pharmacologique ; bref l'éventail est très large mais quel que soit le cas il faudra évaluer d'une part à quel niveau vous vous situez dans la cascade dégénérative et d'autre part quel est votre « *maillon faible* ».

L'HISTORIQUE DES SYMPTÔMES

Un check up de médecine fonctionnelle est un des éléments les plus importants pour vous situer sur l'échelle de la cascade inflammatoire. Il inclut tous les détails sur votre santé en commençant par votre naissance, votre santé néo natale, celles de votre enfance, de votre adolescence et de votre vie adulte. Vos vaccinations, vos patraqueries et vos affections plus sérieuses, ainsi que celles de vos parents. Les maladies auto immunes affectent un panel très large de patients dont certains ne ressentent pas (encore) de symptômes, et il est donc crucial de détecter certaines prémices qui pourraient nous orienter. Nous avons inclus un questionnaire, en annexe 1, qui pourrait vous aider à trouver le maillon faible ainsi que votre position dans le processus dégénératif.

EVALUER VOTRE AUTO-IMMUNITÉ

Comme nous l'avons vu, une avalanche commence par un seul flocon et peut se terminer en catastrophe. Pour que l'inflammation entraine l'apparition d'anticorps auto immuns il faut trois conditions :

1 - Une susceptibilité génétique.

2 - Des éléments déclencheurs dans l'alimentation ou l'environnement.

3 - Et enfin une atteinte de l'intégrité intestinale suffisante pour laisser passer des grosses molécules dans le sang et déclencher une réaction immunitaire. Il faudra donc évaluer tous ces paramètres pour bien localiser votre niveau d'atteinte dans la cascade inflammatoire.

1 - La susceptibilité génétique

Quand on parle de susceptibilité génétique on ne parle pas de « *mutation génétique* ». Une mutation génétique entraine une maladie génétique grave telle que la mucoviscidose ou la trisomie 21 ou encore les myopathies. Elles peuvent être héréditaires ou non. La prédisposition génétique est une configuration particulière d'un ou plusieurs gènes qui rend vulnérable notre organisme.

Plusieurs gènes impliqués dans le fonctionnement du système immunitaire jouent un rôle important dans cette susceptibilité génétique. C'est le cas des gènes HLA. Ils codent pour des protéines présentes à la surface des cellules et forgent l'identité biologique de l'individu. L'allèle (la version variable d'un même gène) HLA-B27 est ainsi observé chez plus de 90 % des malades atteints de spondylarthrite ankylosante alors qu'il n'est présent que chez 8 % des sujets sains. De même, il existe une forte association entre la polyarthrite rhumatoïde et l'allèle HLA-DR4 ou encore la maladie cœliaque et l'allèle HLA-DQ2.

Il y a également un autre gène nommé IRF5 qui joue un rôle dans le lupus, la polyarthrite rhumatoïde et qui, plus récemment, a montré qu'il jouait aussi un rôle dans le syndrome de Gougerot-Sjögren. Tous ces gènes ne sont donc pas spécifiques d'une maladie mais favorisent un état d'auto-immunité.

Pris indépendamment, le poids de chacun de ces gènes est très modeste dans le développement de la maladie : on estime que le risque conféré par un variant est de une fois et demi à deux fois plus important que le risque retrouvé dans la population générale, c'est donc vraiment très faible.

Le terrain génétique est probablement plus important, ce que souligne le caractère familial fréquent des maladies auto-immunes. Ainsi, dans le diabète de type 1, la fréquence de la maladie est de 0,4 % dans la population générale et de 5 % chez les apparentés.

Alors faut-il rechercher les gènes incriminés dans les maladies auto-immunes ? On peut le faire pratiquer, au moins pour ceux qui sont validés. Il faut savoir que cette demande de tests génétiques est soumise à une règlementation très stricte en Europe, contrairement aux Etats Unis. Seul votre médecin peut en faire la demande.

2 - Les éléments déclencheurs

2 - 1 - La présence d'anticorps spécifiques

En 2003, Melissa Arbuckle et son équipe de chercheurs ont publié dans le célèbre « *New England Journal of Medicine* » une étude qui a bouleversé nos connaissances en auto-immunité*. Elle a sélectionné 130 vétérans (Anciens Combattants) qui étaient actuellement atteint de lupus, une maladie auto-immune qui affecte la peau, les articulations et certains organes. Ces vétérans, de par leur ancien métier de militaire, ont eu leur sang prélevé plusieurs fois durant leur activité, et le gouvernement américain a conservé tous les échantillons sanguins depuis 1978. Elle a donc pu retrouver les échantillons sanguins de ces patients qui, à l'époque étaient exempts de tout symptôme de lupus, et effectuer des tests modernes de recherche d'anticorps anti lupus. Son étude démontra que chaque vétéran qui portait aujourd'hui le diagnostic de lupus avait déjà les sept types d'anticorps anti lupus élevés des années avant l'apparition des symptômes. Mais le plus

---

*Arbuckle MR1, McClain MT, Rubertone MV, Scofield RH, Dennis GJ, James JA, Harley JB. » Development of autoantibodies before the clinical onset of systemic lupus erythematosus. » N Engl J Med. 2003 Oct 16;349(16):1526-33.

Un gène unique impliqué dans de nombreuses maladies auto-immunes

Une nouvelle série de recherches menées à l'Institut Weizmann des Sciences (Israël) et à l'université de Bergen (Norvège) suggèrent qu'un certain nombre de maladies et de syndromes auto-immuns pourraient être liés aux mutations d'un seul et même gène. Ces résultats, combinés avec d'autres recherches menées dans les laboratoires de l'Institut Weizmann, pourraient permettre, entre autres, de développer de nouveaux moyens de diagnostiquer et de traiter des troubles auto-immuns. Le docteur Jakub Abramson, du département d'Immunologie de l'Institut Weizmann, explique que le disfonctionnement du gène AIRE (Auto-Immune REgulator) peut affecter des organes si nombreux précisément parce que son rôle est d'empêcher ces attaques auto-immunes en supervisant la formation des cellules immunitaires à ignorer les antigènes produits par notre corps, et à attaquer uniquement celles des pathogènes envahisseurs. Le gène AIRE s'exprime presque exclusivement dans un seul organe, le thymus. C'est précisément dans ce petit organe que les cellules T, qui constituent les « forces spéciales » du système immunitaire, subissent un genre de « formation initiale » avant d'être libérées dans la circulation sanguine pour leur mission de défense. Dans le thymus, le gène AIRE est actif dans des cellules inhabituelles, les cellules épithéliales thymiques médullaires (mTECs) qui se conduisent comme des « inspecteurs » examinant les cellules T pour s'assurer qu'elles ne réagiront à aucun des milliers d'antigènes du soi qui sont produits naturellement dans le corps. Les mTECs font cela en créant une bibliothèque complète d'expressions géniques, exprimant presque tous les gènes du génome, et testant la réaction des cellules T pour chacun d'eux. Tout celles qui s'attaquent à un antigène du soi sont éliminées au niveau du thymus avant d'arriver aux autres organes. Comme son nom le suggère, le gène AIRE est responsable de ce processus ; il contrôle, au niveau du thymus, l'expression de milliers de gènes codant pour les antigènes du soi, comme par exemple l'insuline. Selon le docteur Abramson, un disfonctionnement du gène AIRE dominant pourrait expliquer le mécanisme d'un certain nombre de maladies auto-immunes. Au cours d'une autre recherche sur AIRE, récemment publiée dans la revue Nature Immunology, le docteur Abramson et son groupe ont découvert que le régulateur essentiel est lui-même contrôlé par un autre régulateur : un gène nommé Sirt1. Les gènes Sirt sont actifs partout dans le corps, et une étude récente a montré qu'ils jouent un rôle dans le métabolisme, la longévité et la fécondité. Le docteur Abramson et son groupe ont découvert que les mTECs contiennent des niveaux exceptionnellement élevés de protéine Sirt1, environ 100 fois plus que la moyenne. En d'autres termes, les mTECs sont les principales cellules exprimant les gènes Sirt1 dans l'ensemble du corps. Un examen plus approfondi a montré que le Sirt1 est là pour s'assurer que la protéine AIRE est activée ; elle supprime un groupe chimique de la structure d'AIRE, déclenchant ainsi le processus d'expression génique des mTECs. La collaboration récemment découverte de ces deux gènes pourrait faire la lumière sur les causes de différentes maladies auto-immunes, comme par exemple le diabète de type 1 caractérisé par la destruction auto-immune des cellules bêta dans le pancréas. De plus, elle pourrait améliorer le diagnostic des maladies auto-immunes, et indiquer la démarche à suivre pour développer les médicaments qui permettront de lutter contre ces maladies.

Sources :

- Mark S Anderson and Maureen A Su, « AIRE and Tcell development », dans Current opinion in Immunology, 2011.

- Oftedal BE, Hellesen A, Erichsen MM et al. Dominant mutations in the autoimmune regulator AIRE are associated with common organ-specific autoimmune diseases [archive], Immunity, 2015;42:1185–1196.

étonnant est que chaque année le taux des anticorps augmentaient jusqu'à ce que le niveau atteigne un seuil critique avec apparition des symptômes et consultation médicale. Mais ce n'est pas tout ; à ce stade d'auto-immunité précoce le médecin consulté ne faisait pas souvent le diagnostic et il a fallu attendre quelques années supplémentaires pour que les symptômes deviennent criants et que le médecin puisse établir un diagnostic. L'étude démontra qu'il fallait entre 5 et 10 ans pour finaliser le diagnostic.

Nous savons aujourd'hui tester ces biomarqueurs que sont les anticorps qui attaquent nos propres cellules, ils nous donnent une « *valeur prédictive positive* » qui nous permet d'anticiper et d'enrayer les symptômes avant même qu'ils n'apparaissent. Ils nous indiquent simplement que la cascade inflammatoire est en train de se former et qu'elle prend une direction précise.

Par exemple si vous montrez la présence d'anticorps AP (antithyroide peroxydase) après l'accouchement, vous aurez 92% de chance (on dit de valeur prédictive positive) d'avoir une Thyroïdite de Hashimoto dans les 7 ans à venir. Si vous montrez des anticorps contre une catégorie de levures qui se trouvent dans notre intestin (Saccharomyces cervisae) vous aurez 100% de chance de présenter une maladie de Crohn dans les 3 ans à venir.

Il existe peu de laboratoires spécialisés dans les biomarqueurs liés aux maladies auto-immunes. Les Laboratoires Cyrex aux Etas Unis ont développé une série de tests qui nous permettent d'appréhender le plus tôt possible la possibilité d'être confronté à une maladie auto-immune.

Exemples de valeur prédictive positive pour certaines maladies auto-immunes

MALADIE	ANTICORPS	VALEUR PRÉDICIVE	NOMBRE D'ANNÉES AVANT DIAGNOSTIC
Syndrome Anti Phospholipides	*Anticorps anti-nucleosomes ; Anticorps anticardiolipines; Anticorps anti-beta^2 glycoproteine 1*	*100%*	*11 ans*
Polyarthrite Rhumatoïde	*Facteur Rhumatoïde ; peptide anticyclique citrulliné*	*52 à 97%*	*14 ans*
Sclérodermie	*Anticorps anti centromères ; Anticorps antipoisomerase 1*	*100%*	*11 ans*

Syndrome de Sjögren	*Anticorps Anti-Ro et Anti-La*	*73%*	*5 ans*
Maladie d'Addison	*Anticorps anti cortex surrénales*	*70%*	*10 ans*
Maladie Cœliaque	*Anti-tissue Transglutaminase ; Anticorps anti-endomysial*	*100%*	*7 ans*
Maladie de Crohn	*Anticorps anti Saccharomyces cervisae*	*100%*	*3 ans*
Cirrhose biliaire primitive	*Anticorps anti-mitochondriales*	*95%*	*25 ans*
Diabète de type 1	*Anticorps anti-insuline [Anticorps anti-îlots de Langerhans], Anticorps anti-g AD ; Anticorps anti-tyrosine phosphatase - IA2*	*43 à 55%*	*14 ans*

Source : « Auto-immune Fix » by Dr Tom O'Bryan (2016)

Array 5 des laboratoires Cyrex (USA)

Ce test permet d'identifier la présence d'anticorps sur 24 des maladies auto-immunes les plus fréquentes.

TEST	RÉSULTATS			
	IN RANGE (NORMAL)	EQUIVOCAL	OUT OF RANGE	REFERENCE (ELISA INDEX)
Cellule Pariétale + ATPase(IgG + IgA)		1.20		0.1-1.4
Facteur Intrinsèque (IgG + IgA)	0.44			0.1-1.2
ASCA + ANCA(IgG + IgA)		1.16		0.2-1.4
Tropomyosines(IgG + IgA)			1.75	0.1-1.5
Thyroglobuline(IgG + IgA)	0.87			0.1-1.3
Thyroïde Peroxydase (TPO)(IgG + IgA)		1.12		0.1-1.3
21 Hydroxylase (Cortex surrénal)(IgG + IgA)			1.23	0.2-1.2
Peptide Myocardial (IgG + IgA)			2.99	0.1-1.5
Alpha-Myosine (IgG + IgA)	0.93			0.3-1.5
Phospholipide (IgG + IgA)			1.47	0.2-1.3
Glycoprotéine plaquettaire (IgG + IgA)			1.46	0.1-1.3
Ovaire/Testicule (IgG + IgA)	0.84			0.1-1.2
Fibuline(IgG + IgA)	1.11			0.4-1.6
Collagene Complexe(IgG + IgA)	0.83			0.2-1.6
Peptide Arthritique(IgG + IgA)			1.37	0.2-1.3
Osteocyte (IgG + IgA)			3.17	0.1-1.4
Cytochrome P450 (Hepatocyte) (IgG + IgA)	0.97			0.3-1.6
Insuline + Islet Cell Antigen(IgG + IgA)		1.70		0.4-1.7
Glutamique Acide Decarboxylase 65 (GAD 65)(IgG + IgA)			1.69	0.2-1.6
Myelin Basique Protein(IgG + IgA)			1.55	0.1-1.4
Asialoganglioside IgG + IgA	0.80			0.1-1.4
Alpha + Beta Tubuline IgG + IgA	0.94			0.4-1.4
Cervelet IgG + IgA		1.32		0.2-1.4
Synapsines IgG + IgA		1.05		0.1-1.2

Source : www.cyrexlabs.com

Les anticorps liés au système digestif

Les anticorps anti cellules pariétales et anti ATPase

Les cellules pariétales de l'estomac produisent de l'acide chlorhydrique (HCL) et cet acide est crucial pour la digestion des aliments. Au fur et à mesure que l'on prend de l'âge notre capacité à fabriquer de l'acide chlorhydrique diminue. Les anticorps anti pariétaux déclenchent l'inflammation ce qui réduit gravement le fonctionnement des cellules ; ce mécanisme est la principale cause de déficit en Vitamine B^{12} (gastrite auto-immune.11% des patients atteints de maladie cœliaque ont ces anticorps élevés. Plusieurs études ont montré que ces anticorps sont aussi élevés chez les patients atteints de polyarthrite rhumatoïde et que le seul fait de remplacer l'acide chlorhydrique déficient peut largement améliorer la maladie.

Les anticorps anti facteur intrinsèque

Le facteur intrinsèque (FI), appelé aussi facteur intrinsèque gastrique est une glycoprotéine sécrétée par les cellules pariétales de la muqueuse de l'estomac. Il est nécessaire à l'absorption intestinale de la vitamine B^{12} (ou cobalamine). Si nous avons ce type d'anticorps il ne nous est pas possible d'absorber la Vitamine B^{12}.Plus de 40% de la population ont des taux à la limite inferieur et les conséquences peuvent être dramatiques : sensation d'engourdissement, dégénération nerveuse, pertes de mémoire, gastrite atrophique.

Les anticorps ASCA et ANCA

ASCA pour *anticorps anti-Saccharomyces cerevisiae*, un biomarqueur de la maladie de Crohn, mais aussi de la maladie cœliaque pour 7% d'entre eux. Saccharomyces cerevisiae est un micro-organisme qui forme la levure de bière ou la levure du boulanger. Lorsque l'on élimine le gluten les ASCA reviennent à la normale. Mais si vous ne faites rien de plus, vous aurez 100% de chance d'avoir la maladie de Crohn dans les 3 ans.

ANCA pour *anticorps anti neutrophiles cytoplasmiques* ; ces anticorps attaquent les polynucléaires neutrophiles qui font partie des globules blancs. Ces anticorps sont souvent associés à une maladie inflammatoire de colon : la colite ulcéreuse.

Les anticorps antitropomyosine

Les tropomyosines sont des protéines qui maintiennent la structure des cellules, le cytosquelette. Lorsque les anticorps anti tropomyosines sont élevées cela peut affecter n'importe quelle cellule du corps en particulier celles de l'intestin et cela explique pourquoi 95% des patients atteint de colite ulcéreuses ont une forte élévation de ces anticorps. On peut trouver aussi ces anticorps pendant les processus de transformation cancéreuse.

Les anticorps liés à la thyroïde

Les anticorps anti thyroglobuline et anti thyroïde peroxidase sont les deux anticorps présents dans les maladies auto immunes de la thyroïde qui rappelons le représentent les troisièmes maladies les plus communes après le diabète et la maladie cœliaque. Il y a plusieurs maladies auto-immunes liées à la thyroïde dont la thyroïdite de Hashimoto, le myxœdème et l'exophtalmie. La difficulté réside dans le fait que beaucoup de patients se voient administrer des hormones thyroïdiennes pour un problème qui a très peu à voir avec les hormones, d'autant plus qu'un patient atteint de maladie cœliaque peut fabriquer des anticorps anti thyroïdiens par un phénomène de mimétisme moléculaire. Ainsi les patients atteints de la thyroïdite de Hashimoto peuvent réduire leur dose d'hormone thyroïdienne de 49% en éliminant le gluten.

Les anticorps liés aux glandes surrénales

La **21-hydroxylase** est une enzyme du réticulum endoplasmique des corticosurrénales qui participe aux voies métaboliques de synthèse de l'aldostérone et des glucocorticoïdes. L'anticorps anti 21-Hydroxylase* est surtout lié à la maladie d'Addison, une maladie auto-immune qui détruit nos glandes surrénales, responsables de la sécrétion de nombreuses hormones dont l'adrénaline, le cortisol et l'aldostérone.

Les anticorps liés au cœur

Les anticorps anti peptides myocardiales ont une action délétère sur le muscle cardiaque.

Les anticorps anti alpha myosines sont des biomarqueurs de risque cardio vasculaire.

Les anticorps anti phospholipides sont responsables du syndrome anti phospholipide et sont aussi présents dans le lupus. Le syndrome des antiphospholipides (SAPL) est une maladie auto-immune, caractérisée par la survenue de manifestations thromboemboliques (formation de caillots de sang dans les vaisseaux, veines ou artères) et/ou la survenue de complications de la grossesse aussi appelées complications obstétricales (il s'agit de fausses couches répétées et/ou de complications plus tardives de la grossesse).

Les *anticorps anti glycoprotéines* des plaquettes ciblent nos plaquettes sanguines, responsables en partie de la coagulation .

Les anticorps liés aux organes reproductifs

Ce sont des anticorps spécifiques qui peuvent conduire à l'hypogonadisme, a une ménopause prématurée, une endométriose et beaucoup d'autres problèmes endocrinaux.

Les anticorps liés aux muscles, au squelette et aux articulations

Les *anticorps anti Fibuline,* anti collagène, et anti peptide arthritique sont liés à la production de collagène, des muscles, des tendons, des ligaments et sont associés au lupus, a la sclérose multiple et la PR (polyarthrite rhumatoïde).

Les anticorps liés aux os

L'anticorps anti ostéocyte est un biomarqueur de l'inflammation, très impliqué dans le développement de l'ostéoporose.

Les anticorps liés au foie

Les anticorps anti cytochrome P450 hépatocyte.

Le foie remplit 350 fonctions différentes, et ces anticorps affectent des fonctions clefs qui deviennent inefficaces et ceci peut conduire au diabète, aux hépatites et au cancer

Les anticorps liés au pancréas

Les anticorps anti insuline et les anticorps contre l'antigène des cellules insulaires sont associés à l'apparition du diabète de type 1 et de certaines hypoglycémies non expliquées.

Anticorps liés au cerveau et au système nerveux

Les *anticorps anti acide glutamique décarboxylase* sont élevés en cas d'insomnie et d'anxiété mais aussi dans la maladie cœliaque, la sensibilité au gluten, le diabète de type 1, l'ataxie cérébelleuse et le syndrome de l'homme raide (SHR).

Les *anticorps anti myéline basic protéine* sont associés à la sclérose en plaques, l'autisme, les PANDAS qui sont des maladies auto immunes de l'enfant dues à des infections répétées au Streptocoque.

Les *anticorps anti Asialoganglioside GMI* sont associés à des polyneuropathies demyelinisantes, des accidents vasculaires cérébraux, au syndrome de Guillain Barré, a la maladie d'Alzheimer, a la sclérose en plaques, aux PANDAS, au lupus, à la PR et beaucoup d'autres.

Les *anticorps Alpha et Beta Tubuline* sont associés à des cirrhoses d'origine alcoolique, à des maladies demyelinisantes, au diabète de type1, à la maladie de Grave, la thyroïdite de Hashimoto, aux PANDAS, à la PR et à l'exposition répétée au mercure

Les *anticorps anti cérébelleux* sont associés à l'autisme, la maladie cœliaque, l'ataxie du gluten et les trouble de l'équilibre.

Les *anticorps anti synapsines* sont associés à la sclérose en plaques, à des fourmillements variés et diffus, au lupus ainsi qu'à des roubles de l'humeur.

Comment interpréter ces résultats ?

Ce panel de 24 anticorps permet de détecter les anticorps circulants présents dans la majorité des maladies auto immunes. Il y a bien sur d'autres anticorps dont votre médecin peut demander la recherche. La première remarque est que la presence de ces anticorps dans notre sang est anormale, ils vont donc servir de signaux d'alarme pour tout patient qui ne présente, apparemment, aucun symptôme. La deuxième remarque est que leur presence ne signifie pas pour autant que la maladie soit déclarée car ces anticorps peuvent apparaitre au tout début de la cascade dégénérative, sans pour cela déclencher de réaction inflammatoire importante. Enfin la troisième remarque est liée à des phénomènes de mimétisme moléculaire et de réactions croisées dans lesquels l'apparition d'anticorps contre un tissu peut entrainer une contamination croisée avec l'apparition d'anticorps contre d'autres tissus. Enfin l'expérience montre qu'un régime sans gluten associé à une amélioration significative du mode de vie tel qu'on va la décrire peut faire descendre le taux de tous les anticorps dans un délai de 6 mois a 3 ans.

SOURCES ET RÉFÉRENCES

La susceptibilité génétique

Moncef Zouali, « *L'épigénétique des maladies auto-immunes rhumatismales* », Revue du rhumatisme, Monographies, Vol 77 - N° 4 P. 346-351 - août 2010.

Selmi C, Lu Q, Humble MC. « *Heritability versus the role of environment in autoimmunity* ». J Autoimmunity, 2012; 39:249-252.

Aune TM, Maas K, Moore JH, Olsen NJ. « *Gene expression profiles in human autoimmune disease* ». Curr Pharm Des, 2003; 9(23):1905-1917.

Aune TM, Parker JS, Maas K, et al. « *Co-localization of differentially expressed genes and shared susceptibility loci in human autoimmunity* ». Genet Epidemiol, 2004; 27(2):162-172.

Gregersen PK. « *Teasing apart the complex genetics of human autoimmunity: lessons from rheumatoid arthritis* ». Clin Immunol, 2003; 107(1):19.

La présence d'anticorps spécifiques

Bradwell AR, Stokes RP, Johnson GD. « *Atlas of autoantibody patterns on tissues: Gastric parietal cell antibodies* ». Birmingham: The Binding Site, 1997; pp. 45-46.

Humbel RL, Olsson NO. « *Mise en evidence des anticorps anti-cellules pariétales et anti-facteur intrinsèque* ». GEAI L'Info 2005 ; No 7:1-3.

Peeters M, Joossens S, Vermeire S, Vlietinck R, Bossuyt X, Rutgeerts P. « *Diagnostic value of anti-Saccharomyces cerevisiae and antineutrophil cytoplasmic autoantibodies in inflammatory bowel disease* ». Am J Gastroenterol 2001; 96 : 730-4.

Vasiliauskas EA, Plevy SE, Landers CJ, Binder SW, Ferguson DM, Yang H, et al. *Perinuclear antineutrophil cytoplasmic antibodies in patients with Crohn's disease define a clinical subgroup.* Gastroenterology 1996 ; 110 : 1810-9.

Das, KM; Dasgupta, A; Mandal, A; Geng, X (1993). « *Autoimmunity to cytoskeletal protein tropomyosin. A clue to the pathogenetic mechanism fr ulcerative colitis* ». J Immunol. 150 (6): 2487–2493.

Mayer A, Orgiazzi J. « *Auto-immunité thyroïdienne humaine* ». *In La thyroïde; Elsevier Eds ; 2001, 224-232.*

V. Degros, L. Pons, A. Ghulam, A. Racadot, « *Intérêt du dosage des anticorps anti-21 hydroxylase comme marqueur de l'atteinte surrénale dans les endocrinopathies auto-immunes* » Annales de Biologie Clinique Volume 57, numéro 6, Novembre - Décembre 1999.

Bauer H, Waters TJ and Talano JV. « *Antimyocardial antibodies in the diagnosis and prognosis of coronary heart disease* ». Circulation, 1970; 42(Suppl3):55.

Marc Lamber t , Pierre-Yves Hatron, « *Le syndrome des anticorps antiphospholipides : pathologie et traitement* » Mise au point, mt 2011 ; 17 (2) : 124-9.

Hartmann RC and Conley CL. « *Studies on the initiation of blood coagulation, III. The clotting properties of canine platelet free plasma* ». J Clin Invest, 1952; 31:685.

Ahmed SA, Penhale WJ and Talal N. « *Sex hormones, immune responses and autoimmune responses: mechanisms of sex hormone action* ». Am J Pathol, 1985; 121:531 559.

Xiang Y, Sekine T, Nakamura H, et al. « *Fibulin 4 is a target of autoimmunity predominantly in patients with osteoarthritis* ». J Immunol, 2006; 176:3196 3204.

Takayanagi H,. « *Osteoimmunology: shared mechanisms and crosstalk between the immune and bone systems* ». Nat Rev Immunol, 2007; 7:292 304.

Sugai E, Chernavsky A, Pedreira S, et al. « *Bone specific antibodies in sera from patients with celiac disease: characterization and implications in osteoporosis* ». J Clin Immunol, 2002; 22:352 362.

Zachou K, Rigopoulou E and Dalekos GN. « *Autoantibodies and autoantigens in autoimmune hepatitis: important tools in clinical practice and to study pathogenesis of the disease* ». J Autoimmune Dis, 2004; 1:2 doi:10.1186/1740 2557 12.

Borg H, Gottsäter A, Fernlund P and Sundkvist G. « *A 12 year prospective study of the relationship between islet antibodies and cell function at and after the diagnosis in patients with adult onset diabetes* ». Diabetes, 2002; 51:1754–1762.

Ching KH, Burbelo PD, Carlson PJ, et al. « *High levels of Anti GAD65 and Anti Ro52 Autoantibodies in a Patient with Major Depressive Disorder Showing Psychomotor Disturbance* ». J Neuroimmunol, 2010; 222(1 2):87–89.

Berger T, Rubner P, Schautzer F, et al. « *Antimyelin antibodies as a predictor of clinically definite multiple sclerosis after a first demyelinating event* ». N Engl J Med, 2003; 349:139 145.

Bansal AS, Abdul Karim B, Malik RA, et al. « *IgM ganglioside GM1 antibodies in patients with autoimmune disease or neuropathy, and controls* ». J Clin Pathol, 1994; 14:300 302.

Rousset B, Bernier Valentin F, Poncet J, et al. « *Anti tubulin antibodies in autoimmune thyroid disorders* ». Clin Exp Immunol, 1983; 52:325 332.

Blaes F, Fühlhuber V, Korfei M, et al. « *Surfacebinding autoantibodies to cerebellar neurons in opsoclonus syndrome* ». Ann Neurol, 2005; 58:313 317.

Gitlits VM, Sentry JW, Matthew MLSM, et al. « *Synapsin I identified as a novel brain specific autoantigen* ». J Invest Med, 2001; 49(3):276 283.

2 - 2 - La recherche d'allergies ou d'intolérances alimentaires

Le gluten

Rien de plus facile que de demander une recherche d'anticorps anti gluten. Le laboratoire va chercher des anticorps(IgG) anti-gliadine, et en particulier les anticorps anti alpha-gliadine. Votre médecin peut en même temps demander la recherche des anticorps spécifiques à la maladie cœliaque : les anticorps anti-réticuline, anti-endomysium, et anti-transglutaminase. Mais un résultat négatif ne suffit pas pour éliminer l'intolérance au gluten. Le blé contient de nombreuses autres protéines qui peuvent toutes provoquer une intolérance : les oméga-gliadines, la gluténine, la gluteomorphine, les prodynorphines et les agglutinines. Ce groupe hétérogène de protéines et de peptides à la capacité de stimuler le système immunitaire, en particulier la réponse des lymphocytes T qui vont entrainer l'apparition des anticorps IgG et IgA.

La digestion du gluten est difficile et souvent incomplète, ceci est dû à la forte teneur en proline du gluten. Cette « *indigestion* » entraine la presence de nombreux peptides (protéines partiellement digérées) et chacun de ces peptides peut être antigénique. La digestion du blé va donner naissance à deux fractions : une fraction hydrosoluble et une fraction soluble dans l'alcool. Chacune de ces fractions va mettre en circulation des dizaines de molécules antigéniques. C'est pourquoi il est indispensable de rechercher TOUS les anticorps produits par la dégradation du blé et du gluten. Malheureusement peu de laboratoires réalisent ce type de recherches. Les laboratoires Cyrex (USA) proposent ce type de recherche.*

Les autres intolérances alimentaires

Il existe des centaines d'aliments qui, crus ou cuits ou partiellement digérés provoquent l'apparition d'anticorps. En pratique tout ce que l'on mange en termes de protéines peut devenir antigénique ! Beaucoup d'aliments transformés contiennent des additifs chimiques, des conservateurs, des

---

*Arbuckle MR1, McClain MT, Rubertone MV, Scofield RH, Dennis GJ, James JA, Harley JB. » Development of autoantibodies before the clinical onset of systemic lupus erythematosus. » N Engl J Med. 2003 Oct 16;349(16):1526-33.

Array 3 des laboratoires Cyrex (USA)

WHEATGLUTEN PROTEOME REACTIVITY & AUTOIMMUNITY				
TEST	**RÉSULTATS**			
	NORMAL	DOUTEUX	ÉLEVÉ	REFERENCE (ELISA INDEX)
Wheat IgG	0.97			0.3-1.5
Wheat IgA	0.74			0.1-1.2
Wheat Germ Agglutinin IgG	0.95			0.4-1.3
Wheat Germ Agglutinin IgA		0.86		0.2-1.1
Native & Deamidated Giladin 33 IgG			1.33	0.2-1.2
Native & Deamidated Giladin 33 IgA		0.92		0.1-1.1
Alpha Gliadin 17-mer IgG	1.10			0.1-1.5
Alpha Gliadin 17-mer IgA	0.65			0.1-1.1
Gamma Gliadin 15-mer IgG		1.27		0.5-1.5
Gamma Gliadin 15-mer IgA		0.84		0.1-1.0
Omega Gliadin 17-mer IgG			1.31	0.3-1.2
Omega Gliadin 17-mer IgA	0.71			0.1-1.2
Glutenin 21-mer IgG	0.61			0.1-1.5
Glutenin 21-mer IgA	0.57			0.1-1.3
Gluteomorphin + Prodynorphin IgG			1.34	0.3-1.2
Gluteomorphin + Prodynorphin IgA	0.67			0.1-1.2
Gliadin-Transglutaminase Complex IgG		1.12		0.3-1.4
Gliadin-Transglutaminase Complex IgGA	0.69			0.2-1.5
Transglutaminase-2 IgG	0.74			0.3-1.6
Transglutaminase-2 IgA	0.98			0.1-1.6
Transglutaminase-3 IgG			1.65	0.2-1.6
Transglutaminase-3 IgG	0.59			0.1-1.5
Transglutaminase-6 IgG		1.37		0.2-1.5
Transglutaminase-6 IgA	0.90			0.1-1.5
Source : www.cyrexlabs.com				

colorants ou d'autres agents qui vont faire passer cet aliment jusque-là inoffensif et accepté par notre système immunitaire (tolérance orale) dans la catégorie des envahisseurs.

La plupart des laboratoires cherchent les anticorps IgG sur un certain nombre d'aliments. La méthode ImuPro issue d'un grand laboratoire allemand spécialisé dans les tests immunologiques (R-Biopharm) propose différent tests avec coaching personnalisé en fonction des résultats (www.imupro.fr; www.imupro.com).

Le York Test est réalisé au Royaume Uni à l'université de York ; il propose les mêmes services qu'ImuPro avec une différence : il suffit d'une goutte de sang pour effectuer le test ce qui allège le transport règlementé du sang. (www.yorktest.com).

Cyrex Labs (USA) propose un test bien différent : le Multiple Food Immune Reactivity Screen™ (Array 10) porte sur 90 aliments dont certains sont crus, d'autres cuits, d'autres prédigérés (www.cyrexlabs.com).

Array 10
Multiple Food Immune - Reactivity Screen™

FOOD IMMUNE RESOTIVITY SCREEN				
TEST	**RÉSULTATS**			
	NORMAL	DOUTEUX	ÉLEVÉ	REFERENCE (ELISA INDEX)
DAIRY AND EGGS - MODIFIED				
Eggs white, cooked	0.23			0.1-1.6
Eggs York, cooked	0.44			0.1-1.7
Soft Cheese + Hard Cheese	0.41			0.1-1.7
Yogurt	0.34			0.1-2.0
GRAINS, RAW AND MODIFIED				
Rice, white + brown, cooked	0.39			0.1-1.3
White Rice, cooked	0.54			0.1-1.3
Wheat + Alpha-Gliadins	1.15			0.2-1.9
BEANS AND LEGUMES - MODIFIED				
Black Bean, cooked	1.43			0.3-2.1
Bean Agglutinins	1.43			0.3-1.9
Dark Chocolate + Cocoa	0.70			0.2-1.2
Garbanzo Bean, cooked	0.54			0.2-1.8
Kidney Bean, cooked	0.70			0.3-1.5
Lentil, cooked	0.83			0.3-2.0
Pinto Bean, cooked	0.92			0.4-2.4
Soy Sauce, gluten-free			1.98	0.2-1.9
Tofu)		1.15		0.2-1.4
NUTS AND SEEDS - RAW AND MODIFIED				
Almond, roasted	0.73			0.2-2.0
Cashew	0.88			0.2-1.5
Flax Seed	0.65			0.1-1.3
Mustard Seed	1.18			0.4-1.5
Peanut, roasted	0.96			0.2-1.4
Sesame Oleosin	0.64			0.2-1.6
Suflower Seed, roasted	1.13			0.2-1.5

Walnut			2.39	0.3-2.0
VEGETABLES - RAW AND MODIFIED				
Asparagus, cooked	0.64			0.1-2.2
Beet, cooked	0.66			0.1-1.5
Bell Pepper	1.14			0.1-1.8
Broccoli	0.72			0.1-1.5
Cabbage, red + green	0.84			0.1-2.5
Canola Oleosin		1.41		0.1-1.9
Carrot	1.04			0.1-2.7
Cauliflower, cooked	0.98			0.1-2.2
Celery	0.75			0.1-2.3
Chill Pepper	0.87			0.1-1.9
Popped Corn	0.59			0.1-1.9
Eggplant, cooked	0.76			0.1-2.1
Garlic	0.98			0.1-2.2
Green Bean, cooked	0.73			0.1-1.5
Lettuce	0.77			0.1-1.5
Mushroom, raw + cooked	0.96			0.1-1.6
Onion + Scallon	0.85			0.1-1.7
Pea, cooked	0.83			0.1-1.5
Potato, white, cooked (fried)	0.84			0.1-1.6
Pumpkin + Squash, cooked	0.87			0.1-1.3
Radish	0.87			0.1-1.7
Spinach + Aquaporin	0.74			0.1-1.5
Tomato Paste	0.70			0.2-2.1
Yarn + Sweet Potato, cooked	0.59			0.3-1.9
Zucchini, cooked	0.48			0.3-1.9
FRUITS - RAW AND MODIFIED				
Apple	1.10			0.2-1.5
Avocado	1.03			0.6-2.5
Banana	0.78			0.1-2.3
Blueberry	0.44			0.1-1.6
Cantaloupe + Honeydew Melon	0.50			0.1-1.2

Coconut, meat + water	0.77			0.2-2.0
Grape, red + green		0.99		0.2-1.0
Lemon + Lime	0.84			0.2-1.3
Orange	1.08			0.2-1.7
Peach + Nectarine		1.91		0.2-2.0
Pear	0.65			0.2-2.5
Pineapple	1.19			0.1-1.9
Strawberry	0.82			0.3-2.3
Watermelon	0.71			0.2-1.6
FISH AND SEAFOOD - RAW AND MODIFIED				
Cod, cooked	1.04			0.2-1.6
Salmon, cooked	1.77			0.2-2.4
Tuna	1.49			0.1-2.7
Tuna, cooked	0.86			0.1-1.3
Whitefish, cooked	0.57			0.1-1.4
Crab + lobster, cooked	1.13			0.2-2.1
Clam, cooked	0.89			0.1-1.9
Shrimp, cooked		1.62		0.1-2.1
Shrimp Tropomyosin	0.74			0.1-1.6
MEAT - MODIFIED				
Beef, cooked medium	1.20			0.3-1.9
Chicken, cooked		1.47		0.2-1.5
Pork, cooked	0.97			0.1-2.2
Turkey, cooked		1.06		0.1-1.3
Meat Glue	0.75			0.1-1.3
Source : www.cyrexlabs.com				

2 - 3 - Evaluer les autres éléments déclencheurs

Il s'agit principalement des polluants et des infections

Les polluants

En ce qui concerne les polluants il s'agit d'une mission quasi impossible tant la liste est longue. D'une façon générale les polluants sont constitué de molécules (les haptènes) mais ils sont trop petits pour entrainer une réponse immunitaire. Une fois le composé entré dans notre organisme il peut entrainer une réaction toxique en se liant à des antigènes tissulaires, ou être detoxifié et éliminé dans les urines. Le fait de trouver ces toxiques dans les urines ou dans le sang ne suffit pas à prouver qu'il y a eu des dégâts.

En fait le composé chimique, pour être toxique va se lier a des antigènes tissulaires et va donc provoquer une réaction immunitaire non seulement contre le nouveau composé fait de l'antigène et du toxique mais aussi, par un phénomène de mimétisme moléculaire, du tissu qui a été touché.

On peut mesurer ainsi la toxicité des différentes familles de composés toxiques en évaluant la presence et la quantité d'anticorps spécifiques (Laboratoires Cyrex USA).

Les aflatoxines

L'aflatoxine est une mycotoxine produite par certains champignons proliférant notamment sur des graines conservées en atmosphère chaude et humide (dans ce cas souvent produites par le micro champignon *Aspergillus flavus*). Les aflatoxines constituent un groupe de 18 composés structurellement proches ; certaines sont toxiques tant pour l'homme que chez l'animal ; elles peuvent à hautes doses entraîner la mort en quelques heures à quelques jours selon la dose et la sensibilité de l'animal. A doses plus faibles, elles inhibent le métabolisme (et donc la croissance) et possèdent un pouvoir cancérigène élevé.

De très nombreux produits alimentaires destinés à l'homme ou aux animaux peuvent en contenir, en quantité parfois importante : graines d'arachides, maïs, blé, céréales diverses, amandes, noisettes, noix, pistaches, figues, dattes, cacao, café, manioc, soja, etc. Les aflatoxines dites B^1 et B^2 (AFB1 et AFB2) sont les plus couramment rencontrées dans les aliments.

La presence d'anticorps anti-aflatoxines* indique une rupture de la tolérance immunitaire. Une exposition prolongée à ces toxines peut alors déclencher une auto immunité. Si vous avez des anticorps élevés contre les aflatoxines il faut prendre des mesures de nettoyage de la maison et/ ou de l'environnement au travail.

Les formaldéhydes et glutaraldehydes

Ils sont présents dans tous les désinfectants utilisés à la maison ou dans les milieux professionnels. Il y en a des centaines. On en trouve aussi dans les textiles, dans les peintures, les fournitures de maison, les papiers peints, les moquettes…enfin presque tout !

Comme tous les autres polluants, la presence d'anticorps anti formaldéhydes et anti Glutaraldehydes signe le début d'une auto immunité.**

Les isocyanates***

On les trouve un peu partout dans les solvants, les peintures, les agents protecteurs des ciments, du bois. Dans les systèmes d'isolation, les automobiles, les plastiques, les adhésifs et les pesticides. La presence d'anticorps indique une rupture de la tolérance immunitaire. Une exposition prolongée à ces toxines peut alors déclencher une auto immunité.

Les phtalates****

On les trouve surtout dans les produits cosmétiques les déodorants, les parfums, les gels pour les cheveux, les sprays, les vernis à ongles. La presence d'anticorps indique une rupture de la tolérance immunitaire. Une

---

* EFSA European Food Safety Authority « Les aflatoxines dans les denrées alimentaires [archive] »

** Bernstein RS, Stayner LT, Elliott LJ, et al. « Inhalation exposure to formaldehyde: an overview of its toxicology, epidemiology, monitoring, and control ». Am Ind Hyg Assoc J, 1984 ; 45(11):778-785.

*** Dragos M, Jones M, Malo JL, et al. » Specific antibodies to diisocyanate and work-related respiratory symptoms in apprentice car-painters ». Occup Environ Med, 2009; 66(4):227-234.

**** Hauser R, Williams P, Altshul L, Calafat AM. «Evidence of interaction between polychlorinated biphenyls and phthalates in relation to human sperm motility ». Environ Health Perspect, 2005; 113(4):425-430.

exposition prolongée à ces toxines peut alors déclencher une auto immunité.

Les dérivés du benzène*****

On les trouve surtout dans les sous-produits du pétrole, la fumée de cigarette, les peintures, les produits de combustion des voitures, les colles. La presence d'anticorps indique une rupture de la tolérance immunitaire. Une exposition prolongée à ces toxines peut alors déclencher une auto immunité.

Le Bisphénol A

On le trouve dans tous les emballages, les résines d'epoxie, les CD, les reçus de factures thermiques. La presence d'anticorps indique une rupture de la tolérance immunitaire. Une exposition prolongée à ces toxines peut alors déclencher une auto immunité.

Le Tetrachloroethylene*

Ce composé toxique se retrouve dans tous les produits de nettoyage et dans l'eau du robinet. Il est considéré comme carcinogène. La presence d'anticorps indique une rupture de la tolérance immunitaire. Une exposition prolongée à ces toxines peut alors déclencher une auto immunité

Les parabènes (méthyle, éthyle, propyl, butyle)**

Ils sont utilisés comme conservateurs grâce à leurs propriétés bactéricides et antifungiques. On les trouve dans les produits cosmétiques, ils sont largement utilisés par l'industrie pharmaceutique ; dans les shampoings, les produits hydratants, les gels, les sprays et les pates dentifrices. Ils sont aussi utilisés comme conservateurs alimentaires. La presence d'anticorps

---

***** Smith MT. « Advances in understanding benzene health effects and susceptibility ». Ann Rev Pub Health, 2010; 31:133-148.

* Kharrazian D. « The potential roles of bisphenol A (BPA) pathogenesis in autoimmunit ». Autoimmune Dis, 2014, doi.org/10.1155/2014/743616.

** Golden R, Gandy J, Volmer GA. « A review of the endocrine activity of parabens and implications for potential risks to human health ». Crit Rev Toxicol, 2005; 35(5):435-458.

indique une rupture de la tolérance immunitaire. Une exposition prolongée à ces toxines peut alors déclencher une auto immunité.

Le mercure***

Nous sommes en permanence exposés à des doses sub toxiques de mercure que ce soit dans sa forme hydrosoluble ou par inhalation de vapeurs de mercure ou par ingestion d'aliments de type poissons, fruits de mer ou même sirop de fructose de mais contaminé au mercure. Le mercure est nephrotoxique, neurotoxique et immunotoxique. Chez un individu sain ayant une alimentation saine, le mercure est facilement éliminé, mais si l'alimentation est malsaine, plus particulièrement pauvre en zinc et riche en cuivre alors les signes de toxicité vont se manifester. On trouve du mercure dans certains amalgames dentaires, les thermomètres, certaines crèmes, les grands poissons, les pesticides et les fongicides, et certaines peintures. La presence d'anticorps indique une rupture de la tolérance immunitaire. Une exposition prolongée à ces toxines peut alors déclencher une auto immunité.

Les métaux lourds (Nickel, Cadmium, Arsenic, Cobalt, Plomb)****

On les retrouve surtout dans la fumée de cigarette, les batteries, les cosmétiques, les émissions de gaz d'échappement, les peintures, les encres, et les vernis, certaines porcelaines, et dans certains aliments. La presence d'anticorps indique une rupture de la tolérance immunitaire. Une exposition prolongée à ces toxines peut alors déclencher une auto immunité.

*** *Havarinasab S and Hultman P.« Organic mercury compounds and autoimmunity ». Autoimmun Rev, 2005; 4:270-275.*

**** *McKelvey W, Gwynn RC, Jeffery N, et al.« A biomonitoring study of lead, cadmium, and mercury in the blood of New York City adults ». Environ Health Perspect, 2007; 115(10):1435-1441.*

Array 11 (Polluants)
Laboratoires Cyrex (USA)

CHEMICAL IMMUNE REACTIVITY SCREEN				
TEST	**RÉSULTATS**			
	NORMAL	DOUTEUX	ÉLEVÉ	REFERENCE (ELISA INDEX)
Aflatoxins IgG+IgA	1.37			0.4-1.8
Aflatoxins IgM			3.54	0.1-1.9
Formaldehyde and Glutaraldehyde IgG+IgA	0.84		2.25	0.1-1.8
Formaldehyde and Glutaraldehyde IgM				0.1-2.0
Isocyanate IgG+IgA	1.19			0.1-1.9
Isocyanate IgM			1.49	0.1-1.2
Trimellitic and Phthalic Anhydrides IgG+IgA	0.62			0.1-1.3
Trimellitic and Phthalic Anhydrides IgM		1.81		0.1-2.0
Benzene Ring Compounds IgG+IgA			1.63	0.2-1.3
Benzene Ring Compounds IgM			3.98	0.1-1.6
BPA Binding Protein IgG+IgA	1.18			0.2-1.8
BPA Binding Protein IgM			1.81	0.1-1.8
Bisphenol A IgG+IgA	0.57			0.1-1.8
Bisphenol A IgM	0.99			0.1-2.0
Tetrabromobisphenol A IgG+IgA	0.82			0.1-1.6
Tetrabromobisphenol A IgM	1.07			0.2-2.0
Tetrachloroethylene IgG+IgA	1.06			0.4-2.0
Tetrachloroethylene IgM	0.59			0.1-2.1
Parabens IgG+igA	0.81			0.2-1.7
Parabens IgM			2.13	0.1-1.8
Mercury Compounds IgG+IgA	0.47			0.1-1.5
Mercury Compounds IgM	1.58			0.1-2.1
Mixed Heavy Metals IgG+IgA	0.75			0.2-1.8
Mixed Heavy Metals IgM			1.58	0.1-1.3
Source : www.cyrexlabs.com				

Les infections

Lorsqu'un agent pathogène envahit notre système digestif, il va entrainer, dans la majorité des cas, une infection aigue qui va se traduire par une symptomatologie de type grippal avec diarrhée, fièvre et fatigue générale. Une fois la phase aigüe passée, il est habituel que l'agent pathogène soit neutralisé par notre système immunitaire et que tout revienne dans l'ordre. En réalité, très souvent, l'agent pathogène reste à l'état latent dans la cellule, tout en secrétant ses toxines. Pour tout compliquer il n'est pas rare que l'agent pathogène se fixe directement dans la cellule sans passer par la phase aigüe. Ainsi une infection chronique peut rester latente pendant des années sur le plan clinique alors que sur le plan immunologique c'est la guerre dans l'ombre.

Une infection aigue se mesure par la presence d'IgM spécifiques contre l'agent pathogène, alors que les anticorps IgG signent l'infection chronique. C'est en recherchant ce type d'anticorps que l'on va déceler les déclencheurs infectieux des maladies auto-immunes.

Presque toutes les maladies auto immunes sont liées à des déclencheurs infectieux ; par exemple dans le diabète de type I lié à la destruction auto immune des cellules bêta des ilots de Langerhans, on note la presence d'anticorps anti-rotavirus a l'origine des gastro entérite de l'enfant.

Voici certains agents infectieux dont la presence d'anticorps peut entrainer une cascade dégénérative et inflammatoire génératrice de maladies auto immunes.

Porphyromonas gingivalis.

C'est un germe habitué des dents et des gencives, dont la presence d'anticorps est fortement liée au déclenchement et a l'évolution de la polyarthrite rhumatoïde.

Streptococcus mutans

C'est une bactérie Gram positive que l'on trouve habituellement dans la cavité buccale et qui provoque des caries dentaires. Elle provoque une inflammation permanente sous-jacente a la carie dentaire qui, lorsqu'elle se propage à l'intestin va entrainer une dysbiose, suivie d'une hyperperméabilité du grêle avec toutes les conséquences auto immunitaires. Les anticorps anti- S. mutans provoquent des réactions croisées notamment sur le tissu cardiaque.

Helicobacter pylori

H. pylori est une bactérie Gram négatif qui colonise le système gastro intestinal qui altère les fonctions de la barrière intestinale et qui entraine des réponses inflammatoires génératrices d'auto immunité.

Campylobacter jejuni

C.jejuni est une bactérie Gram négatif qui entraine des gastro entérites sévères. Elle produit des lipopolysaccharides qui, s'ils entrent dans la circulation sanguine, provoquent de graves troubles immunitaires.

Yersinia enterocolitica

Y. Enterocolitica est une bactérie Gram négatif qui même traitée avec succès peut entrainer une auto immunité, en particulier sur la thyroïde ou la maladie de Lyme.

Clostridium difficile

C.difficile est une bactérie Gram positif qui peut rester dans l'intestin sans causer de troubles intestinaux. Elle représente la première cause de diarrhées infectieuses nosocomiales de l'adulte et est responsable d'environ 20% des diarrhées survenant lors de la prise d'antibiotiques. Néanmoins si elle produit certaines toxines elle va être le déclencheur de certaines maladies auto immunes.

Candida Albicans

Le *C. Albicans* est un champignon microscopique, habituellement inoffensif et que nous retrouvons sans effet pathologique, au niveau des voies génitales, du tube digestif, de la bouche et sur la peau. Dans certains cas, il peut devenir pathogène et provoquer une candidose, une infection fongique lorsque ce champignon atteint des organismes fragilisés dont les défenses immunitaires sont diminuées. Il peut alter la paroi intestinale et ouvrir la porte aux maladies auto immunes.

Rotavirus

Le *rotavirus* est un virus ARN. Il est la principale cause de diarrhée abondante chez les bébés et les jeunes enfants. Il touche généralement les enfants de 6 à 24 mois. S'ils ne se font pas vacciner, presque tous les enfants auront au moins un épisode de diarrhée à rotavirus avant l'âge de 5 ans. Des infections répétées peuvent aboutir à une hyperperméabilité intestinale avec toutes les conséquences auto immunes.

Entamoeba histolytica

Entamoeba histolytica est une amibe pathogène, un parasite, qui infecte le gros intestin provoquant une infection amibienne, produisant l'amibiase, une maladie parasitaire Elle vise la paroi de l'intestin principalement, en pratiquant la lyse des cellules. Annuellement 100 000 personnes, notamment des enfants et des nourrissons, en sont victimes. Il n'existe pas actuellement de vaccin. Lorsqu'elle pénètre dans le tissu intestinal elle perturbe les jonctions serrées et contribue à l'apparition de certaines maladies auto immunes.

Giardia lamblia

G. lamblia, est un protozoaire flagellé responsable d'une parasitose intestinale, la giardiase (aussi appelée lambliase), dans les espèces humaines, canine et féline. Si 70 % des porteurs de Giardias sont des « **porteurs sains** », 30 % présentent une symptomatologie nette et, parmi eux, 10 à 12 % sont de vrais malades dont la vie, en dehors de toute thérapeutique, est gravement perturbée par leur parasitose. Le tableau clinique est celui d'une diarrhée « *au long cours* » apparaissant par crises mais durant parfois plusieurs semaines d'affilée. Les anticorps anti guardia vont entrainer des réactions croisées avec d'autres tissus antigéniques.

Cryptosporidium parvum

C. parvum est une espèce de protozoaire, capable de provoquer des diarrhées. Il provoque la cryptosporidiose. La contamination se fait par voie orale, par ingestion d'oocystes mûrs. Les anticorps spécifiques vont entrainer des réactions croisées susceptibles de provoquer une auto immunité.

Blastocystis hominis

Blastocystis hominis est un protozoaire parasite ou commensal de la région cæcale de l'homme. Ce protozoaire a été associé à des plaintes digestives variées (douleurs abdominales, nausées, flatulences, diarrhées), souvent persistantes et intermittentes. Les anticorps sont susceptibles d'être à l'origine de la fibromyalgie.

HSP-60 Humaine + Chlamydia HSP-60

Les protéines de choc thermique ou HSP (Heat shock proteins) sont des protéines synthétisées par l'organisme en réponse à un stress (température, exposition à des métaux lourds, infections...). Elles ont été regroupées en familles en fonction de leur masse moléculaire : HSP60, HSP70, HSP 90, HSP110... Les protéines de choc thermique font partie de la famille des chaperons moléculaires. Elles s'associent à des peptides ou des protéines qui ne sont pas correctement repliés. Les protéines HSP servent à éviter l'accumulation de protéines incorrectement repliées. En effet, un stress thermique peut avoir comme conséquence de dénaturer des protéines. Il existe des équivalents dans le règne animal et notamment chez les Chlamydia qui possèdent un HSP60 équivalent. Les réactions croisées entre les deux HSP60 créent un état inflammatoire susceptible de se transformer en maladie auto immune.

Chlamydias

Il existe plusieurs formes de Chlamydias

Le *Chlamydia pneumoniae*, est un germe à l'origine d'infections respiratoires traînantes, et récidivantes. C'est une petite bactérie spécifique, de petits organites possédant à la fois les caractères des bactéries et des virus.

Très contagieuse, l'infection par *Chlamydia trachomatis* se transmet lors des rapports sexuels non protégés. Souvent dénuée de symptômes, cette bactérie peut entraîner une infertilité chez la femme.

La presence prolongée de Chlamydias peut entrainer des maladies auto immunes (sclérose multiple et autisme).

Streptozymes

Les *Streptozymes* (NADase, DNase, streptokinase, streptolysine O, et hyaluronidase) sont des sous-produits de la bactérie Streptocoque. Celles-ci vont se lier a des récepteurs spécifiques dans le pharynx ou dans certaines cellules cutanées. Les anticorps anti-streptozymes sont très élevés dans certaines maladies auto immunes.

Protéine M du Streptocoque

Les protéines de surface sont nombreuses et interviennent dans la fixation du streptocoque sur les muqueuses pharyngées ou sur la peau. La protéine M à un rôle dans l'adhérence des streptocoques et joue aussi un rôle majeur dans l'inhibition de la phagocytose. La détection des anticorps anti Protéine M est souvent un reflet d'une pathologie auto immune sous-jacente.

Mycoplasma

Mycoplasma est un genre de bactérie caractérisé par l'absence de paroi cellulaire. Les espèces de ce genre sont donc insensibles aux familles d'antibiotiques ciblant les parois cellulaires (polypeptides ou bêta-lactamines). L'absence d'une membrane cellulaire rigide permet au Mycoplasma d'avoir un contact intime avec la membrane cytoplasmique de la cellule hôte avec possibilité de fusion et de transfert de protéines hautement antigéniques et donc d'entrainer la cascade inflammatoire génératrice de maladies auto immunes.

Acinetobacter

Acinetobacter baumannii est une bactérie fréquemment résistante à de nombreux antibiotiques, qui est responsable d'épidémies d'infections nosocomiales le plus souvent dans des services accueillant des patients fragilisés (réanimation par exemple). Elle peut persister longtemps dans l'environnement hospitalier et sa transmission est manuportée. La bactérie n'est pas toujours responsable d'infections et peut simplement être présente sur la peau ou les muqueuses des patients (on parle alors de colonisation ou de portage). Chez les patients fragilisés, elle est à l'origine d'infections variées parfois sévères (infections pulmonaires, septicémies, infections de plaies ou de brûlures...). Elle semble jouer un rôle dans l'apparition de la sclérose multiple.

Klebsiella

Klebsiella pneumoniae est à la fois une bactérie commensale de l'organisme, et un agent pathogène responsable d'infections variées. Elle est présente naturellement dans le tube digestif et les voies aériennes supérieures de l'homme et des animaux. Elle se retrouve également couramment dans l'eau, les sols et la poussière. Par ailleurs, *Klebsiella pneumoniae* est à l'origine d'infections respiratoires communautaires survenant surtout chez des sujets fragilisés (personnes âgées, diabétiques ou alcooliques) et d'infections opportunistes chez des malades hospitalisés.

Sur le plan immunitaire les anticorps présentent des phénomènes de mimétisme moléculaire aboutissant à des maladies auto immunes (spondylarthrite ankylosante, Polyarthrite Rhumatoide et maladie de Crohn).

Mycobacterium avium

Le complexe *Mycobacterium avium* (MAC) est constitué de bactéries qui peuvent causer une infection bactérienne potentiellement mortelle. Cette maladie est aussi appelée MAC et touche les personnes vivant avec le VIH dont le système immunitaire est gravement atteint et qui ne prennent aucun médicament anti VIH (TAR), ni agents de prévention du MAC.

Aspergillus

Une *aspergillose* est une infection fongique, causée par certaines formes de champignons du genre *Aspergillus*. Le germe le plus fréquent est *Aspergillus fumigatus*. Il existe toute une gamme d'infections causée par le champignon, les plus répandues étant l'Aspergillose broncho-pulmonaire allergique, l'aspergillome et l'aspergillose invasive. L'aspergillose se développe principalement chez les personnes immunodéprimées. Les formes invasives sont une cause fréquente de mortalité chez les patients neutropéniques immunodéprimés.

Penicillium

Le terme *Penicillium* décrit un genre de champignons comptant plus de 200 espèces. Les Penicillium sont fréquents dans l'environnement ; ce sont souvent des contaminants des aliments. Par exemple, Penicillium expansum est un champignon saprophyte qui se développe sur des fruits ; il est responsable de la production de patuline dans des pommes. Les Penicillium se trouvent dans le sol, dans les matières végétales en décomposition, dans le compost, sur le bois, les fruits, les légumes, les céréales, dans l'air intérieur, les poussières domestiques... Dans les maisons, les Penicillium peuvent s'installer dans les logements contaminés par les moisissures ; ils peuvent se trouver dans les moquettes, tapis, matériaux isolants...

Stachybotrys chartarum

Stachybotrys chartarum est une moisissure (microchampignon) noire visqueuse qui produit, dans la nature, ses spores à la surface des boues. On la trouve parfois dans le sol et les céréales, mais cette moisissure est le plus souvent détectée dans la cellulose des matériaux de construction (poutres, boiseries, parquets, papiers peints...) de bâtiments très humides ou endommagés par l'eau. Elle peut libérer des mycotoxines à l'origine de certaines maladies auto immunes.

EBV Citrullinée

Le virus d'Epstein-Barr cause plusieurs maladies dont la mononucléose infectieuse et le lymphome de Burkitt. Le virus d'Epstein-Barr fait partie des virus humains les plus communs et est retrouvé partout dans le monde. Le virus infecte 80-90 % des adultes dans le monde. Aux États-Unis, 95 % des adultes entre 35 et 40 ans ont été infectés. Le virus d'Epstein-Barr (EBV) constitue l'un des facteurs de déclenchement de la polyarthrite rhumatoïde (PR). Chez les patients atteints de PR, le contrôle de l'infection par EBV est altéré. Ces patients présentent en effet des titres élevés d'anticorps dirigés contre les antigènes d'EBV.

Virus de l'hépatite C

L'hépatite C (VHC) est un virus qui s'attaque aux cellules du foie et qui entraine l'inflammation de ce dernier. Il s'agit d'une des hépatites dites virales. Ce virus est présent dans le sang d'une personne infectée et fait partie des maladies à déclaration obligatoire. Il peut demeurer vivant environ 5 à 7 semaines à l'air libre. À long terme, il peut y avoir des conséquences très graves, telles que la cirrhose et dans certains cas, le cancer du foie. Ce virus peut demeurer des dizaines d'années dans l'organisme sans aucun symptôme apparent. Pendant ce temps, la personne infectée peut transmettre le virus à d'autres sans le savoir. L'hépatite C chronique peut entrainer l'apparition de maladies auto immunes.

Cytomegalovirus

Le *cytomégalovirus* (ou CMV) est un virus responsable d'infections passant le plus souvent inaperçues. Son caractère pathogène survient surtout chez des patients dont les défenses immunitaires ont été affaiblies, tels ceux traités par immunosuppresseurs, atteints par le sida, et les fœtus. Une infection à cytomégalovirus chez la femme enceinte peut provoquer des lésions chez le fœtus. Il s'agit de l'infection fœtale congénitale la plus fréquente dans les pays industrialisés.

Herpesvirus-6

Human Herpesvirus - 6 (HHV-6) est l'un des 8 membres connus de la famille des herpesvirus humain. La prévalence de HHV-6 est très élevée partout dans le monde. Il semble par ailleurs de plus en plus probable que HHV-6A, soit associé au développement de la sclérose en plaques.

Borrelia burgdorferi

Borrelia burgdorferi est une bactérie spiralée de la famille des spirochètes qui provoque la maladie de Lyme (ou borréliose de Lyme). Cette bactérie est transmise à l'Homme par la morsure d'une tique Ixodes ricinus en Europe. En France, la tique parasite différents hôtes qui peuvent être porteurs de Borrelia burgdorferi comme des petits mammifères (souris…). La maladie de Lyme doit son nom une épidémie d'arthrites inflammatoires infantiles à Old Lyme, dans le Connecticut (États-Unis), en 1975.

Babesia + Ehrichia + Bartonella

La babésiose, babésiellose, piroplasmose ou fièvre de Nantucket ou encore fièvre du Texas, est une maladie qui affecte les mammifères sauvages (et potentiellement le bétail et le chien), et plus rarement l'Homme. C'est une maladie proche du paludisme, provoquée par un babesia, c'est-à-dire un parasite intra-érythrocytaire affectant plusieurs espèces. Les babesias semblent toujours ou presque toujours transmis par piqûre de tique. Le terme de « *ehrlichiose* » regroupe deux groupes de maladies, Ehrlichiose monocytique animale (EMA) et / ou ehrlichiose monocytique humaine (EMH). Les bactéries *Ehrlichia* sont véhiculées par les tiques.

Bartonella

Les espèces du genre *Bartonella* sont des bactéries Gram négatif. Les différentes maladies causées par des Bartonella sont dites « *bartonelloses* ». La maladie des griffes du chat (MGC) touche essentiellement les enfants. L'infection survient dans 10 % des cas après une morsure, dans 75 % après une griffure, mais peut également survenir sans griffure, par la salive de l'animal, ou encore en se frottant les yeux après avoir caressé son chat.

Array 12 (Infections)
Pathogen – Associated Immune

Reactivity Screen
Laboratoires Cyrex (USA)

PATHOGEN-ASSOCIATED IMMUNS REACTIVITY SCREEN				
TEST	**RÉSULTATS**			
	NORMAL	DOUTEUX	ÉLEVÉ	REFERENCE (ELISA INDEX)
Porphyromonas gingivails	1.03			0.2-1.9
Streptococcus mutans		1.19		0.2-1.5
Helicobacter pylori			1.94	0.2-1.9
Campylobacter jcjuni		1.36		0.2-1.7
Yersinia enterocolitica	1.06			0.2-1.8
Clostridium difficile		1.45		0.2-1.9
Candida albicans	1.40			0.3-1.8
Entamoeba histolytica	1.02			0.2-1.9
Giardia lamblia		1.43		0.2-1.6
Cryptosporidium		1.18		0.2-2.0
Blastocyatia hominia			2.50	0.2-1.8
Human + Chlamycia HSP-60	1.01			0.2-2.1
Chlamydias		1.90		0.2-2.4
Streptozymes	1.00			0.2-1.8
Streptococcal M Protein			>4.00	0.2-2.1
Mycoplasmas	1.00			0.2-1.8
Acinetobacter	1.30			0.2-1.7
Klebsiella	1.19			0.2-2.4
Mycobacterium avium		1.71		0.2-1.8
Aspergillus	1.04			0.2-1.8
Penicillium	1.15			0.2-1.9
Stachybotrys chartarum	1.01			0.2-2.1
Citrullinated EBV			4.01	0.2-1.9
Hepatitis C Virus		1.52		0.2-1.7
Cytomegalovirus			1.72	0.2-1.7
Human Herpesvirus 6		1.67		0.2-1.9
Borrella burgdorferi			2.55	0.2-1.7
Babesia + Ehrlichia + Bartonella	0.69			0.2-1.8

Source : www.cyrexlabs.com

SOURCES ET RÉFÉRENCES

Mimétisme moléculaire

Vojdani A. « *Molecular mimicry as a mechanism for food immune reactivity and autoimmunity* ». *Alt Ther Health Med*, (In Press), 2015.2

Maladie cœliaque

Gillett PM, Gillett HR, Israel DM, et al. « *High prevalence of celiac disease in patients with type 1 diabetes detected by antibodies to endomysium and tissue transglutaminase* ». Can J Gastorenterol, 2001; 15(5):297-301.

Sollid LM, Kolberg J, Scott H, et al. « *Antibodies to wheat germ agglutinin in coeliac disease* ». Clin Exp Immunol, 1986; 63(1):95-100.

Fälth-Magnusson K and Magnusson KE. « *Elevated levels of serum antibodies to the lectin wheat germ agglutinin in celiac children lend support to the gluten-lectin theory of celiac disease.* » Pediatr Allergy Immunol, 1995; 6(2)98-102.

Kolho KL, Tiitinen A, Tulppala M, et al. « *Screening for coeliac disease in women with a history of recurrent miscarriage and infertility.* « Br J Obstet Gynaecol, 1999; 106(2):171-173.

Ferguson R, Holmes GK and Cooke WT. « *Coeliac disease, fertility and pregnancy.* « Scand J Gastroenterol, 1982; 17(1):65-68.

Pratesi R, Gandolfi L, Friedman H, et al. « *Serum IgA antibodies from patients with coeliac disease react strongly with human brain blood-vessel structures.* « Scand J Gastroenterol, 1998; 33(8):817- 821.

Natter S, Granditsch G, Reichel GL, et al. « *IgA cross-reactivity between a nuclear autoantigen and wheat protein suggests molecular mimicry as a possible pathomechanism in celiac disease.* » Eur J Immunol, 2001; 31(3):918-928.

Kumar V, Valeski J E, Wortsman J . « *Celiac disease-associated autoimmune endocrinopathies* ». Clin Diagn Lab Immunol, 2001; 8(4):678–685.

Maladie de Crohn

Vojdani A. « *The characterization of repertoire of wheat antigen and peptide involved in the humoral immune response in patients with gluten sensitivity and Crohn's disease.* « ISRN Allergy, 2011, doi:10.5402/2011/950104, 1-12.

Vojdani A. « *Lectins, agglutinins, and their role in autoimmune reactivities.* » Alt Ther Health Med, (In Press), 2015.

Das KM, Dasgupta A, Mandal A, Geng X. « *Autoimmunity to cytoskeletal protein tropomyosin. A clue to the pathogenetic mechanism for ulcerative colitis.* » J Immunol, 1993; 150(6):2487-2493.

Polyarthrite Rhumatoide
Albani S and Carson DA. « *A multistep molecular mimicry hypothesis for the pathogenesis of rheumatoid arthritis* ». Immunol Today, 1996; 17(10):466-470.

J. AVOUAC, L. GOSSEC et M. DOUGADOS, « *Diagnostic and predictive value of anti-cyclic citrullinated protein antibodies in rheumatoid arthritis : à systematic literature review,* » in Annals Rheumatic Diseases, vol. 65, pp. 845-851, juillet 2006.

Cordain L, Toohey L, Smith MJ, Hickey MS. « *Modulation of immune function by dietary lectins in rheumatoid arthritis.* » Brit J Nutr, 2000; 83(3):207-217.

Wegner N, Lundberg K, Kinloch A, et al. « *Autoimmunity to specific citrullinated proteins give the first clues to the etiology of rheumatoid arthritis.* » Immunol Rev, 2010; 233(1):34-54.

Sclérose multiple
T. BERGER et al. « *Antimyelin antibodies as a predictor of clinically definite multiple sclerosis after a first demyelinating event,* » in New England Journal of Medecine, vol. 10, pp. 139-145, juillet 2003.

Sjögren's syndrome
J. GOTTENBERG et al. « *In primary Sjögren's syndrome, HLA class II is exclusive associated with autoantibody production and spreading of the autoimmune response* », in Arthritis Rheum., vol. 48, pp. 2240-2245, 2003.

Type I Diabetes
A.L. NOTKINS, « *Immunologic and genetic factors in type 1 diabetes,* « in Journal of Biological Chemistry, vol. 277, pp. 43545-43548, novembre 2002.

Thyroïdite
Counsell CE, Taha A and Ruddell WSJ. « *Coeliac disease and autoimmune thyroid disease.* » Gut. 1994; 35:844-846.

Stagi S, Giani T, Simoni G, Falcini F. « *Thyroid function, autoimmune thyroiditis and coeliac disease in juvenile idiopathic arthritis.* » Rheumatology, 2005; 44(4):517-520.

Lupus
Komatireddy GR, Marshall JB, Aqel R, et al. « *Association of systemic lupus erythematosus, and gluten enteropathy.* » South Med J, 1995; 88(6):673-676.

Dai H, Gao- X-M. « *Elevated levels of serum antibodies against alpha-1, 6-glucan in patients with systemic lupus erythematosus or rheumatoid arthritis* ». Protein Cell, 2011, 2(9):739-744.

Mankai A, Sakly W, Thabet Y, et al. *« Anti-Saccharomyces cerevisiae antibodies in patients with systemic lupus erythematosus. »* Rheumatol Int, 2013; 33:665-669.

Neuro-auto-immunité

Vojdani A, Campbell A, Anyanwu E, Kashanian A, Bock K, Vojdani E. *« Antibodies to neuronspecific antigens in children with autism: Possible cross reaction with encephalitogenic proteins from milk. Chlamydia pneumonia and Streptococcus Group A. »* J Neuroimmunol. 2002;129:168- 177.

Vojdani A. *« Blood-brain barrier damage and neuroautoimmunity. «* Townsend Letter, October 2014; 58-64.

Vojdani A. *« Food immune reactivity and neuroautoimmunity. »* Funct Neurol Rehabil Ergon, 4(2-3), 2014.

Côlon irritable

Zuo XL, Li YQ, Li WJ, et al. *« Alterations of food antigen-specific serum immunoglobulins G and E antibodies in patients with irritable bowel syndrome and functional dyspepsia. »* Clin Exp Allergy, 2007; 37(6):823-830.

Allergies ou intolérances alimentaires

Hadjivassiliou M, Sanders DS, Grünewald RA, et al. *« Gluten sensitivity: from gut to brain. »* Lancet Neurol , 2010; 9(3):318-330.

Vojdani A, Kharrazian D, Mukherjee PS. *« The prevalence of antibodies against wheat and milk proteins in blood donors and their contribution to neuroautoimune reactivities. »* Nutrients, 6:15- 36, 2014, doi:10.3390/nu6010015.

Freed DLJ. Chapter 34, *« Dietary lectins and disease. In Food Allergy and Intolerance, «* 2nd Edition, Brostoff J and Challacombe SJ, eds, Saunders Ltd, London, 2002 pp 479-488.

Vojdani A, Tarash I. *« Cross-reaction between gliadin and different food and tissue antigens. «* Food Nutr Sci, 2013; 4(1):20-32.

Hadjivassiliou M1, Sanders DS, Woodroofe N, et al. *« Gluten ataxia. »* Cerebellum, 2008; 7(3):494- 498.

Eckman J, Saini SS, Hamilton RG. *« Diagnostic evaluation of food-related allergic diseases. »* Allergy Asthma ClinImmunol, 2009; 5(1):2.

Ciclitiera PJ and Ellis HJ. *« Relation of antigenic structure of cereal proteins to their toxicity in Coeliac patients ».* Brit J Nutr, 1985; 53:39-45.

Weber D, Cléroux C, Benrejeb Godefroy S. « *Emerging analytical methods to determine gluten markers in processed foods – method development in support of standard setting.* » Anal Bioanal Chem, 2009; 395:111-117.

Kasarda DD. « *Grains in relation to Celiac disease.* » Cereal Foods World, 2001; 46:209-210. Jones SM, Megnolfi CG, Cooke SK, Sampson HA. « *Allergens, IgE, mediators, inflammatory mechanisms: immunologic cross-reactivity among cereal grains and grasses in children with food hypersensitivity* ». J Allergy Clin Immunol, 1995; 96:341-351.

Polluants

Vojdani, Kharrazian D, Mukherjee PS. « *Elevated levels of antibodies against xenobiotics in a subgroup of healthy subjects.* » Journal of Applied Toxicology, first published online: 18 Jul 2014, doi: 10.1002/jat.3031.

Lou Y, Young F, Zhu X, Liu F. « *Production of a specific monoclonal antibody against mercury-chelate complexes and its application in antibody-based assays.* « Food Agriculture Immunol, 2009; 20(1): 23-33.

Vas J and Monestier M. « *Immunology of mercury.* « Ann NY Acad Sci, 2008; 1143:240–267. doi: 10.1196/annals.1443.022.

Keil DE, Berger-Ritchie J and McMillin GA. « *Testing for toxic elements: à focus on arsenic, cadmium, lead and mercury.* » Lab Med, 2011; 42(12):735-742.

Bigazzi PE. « *Autoimmunity caused by xenobiotics.* » Toxicology, 1997; 119:1-21.

Schiraldi M and Monestier M. « *How can a chemical element elicit complex immunopathology? Lessons from mercury-induced autoimmunity.* » Trends Immunol, 2009; 30:502-509.

Kurien BT, Hensley K, Bachmann M, Scofield RH. « *Oxidatively modified autoantigens in autoimmune diseases.* « Free Radic Biol Med, 2006; 41(4):549-556.

Bennett JW and Klich M. « *Mycotoxins* ». Clin Microbiol Rev, 2003; 16(3):497-516.

Lyapina M, Kisselova-Yaneva A, Krasteva A, et al. « *Allergic contact dermatitis from formaldehyde exposure* ». J IMAB, 2012; 18(4):255-262.

Orloff KG, Batts-Osborne D, Kilgus T, et al. « *Antibodies to toluene diisocyanate in an environmentally exposed population.* » Environ Health Perspect, 1998; 106(10):665-666.

Bornehag C-G, Sundell J, Weschler CJ, et al. « *The association between asthma and allergic symptoms in children and phthalates in house dust: a nested case-control study.* » Environ Health Perspect, 2004; 112(114):1393-1397.

Heudorf U, Mersch-Sundermann V, Angerer J. « *Phthalates: toxicology and exposure.* » Int J Hyg Environ Health, 2007; 210(15):623-634.

Crinnion WJ. *« Toxic effects of easily avoidable phthalates and parabens »*. Altern Med Rev, 2010; 15(3):190-196.

Smith MT. *« Advances in understanding benzene health effects and susceptibility. »* Ann Rev Pub Health, 2010; 31:133-148.

Liao C and Kannan K. *« Widespread occurrence of bisphenol A in paper and paper products: implications for human exposure. »* Environ Sci Technol, 2011; 45(21):9372-9379.

Matsushima A, Kakuta Y, Teramoto T, et al. *« Structural evidence for endocrine disruptor bisphenol A binding to human nuclear receptor ERR gamma »*. J Biochem, 2007; 142(4):517-524.

Moriyama K, Tagami T, Akamizu T, et al. *« Thyroid hormone action is disrupted by bisphenol A as an antagonist. «* Clin Endocrinol Metab, 2002; 87(11):5185–5190.

Kitamura S, Jinno N, Ohta S, et al. *« Thyroid hormonal activity of the flame retardants tetrabromobisphenol A and tetrachlorobisphenol A. »* Biochem Biophys Res Communications, 2002; 293(1):554–559.

Aschengrau A, Weinberg JM, Janulewicz PA, et al. *« Prenatal exposure to tetrachloroethylene-contaminated drinking water and the risk of congenital anomalies: a retrospective cohort study. «* Environ Health, 2009; 8:44. doi:10.1186/1476-069X-8-44.

Golden R, Gandy J, Volmer GA. *« A review of the endocrine activity of parabens and implications for potential risks to human health. »* Crit Rev Toxicol, 2005; 35(5):435-458.

Havarinasab S and Hultman P. *« Organic mercury compounds and autoimmunity. «* Autoimmun Rev, 2005; 4:270-275.

Pigatto PD and Guzzi G. *« Linking mercury amalgam to autoimmunity. «* Trends Immunol, 2009; 31(2):48-49.

Prochazkova J, Sterzl I, Kucerova H, et al. *« The beneficial effect of amalgam replacement on health in patients with autoimmunity. »* Neuroendocrinol Lett, 2004; 25(3):211-218.

Gallagher CM and Meliker JR. *« Mercury and thyroid autoantibodies in U.S. women, »* NHANES 2007–2008. Environ Internl, 2013; 40:39–43. doi: 10.1016/j.envint.2011.11.014.

Järup L. *« Hazards of heavy metal contamination. »* Br Med Bulletin, 2003; 68:167–182.

Infections

Cole BC and Griffiths MM. *« Triggering and exacerbation of autoimmune arthritis by the Mycoplasma arthritidis superantigen MAM. «* Arthritis Rheum, 1993; 36:994-1002.

Dalwadi H, Wei B, Kronenberg M, et al. *« The Crohn's disease-associated bacterial protein I2 is a novel enteric T cell superantigen »*. Immunity, 2001; 15:149-158.

Wucherpfennig KW. *« Mechanisms for the induction of autoimmunity by infectious agents. »* J Clin Invest, 2001; 108(8):1097-1104.

Munz C, Lunemann JD, Getts MT, et al. *« Antiviral immune responses: triggers of or triggered by autoimmunity? »* Nat Rev Immunol, 2009; 9:246-228.

Agmon-Levin N, Ram M, Barzilai O, et al. *« Prevalence of hepatitis C serum antibody in autoimmune diseases »*. J Autoimmunity, 2009; 32(3-4):261-266.

Pana Z-D, Farmaki E, Roilides E. *« Host genetics and opportunistic fungal infections »*. Clin Microbiol Infect, 2014; 20:1254-1264.

Frodsham AJ and Hill AVS. *« Genetics of infectious diseases. »* Human Mol Gen, 2004; 13(2):R187-R194.

Gunsalus KT, Tornberg-Belanger SN, Matthan NR, et al. *« Manipulation of host diet to reduce gastrointestinal colonization by the opportunistic pathogen Candida albicans. »* mSphere, 2015; 1(1). pii: e00020-15.

Katona P and Katona-Apte J. *« The interaction between nutrition and infection. »* Clin Infect Dis, 2008; 46(10):1582-1588.

Halliez MC and Buret AB. *« Extra-intestinal and long-term consequences of Giardia duodenalis infections. »* World J Gastroenterol, 2013; 19(47):8974-8985.

3 - EVALUER L'ÉTAT DE VOTRE BARRIÈRE INTESTINALE

C'est l'étape essentielle car sans intégrité de la barrière intestinale, il n'y a pas de restauration possible. Toutes les recherches récentes confirment le rôle central de la barrière digestive dans l'avènement des maladies auto-immunes. Tout ce qui compromet cette intégrité entraine l'entrée d'aliments ou de débris d'aliments hautement antigéniques et, en conséquence, l'arrivée d'anticorps avec comme résultats l'activation des cytokines pro inflammatoires, tout cela contribuant à augmenter la perméabilité de la barrière intestinale et à nourrir l'inflammation.

Depuis plus de 40 ans on utilise deux méthodes pour évaluer cette hyperperméabilité : Le test au lactulose et le test au mannitol. La lactulose est une petite molécule et son passage au travers de la paroi intestinale ne permet pas de faire un diagnostic très précis car il ne tient pas compte des grosses moléculesqui font le lit de l'hyperperméabilité intestinale.

Certains laboratoires vont chercher les différents acteurs du transit de la paroi intestinale vers le sang (ou vice versa).

Les laboratoires CYREX analysent le comportement de quatre acteurs impliqués dans la perméabilité intestinale (Array 2).

1 - Les lipopolysaccharides (LPS) : ce sont de grosses moléculesqui protègent la membrane des bactéries Gram négatifs. Lorsque ces bactéries sont détruites les LPS sont éliminés dans les selles. Mais lorsqu'il y a une faille dans l'étanchéité intestinale ces LPS vont s'engouffrer dans la circulation sanguine et deviennent de dangereuses endotoxines qui vont déclencher une réponse immunitaire et inflammatoire. La presence d'anticorps anti-LPS dans le sang démontre qu'il y a une hyperperméabilité intestinale.

2 - L'occludine est le composant majeur des protéines qui forment la trame des jonctions serrées. La détection d'anticorps anti-occludine démontre que ces jonctions sont endommagées.

3 - La Zonuline est une protéine qui régule le passage dans les jonctions serrées. La détection d'anticorps anti-Zonuline indique un trouble dans la régulation de ces jonctions.

4 - L'actomyosine est une protéine complexe qui joue un rôle très important dans la plasticité des jonctions serrées. La presence d'anticorps anti -actomyosine ou anti-actine est un excellent marqueur de la dysregulation des jonctions serrées.

La presence de l'un ou plusieurs de ces anticorps signe une hyperperméabilité de grêle (leaky gut syndrom).

Array 2
Intestinal Antigenic
Permeability Screen

Reactivity Screen
Laboratoires Cyrex (USA)

INTESTINAL ANTIGENIC PERMEABILITY SCREEN				
TEST	**RÉSULTATS**			
	NORMAL	DOUTEUX	ÉLEVÉ	REFERENCE (ELISA INDEX)
Actomyosin IgA	14.75			0.0-20
Occludin / Zonulin IgG		1.18		0.2-1.5
Occludin / Zonulin IgA	1.00			0.1-1.8
Occludin / Zonulin IgM	1.31			0.1-2.1
Lipopolysaccharides (LPS) IgG	0.79			0.1-1.6
Lipopolysaccharides (LPS) IgA	1.08			0.1-1.8
Lipopolysaccharides (LPS) IgM	1.15			0.1-2.0
Source : www.cyrexlabs.com				

SOURCES ET RÉFÉRENCES

Aristo Vojdani and Jama Lambert, « *The Onset of Enhanced Intestinal Permeability and Food Sensitivity Triggered by Medication Used in Dental Procedures: A Case Report* » Gastrointest Med. 2012; 2012: 265052. Published online 2012 Sep 12. doi: 10.1155/2012/265052.

Ian R. Poxton, « *Antibodies to lipopolysaccharide* » Journal of Immunological Methods Volume 186, Issue 1, 12 October 1995, Pages 1-15*

Alessio Fasano, « *Intestinal permeability and its regulation by zonulin: diagnostic and therapeutic implications* », Clinical Gastroenterology and Hepatology: The Official Clinical Practice Journal of the American Gastroenterological Association, vol. 10, no 10, octobre 2012, p. 1096–1100.

Alessio Fasano, « *Zonulin, regulation of tight junctions, and autoimmune diseases* », Annals of the New York Academy of Sciences, vol. 1258, juillet 2012, p. 25–33.

Craig Sturgeon et Alessio Fasano, « *Zonulin, a regulator of epithelial and endothelial barrier functions, and its involvement in chronic inflammatory diseases* », Tissue Barriers, vol. 4, no 4, 2016, e1251384.

Diagnostic biologique de SIBO
(Small Intestinal Bacterial Overgrowth)

ou en français : Prolifération Bactérienne dans l'intestin grêle.

Comme nous l'avons vu il s'agit de prolifération de certaines bactéries qui auraient dû rester dans le gros intestin mais qui ont migré dans l'intestin grêle. Or le grêle n'est pas équipé pour supporter ces bactéries. La fermentation des glucides et des bactéries présentes va produire des résidus toxiques qui vont endommager la barrière intestinale, la muqueuse intestinale et entrainer des réactions inflammatoires et immunitaires.

Les cytotoxines sont des macroprotéines, produites par des bactéries pathogènes, agissant dans l'intestin. Elles sont le plus souvent responsables de diarrhées (associées ou non à des dommages tissulaires).

Le cytosquelette d'une cellule est l'ensemble organisé des polymères biologiques qui lui confèrent l'essentiel de ses propriétés architecturales et mécaniques. La presence d'anticorps anti-cytosquelette signe la destruction de la paroi intestinale et donc sa perméabilité.

Antibody Array 22 – Irritable Bowel / SIBO Screen™ ©2017 Cyrex Laboratories, LLC.

TEST	RÉSULTATS			
	NORMAL	DOUTEUX	ÉLEVÉ	REFERENCE (ELISA INDEX)
Bacterial Cytotoxins IgG			3.88	0.2-2.1
Bacterial Cytotoxins IgA	1.49			0.3-2.1
Bacterial Cytotoxins IgM		1.25		0.2-1.6
Cytoskeletal Proteins IgG		1.42		0.2-1.7
Cytoskeletal Proteins IgA		1.41		0.3-1.9
Cytoskeletal Proteins IgM	1.10			0.3-1.7
Source : www.cyrexlabs.com				

Sources :
- Reddymasu SC, Sostarich S, McCallum RW. « Small intestinal bacterial overgrowth in irritable bowel syndrome: are there any predictors? ». BMC Gastroenterol, 2010; 10:23.

- Bohm M, Siwiec RM, Wo JM. « Diagnosis and management of small intestinal bacterial overgrowth ». Nutri Clin Pract, 2013; 28(3):289-299.

- Saito YA. « The role of genetics in IBS ». Gastroenterol Clin North Am, 2011; 40(1):45-67.

- Grover M, Kanazawa M, Palsson OS, et al. « Small intestinal bacterial overgrowth in irritable bowel syndrome: association with colon motility, bowel symptoms, and psychological distress ». Ne urogastroenterol Motil, 2008; 20:998-1008.

4 - EVALUER VOTRE ÉTAT INFLAMMATOIRE

La protéine C reactive*

La protéine C Reactive (CRP) est une protéine synthétisée par le foie après une inflammation aiguë dans l'organisme. Quand l'organisme est touché par une inflammation, son taux augmente rapidement dans les heures qui suivent et baisse rapidement dès que l'affection est soignée. Elle est donc un marqueur biologique stable pour détecter une inflammation à un stade précoce. La CRP apparait dans tous les processus inflammatoires et ne traverse pas le placenta. Un taux normal de protéine C réactive doit être inférieur à 6 mg/L (< 6 mg/L).

Une variante : La CRP Ultrasensible

Le dosage de la CRP ultrasensible s'adresse donc à la même protéine mais celle-ci est mesurée avec des techniques plus fines. Une CRP supérieure à 3,6 mg/l a une valeur prédictive d'accidents coronariens chez des patients atteints d'angine de poitrine. Elle s'avère aussi très utile pour suivre les effets du traitement des maladies auto immunes.

*Ablij H, Meinders A. « C-reactive protein: History and revival. » Eur J InternMed 2002;13: 412-22.

*Volanakis JE. « Human C-reactive protein: Expression, structure and function ». Mol Immunol 2001 ; 38: 189-97

Le dosage des molécules inflammatoires

Les agents inflammatoires du type Interleukines ou du Tnf Alpha sont réservés à la recherche ou au suivi des traitements par les biomédicaments. Il est difficile et couteux de les doser.

Les autres biomarqueurs de l'inflammation

Le profil des acides gras

Les acides gras sont des molécules fondamentales pour le fonctionnement de nos cellules. Ils exercent de nombreuses activités. Ils sont une source d'énergie importante, ils représentent le matériel de construction des membranes cellulaires. Ils sont les précurseurs d'hormones (eicosanoïdes) qui contrôlent de nombreux processus comme l'inflammation, l'agrégation plaquettaire, la tonicité vasculaire. Des anomalies quantitatives et qualitatives des acides gras sont fréquemment associées à un grand nombre de pathologies dont notamment les maladies inflammatoires (allergies, maladie auto-immunes, maladie cardio-vasculaires) mais aussi les cancers. La répartition qualitative et quantitative des différents types d'acides gras est intimement liée à l'alimentation et à l'état des voies métaboliques qui assurent leur transformation notamment au niveau du foie. Le profil des acides gras permet au patient de se rendre compte des conséquences de son alimentation sur un paramètre de santé déterminant.

Le rapport AA/EPA*

AA pour Acide Arachidonique produit à partir des omégas 6 (pro inflammatoires) et EPA pour Acide Eicosapentaénoïque produit à partir des omégas 3 (anti inflammatoires).

Le rapport AA/EPA est un bon indicateur de l'inflammation cellulaire. Un rapport inferieur a 3 est considéré comme normal. On considère un taux de 7 comme élevé. La plupart des patients atteints de maladies chroniques ont un taux supérieur à 15.

---

*Rizzo AM, Montorfano G, Negroni M, Adorni L, Berselli P, Corsetto P, Wahle K, and Berra B. «A rapid method for determining arachidonic: eicosapentaenoic acid ratios in whole blood lipids: correlation with erythrocyte membrane ratios and validation in a large Italian population of various ages and pathologies.»Lipids in Health and Disease 9:7 (2010).

Un nouveau biomarqueur de l'inflammation

La galectine-3 (ou Gal-3) est une protéine sécrétée par les macrophages qui s'associe aux cellules de soutien du cœur et qui stimule la synthèse du collagène au niveau cardiaque. Elle joue aussi un rôle de biomarqueur dans le cadre de l'insuffisance cardiaque. On a récemment découvert que cette glycoprotéine joue un rôle très important dans le processus immunitaire. Des taux sanguins de galectine-3 supérieurs à 17,8 ng/ml sont associés à un risque élevé et à un mauvais pronostic. Ce test vient d'arriver en France et il est en cours d'homologation.

Sources :

- De Boer RA, Yu L, van Veldhuisen DJ, » Galectin-3 in cardiac remodeling and heart failure [archive] ». Curr Heart Fail Rep, 2010;7:1-8.

- Sharma UC, Pokharel S, van Brakel TJ et al. « Galectin-3 marks activated macrophages in failure-prone hypertrophied hearts and contributes to cardiac dysfunction [archive] ». Circulation, 2004;110:3121-3128.

- Ho JE, Liu C, Lyass A et al. « Galectin-3, a marker of cardiac fibrosis, predicts incident heart failure in the community [archive] ». J Am Coll Cardiol; 2012:60;1249-1256.

- Krzeslak A, Lipinska A. « Galectin-3 as a multifunctional protein ». Cell Mol Biol Lett 2004 ; 9 : 305-28.

L'index HOMA

HOMA* est l'abréviation de Homeostasis Model Assessment of insulin resistance. Et cet index permet de calculer votre résistance à l'insuline (appelée encore insulino-résistance). L'insuline est une hormone produite par le pancréas et qui permet aux cellules d'absorber le glucose (sucre). Elle va donc également participer à la régulation du taux de sucre dans le sang (glycémie). Lorsque ces cellules deviennent insulino-résistantes, elles ont alors du mal à absorber le glucose qui devient trop concentré dans le sang, et pas suffisamment dans les cellules.

Comment calculer son index de HOMA ?

Cet index est calculé à partir des valeurs de la glycémie et de l'insuline. Il faut être à jeun depuis 12 heures. La formule de calcul est la suivante :

HOMA = Insuline x Glucose / 22,5.

- Indice Homa   < 2,4   Tolérance normale
- Indice Homa   2,4 à 4   Résistance à l'insuline
- Indice Homa   > 4   Diabète type 2 léger
- Indice Homa   > 6   Diabète de type 2

EN PRATIQUE :

Il existe aujourd'hui un grand nombre de biomarqueurs qui peuvent aider à détecter de façon précoce une maladie auto immune dès son début, c'est-à-dire avant que la cascade dégénérative se mette en place. Hélas un grand nombre de ces biomarqueurs ne sont pas encore disponibles en France, néanmoins si vous souhaiter les réaliser votre médecin peut se mettre en rapport avec les laboratoires Cyrex qui lui indiquerons la marche à suivre.

Si vous souhaiter réaliser uniquement les tests essentiels, voici mes suggestions :

- Hémogramme

- Glycémie à jeun, Insulinémie et index HOMA

- Hémoglobine Glyquée : HbA1c

- Profil des acides gras (avec rapport AA/EPA) et dosage des cholestérols

- CRP Ultrasensible

- Vitamine D, Zinc, Magnesium

---

*Delagrange E. « Intérêt clinique de nouveaux marqueurs immunologiques du diabète sucré ». Louvain Med 2001;120:7-9.

- Recherche d'une intolérance ou d'une allergie au gluten

- IgA Anti-transglutaminase

Evaluation de l'état de votre barrière intestinale

Dosage du glutathion

NOTE : *L'hémogramme ou Numération Formule Sanguine, notée NFS, est un examen essentiel pour apprécier un éventuel dysfonctionnement de la moelle osseuse, ou détecter des perturbations dites périphériques. Il apporte des renseignements précieux sur les organes de fabrication des globules, les lignées sanguines, les processus de défense et sur l'hémostase (la coagulation). Il permet de révéler un grand nombre de pathologies : anémies, augmentation des globules blancs en réponse à une attaque de l'organisme, problème de coagulation et de consommation des plaquettes etc.*

Le dosage de l'homocystéine

Le dosage de l'homocystéine permet, de manière indirecte, de savoir comment fonctionne votre méthylation – ce processus qui permet d'activer les gènes, ou de les désactiver. L'homocystéine est une molécule pro-inflammatoire qui se forme lors du métabolisme de protéines anormales. C'est le processus de méthylation qui est responsable de l'élimination de l'homocystéine lorsqu'elle atteint des niveaux toxiques ; si un niveau élevé persiste, cela veut dire que la méthylation ne fait pas son travail correctement. En outre, des taux élevés d'homocystéine sont révélateurs de risques cardiovasculaires élevés.

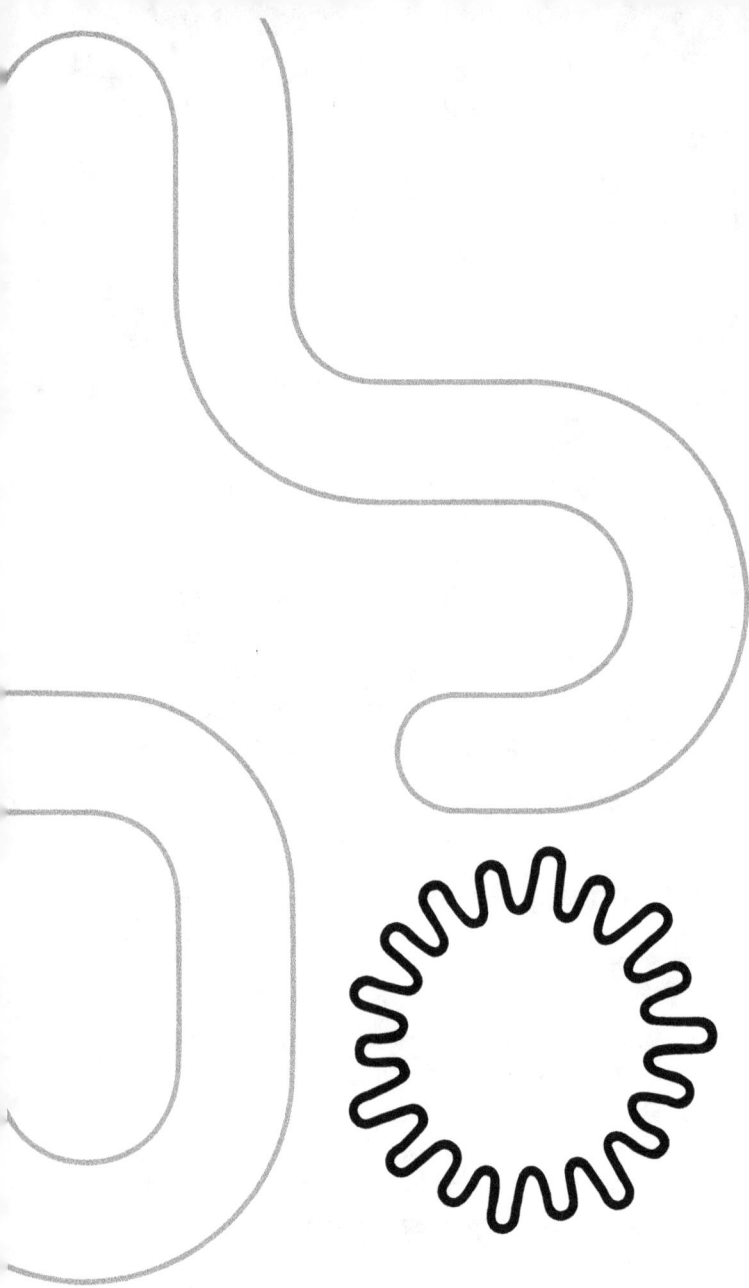

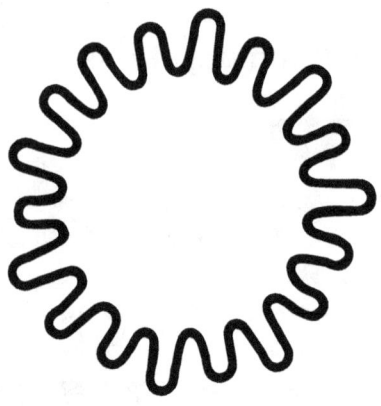

CHAPITRE 3
ELIMINER LES ÉLÉMENTS DÉCLENCHEURS

L'objectif est d'éviter à tout prix de mettre de l'huile sur le feu, autrement dit il faut éliminer ou neutraliser tous les éléments déclencheurs d'inflammation que vous pourrez reconnaitre et sur lesquels vous avez un moyen d'action. La liste est hélas très longue mais l'obstacle n'est pas insurmontable ; il faut simplement passer d'un élément déclencheur à l'autre sans essayer de tout régler du jour au lendemain. Faites une liste de vos priorités en sachant que si vous êtes un amateur de bon pain, c'est par cela qu'il faut commencer.

3 -1 - ELIMINER TOUS LES ALIMENTS CONTENANT DU GLUTEN

On est au cœur de la solution et elle est simple : la suppression totale et définitive de tous les aliments et de tous les ingrédients contenant du gluten. L'objectif est parfaitement réalisable : il s'agit de rendre un aliment, jusqu'à aujourd'hui, indispensable à vos yeux (le blé et ses acolytes) en aliment indésirable et c'est dans votre cerveau que la transition va se faire. Comme pour toute dépendance, votre résilience dépend largement de votre « *maturité* » à accepter cette transition.

Certains refuseront même l'idée que le gluten est mauvais pour la santé, ils argumenteront que toute leur famille mange du pain depuis des générations et, qu'a priori, ils n'ont pas signalé de problèmes de santé particuliers. Ils sont dans une phase dite de « *pré-contemplation* » et la réponse est de combattre ce déni avec des arguments scientifiques et surtout des témoignages de patients.

D'autres acceptent le fait que le gluten puisse avoir une action néfaste mais qu'en ce qui les concerne ce gluten n'a aucune prise sur leur santé et que, pour le moment, il est hors de question de se priver de pain. Dans cette phase dite de « *contemplation* » la stratégie est de continuer à démonter patiemment les faux arguments du mangeur de pain.

Dans la phase dite de « *préparation* », le mangeur de blé admet enfin qu'il pourrait avoir une relation entre son état de santé et la consommation de gluten et qu'il faut faire quelque chose pour y remédier. Il n'a pas encore mis une date précise pour entrer dans l'action mais cela ne saurait tarder.

Le participant est maintenant prêt, il va passer à la phase *d'action*, c'est-à-dire à la suppression de tout ce qui contient du gluten ; il a besoin de soutien, d'encouragement de la part de son entourage et surtout d'un mode d'emploi : comment reconnaitre les aliments à risques, comment faire au restaurant, en vacances, dans l'avion et beaucoup d'autres situations embarrassantes.

L'étape de *maintenance* est cruciale car le participant commence à s'habituer à des repas sans gluten et sa vigilance a tendance à diminuer, il va se permettre quelques petits écarts qui, hélas feront le lit de la rechute. Il faut alors établir une liste des situations à risque de « *rechute* », préparer un système d'alarme et surtout valoriser les efforts.

La rechute est possible et fait partie du processus normal de changement. Ce n'est pas une manifestation pathologique mais un temps qui peut être nécessaire à la réussite finale du processus. Il faut alors dédramatiser, être tolérant et éventuellement réunir un réseau de soutien familial ou social.

La sortie permanente, après plusieurs rechutes possibles est caractérisée par les phrases suivantes : lorsqu'une personne demande au participant s'il mange du gluten sa réponse sera : « *je n'en mange plus depuis quelques temps* » s'il est encore au stade de maintenance et « *non, je ne mange pas de gluten* » s'il est en sortie permanente (la nuance est importante !).

Ce cycle* qui a été décrit et documenté par deux psychologues (Prochaska et DiClémente) dans les années soixante-dix, est une approche comportementale utile pour tous types de dépendance.

---

* Prochaska, JO, DiClemente, CC. The transtheoretical approach: crossing traditional boundaries of therapy. Homewood, IL: Dow Jones-Irwin; 1984.

* Prochaska, JO, DiClemente, CC, Norcross GC. In search of How People Change: Applications to addictive behaviors. American Psychologist ; 1992, 1102-1114.

Tableau des aliments à éviter

Produits contenant du gluten à éliminer sans regret
Pain à base de farine de blé, pain complet au levain, pain de mie, pain de seigle, pain à base de kamut et d'épeautre, pain d'épices.
Biscottes, toasts, viennoiseries, biscuits (apéritifs et sucrés), gâteaux, pain d'épice, muesli, flocons d'avoine, chocolat industriel, petits déjeuners instantanés.
Farine de blé, d'orge, d'avoine, d'épeautre, de kamut, chapelure.
Semoule de blé, vermicelle, pâtes, pizza, raviolis, gnocchis, cannellonis.
Galettes de seitan, de blé complet, galettes contenant des germes de blé, de l'orge, de l'avoine.
Viandes et poissons cuisinés, panés, en conserve, en sauce, en croûte, hamburger.
Charcuterie (pâtés, saucisses, jambons industriels…)
Crustacés et mollusques en sauce, quenelles.
Plats préparés en sauce, plats surgelés ou lyophilisés, légumes verts cuisinés (du traiteur ou surgelés), plats cuisinés à base de céréales contenant du gluten, crèmes de marron et de châtaigne en conserve et cuisinées.
Purées, potages et sauces (instantanés ou en boîte), sauces du traiteur faite à la farine de blé, sauce soya, sauce tamari, concentré de bouillon (en poudre, en cube), de tomate, mayonnaise en tube, vinaigrettes toutes prêtes, moutarde, mélanges d'herbes, épices en poudre, sel de céleri, curry, ail en poudre, poivres moulus.
Fromages à tartiner ou en cubes (crème de gruyère…)

Confiseries industrielles (chewing-gum, dragées, nougats, pâtes de fruits), glaces et chocolat industriels, pâtisserie, crêpes et gaufres à la farine de froment, pâte surgelées ou en feuilles pour tartes, entremets instantanés, sucre glace, sucre vanillé, levure chimique, figues sèches.

Oléagineux enrobés et grillés à sec, chips aromatisés.

Poudres instantanées pour boissons.

Bières et panachés.

Ingrédients ajoutés contenant du gluten à éliminer.

Agents antiagglomérants (conditionnement des figues et pâtes de fruit).

Amidon de céréales interdites.

Amidon modifié dont l'origine n'est pas précisée.

Epaississants (produits allégés).

Extrait de malt.

Liant protéinique végétal.

Malt.

Matières amylacées.

Matières grasses allégées.

Protéines végétales.

Comment reconnaitre les aliments contenant du gluten ?

Pour faire ses courses sans gluten, il est bon de vous munir d'une loupe (pour lire certaines compositions écrites en tout petit). Parce que oui, il va vous falloir déchiffrer les étiquettes de vos plats et préparations favorites : le gluten peut-être partout, même là où l'on ne s'y attend pas !

Le blé ou l'orge, sous forme de farine ou de malt le plus souvent, est intégré dans la composition pour ses atouts épaississants, ainsi ne soyez pas surpris de le voir dans les yaourts aromatisés, les sauces (bolognaises mais aussi mayonnaise ou ketchup), les crèmes dessert, les saveurs lactées (lait à la fraise ou au chocolat). Mais le gluten peut aussi servir de liant dans les purées, les fromages fondus, les pâtes à tartiner, les charcuteries et les bonbons. Enfin, faites attentions à certaines compositions qui peuvent être coupées au blé : la farine d'autres céréales (sarrasin ou riz par exemple) peut ne pas être à 100% composée de la céréale présentée. Les céréales de riz ou de maïs peuvent en contenir par exemple, ou encore les gâteaux de riz.

Pas évident, n'est-ce pas ? Pour vous simplifier la tâche, retenez donc ceci : Le gluten se retrouve dans les cinq céréales suivantes : Seigle, avoine, blé, orge, triticale (hybride artificiel entre le blé et le seigle). A chaque fois donc que vous voyez un de ces aliments figurant dans la composition, vous le bannissez. Il peut également se cacher dans les compositions sous l'appellation Gluténine ou Gliadine, mais aussi et c'est un peu traître sous le terme « *Farine* » quand une autre céréale n'est pas précisée derrière.

« *Peut contenir des traces de gluten* » : Cela signifie qu'il y a un risque de contamination croisée, c'est à dire que le produit de base, même s'il ne contient naturellement pas de gluten, est fabriqué dans une usine traitant d'autres aliments avec du gluten. Il y a donc risque de contamination. Les personnes très sensibles ou atteintes de la maladie cœliaque ne doivent en aucun cas manger ces aliments, sous peine de réaction.

 Avant de vous pencher sur les recettes, ou sur les produits susceptibles de remplacer le gluten, je vous invite à d'abord consulter la liste des produits autorisés ou interdits établis par l'afdiag, l'association française des intolérants au gluten. Vous pouvez également aller faire un tour sur leur site où vous trouverez certains conseils et des brochures à télécharger. Commencez par analyser le contenu de vos placards et les étiquettes de vos produits préférés. Il est possible que vous puissiez en garder une grande majorité, tout dépend de votre régime alimentaire actuel. Cela vous permettra aussi de voir que certains produits sont trompeurs et contiennent du gluten alors que vous ne l'auriez jamais imaginé. Ensuite, commencez à regarder les recettes, beaucoup de sites en contiennent, et laissez courir votre imagination. Manger sans gluten peut vous faire connaître d'autres produits que vous n'auriez jamais testés avant (je pense aux farines de châtaigne ou de sarrasin par exemple), et de ce fait, élargir votre régime alimentaire. Le tout est de prendre ce changement avec amusement et envie, et non comme un fardeau.

Une alternative au gluten : le sarrasin

Le sarrasin est particulièrement populaire au Japon, en Russie et en Europe de l'Est et centrale. Les grains de sarrasin peuvent être consommés entiers, rôtis ou concassés, ou encore sous forme de farine de différentes moutures, utilisée dans les crêpes, les pains et les nouilles. Le sarrasin contient 10 à 12 % de son poids sec sous forme de protéines. Le contenu en protéines du grain de sarrasin est similaire à celui de l'avoine, du seigle, du blé et du quinoa, mais il est plus élevé que dans d'autres céréales, par exemple dans l'orge et le riz. Les protéines de sarrasin contiennent tous les acides aminés essentiels et possèdent de ce fait une haute valeur biologique. Notons que la farine de sarrasin foncée contient environ deux fois plus de protéines que la farine de sarrasin plus pâle. Et bien sûr, le sarrasin ne contient pas de gluten.

La quantité totale de fibres dans le sarrasin est comparable à celle des autres graines de céréales. Il contient par contre une proportion plus élevée de fibres solubles – pectine et autres polysaccharides –, que de fibres insolubles – cellulose, lignine. Les fibres solubles sont connues pour ralentir la vidange gastrique et augmenter le temps de transit dans l'intestin grêle. Une alimentation riche en fibres de ce type contribue ainsi à normaliser les taux sanguins de cholestérol, de glucose et d'insuline, et aide de la sorte au traitement des maladies cardiovasculaires et du diabète de type 2. Une alimentation riche en fibres insolubles, quant à elle, aide au maintien d'une fonction intestinale adéquate.

Dans une étude comparant la composition du sarrasin à celle de quatre céréales (soit le blé, l'avoine, l'orge et le seigle), le grain de sarrasin entier se situait au premier rang, tant pour sa capacité antioxydante, que pour son contenu en composés phénoliques, une famille d'antioxydants incluant, entre autres, les flavonoïdes et les acides phénoliques. Le sarrasin est une excellente source de cuivre, de magnésium, de manganèse, de phosphore, de zinc, ainsi que de vitamines (B^1, B^2, B^3, B^5, B^6).

Une étude récente, réalisée chez l'homme, a démontré que la consommation de lasagnes à base de pâtes de sarrasin entraînait un degré de satiété plus élevé, comparativement à la consommation de pâtes à base de blé. Voilà une raison supplémentaire pour intégrer les aliments à base de sarrasin à son alimentation !

Un petit bémol cependant : les réactions allergiques causées par le sarrasin et sa farine ne sont pas fréquentes, mais elles peuvent être graves ; elles sont susceptibles de provoquer de l'asthme, de l'urticaire, des réactions anaphylactiques. Les allergènes décelés dans le sarrasin sont thermostables, ce qui veut dire qu'ils ne sont pas désactivés à la cuisson. Une réaction croisée peut survenir chez les personnes allergiques au latex : elles pourraient présenter des symptômes allergiques lorsqu'elles consomment du sarrasin. Le sarrasin peut également être contaminé par des céréales contenant du gluten, soit dans les champs, soit au cours du transport, ou de la manipulation des grains, ou encore au moment de la mouture. Il est donc important de choisir des farines et des produits alimentaires certifiés sans gluten, car ces produits sont les plus sûrs. Mais, malheureusement, tous les aliments sans gluten n'arborent pas ce symbole, d'où l'importance de savoir bien lire les étiquettes pour déceler les sources potentielles de gluten. Les personnes allergiques au gluten doivent s'assurer que les produits à base de sarrasin qu'elles achètent sont bien exempts de blé (par exemple, les nouilles Soba sont souvent composées d'un mélange des deux farines). Il faut noter que certains fabricants prennent des moyens extraordinaires pour s'assurer de la pureté de leurs grains, notamment en réservant une partie de leurs installations, voire toutes leurs installations, à la transformation du sarrasin, à l'exclusion de tout autre grain. Enfin, il est recommandé de conserver la farine de sarrasin complète au réfrigérateur, voire au congélateur.

SOURCES ET RÉFÉRENCES

David Perlmutter, « *L'intestin au secours du cerveau* ». Edition Marabout 2016.

William Davis, « *Pourquoi le blé nuit à votre santé* .» Edition de poche 2016

William Davis, « *Cuisiner sans blé* ». Edition de l'Homme 2014.

Julien Venesson, « *Gluten - Comment le blé moderne nous intoxique* ». Edition Thierry Souccar 2013.

3 - 2 - DIMINUER LES ALIMENTS HYPERTRANSFORMÉS

Ils sont souvent tellement transformés que l'on ne reconnait plus le produit d'origine.

Pour s'y reconnaitre on utilise la classification Nova élaborée par une équipe de nutritionnistes brésiliens. Elle distingue quatre groupes d'aliments selon leur degré de transformation.

Le groupe 1 : les aliments bruts ou peu transformés.

Ce sont les parties comestibles des végétaux (graines, fruits, feuilles, tiges, racines) ou des animaux (muscles, abats, œufs, lait), puis les champignons, les algues et l'eau. Ce sont des aliments naturels soumis à des traitements essentiellement physiques. Il inclut aussi des mélanges de fruits secs et de fruits à coques, sans sucre, miel ou huile ajoutés. Le granola (mélange d'avoine, d'amandes, et de miel apparenté au muesli). Les aliments supplémentés avec des vitamines et des minéraux.

Le groupe 2 : les ingrédients culinaires

Ce sont des substances extraites du groupe 1 par des transformations physiques et chimiques. L'objectif de ces transformations est de fabriquer des produits utilisables en cuisine pour préparer, assaisonner et cuire les aliments du groupe 1 afin d'élaborer des soupes, bouillons, salades, boissons, desserts et autres. Les éléments du groupe 2 sont rarement consommés en l'absence des aliments du groupe 1 (sel, sucre, mélasse, miel, sirop d'érable, huiles végétales, beurre, lard, vinaigre)

Le groupe 3 : les aliments transformés

Ils sont fabriqués à partir d'un aliment du groupe 1 auquel on ajoute un élément du groupe 2. Ils sont constitués d'un ou deux ingrédients. Le but principal est d'augmenter la durée de vie des aliments du groupe 1 ou d'améliorer leurs qualités sensorielles. Ils peuvent contenir des additifs et des conservateurs.

Le groupe 4 : les aliments hyper transformés

Ce sont des formulations industrielles comprenant au moins 5 ingrédients, voire beaucoup plus. On trouve entre autres :

Des substances peu souvent utilisées en cuisine comme la caséine, le lactose, le lactosérum, le gluten. D'autres ingrédients ont subi une transformation supplémentaire comme les huiles hydrogénées, les protéines hydrolysées, les isolats de protéines de soja, les maltodextrines, les sirops de mais à teneur élevée en fructose.

Des additifs dont le but est d'imiter les qualités sensorielles des aliments du groupe 1. Ce sont des colorants, des stabilisants de couleur, les aromes, les exhausteurs de flaveurs, les édulcorants, les épaississants, les agents de charge, les antimoussants, les agents antiagglomérants, les agents de glaçage, les émulsifiants, les agents humectants…

Les aliments des groupes 1 à 3 devraient constituer la base de notre régime alimentaire. Ceux du groupe 4 ne devraient représenter que 15% de nos apports quotidiens.

3 - 3 - DIMINUER LE SUCRE ET LE FRUCTOSE

Certains d'entre vous pourraient paniquer à l'idée de ne plus consommer de pain, pates, pizzas et pâtisseries. Changer ses habitudes n'est jamais simple, et pourtant c'est possible. Comme toujours, le plus dur est de commencer, mais rapidement vous noterez les effets bénéfiques sur votre organisme, vos idées seront plus claires, vous dormirez mieux et vous aurez plus de tonus.

Faites le tri dans la cuisine

Quelques jours avant le jour J, faites l'inventaire de vos placards et débarrassez-vous de tous les produits que vous allez cesser de consommera savoir : toutes les sources de gluten et tous les glucides transformés, les aliments sucrés. Méfiez-vous des aliments libellés « *sans gluten* » (hormis s'ils le sont naturellement) car manger sans gluten comporte un piège, l'industrie agroalimentaire commercialise en magasins diététiques, et maintenant en supermarchés, de nombreux produits, dits sans gluten. Ces aliments sont

Classification NOVA

NOVA	EXEMPLES
Aliments frais ou minimalement transformé	*Fruits frais, pressés, réfrigérés, congelés, séchés, feuilles et racines des légumes, céréales, légumineuse, tubercules, champignons, légumes, noix et graines.* *Viandes (et poissons) frais, sous forme de steaks, filets, morceaux, réfrigérés, congelés, oeufs, lait pasteurisés ou en poudre, yaourt nature, fruits de mer, beurre, café, thé, épices, herbes, poivre, canelle.*
Ingrédients culinaires transformés	*Sucre, sels, huiles végétales, beurres et graisses animales, lard, soupes, vinaigre, lait de noix de coco, agent levants, fécule de maïs, beurre, miel, sirop d'érable.*
Aliments transformés	*Aliments en conserve, aliments fumés, fruits secs salés ou sucrés, fromage, tofu, pain pita, pâte d'amande.* *Bière, vin, cidre.*
Aliments ultra-transformé	*Soda, snacks, crème, chocolat, confiserie, pains emballés, margarines et pâtes à tartiner, biscuits, pâtisseries, gâteaux, céréales-petit déjeuner, barres énergétiques, boissons énergisantes, boissons au lait, aux fruits, yaourts aux fruits, desserts lactés, boissons au cacao, viande instantanée, préparation pour nourrisons, laits infantiles, produits minceurs, produits en poudre ou fortifiés, produits alimentaires prêts à l'emploi, plat préparés, soupes instantanées, bâtonnets, saucisses, hamburger, hot-dog, viandes et poissons reconstitués.* *Alcool suivi d'une distillation (vodka, rhum, gin, whisky...)*

Source : www.quoidansmonassiette.fr - Monteiro CA, Cannon G, Levy RB et al. NOVA. The star shines bright. [Food Classification. Public health] World Nutrition January-March 2016, 7, 1-3, 28-38. 28.

confectionnés le plus souvent avec de la farine de riz ou de maïs en lieu et place du blé : spaghetti à la farine de maïs, galettes de riz soufflé, baguette de pain à base d'amidon de maïs, crackers de riz, etc. Parfois, on trouve également de la fécule de pomme de terre. Ces alternatives sont-elles toutes bonnes pour la santé ? La réponse est non. Car tous ces ingrédients ont des index glycémiques élevés. Outre une charge glycémique élevée, beaucoup de ces aliments contiennent aussi beaucoup trop de sucre ou de sirop d'agave. On y trouve également toute une panoplie d'additifs, entre autres des phosphates. Plusieurs de ces produits peuvent conduire au surpoids, via une résistance à l'insuline et à la leptine, d'autant plus que, du fait de l'absence de gluten dans l'intestin, ce dernier assimile mieux glucides, graisses et protéines.

Dans une étude récente, des chercheurs ont analysé les caractéristiques de plusieurs pains sans gluten. Ils ont trouvé que ces aliments sont riches en graisses, pauvres en protéines, ont des teneurs en fibres très variables, et sont très riches en glucides. Ces glucides sont représentés par de l'amidon, digéré très rapidement, à hauteur de 75,5 à 92,5 g pour 100 g de produit. Les auteurs en concluent que ces aliments, et c'est le cas de la plupart des alternatives aux produits de panification traditionnels, ont un index glycémique élevé, incompatible avec un objectif de bonne santé chez un sédentaire. D'autre part, les graisses sont souvent déséquilibrées en faveur des acides gras polyinsaturés, oméga-6, qui sont pro-inflammatoires.

Faites le plein de bons produits

Les bonnes graisses : huile d'olive vierge, huiles de sésame et de noix de coco, le lait d'amande, les avocats, les noix de coco, les olives, le fromage, les graines de lin, de tournesol, de citrouille, de sésame et de chia. Les herbes aromatiques, les assaisonnements et les condiments (lisez les étiquettes), la moutarde, la tapenade. Les fruits à faible teneur en sucre, les poivrons, les concombres, les tomates, les courgettes, les aubergines et les citrons. Les protéines : les œufs, les poissons sauvages, les crustacés et les mollusques, la volaille, le gibier et le foie. Les légumes : les légumes verts, les salades, les épinards, les brocolis, les choux, les champignons, la choucroute, les artichauts, la luzerne, les haricots verts, le cèleri, les radis le cresson, le navet, les asperges, l'ail, les poireaux, le fenouil, les échalotes, les oignons, le gingembre, les pois, le persil, les châtaignes.

A consommer avec modération

Les carottes, le fromage en faisselle, les yaourts, le kéfir, la crème, les légumineuses. Les plantes céréalières sans gluten : amarante, sarazin, riz, millet, quinoa, sorgo, et teff. Les édulcorants : stevia naturelle et sirop de coco. Les fruits frais sucrés : abricots, mangues, melons, papaye, pruneaux et ananas. Et un verre (à deux verres) de vin rouge.

Quels sucres utiliser ?

Le sucre de coco, la meilleure alternative au sucre blanc ?

Le sucre de coco est élaboré à partir de la sève des fleurs de cocotiers. Il s'utilise en alternative aux sucres blanc et brun. Son principal atout : il bénéficie d'un index glycémique étonnamment faible. A la différence du sucre blanc, le sucre de coco fournit de nombreux nutriments dont les multiples bienfaits sont reconnus.

Le sucre de coco est issu des fleurs du coco nucifera, un cocotier qui pousse principalement en Inde et en Amérique du Sud. Pour produire le sucre, la sève des fleurs est prélevée puis chauffée jusqu'à ce qu'elle se transforme en sucre.

Le sucre de fleur de coco se distingue des autres sucres par son index glycémique particulièrement bas. En effet, celui-ci se situe entre 24.5 et 35 selon la variété de sucre. A titre de comparaison, l'index glycémique du sucre blanc est 70. Le sucre de coco est très riche en composés antioxydants. L'indice ORAC du sucre de coco est de 2200, ce qui est presque autant que les myrtilles ! A la différence du sucre blanc, le sucre de coco fournit de nombreux nutriments. Il est riche en vitamines du groupe B (dont les vitamines B[1], B[2], B[3] et B[6]), en potassium, magnésium, fer et zinc En outre, le sucre de coco contient 16 des 20 acides aminés. Il est particulièrement riche en acide glutamique, indispensable au bon fonctionnement de l'organisme.

Comment le consommer ?

Le sucre de coco ressemble au sucre roux et peut donc être utilisé de la même façon. Son goût est très proche de la cassonade avec une touche caramélisée. Il est moins prononcé que le sucre complet, mais plus typé que le sucre de table. On peut utiliser le sucre de coco de différentes manières : sucrer des boissons, sur des porridges, en pâtisserie... A noter qu'il se dissout et qu'il fond très rapidement.

3 - 4 - DIMINUER LES LAITAGES

La caséine du lait de vache, qui est une très grosse protéine (huit fois la taille de celle du lait maternel) est difficile à digérer, et peut être à l'origine d'intolérances ou d'allergies en plus de l'intolérance au lactose qui touche des millions d'individus surtout en Asie. Il vaut mieux le remplacer par des laits végétaux : Le terme « *lait* » est uniquement utilisé en écho au terme de « *lait de vache* », mais techniquement, le lait végétal c'est simplement des ingrédients végétaux et de l'eau. Les variétés sont très nombreuses et il y en a pour tous les goûts :

Les laits à base de noix : Le lait d'amande : lait nutritif et antiseptique pour les intestins. Il contient des vitamines A, B et E, du calcium, du fer, du magnésium en grande quantité et des fibres. Son goût est délicieux. Le lait de noisette : reminéralisant, vermifuge (permet d'éradiquer les parasites intestinaux) et très digeste. Riche en calcium, fer, magnésium et en acides gras mono-insaturés. Le lait de coco : il contient des minéraux, du fer, du magnésium et du zinc. Ses triglycérides à chaine moyenne en font le préféré.

Les laits à base de céréales : Le lait de riz : lait de céréale réputé le plus doux et le plus digeste. Il contient de la silice, constituant essentiel des os, tendons et cartilages, ce qui permet la bonne fixation du calcium et du magnésium. Le lait de soja : le lait végétal le plus riche en calcium et en protéines mais il est également très indigeste, c'est pourquoi il est déconseillé pour les enfants. De plus, il ne faut pas abuser des produits à base de soja car leurs effets sur la santé peuvent être contre-productifs lorsqu'ils sont consommés en grande quantité.

Les laits à base de graines : Bien plus rares, on y retrouve le lait de tournesol, de chanvre ou de sésame.

Les laits végétaux sont beaucoup plus digestes que le lait de vache et ils sont riches en vitamines, minéraux et en acides gras non saturés. C'est excellent pour votre santé et surtout pour votre cœur. En plus, pas de risque d'allergie ou d'intolérance ! Leur goût est délicieux même s'il nécessite 2 à

Le stevia

Autorisé sur le marché français comme édulcorant depuis 2010, le stevia se présente comme une alternative directe à l'aspartame. Le stevia provient d'une plante de la famille des astéracées (comme la chicorée, l'artichaut, la laitue...). En novembre 2011, la commission européenne approuve l'utilisation des autres glycosides de stéviols issus de la plante dans plusieurs catégories d'aliments et de boissons au sein de l'Union européenne à condition qu'ils soient purs à 95%.

Les Indiens Guarani d'Amérique du Sud ajoutaient à leurs infusions de plantes des feuilles de stevia pour les adoucir. Au Brésil et au Paraguay, on les utilise depuis des siècles en cuisine. En Amérique latine, la phytothérapie traditionnelle considère le stevia comme hypoglycémiant, hypotenseur, diurétique et cardiotonique.

Quels sont ses bienfaits ?

Les stéviols glycosides que la plante renferme ont un pouvoir sucrant jusqu'à 300 fois plus intense que le saccharose sans apporter une seule calorie. On trouve l'édulcorant sous forme de sucrettes, de sachets en poudre ou de conditionnement liquide destiné aux préparations culinaires dans les linéaires des supermarchés, les boutiques bio ou sur Internet.

La stevia à la différence du sucre ne provoque pas de carie, cela est un véritable avantage lorsque l'on connait les ravages que provoque le sucre dans le domaine de la santé bucco-dentaire.

Un potentiel effet cancérigène a pu inquiéter également les autorités de santé. Après avoir analysé attentivement l'ensemble des données sur ces questions, l'Organisation mondiale de la Santé (OMS) a conclu, en 2006, que les stéviosides n'ont pas d'effets négatifs sur la reproduction et ne sont pas cancérigènes*

Par prudence, certaines sources recommandent aux femmes enceintes et à celles qui allaitent d'éviter de consommer de grandes quantités de stevia.

*WHO Food Additive Series: 54. Safety evaluation of certain food additives Prepared by the Sixty-third meeting of the Joint FAO/WHO Expert Committee on Food Additives (JECFA), 2006, page 138 à 141.

Sources :
- « Une plante face à l'aspartame », revue Que Choisir, no 484, septembre 2010.

- Gregersen S, Jeppesen PB, Holst JJ, Hermansen K « Antihyperglycemic effects of stevioside in type 2 diabetic subjects ». Metab. Clin. Exp. [archive], vol. 53, issue 1, pages 73–76, 2004.

3 prises avant de s'y habituer complètement. Vous pouvez les consommer exactement comme le lait de vache : au petit déjeuner avec vos céréales ou en cuisine lorsque vous préparez vos repas préférés (gâteaux, sauces ou béchamel !). Une contre-indication à prendre en compte : pas de laits végétaux pour les nourrissons (pas de lait de vache non plus d'ailleurs !), uniquement du lait maternel, destiné spécifiquement à leur croissance.

Apprenez à déchiffrer les étiquettes : En théorie, les industriels, commerçants, restaurateurs, sont tenus d'afficher clairement les allergènes comme le lait de vache, contenus dans les aliments. Mais en pratique, mieux vaut apprendre à décrypter les étiquettes pour déterminer quels ingrédients et quels produits éviter. Car les PLV (Protéines de Lait de Vache) se cachent sous de nombreuses appellations, plus ou moins faciles à identifier. Attention en cas d'allergie, aux « *traces éventuelles* », » traces possibles », « *peut contenir* », « *fabriqué dans un atelier qui utilise* »… Ces mentions sont rajoutées par les industriels pour se protéger lorsqu'ils sont incapables d'affirmer que le produit ne contient pas de lait, mais cela ne signifie pas qu'il en contienne non plus ou alors il peut s'agir de quantités infimes.

Le beurre est souvent utilisé en cuisine, mais peut très facilement être remplacé par de l'huile d'olive ou de coco qui ne se dénaturent pas lorsqu'elles sont chauffées. Pour la tartine du matin, vous pouvez remplacer le beurre par de la purée d'amande, de noisettes, de cajou ou de sésame qui sont des vrais délices. Et pour un sandwich, un peu d'avocat sur votre pain lui donnera un goût et une saveur bien meilleurs que le beurre.

Par quoi remplacer le fromage ? C'est surement le plus difficile à remplacer. Préférez des fromages de chèvre ou de brebis frais, bio et locaux à la place des fromages à base de lait de vache. Ils sont plus digestes et contiennent moins d'hormones, mais restent toutefois acidifiants et déminéralisants et contiennent de la caséine également. Donc il faudra les consommer en petite quantité et occasionnellement. Cependant pour les plats cuisinés à base de fromages, les fromages végétaux peuvent, ici, être une excellente option. Par exemple, une mozzarella et un parmesan végétal permettront de profiter d'une bonne pizza faite maison (sans gluten), sans se bourrer de produits laitiers (ni d'additifs alimentaires, de conservateurs, d'OGM, etc.)

3 - 5 - L'ENVIRONNEMENT

Il existe tellement de produits toxiques que l'on inhale, que l'on mange, que l'on boit, que l'on touche, que l'on sent, que l'on entend ou tout simplement dont on se sert tous les jours que l'on pourrait être découragé et ne rien faire. Rien n'est plus faux ! Il y a beaucoup à faire et la plupart du temps ce sont des gestes simples qui peuvent vous éviter bien des désagréments.

L'air

On parle de « *pic de pollution de l'air* » quand le seuil d'alerte d'un des 4 polluants atmosphériques suivants est dépassé ou est en passe d'être dépassé : Particules de taille inférieure à 10 micromètres (PM^{10}) ; ozone (O^3) ; dioxyde d'azote (NO^2) et dioxyde de soufre (SO^2). Pour se protéger de la pollution, en cas de fortes chaleurs et de pics de pollution, voici comment agir :

Informez-vous ! De nombreux sites comme AirParif ou prev'Air donnent les indices de l'air par région. Prenez les transports en commun, ce qui permettra de réduire la production de particules (chaque petit geste compte !). Favorisez les balades ou pratiques sportives en nature. En effet, le sport en zones polluées peut être très néfaste pour votre organisme. Aérez 15 minutes le matin et 15 minutes le soir. En journée, fermez vos portes, volets et fenêtres. Vous pouvez également accrocher un drap humide devant votre fenêtre, ce qui permettra de rafraîchir la pièce mais surtout de retenir les particules polluantes grâce à l'eau. Fleurissez votre intérieur. En effet, les plantes ont le pouvoir d'absorber les particules de pollution (comme l'Azalée, le Ficus ou la chrysanthème) et d'autres sont appelées « *plantes dépolluantes* », comme le Cactus. Ne vous encombrez pas d'un masque ; les masques habituels, en papier ou tissues, ne protègent pas contre les particules fines, trop fines pour être retenues. Consommez des aliments anti-oxydantes, comme des fruits et légumes.

L'eau du robinet

Le chlore est le produit le plus couramment utilisé comme désinfectant dans le réseau d'eau potable. Il combat la prolifération des germes (bactéries, virus) dans les conduites d'eau potable. Le chlore est efficace pour éradiquer les germes pathogènes et est donc indispensable pour assurer la sécurité sanitaire de l'eau dans nos canalisations. L'eau du robinet, qui alimente 93 % des Français, ne contient pas plus de 0,1mg par litre de chlore. Cela est très peu, mais cela suffit pour que certains la jugent désagréable au goût.

L'utilisation des filtres anti-chlore ou des carafes n'est pas indispensable. Elles sont génératrices de déchets. Vous pouvez en réalité simplement laisser reposer l'eau : si vous remplissez un pichet d'eau du robinet et que vous mesurez le taux de chlore à ce moment-là, puis une heure ou deux après, vous constaterez que le taux de chlore a fortement diminué. Le chlore, qui est volatil, s'est évaporé. Pensez également à ajouter, si l'odeur de chlore vous paraît forte, quelques gouttes de citron dans l'eau. Si vous bloquez vraiment par crainte de moindre qualité de l'eau du robinet, employez des filtres ou carafes filtrantes. Elles éliminent le goût de chlore de l'eau du robinet.

Les pesticides et le Glyphosate

Le problème des pesticides nous dépasse en tant qu'individus, mais nous pouvons participer à des actions de grande envergure organisés par des ONG tant au niveau régional que national et même international. La littérature scientifique consacrée aux méthodes écologiques de lutte contre les parasites et ravageurs montre que l'on pourrait mettre fin à l'utilisation de pesticides chimiques de synthèse. La recherche et les pratiques agro-écologiques existantes confirment que nous n'avons pas besoin des pesticides pour protéger les cultures et produire notre alimentation.

Le 10 Aout 2018 un tribunal américain vient de condamner Monsanto à payer la somme astronomique de 240 millions d'euros à un jardinier américain

Les purificateurs d'air

Les particules fines font beaucoup parler d'elles mais une fois rentrés à la maison, nous continuons à respirer un air pollué ; il l'est même bien plus que l'air extérieur — et de nature différente. Selon le Ministère de l'Environnement, certains polluants ne sont présents qu'à l'intérieur quand d'autres sont présents à la fois à l'intérieur et à l'extérieur mais dans des concentrations différentes. On peut ainsi observer, pour certains polluants, une concentration jusqu'à 15 fois plus importante à l'intérieur qu'à l'extérieur.

Si les personnes allergiques ou asthmatiques souffrent de symptômes visibles, pour tous les autres, cette pollution est imperceptible. L'activité humaine engendre aussi de la pollution et même s'il est difficile d'éviter certains gestes « polluants » (comme faire la cuisine), d'autres peuvent être limités : brûler de l'encens ou des bougies, diffuser du parfum, fumer à l'intérieur ou utiliser des produits d'entretien (certains ne sont pas indispensables). Outre son invisibilité, toute la complexité de cette pollution réside dans le grand nombre de polluants, de natures diverses : les sources de pollution de l'air intérieur sont multiples : l'air extérieur, certains matériaux de construction, les appareils à combustion, les équipements, l'ameublement, les produits d'entretien et de bricolage, l'activité humaine (cuisine, etc.), le mode de vie des occupants (tabagisme, aération insuffisante, etc.), les biocontaminants (poussière de maison, allergènes des acariens et du chat), etc. Certaines particules sont plus dangereuses que d'autres : ce sont les plus petites qui entrent dans le corps, se logent dans les poumons et dans le sang.

Les purificateurs promettent de filtrer la plupart de ces polluants intérieurs. Ils fonctionnent presque tous de la même manière, en recyclant l'air. Ils l'aspirent, le filtrent puis le propulsent « purifié » dans l'habitation. Généralement, on trouve plusieurs filtres les uns à la suite des autres, voire un seul filtre regroupant ces différentes couches. La capacité des purificateurs à retenir les polluants dépend de plusieurs choses, notamment de la taille des particules. La plupart des fabricants annoncent être capables de filtrer des particules jusqu'à 0,3 micron et à plus de 99 %. Le choix de s'équiper d'un purificateur revêt un aspect très subjectif car l'idée de vivre dans un air pollué est anxiogène pour certains ; d'autres trouvent au contraire angoissante l'idée de devoir tout purifier partout. Quant aux personnes allergiques ou asthmatiques, en choisissant un modèle adapté, qui a contracté un cancer incurable dû à l'utilisation du « *round up* ». Ce verdict marque le début du retrait définitif du glyphosate. Nous ne pouvons qu'espérer que les agriculteurs trouveront une alternative à ce poison, ce qui ne saurait tarder.

Les perturbateurs endocriniens et le bisphénol A

La particularité des perturbateurs endocriniens est qu'une très faible dose peut suffire à augmenter les risques de développement de certaines maladies en lien avec le système hormonal, car la quantité d'hormones secrétées est généralement faible pour fonctionner de manière efficace. Les individus sont plus vulnérables aux perturbateurs endocriniens pendant les périodes importantes dans le développement biologique du corps humain, comme la gestation ou la puberté. Certains perturbateurs endocriniens peuvent également produire des effets qui se transmettent entre les générations. La hausse des maladies liées au système hormonal constatée aujourd'hui peut donc également s'expliquer par une exposition des générations précédentes à des perturbateurs endocriniens.

Comment se protéger ?

N'utilisez pas de récipients en polycarbonate. Ils contiennent du bisphénol A. Ils portent parfois le sigle PC ou le chiffre 7 à l'intérieur d'un triangle. Ne faites pas chauffer les aliments dans du plastique. Transférez sur une assiette les plats préparés du commerce et utilisez une casserole en Inox plutôt qu'une bouilloire en plastique.

Pour faire bouillir de l'eau. Préférez les récipients (biberons inclus) en verre. N'abusez pas des produits type fast-food car leurs emballages en carton ou papier (carton à pizza, cornet de frites, étui à sandwich) peuvent aussi être contaminés par les PE.

Limitez les chewing-gums avec BHA (E320) ou BHT (E321).

Si vous êtes enceinte, évitez autant que possible les antalgiques (paracétamol, aspirine). Ne prenez pas d'ibuprofène : pendant le premier trimestre de grossesse, il peut avoir des effets perturbateurs endocriniens et par la suite, d'autres effets nocifs sur le fœtus. Tous les anti-inflammatoires non stéroïdiens sont d'ailleurs contre-indiqués au troisième trimestre.

Si votre enfant a des poux, n'utilisez pas un insecticide neurotoxique. Choisissez un produit étouffeur.

Préférez le dispositif intra-utérin (stérilet) à la pilule contraceptive. La pose d'un stérilet est envisageable même chez la jeune fille.

N'achetez pas de vêtements antibactériens. Ils contiennent souvent du triclosan, un PE.

 Ne fumez pas et évitez les atmosphères enfumées.

Bannissez tous les produits supposés parfumer ou assainir l'atmosphère et préférez une bonne aération.

Passez l'aspirateur très régulièrement puis la serpillière humide pour que les enfants jouent sur un sol dépoussiéré.

Peignez et meublez la chambre d'un bébé à naître bien à l'avance et aérez abondamment. Si vous êtes la maman, laissez les travaux de peinture à d'autres.

Luttez contre les mouches avec des moyens mécaniques (bandes collantes, tapette).

Portez des gants si vous devez utiliser des biocides (antiparasitaires pour animaux domestiques, produits de traitement du bois). Éloignez les enfants et aérez ; faites-le dehors si c'est possible.

Jardinez sans pesticides, de nombreuses techniques sont efficaces (associations de plantes, rotations, paillage, etc.).

Les fréquences électro magnétiques

Face à la quantité massive des ondes auxquelles nous sommes exposés, les gadgets censés nous en protéger ne cessent de fleurir sur le marché, parfois sans réelle efficacité. Le meilleur moyen de se prémunir des ondes n'est pas forcément de mettre la main au portefeuille mais de s'en éloigner. Fazup est un patch anti ondes qui se colle au dos de votre téléphone portable et réduit considérablement les émissions d'ondes vers l'utilisateur, sans pour autant interférer sur la qualité du signal. Ce produit discret permettrait de protéger contre 75% à 99% des ondes, en fonction du modèle de votre téléphone. Les inventeurs, Antoine et Mathieu, deux Français, travaillent encore à optimiser leur patch anti ondes pour qu'il offre une protection encore plus adaptée à chaque téléphone.

On peut appliquer sur les murs de chez vous une peinture anti-ondes. Industriels, militaires ou scientifiques utilisent depuis longtemps des peintures dont l'efficacité est avérée, dans le but de protéger des dispositifs électroniques sensibles.

L'Orgonite est un objet issu d'un assemblage de plusieurs matières (résine, métal, quartz, cuivre, nickel...) qui, permet de transformer les énergies négatives, en l'occurrence les ondes, en énergies positives. Et ça fonctionnerait pour beaucoup d'autres choses : purification de l'air ambiant, de vos aliments dans le frigo, meilleure humeur ou encore un meilleur sommeil... A vérifier !

L'utilisation d'une oreillette est vivement conseillée : elle divise l'exposition au moins par un facteur 10 (Evitez le Bluetooth et préférez les écouteurs reliés par un cordon). Enfin, souvent conseillé mais loin d'être suffisamment mis en pratique, il s'agit également de ne pas dormir à moins de 30 cm de son portable.

LES MÉTAUX LOURDS

Il est devenu très clair qu'éviter les métaux lourds n'est pas un processus simple. Ceux-ci se retrouvent maintenant à des niveaux significatifs dans certains produits biologiques, et se cachent dans des endroits que on n'a probablement pas encore considérés. Malheureusement, les points d'entrée des métaux lourds dans notre corps sont très influencés par nos habitudes de vie.

Les grands coupables sont : Les fruits de mer et les grands poissons. Le mercure des amalgames dentaires. Les produits de soins personnels (déodorants, maquillage). Les pots des casseroles et des canettes de soda (bordée de nickel ou l'aluminium). Certaines vaccinations. Vivre dans une maison construite avant 1978 qui peut avoir la peinture à base de plomb.

En prévention : N'enveloppez plus vos aliments dans du papier d'aluminium. L'alimentation moderne peut apporter sa part de métaux lourds, sous la forme d'additifs (notamment l'aluminium sous les formes E173, E520, E521, E522, E523, E541, E554, E555, E556, E559), mais aussi dans certains pesticides des produits conventionnels. Préférez si possible le bio ou épluchez vos légumes. Préférer dans la cuisine des ustensiles en inox, pyrex ou fonte. L'eau du robinet est une source non négligeable de substances indésirables. Les filtres de robinet et sous-évier sont vraiment efficaces, contrairement aux carafes de table. Vérifier quand même la présence de mesure du niveau de filtration de ces systèmes, si possible effectuées par des laboratoires indépendants. Préférez les petits poissons (maquereau, sardine, anchois) moins chargés en métaux lourds que les gros. Changez les casseroles et poêles dont le revêtement antiadhésif ou téflon est abîmé. Limitez les aliments traités aux pesticides. Évitez les eaux en bonbonne. On utilise des métaux lourds pour fabriquer leur plastique.

Les enfants ont souvent tendance à tout mettre dans la bouche, aussi il faut veiller à leur environnement. On retrouve encore du plomb et du mercure dans des produits peints, crayons, jouets en bois et en plastiques d'origine exotique, non conformes aux normes européennes. Les plombages contiennent également du mercure. Il est possible de demander à son dentiste d'utiliser des céramiques (durables et esthétiques) ou à défaut des composites (qui peuvent se rétracter rapidement et redécouvrir la carie) et d'éviter ainsi les amalgames traditionnels.

3 - 6 - REMPLACER CERTAINS MÉDICAMENTS

Les antibiotiques

La prise d'antibiotiques est un choix difficile car dans certains cas ils sont indispensables pour traiter une affection qui peut mettre en jeu votre vie. Dans ce cas précis il faut savoir que ces antibiotiques vont avoir un effet délétère sur votre microbiote et il faut donc anticiper en rechargeant votre microbiote au fur et à mesure qu'il subit les dégâts. Pour cela il y a deux étapes indissociables : la première est de continuer à prendre des probiotiques en sachant diversifier les souches et en étant sure qu'ils contiennent une forme spéciale : L. Brevis qui a pour propriété de résister à la plupart des antibiotiques. Elle est également recommandée en cas de troubles gynécologiques (démangeaisons, brûlures, picotements) et se prend en cure sous forme de gélules, en association le plus souvent avec Lactobacillus Crispatus. La deuxième est de « *nourrir* » votre microbiote grâce à des prebiotiques adaptés et certains compléments alimentaires comme l'acide butyrique.

Si la prise d'antibiotiques n'est pas indispensable vous pouvez optez pour une solution plus naturelle : Les plantes peuvent faire office « *d'antibiotiques* » dans de nombreux cas, elles ont souvent moins d'effets indésirables, notamment au niveau de la flore intestinale que les antibiotiques classiques, à condition de bien les utiliser, de demander conseil au moindre doute et de consulter si les symptômes persistent.

La propolis

La propolis verte fait partie des richesses insoupçonnables de la nature. C'est une substance qui est considérée dans l'herboristerie traditionnelle comme un remède précieux pour combattre les infections en tous genres. La composition de la propolis verte est d'une incroyable richesse en éléments biologiques et d'une grande complexité, tout comme le miel. On attribue ses effets aux nombreux polyphénols et aux acides phénoliques qu'elle renferme comme l'Artepilline C, une molécule à l'origine de nombreuses études scientifiques ces dernières années. Ses nombreux agents antimicrobiens la rendent particulièrement intéressante en cas de gastro-entérite et d'angine. Mais son champ d'action est extrêmement large puisqu'elle peut lutter contre des infections causées par les bactéries et les champignons de type

Candida Albicans. On la trouve en extrait pur alcoolisé (flacon) ou sèche (en pot), et dans de nombreux produits d'automédication, seule ou associée à d'autres ingrédients, avec du miel, par exemple (pastilles, sirop, spray…).

L'extrait de pépins de pamplemousse

Riches en bioflavonoïdes, les extraits de pépins de pamplemousse ont des propriétés antivirales, antifongiques et antiparasitaires. Ils aident à lutter contre bon nombre d'infections, à commencer par celles des voies digestives. Comme il est efficace contre Candida Albicans, il est notamment recommandé en cas de gastro-entérite ou d'infections urinaires pour stopper la prolifération microbienne sans déséquilibrer la flore intestinale ou vaginale.

L'ail

Très riche en composés soufrés, l'ail contient également une substance, l'allicine, qui a des effets antiseptiques. C'est un excellent désinfectant, surtout au niveau pulmonaire. S'y ajoutent des propriétés expectorantes et décongestionnantes qui l'indique particulièrement en cas d'infections des voies aériennes supérieures. Il a des effets hypolipidémiant, anticoagulant (tous deux ayant un effet contre l'athérome), antihypertenseur, chélateur (contre certains métaux lourds et toxines), antioxydant, immunostimulant et anticancer. Il contient de l'inuline, qui est un prébiotique (il stimule le développement des bactéries bénéfiques de la flore intestinale). Sur la base de cinq études, une synthèse statistique internationale estime qu'il existe suffisamment de preuves pour affirmer que la consommation régulière d'une gousse d'ail (3 g) par jour réduirait de moitié le risque de cancer de l'estomac, du colon et du rectum. L'enzyme alliinase, qui produirait ces effets, nécessite d'attendre 15 minutes après avoir écrasé de l'ail cru, avant sa consommation. Les cancers du cerveau, de la gorge, du poumon, du sein et de la prostate seraient aussi réduits. Il permet de traiter différentes mycoses, dont celle du pied.

L'échinacée

C'est l'un des remèdes à base de plantes les plus populaires pour le traitement des rhumes et de la grippe dont elle diminuerait les symptômes et raccourcirait la durée. C'est vrai qu'elle stimule le système immunitaire et contient un principe actif antimicrobien, l'échinacoside. L'Organisation mondiale de la santé (OMS) reconnaît d'ailleurs ses effets préventifs sur ces deux pathologies.

La canneberge (Cranberry)

Plusieurs études ont mis en évidence son rôle dans la prévention et le traitement des infections urinaires comme les cystites. Une vertu que cette petite baie rouge, originaire d'Amérique du Nord (Cranberry), devrait à l'un de ses composants (la proanthocyanidine). Le concentré de canneberge (Vaccinium microcarpon) permet de maintenir la santé du tractus urinaire, naturellement et avec fiabilité, sans aucun effet secondaire. La santé des voies urinaires est compromise lorsque des bactéries pathogènes adhèrent à la paroi intérieure de l'urètre et causent des cystites. La canneberge contient un inhibiteur qui empêche l'adhésion des bactéries aux tissus humains. Cette activité est tellement bien démontrée que l'AFSSA (la très officielle Agence française de sécurité sanitaire des aliments) a publié un avis autorisant l'utilisation de l'allégation « *contribue à diminuer la fixation de certaines bactéries E. coli sur les parois des voies urinaires* ».

L'arbre à thé

Melaleuca Alternifolia de son vrai nom, cette plante originaire d'Australie était utilisée par les Aborigènes pour soigner la toux, les rhumes et les maladies de peau. Depuis, on a découvert que ses feuilles renfermaient des essences aromatiques antiseptiques et antibactériennes (terpinènes, notamment). Elle est immunostimulante, stimule la capacité bactéricide des leucocytes, anti-oxydante et anti-radicalaire (protectrice des effets pro-oxydants des infections bactériennes et virales. Anti-inflammatoire , elle augmente la sécrétion des cytokines anti-inflammatoires IL-4 et IL-10 , diminue l'inflammation induite par l'histamine au niveau de la peau, supprime la production de médiateurs pro-inflammatoires par les monocytes activés.

Le lapacho

Plante originaire d'Amérique du Sud, le lapacho ou Pau d'Arco permet de soulager un large éventail d'infections car il combat à la fois les bactéries, les virus et les champignons. Aujourd'hui, on y a surtout recours en cas d'infections du nez, de la gorge et des oreilles.

Les herbes aromatiques

Thym, origan, sarriette, romarin, clou de girofle, cannelle… Toutes ces plantes aromatiques ont des propriétés antiseptiques, voire bactéricides et antivirales. Les « *Provençales* » (thym, origan, sarriette…) renferment en plus des essences (dont le thymol) qui sont antitussives et qui décongestionnent les bronches.

Le citron

Non seulement il est riche en vitamine C et contribue, comme tous les agrumes, à renforcer les défenses du système immunitaire, mais c'est aussi un super antiseptique. Il est donc très utile pour combattre toutes les infections hivernales virales, à commencer par la grippe et le rhume. Il contribue en plus à faire baisser la fièvre par son action sudorifique.

Le vinaigre

La grande acidité du vinaigre en fait un très bon antibactérien. Plusieurs études ont également montré que l'acide acétique qu'il contient avait une action particulière sur les bactéries causant les maux d'oreilles les plus fréquents (dont Staphylococcus).

Remplacer les anti-inflammatoires

L'idéal serait de supprimer totalement tous les anti-inflammatoires de synthèse, qu'ils soient stéroïdiens(cortisone) ou non-stéroïdiens (Diclofénac, Kétoprofène, Ibuprofène …) et même le paracétamol qui, à plus de quatre grammes par jour, peut être très dangereux. Mais cette décision doit se faire avec l'accord de votre médecin traitant. En général on procède de façon progressive surtout pour la cortisone et on prend le relais par des anti-inflammatoires d'origine naturelle. Il existe heureusement de nombreuses plantes qui ont un effet anti-inflammatoire scientifiquement prouvé. Pour une efficacité maximum il faut associer une alimentation anti-inflammatoire a des compléments alimentaires et traquer tous les aliments pro-inflammatoires.

Les aliments pro-inflammatoires à supprimer : Les produits laitiers riches en gras : beurre, crème aigre, lait entier, crème, crème glacée ; les charcuteries, viandes froides, saucisses, pâtés ; les viandes rouges : bœuf, porc, agneau,

Compote de pommes
à la cannelle et aux raisins

Cette recette a été utilisée par de nombreux patients dans le but de réparer les dégâts du microbiote après ingestion d'antibiotiques.

Prenez : Six pommes (à cuire) de préférence bio. (Ou des poires si vous êtes intolérante aux pommes) ; un demi verre d'eau ; un demi verre de raisins secs de type « Sultana » ;et deux cuillères à café de cannelle.

Découpez les pommes en petites tranches (vous pouvez garder la peau ou l'enlever). Puis mettez le tout dans une casserole, couvrez et faite cuire pendant quinze minutes. Les tranches de pommes doivent être bien cuites et l'ensemble a une couleur brune/rouge. A déguster chaud ou froid plusieurs fois par jour pendant quelques jours (renouveler la recette si nécessaire). Les pommes cuites sont riches en pectine et possèdent des composés polyphénoliques qui protègent le tissu intestinal de l'inflammation.

Sources :
- Kahle K, Kempf M, Schreier P, Scheppach W, Schrenk D, Kautenburger T, Hecker D, Huemmer W, Ackermann M, Richling E. « Intestinal transit and systemic metabolism of apple polyphenols ». Eur J Nutr. 2010 Dec 24. View Abstract.
- Jung M, Triebel S, Anke T, Richling E, Erkel G. « Influence of apple polyphenols on inflammatory gene expression ». Mol Nutr Food Res. 2009 Oct;53(10):1263-80. View Abstract.

veau ; les volailles ; les céréales raffinées : pain blanc, riz blanc, pâte blanche, croustilles, produits de boulangerie faits avec de la farine blanche, bagel, beigne, bretzel, craquelins, biscottes, biscuits, gâteaux, muffins ; les sucres raffinés : sucre blanc et brun, boissons gazeuses, soda, pâtisseries, céréales sucrées, glucose-fructose, sirop de maïs riche en fructose, bonbons ;les sources de gras Trans : pâte à tarte, margarine dure, biscuits, craquelins, pâtisseries.

Parmi les aliments anti inflammatoires on trouve : Les légumes –feuilles comme les blettes, le choux chinois (bok choy), le cèleri, la betterave, le brocoli ; les bleuets du Canada, l'ananas, le saumon sauvage, les noix du Brésil, les graines de chia, l'huile de noix de coco, l'huile de lin, le curcuma, le gingembre et enfin le fameux bouillon d'os de poulet (Bone broth) sur lequel nous reviendrons.

Les compléments alimentaires anti-inflammatoires : La liste est longue et ils sont tous bien documentés sur le plan clinique (nous y reviendrons en détail dans le chapitre suivant) : Omega 3, Curcumin, Uncaria Tementosa (Griffe du chat), bromelaine, glucosamine, MSM, l'Eklonia cava, les extraits de Tart Cherry, l'Andrographis, le Shiitaké, le Reishi.

Remplacer certains antalgiques

Les maladies auto immunes ont une particularité commune : elles sont souvent douloureuses et nécessitent une action analgésique. C'est pourquoi les patients se tournent au minimum vers l'aspirine ou le paracétamol (Doliprane) mais le plus souvent vers des anti-inflammatoires non stéroïdiens ou même de la cortisone ou des dérivés opiacés. Or, il est bien connu que toutes ces molécules ont des effets délétères notamment sur notre flore intestinale. Il existe heureusement de nombreux ingrédients naturels qui ont fait la preuve de leur efficacité et de leur innocuité. En contrôlant les médiateurs de l'inflammation, des extraits de plantes comme l'Harpagophytum, le gingembre, l'angélique coréenne ou le saule peuvent avoir un impact direct sur la perception de la douleur qui lui est associée. Il est également possible de moduler la perception de la douleur en inhibant la dégradation des antidouleurs endogènes de l'organisme avec des substances comme la DL-phénylalanine. L'organisme possède également ses propres substances antidouleur. Ce sont des morphines naturelles appelées endomorphines ou endorphines, des peptides opioïdes qui ont la capacité d'inhiber la douleur. Les endorphines bloquent la réception du stimulus de la douleur en se liant aux récepteurs. Renforcer cette voie naturelle de réduction de la douleur peut permettre de moduler la perception de la douleur.

L'extrait d'Harpagophytum

La racine d'Harpagophytum est utilisée depuis les temps reculés en médecine populaire. Les principaux composants actifs de la racine d'Harpagophytum, des iridoïdes, essentiellement l'harpagoside, ont des propriétés antalgiques et anti-inflammatoires. Des expériences in vitro révèlent que l'harpagoside inhibe de façon dose-dépendante les deux voies de la biosynthèse des eicosanoïdes, la cyclooxygénase et la lipoxygénase, offrant ainsi un effet mécanistique plus vaste que les anti-inflammatoires non stéroïdiens. Une étude in vitro a montré qu'un extrait d'Harpagophytum enrichi en harpagosides entraîne une inhibition de 32 % de la Cox-2 humaine, pouvant ainsi aider à réduire fortement l'inflammation des articulations.

Chez l'homme, plusieurs études randomisées, en double aveugle contrôlées contre placebo et contre des anti-inflammatoires non stéroïdiens (AINS) ont évalué l'efficacité d'extrait d'Harpagophytum chez des patients souffrant de douleurs lombaires ou d'arthrite. Sa prise avec ou sans AINS semble aider à diminuer la douleur liée à l'ostéoarthrite. Plusieurs études en double aveugle comparant les effets d'un extrait d'Harpagophytum et d'AINS n'ont pas rapporté de différence significative d'efficacité entre les différents groupes traités concernant le soulagement de la douleur liée à l'arthrite.

L'extrait d'angélique coréenne

Le décursinol est extrait de l'angélique coréenne (Angelica gigas Nakai). La recherche a montré que c'est un puissant anti-inflammatoire analgésique. À la différence de la plupart des médicaments prescrits pour soulager la douleur qui agissent en inhibant les enzymes Cox (cyclooxygénases), le décursinol combat la douleur à travers ses effets sur le système nerveux central. Des études suggèrent que ce mécanisme d'action pourrait être impliqué dans la médiation des récepteurs pour la sérotonine et la noradrénaline, deux messagers du système nerveux.

L'angélique coréenne a démontré son efficacité contre de nombreux types de douleurs, particulièrement contre celle d'origine inflammatoire. Des recherches indiquent que son principe actif, le décursinol, inhibe l'activation du facteur nucléaire kappa-B (NF-kB), un facteur de transcription de l'ADN qui active de nombreux états inflammatoires et pathologiques, incluant le cancer. Il agit rapidement sur l'inflammation et la douleur qui l'accompagne.

La DL-phénylalanine

La DL-phénylalanine* est un acide aminé essentiel qui est métabolisé en tyrosine. Celle-ci est le précurseur utilisé dans la synthèse des

---

*Walsh N.E. et al., « Analgesic effectiveness of D-phenylalanine in chronic pain patients ». Arch. Phys. Med. Rehabil., 1986 Jul, 67(7):436-439.

neurotransmetteurs norépinéphrine, épinéphrine et dopamine. Les enképhalines sont des neurotransmetteurs libérés par les neurones lorsque se produit une sensation douloureuse trop intense. Ce sont des endorphines, des peptides opioïdes qui se fixent sur des récepteurs opioïdes présents à la surface des membranes des neurones de la douleur, et qui inhibent les messages de la douleur vers le cerveau (des messages nociceptifs). Elles possèdent donc une action analgésique (diminuant, voire supprimant la douleur). Leur action, qui s'exerce sur les voies et les centres de la douleur comme le thalamus, est très rapidement inactivée par l'intervention d'enzymes, les enképhalinases.

Plusieurs composants inhibent la dégradation des enképhalines. La phénylalanine, mais seulement sous la forme DL-phénylalanine, est l'un d'entre eux. Elle inhibe l'activité des enképhalinases et a été utilisée avec succès chez l'homme dans la gestion de la douleur chronique6. La DL-phénylalanine montre également des propriétés anti-inflammatoires. Des modèles animaux indiquent qu'une supplémentation en phénylalanine pourrait augmenter le seuil de la douleur. On suppose que la phénylalanine induit cet effet analgésique en bloquant la dégradation des enképhalines.

L'extrait de racine de gingembre

Les propriétés anti-inflammatoires du gingembre sont connues depuis des centaines d'années. La découverte, au début des années 1970, que le gingembre exerce des effets inhibiteurs sur la production de prostaglandines a été confirmée à plusieurs reprises. Le gingembre agit sur la synthèse des prostaglandines en inhibant les Cox-1 et Cox-2. Il réduit également la biosynthèse des leucotriènes en inhibant la 5-lipoxygénase. Ainsi, par ces différentes voies, le gingembre module l'inflammation. La racine de gingembre contient de très puissants composants anti-inflammatoires, les gingérols. On leur attribue la réduction du niveau de douleur et l'amélioration de la mobilité chez des sujets souffrant d'arthrite ou d'ostéoarthrite lorsqu'ils consomment régulièrement du gingembre.

La salicine, extraite de l'écorce de saule

Les propriétés thérapeutiques du saule sont connues depuis plusieurs milliers d'années. Hippocrate préconisait une décoction d'écorce de saule blanc pour soulager la fièvre ; Dioscoride le recommandait comme remède contre les arthropathies inflammatoires et la goutte. La salicine est métabolisée en acide salicylique qui possède des effets antipyrétiques et analgésiques. Un pic de concentration en acide salicylique est obtenu deux heures environ après l'ingestion de la salicine ; il est de l'ordre de 1,2 mg/l, une valeur équivalente à celle obtenue avec 87 mg d'aspirine. Rappelons que l'aspirine est de l'acide acétylsalicylique.

Le Curcuma (ou curcumin)

Curcuma, curcumin, curcumine, curcuminoides : ce sont autant d'appellations pour ce pigment culinaire coloré, élément essentiel de la médecine indienne ayurvédique. Extrait du Turmeric, il est parfois utilisé pour faire office de safran, beaucoup plus onéreux. Le curcuma est un agent anti-inflammatoire de premier ordre. Il protège des substances mutagènes, combat l'arthrose, s'oppose au développement des cellules cancéreuses (adénocarcinome colique surtout). De nombreux chercheurs se sont intéressés aux bénéfices du curcuma pour combattre les inflammations aiguës et chroniques. Leurs travaux ont permis de montrer que la curcumine agit au sein de l'organisme comme un anti-inflammatoire naturel. Elle est en effet capable de s'opposer au processus de l'inflammation en inhibant la sécrétion de plusieurs substances pro-inflammatoires. Tous les essais [qui ont pu être réalisés sur l'homme) avec de la curcumine ont montré que lorsqu'elle est utilisée seule, la curcumine est très rapidement éliminée par l'organisme. La pipérine (présente dans le poivre noir) est capable d'inhiber les voies d'élimination de la curcumine, et ainsi de multiplier sa biodisponibilité par un facteur 20. Des extraits de curcuma hautement concentrés en curcumine sont donc parfois associés à de la pipérine de poivre pour améliorer la biodisponibilité de la curcumine.

Boswellia (Frankincense) en extrait ou en huile essentielle (ou oliban)

Boswellia serrata est un arbre originaire du Moyen-Orient et d'Afrique appartenant à la famille des Burseraceare. Sa résine figure parmi les produits de santé naturels les plus utilisés aujourd'hui, notamment chez les personnes souffrant des articulations. Lorsqu'on incise son écorce, les canaux sécréteurs des arbres fabriquent une gomme-oléorésine qu'on appelle « *oliban* » ou « *encens* ». Cette résine se solidifie au contact de l'air et dégage un parfum très agréable lors de sa combustion. Elle se présente sous forme de larmes figées d'environ 2 cm de diamètre, de couleur ambrée à brunâtre et de matière très friable. Cette résine est particulièrement réputée dans les grandes médecines traditionnelles du monde. En médecine ayurvédique, elle se nomme « *Salaï Guggul* » ou « *Shallaki Guggul* ». L'extrait de Boswellia serrata se compose généralement de 5 à 10 % d'huile essentielle (dont de l'α-pinène, de l'α-thuyène, du myrcène et du sabinène principalement), mais aussi et surtout, de quatre acides boswelliques, dont l'AKBA et le KBA, les principes actifs majeurs de l'arbre. De nombreuses études in vitro montrent que les molécules de KBA et d'AKBA inhibent la 5-lipoxygénase (5-LO), une enzyme qui joue un rôle dans l'inflammation et, par conséquent, dans le confort articulaire. C'est l'AKBA qui serait l'inhibiteur le plus efficace grâce à son groupement acétyle lui permettant une meilleure affinité avec le 5-LO. D'autres mécanismes d'action sont actuellement à l'étude (TNF, IL-1, MMP3…). Des études ont aussi montré que les principes actifs du Boswellia permettaient d'améliorer les symptômes de la maladie de Crohn. Pour maximiser l'efficacité des suppléments de Boswellia, certains chercheurs ont obtenu d'excellents résultats en associant la résine de Boswellia serrata à des extraits de Curcuma longa (curcumin) ; les rhizomes de Curcuma longa renferment de puissants principes actifs : les curcuminoïdes. Ces derniers agissent à la fois comme antioxydants, cardioprotecteurs et anti-inflammatoires naturels.

Le basilic sacré (Tulsi)

Le Tulsi aussi appelé basilic sacré est considéré en Inde comme « *la Reine des plantes* » en raison de ses propriétés purificatrices et apaisantes du corps et de l'esprit. Il est utilisé depuis des milliers d'années pour augmenter l'adaptabilité au stress et l'endurance et détoxifier l'organisme. Des études suggèrent que le Tulsi serait un inhibiteur de l'enzyme COX-2, aussi efficace que de nombreux médicaments analgésiques modernes pour lutter contre l'inflammation.

PEA, un antidouleur universel

Plus connu sous les initiales PEA, le Palmitoylethanolamide est un puissant principe actif naturel découvert en 1957. C'est un analgésique et anti-inflammatoire naturel, sans effets secondaires gênants ou graves, et parfaitement compatible avec des médicaments. Depuis sa découverte, cette substance fait régulièrement l'objet de nouvelles publications scientifiques. Les scientifiques ont montré que ce composé est capable de se fixer à des récepteurs spécifiques que l'on appelle les récepteurs PPAR-alpha. Ces derniers interviennent dans la régulation des gènes de la douleur et de l'inflammation. En se liant à ces récepteurs, le PEA permet de moduler les réactions inflammatoires et les douleurs. Il agirait aussi sur les récepteurs cannabinoïdes CB1 et CB2 qui sont impliqués dans la réaction immunitaire et la perception de la douleur. Le PEA semble également avoir une action sur les récepteurs TRPV1 qui participent à la nociception (perception de la douleur). Etant donné sa puissante activité analgésique, le PEA est souvent présenté comme un antidouleur naturel universel. Il permet en effet de lutter contre de nombreuses douleurs, qu'elles soient aiguës ou chroniques. Le PEA permet de soulager des douleurs d'origine différente : les douleurs inflammatoires, les douleurs neuropathiques et les douleurs mixtes, qui peuvent être à la fois inflammatoires et neuropathiques.

En plus de son action antidouleur, le PEA suscite également l'intérêt des chercheurs pour son activité anti-inflammatoire. Publiée dans la célèbre revue Gut, une étude a notamment porté sur les effets du PEA contre certaines inflammations chroniques du côlon : les colites ulcéreuses ou rectocolites hémorragiques.

Sources :
- JM Hesselink et TA Hekker, «Therapeutic utility of Palmitoylethanolamide in the treatment of neuropathic pain associated with various pathological conditions: a case series ». J Pain Res. 2012; 5:437-42.
- M Alhouayek et GG Muccioli, « Harnessing the anti-inflammatory potential of Palmitoylethanolamide ». Drug Discov Today. October 2014; 19(10):1632-9.
- Darmani, N. A.; Izzo, A. A.; Degenhardt, B.; Valenti, M.; Scaglione, G.; Capasso, R.; Sorrentini, I.; Di Marzo, V. (2005). « Involvement of the cannabimimetic compound, N-palmitoyl-ethanolamine, in inflammatory and neuropathic conditions: Review of

the available pre-clinical data, and first human studies ». *Neuropharmacology. 48 (8): 1154–1163.*

- Piomelli, D.; Calignano, A.; Rana, G. L.; Giuffrida, A. (1998). « Control of pain initiation by endogenous cannabinoids ». *Nature. 394 (6690): 277–281.*

- Petrosino, S.; Iuvone, T.; Di Marzo, V. (2010). « N-palmitoyl-ethanolamine: Biochemistry and new therapeutic opportunities ». *Biochimie. 92 (6): 724–727.*

- JM Hesselink et al., « Palmitoylethanolamide, a Natural Retinoprotectant: It's Putative Relevance for the Treatment of Glaucoma and Diabetic Retinopathy ». *J Ophthalmol. 2015; 2015:430596.*

- JM Hesselink et DJ Kopsky, « Palmitoylethanolamide, a neutraceutical, in nerve compression syndromes: efficacy and safety in sciatic pain and carpal tunnel syndrome ». *J Pain Res. 2015; 8:729-734.*

- G Esposito et al. ,« Palmitoylethanolamide improves colon inflammation through an enteric glia/toll like receptor 4-dependent PPAR-α activation ». *Gut. 2014 Aug; 63(8):1300-12.*

- Lambert, D. M.; Vandevoorde, S.; Jonsson, K. O.; Fowler, C. J. (2002). « The palmitoylethanolamide family: A new class of anti-inflammatory agents? ». *Current Medicinal Chemistry. 9 (6): 663–674.*

- Walker, J. M.; Krey, J. F.; Chu, C. J.; Huang, S. M. (2002). « Endocannabinoids and related fatty acid derivatives in pain modulation ». *Chemistry and Physics of Lipids. 121 (1–2): 159–172.*

SOURCES ET RÉFÉRENCES

Les aliments allergéniques

Dr Jason Wu, « *Don't believe the hype on gluten-free food* », sur georgeinstitute.org.au, 6 juillet 2015.

Atkinson W, Sheldon TA, Shaath N, Whorwell PJ. » *Food elimination based on IgG antibodies in irritable bowel syndrome: a randomised controlled trial.* » Gut, 2004; 53(10):1459- 1464.

Yang CM and Li YQ. *[The therapeutic effects of eliminating allergic foods according to food-specific IgG antibodies in irritable bowel syndrome].* Zhonghua Nei Ke Za Zhi, 2007; 46(8):641-643.

Woo CK and Bahna SL. « *Not all shellfish « allergy» is allergy!* » Clin Translational Allergy, 2011; 1:3.

Alpay K, Ertas M, Orhan EK, et al. « *Diet restriction in migraine, based on IgG against foods: a clinical double-blind, randomised, cross-over trial* ». Cephalalgia, 2010; 30(7):829-837.

Aliments hypertransformés

Fardet A (2017). « *Halte aux aliments ultra-transformés ! Mangeons vrai. Les 3 règles d'or pour manger sain, éthique et durable* ». Vergèze : Thierry Souccar Editions. 256 pages.

Martínez Steele E, Popkin BM, Swinburn B et al. (2017). » *The share of ultra-processed foods and the overall nutritional quality of diets in the US: evidence from a nationally representative cross-sectional study.* » Population Health Metrics 15, 6. 6.

Classification NOVA, « *degré de transformation des aliments et santé* ». Available from: https://www.researchgate.net/publication/319942664_Classification_NOVA_degre_de_ transformation_des_aliments_et_sante.

Moubarac J-C, Batal M, Louzada ML et al. (2016). « *Consumption of ultra-processed foods predicts diet quality in Canada* ». Appetite 108, 512-520.

Monteiro CA, Levy RB, Claro RM et al. (2011). « *Increasing consumption of ultra-processed foods and likely impact on human health: evidence from Brazil* ». Public Health Nutr 14, 5-13.

Mallarino C, Gomez LF, Gonzalez-Zapata L et al. (2013). « *Advertising of ultra-processed foods and beverages: children as a vulnerable population* ». Rev Saude Publica 47, 1006-1010.

Campbell TC, Campbell TM (2008). « *Le Rapport Campbell : La plus vaste étude internationale à ce jour sur la nutrition* ». Outremont: Ariane Editions.

Fardet A (2015). « *Complex foods versus functional foods, nutraceuticals and dietary supplements: differential health impact (Part 2)* ». Agro FOOD Industry hi-tech 26, 20-22. 47.

Fardet A (2015). « *Complex foods versus functional foods, nutraceuticals and dietary supplements: differential health impact (Part 1)* ». Agro FOOD Industry hi-tech 26, 20-24.

Les antibiotiques

Sami, M., Yamashita, H., Hirono, T., Kadokura, H., Kitamoto, K., Yoda, K., & Yamasaki, M. (1997). « *Hop-resistant Lactobacillus brevis contains a novel plasmid harboring a multidrug resistance-like gene* ». Journal of fermentation and bioengineering, 84(1), 1-6.

Vásquez, A., Jakobsson, T., Ahrné, S., Forsum, U., & Molin, G. (2002). « *Vaginal Lactobacillus flora of healthy Swedish women* ». Journal of Clinical Microbiology, 40(8), 2746-2749.

Propolis

Dr Yves Donadieu, « *La Propolis, thérapeutique naturelle* ». 4e édition 1986, Éd. Maloine

Gavanji S, Larki B. « *Comparative effect of propolis of honey bee and some herbal extracts on Candida Albicans* ». Chinese Journal of Integrative Medicine. 2015:1-7.

L'ail

Naganawa R, Iwata N, Ishikawa K, Fukuda H, Fujino T, Suzuki A, « *Inhibition of microbial growth by ajoene, a sulfur-containing compound derived from garlic* ». Applied and Environmental Microbiology, 1996;62:4238-42

Lissiman E, Bhasale AL, Cohen M, [Lissiman E, Bhasale AL, Cohen M. « *Garlic for the common cold* ». Cochrane Database of Systematic Reviews 2009, Issue 3.

Stabler SN, Tejani AM, Huynh F, Fowkes C, « *Garlic for the prevention of cardiovascular morbidity and mortality in hypertensive patients* ». Cochrane Database of Systematic Reviews, 2012;8:

Gao C-M, Takezaki T, Ding J-H, Li M-S, Tajima K, « *Protective effect of allium vegetables against both esophageal and stomach cancer: a simultaneous case-referent study of a high-epidemic area in Jiangsu Province, China* », Jpn J Cancer Res. 1999 Jun;90(6):614-21.

You W, Blot WJ, Chang Y, « *Allium vegetables and reduced risk of stomach cancer* ». J Natl Cancer Inst. 1989;81:162–4.

Aaron T Fleischauer, Charles Poole et Lenore Arab, University of North Carolina, « *Garlic consumption and cancer prevention: meta-analyses of colorectal and stomach cancers 1,2,3* », American Journal of Clinical Nutrition 2000;72(4):1047-52.

Stephen R. Davis, « *An overview of the antifungal properties of allicin and its breakdown products-the possibility of a safe and effective antifungal prophylactic* », Mycoses, vol. 48,1[er] mars 2005, p. 95–100.

L'echinacée

J.A. Taylor, W. Weber, L. Standish, H. Quinn, J. Goesling, M. McGann, C. Calabrese, « *Efficacy and safety of echinacea in treating upper respiratory tract infections in children: a randomized controlled trial* », JAMA, vol. 290, no 21, 2003, p. 2824-2830.

Marlies Karsch-Völk, Bruce Barrett, Klaus Linde, « *Echinacea for Preventing and Treating the Common Cold* », JAMA, vol. 313, no 6, 2015, p. 618-619.

V. Goel, R. Lovlin, R. Barton, M.R. Lyon, R. Bauer, T.D. Lee, T.K. Basu, « *Efficacy of a standardized echinacea preparation (Echinilin) for the treatment of the common cold: a randomized, double-blind, placebo-controlled trial* », Journal of clinical pharmacy and therapeutics, vol. 29, no 1, 2004, p. 75-83.

Sachin A. Shah, Stephen Sander, C. Michael White, Mike Rinaldi, Dr. Craig I. Coleman, « *Evaluation of echinacea for the prévention and treatment of the momon cold: a meta-analysis* », The Lancet, vol. 7, no 7, 2007, p. 473-480.

La canneberge

Howell AB, Vorsa N, Der Marderosian A, Foo LY, « Inhibition of the adherence of P-fimbriated Escherichia coli to uroepithelial-cell surfaces by proanthocyanidin extracts from cranberries ». N Engl J Med, 1998;339:1085-1086.

Jepson RG, Williams G, Craig JC., « *Cranberries for preventing urinary tract infections* », Cochrane Database Syst Rev., no 10, 2012.

Juthani-Mehta M, Van Ness PH, Bianco L et al. « *Effect of cranberry capsules on bacteriuria plus pyuria among older women in nursing homes: a randomized clinical trial [archive]* ». JAMA, 2016;316:1879-1887.

L'arbre a thé

Halcón L, Milkus K. Staphylococcus aureus and wounds, « *a review of tea tree oil as a promising antimicrobial* ». Am J Infect Control. 2004 Nov;32(7):402-8

Nenoff P, Haustein UF, Brandt W. « *Antifungal activity of the essential oil of Melaleuca Alternifolia (tea tree oil) against pathogenic fungi in vitro* ». Skin Pharmacol. 1996;9(6):388-94.

Caldefie-Chezet F, Guerry M, Chalchat JC, Fusillier C, Vasson MP, Guillot J. « *Anti-inflammatory effects of Melaleuca alternifolia essential oil on human polymorphonuclear neutrophils and monocytes* ». Free Radic Res. 2004 Aug;38(8):805-11.

Brand C, Grimbaldeston MA, Gamble JR, Drew J, Finlay-Jones JJ, Hart PH. « *Tea tree oil reduces the swelling associated with the efferent phase of a contact hypersensitivity response* ». Inflamm Res. 2002 May;51(5):236-44.

Guillot J. Caldefie-Chezet F, Fusillier C, Jarde T, Laroye H, Damez M, Vasson MP. « *Potential anti-inflammatory effects of Melaleuca alternifolia essential oil on human peripheral blood leukocytes* ». Phytother Res. 2006 May;20(5):364-70.

Koh KJ, Pearce AL, Marshman G, Finlay-Jones JJ, Hart PH. « Tea tree oil reduces histamine-induced skin inflammation ». Br J Dermatol. 2002 Dec;147(6):1212-7.

Hart PH, Brand C, Carson CF, Riley TV, Prager RH, Finlay-Jones JJ. « *Terpinen-4-ol, the main component of the essential oil of Melaleuca alternifolia (tea tree oil), suppresses inflammatory mediator production by activated human monocytes* ». Inflamm Res. 2000 Nov;49(11):619-26.

L'extrait d'Harpagophytum

Chrubasik S et al. « *A randomized double-blind study comparing Doloteffin and Vioxx® in the treatment of low back pain* », Rheumatology, 2003, 42, 141-148.

Leblan D. et al. « *L'harpagophytum dans le traitement de l'onarthrose et de la coxarthrose. Résultats à quatre mois d'une étude prospective multicentrique, contrôlée en double aveugle versus diacerhein* ». Rev. Rhum., ed. fr., 2000, 67:634-640.

L'extrait d'angélique coréenne

Choi S.S. et al. « *Antinoceptive profiles of crude extract from roots of Angelica gigas Nakai in various pain models* », Bio. Pharm. Bull., 2003 Sept, 26(9):1283-60.

Kim J.H. et al. « *Decursin inhibits induction of inflammatory mediators by blocking nuclear factor kappa-b activation in macrophages* ». Mol. Pharmacol., 2006 Jun, 69(6):1783-90.

Chun Y.S. « *Clinical study of GWB78 as a pain-killer with chronic degenerative joint arthritis and cervicoomobronchial syndrome patients* », Mapo Pain Clinic, Seoul, South Korea, 2001 Nov, unpublished study sponsored by Scigenics & Co, Ltd.

L'ecorce de Saule

L Schmid B. « *Pharmacokinetics of salicin after oral administration of a standardised willow bark extract* ». Eur. Clin. Pharmacol., 2001, 57(5):387-391.

Chrubasik S. et al. « *Treatment of low back pain exacerbations with willow bark extract: a randomized double-blind study* ». Am. J. Med., 2000 Jul, 109(1):9-14.

Curcumine

European Medicines Agency (EMA), « *Community herbal monograph on Curcuma long L.* » rhizoma, 12 Nov. 2009, 5 pages.

Deodhar SD, Sethi R, Srimal RC. « *Preliminary study on antirheumatic activity of curcumin (diferuloyl methane)* ». Indian J Med Res. 1980;71:632-634.

Satoskar RR, Shah SJ, Shenoy SG., « Evaluation of anti-inflammatory property of curcumin (diferuloyl methane) in patients with postoperative inflammation ». Int. J. Clin. Pharmacol. Ther Toxicol. 1986;24(12):651-654.

Boswella

Sharma S, Thawani V et al. « *Pharmacokinetic study of 11-keto-Boswellic acid* ». Phytomedicine. 2004 ;11(2) :255-260.

Abdel-Tawab M, Werz O et al. « *Boswellia serrata : an overall assessment of in vitro, preclinical, pharmacokinetic and clinical data* ». Clin Pharmacokinet. Juin 2011 ;50(6) :349-369.

Siddiqui MZ. « *Boswellia serrata, a potential antiinflammatory agent : an overview* ». Indian J Pharm Sci. 2011 ;73(3) :255-261.

Bannuru RR, Osani MC, Al-Eid F, Wang C. « *Efficacy of curcumin and Boswellia for knee osteoarthritis: Systematic review and meta-analysis* ». Semin Arthritis Rheum. 2018 Mar 10. pii: S0049-0172(18)30002-7. doi: 10.1016/j.semarthrit.2018.03.001.

Tulsi

Kumar A, Agarwal K, Maurya AK, et al. « *Pharmacological and phytochemical evaluation of Ocimum sanctum root extracts for its antiinflammatory, analgesic and antipyretic activities* ». Pharmacognosy Magazine. 2015;11(Suppl 1).

Asha MK, Prashanth D, Murali B, Padmaja R, Amit A. « *Anthelmintic activity of essential oil of Ocimum sanctum and eugenol* ». Fitoterapia. 2001 Aug;72(6):669-70.

P. Prakash, Neelu Gupta. « *Therapeutic uses of Ocimum sanctum linn (tulsi) with a note on eugenol and its pharmacological actions: a short review* ». Indian J Physiol Pharmacol 2005; 49 (2) : 125–131.

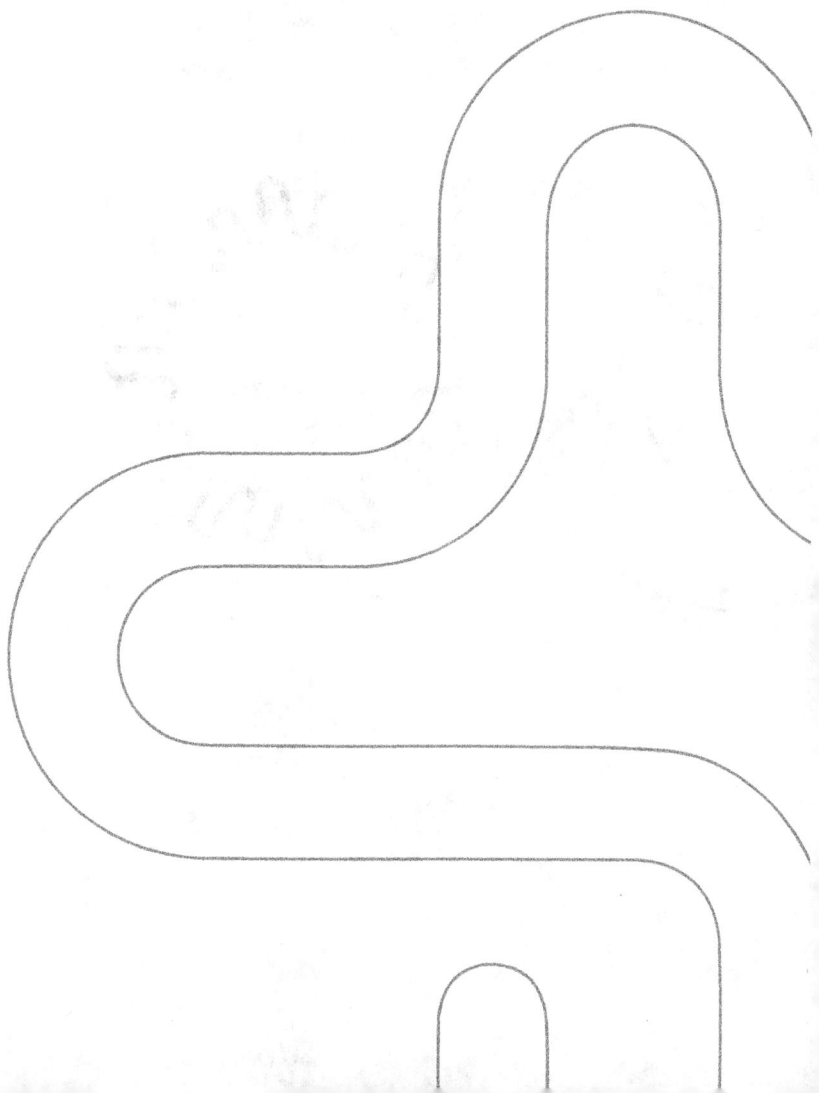

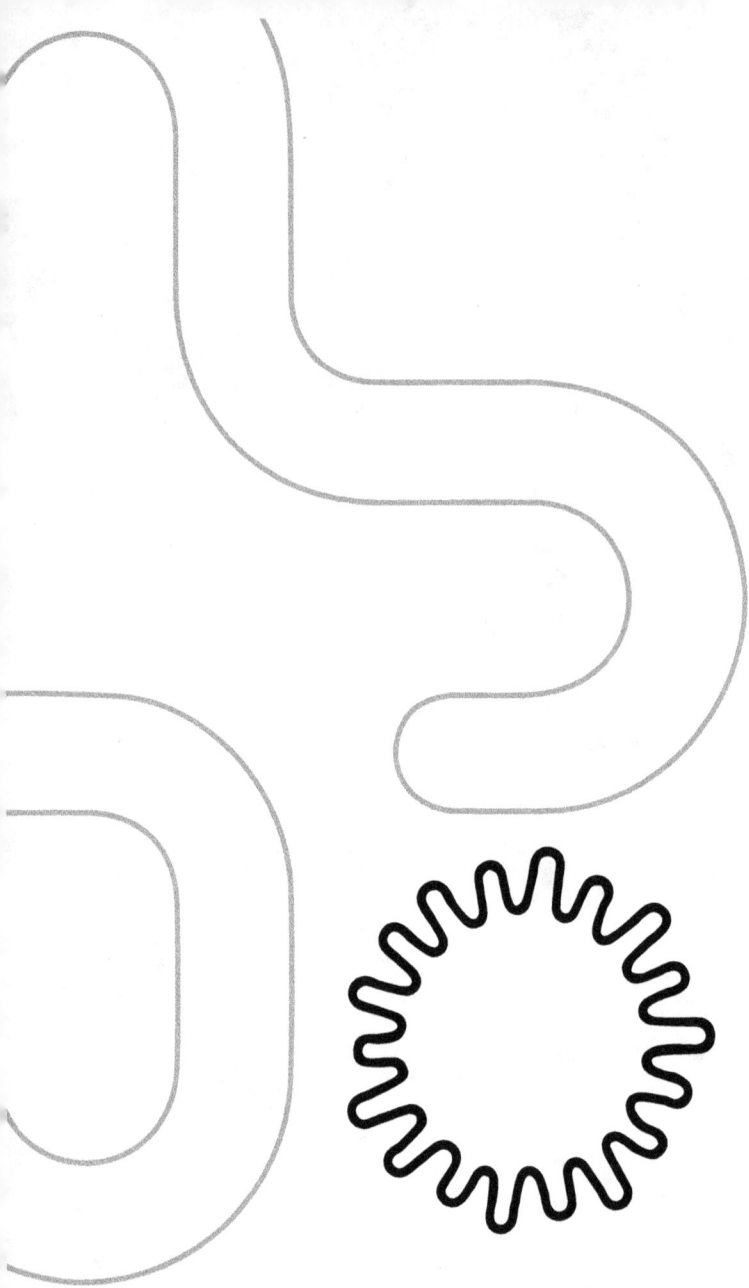

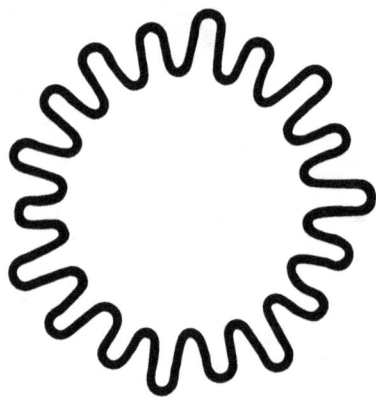

CHAPITRE 4
LA DÉTOXICATION

L'étape la plus urgente de ce programme de « *régénération cellulaire* » était d'enrayer l'inflammation en réduisant au maximum possible tous les éléments déclencheurs responsables de la cascade degenerative. Une fois le feu circonscrit il faut maintenant nettoyer, détoxifier et ces processus de détoxication (c'est le terme scientifique) ont lieu majoritairement dans le foie, mais aussi dans nos intestins et dans les reins.

DÉTOXICATION, CHÉLATION

La détoxication est le processus par lequel un organisme neutralise les substances toxiques grâce à des enzymes spécifiques qui vont rendre la substance toxique hydrosoluble pour en faciliter élimination rénale. La détoxication inclut également la neutralisation des molécules toxiques a l'intérieur des cellules et dans les tissus. Pour les métaux lourds, c'est la sécrétion de chélateurs qui assure leur élimination ; dans les cas d'intoxication grave, les médecins peuvent administrer des chélateurs complémentaires, notamment l'EDTA. Parmi les autres organes assurant l'excrétion des déchets métaboliques, on note les poumons (pour le CO_2), la peau pour l'acide lactique, les reins pour le recyclage du sang (ils filtrent chaque jour environ 180 litres de sang, produisant en moyenne 1,5 litre d'urine), et surtout le foie, qui produit des enzymes qui catalysent les toxines présentes dans l'organisme. Il existe aussi des chélateurs naturels tels que des molécules contenues dans la bardane, l'ail, le lierre terrestre, les algues et la coriandre.

Les fonctions du foie

Le sang de la veine porte parvient au foie chargé de très nombreuses substances issues de la digestion ou de l'activité des organes du système digestif. Ces molécules sont absorbées par les cellules du foie qui sont dotées d'enzymes spécifiques qui vont permettent leur transformation chimique. Les produits lipo-solubles sont évacués par la bile, puis dans l'intestin, et éliminés dans les selles. Les produits hydrosolubles sont reversés dans le sang, qui les mène jusqu'aux reins : ils sont alors éliminés par les urines. Ainsi, l'ammoniaque, qui est naturellement produite par le colon lors de la décomposition du contenu digestif, possède une forte toxicité neurologique. Menée au foie par la veine porte, elle est transformée par les cellules hépatiques en urée, puis éliminée dans les urines. Le foie joue aussi un rôle essentiel dans le cycle de décomposition de l'hémoglobine. Les globules rouges ont une durée de vie d'environ 120 jours. À l'issue de cette période, ils sont détruits dans la rate, où la dégradation de l'hémoglobine produit de la bilirubine libre. La bilirubine libre est toxique et peut être nocive ; elle possède une couleur jaune caractéristique. Elle parvient au foie par voie sanguine et y est transformée en bilirubine conjuguée, non toxique. Celle-ci est ensuite déversée dans la bile, dont elle est un des composants majeurs : c'est elle qui est responsable de la couleur jaunâtre de la bile et, lors de son évacuation par l'intestin (et de la couleur brune des selles). L'alcool (éthanol) ingéré parvient aussi pour l'essentiel jusqu'au foie. Absorbé par les cellules hépatiques, il est transformé en acétaldéhyde puis en acétate. Ces substances sont reversées dans le sang et éliminées par voie rénale. Mais l'éthanol et l'acétaldéhyde ont un effet toxique sur les cellules hépatiques : elles possèdent des propriétés chimiques qui perturbent gravement leur fonctionnement, et entraînent la stéatose hépatique. Les médicaments pris par voie orale parviennent de la même façon au foie : celui-ci absorbe et élimine une partie des substances actives du médicament. Les dosages des médicaments prennent en compte cette intervention du foie, qu'on appelle « *effet de premier passage* ».

La détoxication par le foie se fait en 3 étapes :

Première étape : Les enzymes de phase 1, collectivement appelées cytochrome P450 (ou le système CYP), neutralisent directement certains toxiques qui pourront être éliminés.

Deuxième étape : Les enzymes de la phase 2 transforment ces nouveaux toxiques pour leur élimination. Ces processus enzymatiques produisent des quantités de radicaux libres qu'il est important de neutraliser par un apport d'antioxydants. Dans le foie, les antioxydants les plus importants sont le glutathion et la superoxyde dismutase (SOD).

Troisième étape : l'élimination des molécules transformées. Elle nécessite l'intervention de transporteurs actifs, qui permettent d'évacuer les molécules transformées hors de la cellule. Puis elles sortent de l'organisme principalement via les urines. Selon la nature des molécules toxiques, elles peuvent également être expulsées par la bile, l'air expiré ou encore la sueur…

Pour favoriser la détoxication, il est nécessaire de stimuler l'élimination des toxiques par le foie, de renforcer l'équilibre de l'écosystème intestinal et de favoriser le drainage rénal. Mais attention, ces processus « *d'épuration* » produisent des quantités importantes de radicaux libres qu'il sera nécessaire de neutraliser, par une alimentation riche en antioxydants.

Le glutathion

Le glutathion est une protéine naturelle qui protège les cellules, les tissus et les organes contre la maladie, le vieillissement et le cancer. Il se compose de trois acides aminés: la glycine, le glutamate et la cystéine. Le glutathion est le principal agent responsable de la bonne santé du corps: antioxydant, stimulant du système immunitaire, détoxiquant, énergisant et résistant au vieillissement. Cette petite protéine, produite naturellement par le corps, maintient ces fonctions protectrices vitales. Chaque cellule du corps est responsable de générer son propre glutathion et doit donc avoir à sa disposition la matière première nécessaire à sa fabrication. Le glutathion est toujours en grande demande et est rapidement consommé lorsque nous subissons toutes sortes de défis : maladie, stress, fatigue et même l'exercice physique. Le glutathion protège les cellules de plusieurs polluants et poisons, incluant certains issus de la combustion de carburants et de la fumée de cigarette. Il retarde également les dommages dus aux radiations comme ceux rencontrés à la suite de la diminution de la couche d'ozone.

Vieillissement : De bas niveaux de glutathion sont souvent rencontrés dans plusieurs maladies associées au vieillissement telles les cataractes, la maladie d'Alzheimer, la maladie de Parkinson, l'artériosclérose et d'autres.

Cancer : Le Glutathion joue un rôle dans l'élimination de plusieurs cancérogènes tout en maintenant l'optimisation des fonctions immunitaires qui rendent les défenses anti-tumeur plus efficaces.

La réaction d'Herxheimer

La réaction de Jarisch-Herxheimer ou réaction de Herxheimer, est une réaction inflammatoire de l'organisme qui apparaît parfois, en réaction à la guérison spontanée ou à un processus de détoxication. Ou à certains traitements médicaux (antibiothérapie à la pénicilline par exemple) ciblant des bactéries spirochètes (responsables par exemple de la syphilis ou de la maladie de Lyme, ou encore de fièvre récurrente à poux). Elle peut survenir lorsque le corps subit une cure détoxifiante trop rapide et quand des toxines sont libérées beaucoup plus rapidement que le corps ne puisse les éliminer. Lorsque cela se produit, on risque d'avoir des maux de tête, certaines nausées, des vomissements et des malaises. Même si cela n'est que de courte durée, comparé à la période prévue pour le programme de détoxication, ces effets peuvent être désagréables et cela peut dissuader les personnes à continuer leur cure. Le principe de cette réaction dans le cas de processus de détoxication est controversé par certains chercheurs qui n'ont pas trouvé de lien de cause à effet.

Sources :
- Harvey W. Meislin, Joseph C. Bremer Jr. « Jarisch-herxheimer reaction case report ». Journal of the American College of Emergency Physicians, 1976;5(10):779-781.

- B. Teklu, A. Habte-MIchael, N.J. White, D.A. Warrell, D.J.M. Wright, R.C. Turner « Glucose and insulin homeostasis during the Jarisch-Herxheimer reaction » Transactions of the Royal Society of Tropical Medicine and Hygiene, Volume 79, Issue 1, 1985, Pages 74-77.

Maladies cardiaques, AVC et Cholestérol : L'élévation des niveaux de glutathion combat l'oxydation des acides gras présents dans la circulation sanguine, incluant le cholestérol, retardant le processus de formation de plaques dans les artères, la cause sous-jacente de la plupart des problèmes cardiaques.

Diabète : Les diabétiques sont plus sujets aux infections et problèmes circulatoires menant aux problèmes cardiaques, lésions rénales et cécité. Le glutathion protège des complications afférentes au diabète.

Maladies pulmonaires : Les médecins utilisent les médicaments précurseurs de glutathion dans plusieurs affections pulmonaires, incluant l'asthme, la bronchite chronique et l'emphysème. De nouvelles propriétés thérapeutiques sont mises en évidence pour les dégâts causés par la fumée de cigarette, la fibrose pulmonaire et d'autres maladies.

Problèmes digestifs : Le glutathion protège de l'inflammation rencontrée dans les cas de gastrite, d'ulcères stomacaux, de pancréatite et d'inflammation intestinale incluant l'ulcère du colon et la maladie de Crohn.

Hépatite : Le foie est l'organe majeur de stockage du glutathion. Le glutathion est déficient lors d'hépatite alcoolique de même que dans les cas d'hépatite virale incluant les hépatites A, B et C. L'élévation des niveaux de glutathion restaure les fonctions du foie.

Grossesse, Allaitement, Accouchement : Le rôle du glutathion dans le développement du fœtus et du placenta est crucial. Il agit sur le placenta afin de neutraliser les agents polluants avant qu'ils atteignent l'enfant en cours de développement. Plusieurs complications lors de la grossesse ont été liées à de faibles taux de glutathion.

Métabolisme de la N-acétylimidoquinone : Le glutathion est impliqué dans la métabolisation de N-acétylimidoquinone (métabolite toxique du paracétamol).

La vitamine C prise régulièrement a pour effet d'augmenter le taux de glutathion sanguin. Pour augmenter son assimilation, il vaut mieux associer le glutathion avec de la vitamine C naturelle, par exemple acérola ou encore mieux, de la vitamine C liposomale, ce qui neutralise la charge du glutathion et le rend absorbable au niveau intestinal. Mais le meilleur moyen d'augmenter la production de glutathion est la prise de N-Acetylcysteine sous forme de complément alimentaire.

N-acétylcystéine

La N6 N-acétylcystéine ou nommée NAC, est une forme particulière de l'acide aminé cystéine. Cette forme a l'avantage d'être un excellent précurseur du glutathion. En plus d'être un allié précieux contre les effets de l'âge, la N-acétylcystéine a également fait l'objet de nombreuses recherches pour la protection du foie. En effet, les chercheurs suggèrent que ce composé pourrait prévenir certains dommages causés au foie. Le N-acétyl-cystéine contribuerait ainsi à mieux protéger son foie, en prévenant certains effets secondaires causés par: la prise excessive de médicaments comme lors d'un empoisonnement au paracétamol ; les métaux lourds ; les produits chimiques ; la fumée de cigarette ; le bruit.

LES ALIMENTS DE LA DÉTOXICATION

De nombreux aliments sont naturellement aptes à aider à neutraliser les toxines. Il est souhaitable d'en consommer deux à trois chaque jour en diversifiant le plus possible.

Les protéines

Les phases I et II du processus de détoxication hépatique sont dépendantes de la presence de tous les acides aminés. Les protéines du petit-lait (whey proteins) sont très efficaces pour stimuler la production de glutathion. Les œufs sont une excellente source de sulfures (un élément important de la phase II. Le saumon sauvage apporte la Vit B^{12} et le sélénium indispensable à la production de glutathion.

Les feuilles et les racines de pissenlit

Appelé aussi dent-de-lion, le pissenlit est riche en fer, calcium, manganèse, vitamines C et D, acide gras ou encore en antioxydants. Son usage alimentaire est reconnu pour traiter le manque d'appétit, les troubles digestifs mineurs, mais aussi pour améliorer les fonction hépatique, urinaire et biliaire. En plus, il contribue à prévenir l'apparition de calculs rénaux. Les racines se mangent crues, bouillies ou revenues à la poêle pour en faire diminuer l'amertume. En Chine, on emploie la variété *Taraxacum mongolicum* depuis très longtemps pour traiter l'hépatite, le cancer, diverses affections de la glande mammaire (inflammation, mauvais écoulement du lait maternel, cancer du sein) ainsi que pour améliorer la résistance immunitaire aux infections des voies respiratoires. L'usage du pissenlit est reconnu dans de nombreuses pharmacopées officielles (Inde, Autriche, République tchèque, Grande-Bretagne, Allemagne) et il a déjà fait partie de la pharmacopée américaine. Outre sa grande richesse en potassium, le pissenlit contient de bonnes quantités de fer, de calcium, de cuivre, de silice et de manganèse.

Quant à la racine, elle renferme, en plus des principes amers, de l'inuline et des sucres complexes, des substances qui favorisent la multiplication de bactéries intestinales bénéfiques. Le pissenlit renferme aussi des acides gras, de la choline (un nutriment important pour le foie), des vitamines du complexe B, des vitamines C, D et K ainsi que des flavonoïdes et des caroténoïdes.

Betteraves

Les racines de Beta vulgaris contiennent une quantité significative de vitamine C et les feuilles sont une source de vitamine A. Elles sont également sources de fibres, d'acide folique et d'antioxydants. Les racines sont également riches en bétaïne (appelé aussi le facteur lipotrophique car elles aident à convertir la graisse dans le foie). La betterave est riche en nitrates qui se transforment en nitrites grâce à des bactéries de la bouche. Ces nitrites sont impliqués dans la vasodilatation et la fluidification du sang, ce qui améliore l'afflux de sang dans certaines zones du cerveau qui, avec le temps, sont moins perfusées. Une dose quotidienne de jus de betterave peut potentiellement prévenir la démence et la baisse cognitive en améliorant cet afflux sanguin cérébral. Attention à la quantité de glucides : Une tasse (225,8 grammes) de betteraves émincées contient : 31 kcal (130 kJ), 8,5 g d'hydrates de carbone, 1,5 g de fibres alimentaires, 53,2 µg de vitamine B9,32 mg de phosphore, 259 mg de potassium, 1,5 g de protéines.

Le citron sous toutes ses formes

Le citron aide le foie de deux façons : il stimule la production de la bile et il facilite la décomposition des graisses et leur évacuation. La digestion est ainsi plus efficace. En outre, ses propriétés diurétiques stimulent l'activité rénale et aide à l'élimination des toxines. Sa richesse en vitamine C favorise les cicatrisations. L'acide citrique du jus est antiseptique, d'où les gargarismes avec du jus coupé d'eau en cas de maux de gorge et l'ajout de quelques gouttes de jus de citron dans les fruits de mer consommés crus. Le constituant principal du citron est le limonène ; il est aujourd'hui connu comme étant un agent anticancéreux. Enfin, ce fruit reste intéressant pour la santé en raison de sa richesse en vitamine C, en calcium, phosphore et potassium dont l'assimilation est favorisée par l'acide citrique. Contrairement à ce que son nom indique, le citron vert n'est pas un citron qui aurait été cueilli avant maturité. Il s'agit d'un agrume différent, dont le nom exact est la lime, fruit du limettier, et qui est plus acide que le citron.

La chlorelle

La Chlorelle (ou Chlorella) est une micro algue d'eau douce ; ses bienfaits sont très souvent, immédiatement perçus sur le fonctionnement de l'intestin. Le bien être apporté par la Chlorella est dû à ses capacités de nettoyage de l'organisme, à sa capacité à stimuler les défenses naturelles et à stabiliser les processus métaboliques de l'organisme.

Aide à la détoxification. Plusieurs études in vitro ont montré la capacité de Chlorella à accumuler des métaux environnants tels que l'arsenic, le mercure ou le chrome. Elle peut donc servir de décontaminant d'environnements pollués.

Source de vitamine B^{12}. La chlorelle est une source végétale et vraisemblablement biodisponible de vitamine B^{12} contrairement à la spiruline. Elle peut donc représenter une source alternative de vitamine B^{12} chez les personnes ne consommant pas de produits d'origine animale (végétaliens, vegan ou même végétariens).

Action sur le système immunitaire. De nombreuses études in vitro et conduites sur l'animal montrent la capacité de modulation de la chlorelle sur la réponse immunitaire aux infections virales et bactériennes. Elle induirait notamment l'augmentation de certaines cytokines et de précurseurs de cellules immunitaires dans la moelle osseuse. Chez l'homme, la prise de 5 g (soit 30 comprimés de chlorelle) de chlorella pendant 8 semaines a augmenté l'activité des cellules NK (Natural Killer) et des taux sériques de certaines cytokines.

Bienfaits antioxydants. La teneur de la chlorelle en antioxydants a permis dans une étude d'élever le taux sérique de vitamines C et E, ainsi que deux antioxydants endogènes (la catalase et la superoxyde dismutase).

Brocoli

Le Brocoli est une variété de chou originaire du sud de l'Italie. Il a une action préventive du cancer (et principalement le cancer du côlon) grâce aux fibres et aux composés soufrés et d'autres antioxydants : indoles, sulforaphane, glutathion, quercétine, β-carotène, brocoline : ces substances ont la propriété de neutraliser certains composés toxiques présents dans l'organisme (radicaux libres). Selon une étude japonaise, la consommation régulière de brocolis réduirait la fréquence des infections à l'Helicobacter pylori. Des études publiées sur U.S. National Library of Medicine ont montré que la consommation régulière de brocoli (ainsi que d'autres légumes de la famille des crucifères tels que le chou-fleur, le chou, les choux de Bruxelles) pourrait prévenir certains cancers : cancers du poumon, de l'ovaire, de la prostate, du rein, et d'autres. Consommé au moins quelques fois par semaine, le brocoli peut réduire le risque de cancer colorectal, de l'estomac, du poumon, de la prostate et le cancer du sein, même chez les femmes préménopausées. Une consommation quotidienne de crucifère serait associée à une réduction d'homocystéine dans le sang, ce qui pourrait réduire le risque de maladies cardiovasculaires.

LES COMPLÉMENTS ALIMENTAIRES SPÉCIFIQUES

Le chardon-marie

Le Chardon-Marie (Silybum marianum) contient un ingrédient majeur : la silymarine. La Commission Européenne a approuvé, en 1989 l'usage de l'extrait normalisé à 70 % de silymarine pour traiter les intoxications hépatiques et, comme adjuvant, l'hépatite et la cirrhose. En 2002, L'OMS reconnaissait sensiblement les mêmes usages. La silymarine que renferme le chardon-Marie est l'une des substances hépatoprotectrices les plus puissantes. Même en médecine classique, on s'en sert pour la prévention et le traitement de divers troubles liés au foie : hépatite, cirrhose, calculs biliaires, ictère (jaunisse) et dommages hépatotoxiques. De l'avis des cliniciens qui s'en servent dans leur pratique, la silymarine peut régénérer les tissus abîmés du foie en plus de protéger cet organe contre les effets des toxines naturelles (champignons, morsures de serpents, piqûres d'insectes, alcool, etc.) ou synthétiques (solvants, produits de nettoyage, médicaments, etc.). La silybine (un autre ingrédient) semble efficace dans le cas d'intoxication par de l'amanite phalloïde. Selon plusieurs essais préliminaires, le chardon-Marie aurait des effets immunomodulateurs. D'autres études de ce type avancent que la silymarine pourrait contribuer à prévenir ou à combattre l'arthrose et divers types de cancers.

Les acides humiques et fulvique

L'association unique de ces deux acides, fulvique et humique, provient de la décomposition de matières végétales, mais également de substances organiques et minérales qui se sont accumulées au cours des années et suintent de roches bitumineuses, en particulier de la léonardite. Ayant une charge négative, ces acides peuvent s'associer à des groupes aussi bien « *carboxyle aromatique* » qu'à des groupes « *hydroxyle phénolique* ». Ils agissent donc comme des échangeurs ioniques, délaissant les ions métalliques de masse atomique légère afin de chélater les métaux lourds. L'acide fulvique est aussi en mesure de transformer la structure moléculaire de l'eau, qu'il parvient à rendre plus active et plus pénétrante, aidant ainsi au transport des micronutriments à l'ensemble des cellules et permettant l'évacuation des toxines et des métaux lourds (aluminium, mercure, plomb). L'acide humique permet également une détoxication profonde de l'organisme en soutenant les principaux émonctoires (reins, peau, intestin, foie, poumons) et un drainage majeur des toxiques, parasites, champignons et métaux lourds, notamment au niveau du côlon. Ce qui apportera un regain d'énergie, une amélioration du moral, un sommeil plus profond, de meilleure qualité et une diminution de l'intensité des troubles arthrosiques. L'acide humique, selon diverses études, dont celles réalisées par le NIH (National Institute of Health), est capable de soutenir efficacement le système immunitaire et d'inhiber un certain nombre de virus : virus de l'influenza ; herpès virus (zona, Epstein-Barr) ; rhinovirus ; norovirus.

L'acide fulvique est également un immunomodulateur remarquable de par ses propriétés électrolytiques. On sait désormais qu'une diminution du potentiel électrolytique (potentiel zêta) entraîne une baisse générale de la santé ainsi qu'un vieillissement prématuré. En tant que donneur et récepteur d'électrons, l'acide fulvique stimule l'équilibre électrochimique et permet ainsi de rétablir l'homéostasie nécessaire au corps humain. Au niveau immunitaire, il stimule la production de lymphocytes, active les macrophages et les lymphocytes NK, induit la production de cytokines (interférons alpha, bêta, gamma) et du TNF-alpha (facteur de nécrose tumorale).

Les chélateurs naturels

L'acide éthylène diamine tétra-acétique (EDTA) permet de débarrasser l'organisme du plomb et des métaux lourds en se liant à eux par « *chélation* » et en les transportant par les voies naturelles hors de l'organisme. L'EDTA est aussi un excellent chélateur du calcium qui s'accumule dans les parois vasculaires en concentration croissante avec l'âge, durcissant les artères et la plaque d'athérome qui bloque le flux sanguin. Cette action systémique bénéficie à tous les vaisseaux et à tous les organes, pas seulement au cœur. L'EDTA est aussi un puissant antioxydant particulièrement efficace pour réduire la peroxydation des lipides, une cause majeure de l'athérosclérose.

Le DMSA, ou acide dimercaptosuccinique, est connu pour être un puissant agent chélateur. Son usage remonte aux années 50, où il était utilisé comme antidote lors d'empoisonnements au mercure. Produit naturel et non toxique, le DMSA est souvent présenté comme le plus efficace des chélateurs de mercure. De plus, il s'avère également efficace en cas d'intoxication à d'autres métaux lourds comme le plomb, l'arsenic ou le cadmium. D'autres études suggèrent que le DMSA pourrait également faciliter l'élimination d'autres éléments chimiques comme le cuivre et le zinc.

La zéolite clinoptilolite est un minerai naturel issu de roches volcaniques qui possède de fortes propriétés d'absorption et une grande facilité d'échanges ioniques. La poudre de zéolite est un chélateur naturel des métaux lourds : plomb, cadmium, mercure, nickel. Elle peut donc être utilisée en complément du DMSA et de l'EDTA. Elle peut aussi se lier à d'autres polluants et microbes et faciliter leur élimination de l'organisme.

Le jeune thérapeutique

Un jeûne consiste à effectuer une restriction calorique complète durant une certaine période. En gros on s'arrête temporairement de manger, seul l'eau est permise. Aujourd'hui, un très grand nombre d'études mettent en lumière les incroyables vertus thérapeutiques et purificatrices des cures de jeûnes : Perte de poids, amélioration de certaines maladies chroniques, amélioration des facultés cognitives, nettoyage du système digestif et purge globale pour notre corps ; les applications du jeûne sont innombrables !

Les chercheurs de l'Université de Californie à Los Angeles (UCLA) ont démontré qu'un jeûne périodique, mais prolongé, entre trois et quatre jours consécutifs, non seulement protège notre système immunitaire contre les dégâts environnementaux, mais également accentue la régénération du système immunitaire endommagé, en recyclant les vieilles cellules immunitaires et en stimulant la production de cellules souches. Cette étude est particulièrement importante non seulement pour les sujets immunodéprimés mais aussi pour les sujets atteints de maladies auto-immunes. Même de brèves périodes de restriction calorique peuvent améliorer notre santé et notre longévité. Walter Breuning, un citoyen américain du Montana, est mort à l'âge de 114 ans : sa recette de longue vie ? Une journée de jeûne par semaine pendant presque toute sa vie.

Depuis la publication, en février 2012, d'une étude expérimentale évaluant chez la souris l'effet du jeûne sur des tumeurs cancéreuses (Lee, 2012. « *Fasting cycles retard growth of tumors and sensitize a range of cancer cell types to chemotherapy* »), nombreuses sont les personnes qui se posent la question de l'intérêt de cette pratique chez les patients atteints de cancer. Les résultats ont montré que :

- deux cycles de jeûne retarderaient la croissance de certaines cellules cancéreuses, du sein, du mélanome, du gliome, aussi efficacement que la chimiothérapie.

- la combinaison du jeûne et de la chimiothérapie favorisait les cassures d'ADN dans les cellules cancéreuses, ce qui potentialisait les effets de la chimiothérapie, c'est-à-dire en augmentait l'efficacité. Davantage encore : de multiples cycles de jeûne permettraient d'augmenter la sensibilité des cellules cancéreuses aux traitements chimiothérapiques, ce qui accroîtrait la survie globale des souris, et leur survie sans progression de la maladie. Le jeûne favoriserait l'activité de régulation des gènes impliqués dans la croissance des cellules normales comme des cellules cancéreuses. Une réduction du nombre de cellules cancéreuses a ainsi été observée in vitro.

Le jeûne intermittent

Le jeûne intermittent (ou intermittent fasting) est un terme recouvrant une famille de régimes alimentaires consistant à alterner des périodes de jeûne et des périodes d'alimentation normale. La durée des phases de jeûne sont modulables. Les schémas de jeûne intermittent peuvent être regroupés en trois catégories :

Le jeûne complet où seuls l'eau ou des boissons non caloriques comme le thé ou le café sont consommés les jours de jeûne. Le jeûne en jour

L'autophagie

L'autophagie est un mécanisme permettant à la cellule de digérer une partie de son contenu, que ce soit du cytoplasme, des protéines ou des organites cellulaires. C'est la seule voie qui puisse dégrader massivement des macromolécules et des organites et ouvrir la voie à la production de cellules fraiches plus efficaces L'autophagie peut être stimulée en conditions de stress, telles que la carence en nutriments, l'absence de facteurs de croissance ou l'hypoxie. La protéine mTOR (mammalian target of rapamycin) joue un rôle-clé dans l'intégration de ces signaux et la régulation de l'autophagie. Lorsqu'elle est activée, mTor inhibe la voie de l'autophagie, mais son inactivation (à la suite d'une carence en nutriments, par exemple) permet de lever l'inhibition et donc de lancer l'autophagie. Cette enzyme est la cible de la rapamycine (une drogue classiquement utilisée pour induire l'autophagie). L'autophagie joue un rôle important dans : le maintien de l'homéostasie car elle permet l'élimination et le remplacement continuel des protéines et des organites non fonctionnels ; l'adaptation et la survie des cellules soumises à des conditions de stress ; l'immunité innée à l'échelle de la cellule car elle permet d'éliminer des pathogènes intracellulaires ; et enfin l'immunité adaptative car la dégradation des protéines par autophagie génère des peptides qui seront ensuite présentés sur le complexe majeur d'histocompatibilité (CMH).Récemment certains chercheurs ont démontré le role positif du jeune intermittent dans la regulation de l'autophagie

Sources :
- NY Lin, C Beyer, A Gießl et al., « Autophagy regulates TNFα-mediated joint destruction in experimental arthritis », Ann. Rheum. Dis., September 2012.

- B Levine, N Mizushima ET HW Virgin, « Autophagy in immunity and inflammation », Nature, vol. 469, no 7330, Janvier 2011, p. 323–335.

- Alirezaei, M., Kemball, C. C., Flynn, C. T., Wood, M. R., Whitton, J. L., & Kiosses, W. B. (2010). « Short-term fasting induces profound neuronal autophagy ». Autophagy, 6(6), 702–710.

alterné (alternate day fasting) est une forme de jeûne complet qui alterne un jour d'alimentation normale pour un jour de jeûne. La durée du jeûne peut être variable, de 12h jusqu'à 48h. La restriction d'énergie intermittente (intermittent energy restriction), comme le jeûne en jour alterné modifié (alternate day modified fasting) ou le régime 5:2, qui autorise la nourriture les jours de « *jeûne modifié* » mais avec un apport calorique bien moindre les jours de jeûne de l'ordre de 20% des jours normaux, ou approximativement jusqu'à 600 calories. Ces variantes sont censées moins impacter l'humeur et faciliter la tolérance par rapport au jeûne complet.

L'alimentation en temps restreint (time-restricted feeding) autorise l'alimentation pendant une fenêtre de temps restreinte chaque jour10. Une forme commune consiste à jeûner pendant 16h chaque jour et ne manger que pendant les 8h restantes, et il existe des variantes avec 12h de jeûne et 12h d'alimentation ou 23h de jeûne et 1h d'alimentation. À titre d'exemple : sauter le petit déjeuner et commencer à manger à midi si votre dernier repas de la veille se situe à 20h correspond à un cycle de jeûne de 16 heures.

Des résultats préliminaires chez l'homme semblent montrer que le jeûne en jour alterné améliore certains biomarqueurs, dont la masse grasse, le cholestérol LDL, les triglycérides, la sensibilité à l'insuline et la pression artérielle, et sans affecter la masse maigre. Contrairement à la restriction calorique, la perte de poids a été plus souvent maintenue dans le moyen à long terme avec le jeûne en jour alterné. Le jeûne intermittent peut être un puissant moyen de stimuler le système immunitaire et en particulier pour améliorer la fonction des neutrophiles dans le corps. Les neutrophiles sont les globules blancs les plus abondants chez l'homme, ils jouent un rôle vital dans la neutralisation des infections et le contrôle des réactions inflammatoires dans le corps. Une numération des neutrophiles trop élevée ou trop faible est souvent associée à des maladies cardiaques, au cancer, à la polyarthrite rhumatoïde, à la dépression, au syndrome du côlon irritable, à la fatigue chronique et à certaines maladies auto-immunes. Plusieurs études ont également démontré que le jeûne intermittent avait un impact positif sur le microbiome intestinal, favorisant la croissance de bactéries bénéfiques au détriment des microbes pathogènes tels que les salmonelles. Ce processus aide également le système immunitaire à contrôler la réplication des parasites viraux et intracellulaires, sources communes d'inflammation chronique. Enfin, ces avantages s'étendent au cerveau pour le protéger contre les maladies neurodégénératives à la fois en protégeant les neurones et en réduisant l'inflammation dans les tissus cérébraux. L'intégration des stratégies de jeûne intermittent peut aider à restaurer la sensibilité à l'insuline et à stabiliser la glycémie, comme cela a été démontré dans un certain nombre d'études. En fin de compte, cela améliore la capacité du corps à brûler les graisses comme source d'énergie et à utiliser les glucides plus efficacement lorsqu'ils sont consommés.

Le sauna

Le sauna est une petite cabane de bois ou une pièce dans laquelle on prend un bain de chaleur sèche, pouvant varier de 70 °C à 100 °C. La pratique du sauna est une tradition sociale et familiale qui semble exister depuis plus de 2 000 ans dans les pays nordiques, notamment en Finlande. La chaleur sèche augmente le débit cardiaque, la fréquence cardiaque et entraîne une vasodilatation périphérique avec une sudation. La pratique du sauna est corrélée avec une moindre survenue d'accidents cardiaques et une diminution de la mortalité cardio-vasculaire. Le sauna semble améliorer certaines douleurs articulaires. Il existe cependant quelques précautions. Ainsi la prise de boissons alcoolisées peut potentialiser les effets cardiaques et est déconseillée. De même, la sudation peut aggraver les symptômes de certaines affections dermatologiques (prurit). Le sauna est déconseillé aux personnes ayant une maladie cardiaque non stabilisée, en particulier s'il existe une maladie des artères coronaires.

La rehydratation

Il est classique de recommander de boire tous les jours beaucoup d'eau. Le problème est que le message se banalise et peu de gens prennent au serieux notre manque chronique d'eau en croyant que boire des « *liquides* » (jus de fruits, café, thé, boissons gazeuses) pourrait regler le problème. Rien de plus faux et surtout dangereux ! L'eau se trouve partout dans notre corps mais elle est inégalement répartie. Tous les liquides corporels : plasma sanguin, sueur, salive, larmes, liquide céphalo-rachidien et tous les sucs digestifs en contiennent de 96 à 99 % d'eau. Le cerveau est constitué de 76 % d'eau, il y en a 81 % dans les reins, 78 % dans les poumons. La graisse (30 %) et les os (25 %) en sont plus pauvres. Quant à la masse musculaire, elle contient de 73 à 75 % d'eau. Du fait de son importance, c'est là où la moitié de l'eau corporelle se trouve. Toutes les cellules qui composent le corps sont remplies d'eau : c'est l'eau intracellulaire ; mais elles baignent aussi dans l'eau: c'est l'eau extra cellulaire. Un perpétuel mouvement s'accomplit en permanence entre les deux milieux, l'eau dissout et véhicule toutes les substances en les transportant à l'intérieur et à l'extérieur de chaque cellule et d'une cellule à l'autre. Toutes les réactions cellulaires ont besoin d'eau car

Filtrer ou pas filtrer ?

Les nitrates, le chlore, les résidus de pesticides... et autres éléments que l'on retrouve dans l'eau du robinet sont extrêmement contrôlés et encadrés. Cerains se retrouvent d'ailleurs aussi dans les eaux en bouteille ou dans d'autres types d'aliments. Il n'est donc pas nécessaire de filtrer l'eau du robinet. La filtration peut cependant : réduire la quantité de certains éléments comme le calcaire, le chlore, les nitrates, des résidus de pesticides, etc. ; modifier le goût de l'eau.

La carafe filtrante est le système le plus pratique pour filtrer l'eau du robinet. Les cruches filtrantes combinent souvent un filtre à charbon actif et une résine échangeuse d'ions. Cette combinaison est censée éliminer le calcaire, les métaux lourds, les grosses molécules de pesticides, le chlore ou encore les nitrates éventuellement présents dans l'eau. L'efficacité de la filtration est cependant limitée et variable d'une carafe à l'autre. Généralement, le calcaire diminue, ainsi que certains micropolluants (pesticides...). L'odeur de chlore disparaît (mais elle disparaît dans une carafe sans filtre aussi...). Par contre, les carafes ajoutent notamment du sodium et de l'argent, qui ne sont pas recommandés. On constate aussi la présence de particules venant des éléments du filtre lui-même... Ces carafes sont utiles pour boire de l'eau du robinet au quotidien si on n'apprécie pas le goût de l'eau que l'on a chez soi ; faire le café ou le thé (retire une partie du calcaire qui encrasse les machines à la longue). Il existe également des filtres à installer directement à la sortie du robinet. Ces filtres fonctionnent sur le même principe que les carafes filtrantes. Ils semblent plus efficaces que les carafes pour réduire les nitrates (sans les éliminer complètement cependant).

Le filtre à osmose inverse nécessite tout un appareillage sous l'évier. Il est composé d'une membrane percée de trous tellement fins qu'ils ne laissent passer que l'eau et pas le reste. Les micro-organismes (bactéries...), les molécules organiques (pesticides...), et la majorité des minéraux sont filtrés (sels de sodium, de fer, de magnésium, de potassium, les fluorures, les nitrates et le plomb). Ces filtres retirent donc les composants problématiques mais aussi certains minéraux utiles (les mêmes dont certaines eaux minérales vantent justement les bienfaits...). Une réduction des teneurs en sels minéraux de l'eau alimentaire peut avoir un impact sur la santé.

Le filtre céramique est un filtre muni de trous très fins. Si le principe est différent, le résultat est similaire au précédent (mais prend plutôt moins de place). On utilise donc avant tout ce filtre pour rendre l'eau potable l'eau de pluie déjà préfiltrée.

Tous les systèmes de filtration nécessitent un entretien (régénération du filtre, remplacement des filtres). Il faut respecter scrupuleusement les prescriptions du fabricant. Mal entretenus, les filtres risquent de ne plus fonctionner correctement, voire de polluer davantage l'eau. Pour les carafes, qui stockent l'eau, il faut également : nettoyer régulièrement la carafe (par exemple avec un liquide vaisselle maison et du vinaigre, à chaque changement de filtre) ; consommer l'eau dans les 24h et/ou la conserver au frigo.

Les filtres ne remplacent pas un adoucisseur : Un adoucisseur enlève les ions qui risquent de précipiter sous forme de calcaire mais ne filtre pas d'autres éléments. Par contre, les filtres (type carafe par exemple) qui retiennent le calcaire jouent le rôle d'adoucisseur, mais sur des quantités d'eau forcément limitées, là où un adoucisseur traite toute l'eau d'une habitation.

Sources :
- Test Achats n°518, mars 2008, « Les filtres à eau, ça ne coule pas de source ».
- 60 millions de consommateurs n°461, juin 2011, « Filtrer son eau, pour quoi faire ? »
- Carafes filtrantes : l'Anses rappelle les règles de bon usage, octobre 2016.

elle fournit l'atome d'hydrogène qui leur est nécessaire. L'eau contribue à la régulation thermique : quand la température du corps s'élève, la transpiration le rafraîchit. L'eau élimine une grande partie des déchets métabolique dans les urines.

À quelqu'un qui ne fait pas d'exercice, on recommande de boire 1,5 à 2 litres. Les gens qui ne mangent pas beaucoup de fruits et légumes devraient en consommer 2 litres. Quant aux gens qui font de l'entraînement intensif qui provoque la sudation, il faudrait prendre un litre supplémentaire pour une heure d'exercice. Il ne faut pas se fier au signal de la soif pour se décider à boire. Quand on est actif, on a le temps de perdre beaucoup d'eau avant de ressentir la soif. Il faut donc prendre l'habitude de boire tout au long de la journée. Est-ce mieux de ne pas boire durant les repas? Rien ne s'y oppose dans la littérature scientifique. La seule contrainte est que cela peut générer de l'inconfort à cause du volume dans l'estomac. L'important est de boire suffisamment. Si une personne aime boire modérément en mangeant, elle ne devrait pas s'en priver.

EN PRATIQUE

Une détoxication efficace nécessite :

1 - Boire tous les jours au moins 2l d'eau (filtrée) par jour et surtout 1l avant le lever, le matin (avant le café ou le thé) ; ceci est capital pour optimiser le travail de tous les organes.

2 - Jeuner de façon régulière : je recommande le jeune intermittent qui consiste à prendre son dernier repas le soir à 18h et de ne rien prendre avant le lendemain (sauf les liquides non énergétiques). L'avantage de cette méthode est qu'elle permet au foie de se dégager, pendant un moment, de son obligation a détoxifier les aliments et de se concentrer surtout sur la détoxication des polluants. Un autre avantage est qu'un jeûne de plus de 12 heures entraine la libération des corps cétoniques qui sont des produits issus de la dégradation des graisses et qui vont être le substrat énergétique de choix du cerveau.

3 - Prendre régulièrement de la N-Acetyl Cysteine qui augmente la production hépatique de glutathion. La dose habituelle est de 600 mg, trois fois par jour.

4 - Etre sûr que l'on consomme de bonnes protéines chaque jour : œufs, petit-lait et saumon sauvage

5 - S'habituer à une alimentation détoxifiante : Pissenlit, betterave, citron, chlorelle, brocoli, artichaut.

6 - Utiliser certains complémentaires spécifiques comme le chardon-marie(silymarine) ou les chélateurs selon vos besoins.

SOURCES ET RÉFÉRENCES

Nasha Winters, « *The metabolic Approach to Cancer* », Chelsea Green Publisher, 2017.

F. Bantmanghelidj, « *Your body's many cries for water* », Global Health Solutions, 1995.

Dr Guerineau. B, « Les secrets de la Micronutrition ». Albin Michel, 2010.

Marie-Noëlle Delaby, « *Les régimes détox sont-ils nocifs ?* », sur sciencesetavenir.fr, 14 janvier 2015.

Maya Shetreat-klein, « *The Dirt Cure* » Atria Books, 2016.

Joseph Pizzorno, « *The Toxin Solution* », Harper Collins, 2017.

Gueguen, Y., K. Mouzat, L. Ferrari, E. Tissandie, J. M. A. Lobaccaro, A.-M. Batt, F. Paquet, et al. « *Les cytochromes P450 : métabolisme des xénobiotiques, régulation et rôle en clinique [archive]* ». Annales de biologie clinique 64, n 6 (s. d.): 535-548.

Glutathion

Droge W, Breitkreutz R. « *Glutathione and immune function* ». Proc Nutr Soc. 2000 Nov;59(4):595-600. Review.

Dominique Vialard, « *Alternative santé : Glutathion, le seul antioxydant dont on ne nous parle jamais* », sur https://www.alternativesante.fr.

R. Franco, OJ. Schoneveld, A. Pappa ET MI. Panayiotidis, « *The central role of glutathione in the pathophysiology of human diseases* », Arch Physiol Biochem, vol. 113, no's 4-5, 2007, p. 234-58.

Chad Kerksick and Darryn Willoughby « *The Antioxidant Role of Glutathione and N-Acetyl-Cysteine Supplements and Exercise-Induced Oxidative Stress* ». J Into Soc Sports Nutr. 2005; 2(2): 38–4.

Laaksonen DE, Atalay M, Niskanen L, et al. « *Blood glutathione homeostasis as a determinant of resting and exercise-induced oxidative stress in young men* ». Redox Rep. 1999;4:53–59.

Ketterer B, Coles B, Meyer DJ. « *The role of glutathione in détoxication* ». Environ Health Perspect. 1983 Mar;49:59-69.

N acetyl Cysteine

Van Schooten FJ, Nia AB, et al. « *Effects of oral administration of N-acetyl-L-cysteine: a multi-biomarker study in smokers* ». Cancer Epidemiol Biomarkers Prev 2002 Feb;11(2):167-75.

Brok J, Buckley N, Gluud C. « *Interventions for paracetamol (acetaminophen) overdose* ». Cochrane Database Syst Rev. 2006 Apr 19;(2).

Marzullo L. « *An update of N-acetylcysteine treatment for acute acetaminophen toxicity in children* ». Curr Opin Pediatr. 2005 Apr; 17(2):239-45.

M. Berk, D. Copolov, O. Dean, K. Lu, S. Jeavons, I. Schapkaitz, M. Anderson-Hunt, A. Bush « *N-Acetyl Cysteine for Depressive Symptoms in Bipolar Disorder—A Double-Blind Randomized Placebo-Controlled Trial* ». Biological Psychiatry Volume 64, 2005, Issue 6, Pages 468-75.

Reid MB, Stokic DS, Koch SM, et al. « *N-Acetylcysteine inhibits muscle fatigue in humans* ». J Clin Invest. 1994;94:2468–2474.

Medved I, Brown MJ, Bjorksten AR, et al. « *N-acetylcysteine enhances muscle cysteine and glutathione availability and attenuates fatigue during prolonged exercise in endurance-trained individuals* ». J Appl Physiol. 2004;97:1477–1485. doi: 10.1152/japplphysiol.00371.2004.

Pissenlit

European Scientific Cooperative on Phytotherapy (Ed). « *Dandelion Leaf + Dandelion Root* ». ESCOP Monographs on the Medicinal Uses of Plants Drugs, Centre for Complementary Health Studies, Université d'Exeter, Grande-Bretagne, 1996.National Library of Medicine (Ed). PubMed, NCBI. www.ncbi.nlm.nih.gov.

Pizzorno JE Jr, Murray Michael T (Ed). « *Textbook of Natural Medicine* ». Churchill Livingstone, États-Unis, 3ème édition, 2006, pages 1335 à 1338.

The Natural Pharmacist (Ed). » *Natural Products Encyclopedia, Herbs & Supplements - Dandelion* ». ConsumerLab.com. www.consumerlab.com.

« *The diuretic effect in human subjects of an extract of Taraxacum officinale folium over a single day* ». Clare BA, Conroy RS, Spelman K. J Altern Complement Med. 2009 Aug;15(8):929-34.
Trojanova I, Rada V, et al. « *The bifidogenic effect of Taraxacum officinale root* ». Fitoterapia. 2004 Dec;75(7-8):760-3.

Betteraves

Tennille D. Presley et coll., « *Acute effect of a high nitrate diet on brain perfusion in older adults* », Nitric Oxide,15 octobre 2010.

Le citron sous toutes ses formes

Crowell PI. « *Prevention and therapy of cancer by dietary monoterpenes* ». J. Nutr. 1999 Mar;129(3):775S-778S.

Tsuda H, Ohshima Y, Nomoto H, Fujita K, Matsuda E, Iigo M, Takasuka N, Moore MA. « *Cancer prevention by natural compounds* ». Drug Metab Pharmacokinet. 2004 Aug;19(4):245-63.

La chlorelle

Karadjova IB, Slaveykova VI, Tsalev DL. « *The biouptake and toxicity of arsenic species on the green microalga Chlorella salina in seawater* ».Aquat Toxicol Amst Neth. 2008;87(4):264-71.

Wu Y, Wang W-X. « *Accumulation, subcellular distribution and toxicity of inorganic mercury and methylmercury in marine phytoplankton* ». Environ Pollut Barking Essex 1987. 2011;159(10):3097 105.

Ibusuki K, Minamishima Y. « *Effect of Chlorella vulgaris extracts on murine cytomegalovirus infections* ». Nat Immun Cell Growth Regul. 1990;9(2):121 8.

Kwak JH, Baek SH, Woo Y, Han JK, Kim BG, Kim OY, et al. « *Beneficial immunostimulatory effect of short-term Chlorella supplementation: enhancement of natural killer cell activity and early inflammatory response (randomized, double-blinded, placebo-controlled trial)* ». Nutr J. 2012;11:53.

Lee SH, Kang HJ, Lee H-J, Kang M-H, Park YK. « *Six-week supplementation with Chlorella has favorable impact on antioxidant status in Korean male smokers* ». Nutrition.2010;26(2):175-83. Becker, E. (2007). « *Micro-algae as a source of protein* ». Biotechnology advances, 25(2), 207-210.

Morimoto, T., Nagatsu, A., Murakami, N., Sakakibara, J., Tokuda, H., Nishino, H., & Iwashima, A. (1995). « *Anti-tumour-promoting glyceroglycolipids from the green alga, Chlorella vulgaris* ». Phytochemistry, 40(5), 1433-1437.

Morris, H. J., Carrillo, O. V., Almarales, Á., Bermúdez, R. C., Alonso, M. E., Borges, L., Quintana, M. M., Fontaine, R., Llauradó, G., & Hernández, M. (2009). « *Protein hydrolysates* from the alga *Chlorella vulgaris 87/1 with potentialities in immunonutrition* ». Biotecnología Aplicada, 26(2), 162-165.

Brocoli

Galan MV1, Kishan AA, Silverman AL., « *Oral broccoli sprouts for the treatment of Helicobacter pylori infection: a preliminary report* ». août 2004

Ambrosone CB, McCann SE, et al. « *Breast cancer risk in premenopausal women is inversely associated with consumption of broccoli, a source of isothiocyanates, but is not modified by GST genotype* ». J Nutr 2004 May;134(5):1134-8.

Hara M, Hanaoka T, et al. « *Cruciferous vegetables, mushrooms, and gastrointestinal cancer risks in a multicenter, hospital-based case-control study in Japan* ». Nutr Cancer 2003;46(2):138-47.

Li Tang et al. « *Intake of cruciferous vegetables modifies bladder cancer survival* », Cancer Epidemiology, Biomarkers & Prevention, vol.19, n°7, American Association for Cancer Research, juillet 2010.

Le chardon-marie

K. Hruby, G. Csomos, M. Fuhrmann, H. Thaler (1983) « *Chemotherapy of Amanita phalloides poisoning with intravenous silibinin* ». Human toxicology 2 (2): 183-95.

Ramasamy K, Agarwal R, « *Multitargeted therapy of cancer by silymarin* », Cancer Lett, vol. 269, no 2, 2008, p. 352-62.

Voroneanu L, Nistor I, Dumea R et al. « *Silymarin in type 2 diabetes mellitus: a systematic review and meta-analysis of randomized controlled trials* », J Diabetes Res, 2016;2016:5147468.

Le jeûne

Martin, B., Mattson, M. P., & Maudsley, S. (2006). « *Caloric restriction and intermittent fasting: Two potential diets for successful brain aging* ». Ageing Research Reviews, 5(3), 332–353. http://doi.org/10.1016/j.arr.2006.04.002.

Ruth E. Patterson et Dorothy D. Sears, « *Metabolic Effects of Intermittent Fasting* », Annual Review of Nutrition, vol. 37, no 1, 21 août 2017, p. 371–393.

Ruth E. Patterson, Gail A. Laughlin, Andrea Z. LaCroix et Sheri J. Hartman, « *Intermittent Fasting and Human Metabolic Health* », Journal of the Academy of Nutrition and Dietetics, vol. 115, no 8, août 2015, p. 1203–1212.

Mark P. Mattson, Valter D. Longo et Michelle Harvie, « *Impact of intermittent fasting on health and disease processes* », Ageing Research Reviews, vol. 39, octobre 2017, p. 46–58.

Tatiana Moro, Grant Tinsley, Antonino Bianco et Giuseppe Marcolin, « *Effects of eight weeks of time-restricted feeding (16/8) on basal metabolism, maximal strength, body composition, inflammation, and cardiovascular risk factors in resistance-trained males* », Journal of Translational Medicine, vol. 14, oct 2013.

Aljohara S. Almeneessier, Seithikurippu R. Pandi-Perumal et Ahmed S. BaHammam, « *Intermittent Fasting, Insufficient Sleep, and Circadian Rhythm: Interaction and Effects on the Cardiometabolic System* », Current Sleep Medicine Reports, 19 juillet 2018.

Valter D. Longo et Mark P. Mattson, « *Fasting: Molecular Mechanisms and Clinical Applications* », Cell Metabolism, vol. 19, no 2, février 2014, p. 181–192.

Mohammad Adawi, Abdulla Watad, Stav Brown et Khadija Aazza, « Ramadan Fasting Exerts Immunomodulatory Effects: Insights from a Systematic Review », Frontiers in Immunology, vol. 8, 2017 - La Revue Prescrire avril 2007, Tome 27, no 282.

Benjamin D. Horne, Joseph B. Muhlestein et Jeffrey L. Anderson, « *Health effects of intermittent fasting: hormesis or harm? A systematic review* », The American Journal of Clinical Nutrition, vol. 102, no 2, août 2015, p. 464–470.

Harvie M, Wright C, Pegington M, et al. « *The effect of intermittent energy and carbohydrate restriction v. daily energy restriction on weight loss and metabolic disease risk markers in overweight women* ». Br J Nutr. 2013;110(8):1534-47.

Brandhorst S, Choi IY, Wei M, et al. « *A Periodic Diet that Mimics Fasting Promotes Multi-System Regeneration, Enhanced Cognitive Performance, and Healthspan* ». Cell Metab. 2015;22(1):86-99.

Deshydratation

British Nutrition Foundation (Ed.). « *Nutrition Basics - Liquids for life* », nutrition.org.uk. www.nutrition.org.uk.

Conseil Européen de l'Information sur l'Alimentation (EUFIC). « *Hydration - essentielle à votre bien-être* »EUFIC. www.eufic.org.

Intelihealth (Ed.). « *Nutrition – Water, Aetna Intelihealth* », www.intelihealth.com.

Intelihealth (Ed.). The « *8 Glasses per Day* ». Rule, Aetna Intelihealth. www.intelihealth.com.

Kleiner SM. Water: an essential but overlooked nutrient. J Am Diet Assoc. 1999 Feb; 99(2):200-6. Review. Erratum in: J Am Diet Assoc 1999 Apr; 99(4):411.

Mayo Foundation for Medical Education and Research (Ed). Food and Nutrition Center – « *Water: How much should you drink every day?* » MayoClinic.com. www.mayoclinic.com.

Société des obstétriciens et gynécologues du Canada. « *Renseignements sur la santé des femmes, Grossesse - Nausées et vomissements de la grossesse* ». SOGC. http://sogc. medical.org.

Le sauna

Kukkonen-Harjula K, Oja P, Laustiola K et al. « *Haemodynamic and hormonal responses to heat exposure in a Finnish sauna bath* ». Eur J Appl Physiol Occup Physiol, 1989; 58:543-550.

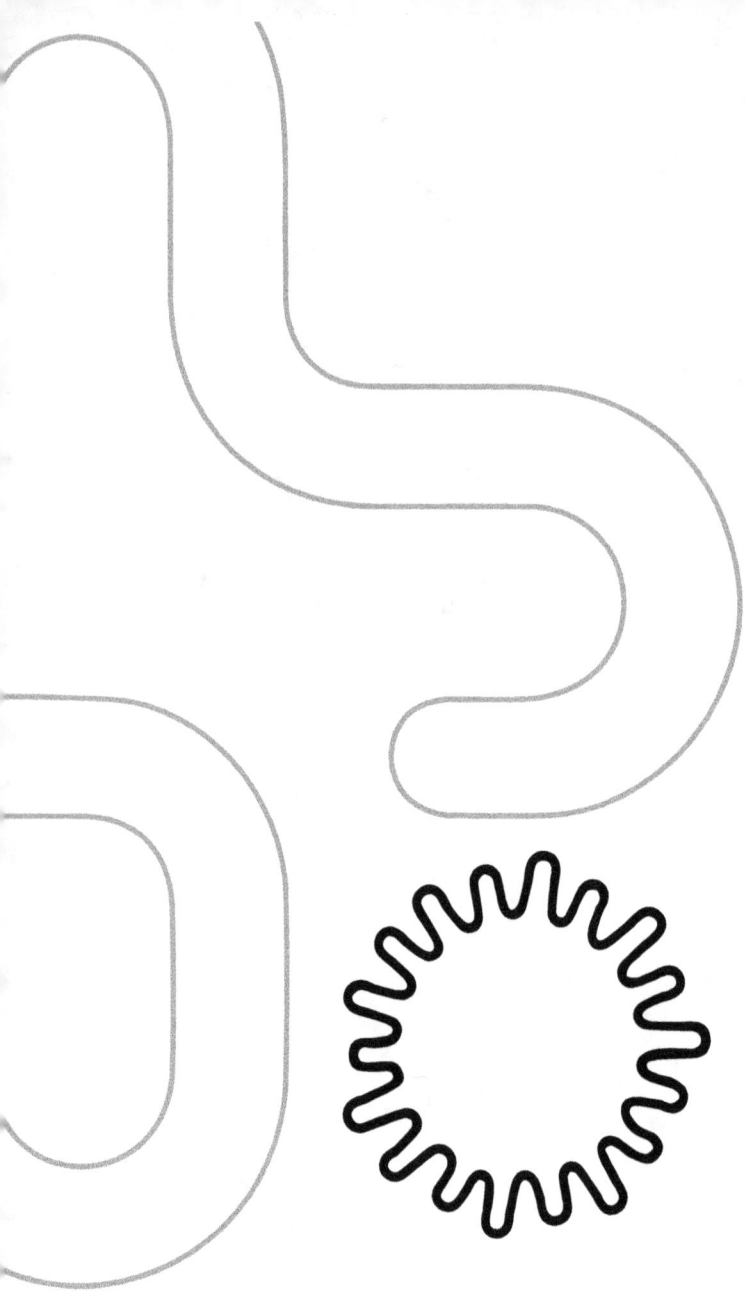

CHAPITRE 5
RÉPARER

C'est la 3ème étape du processus de contrôle des maladies auto immunes ; après avoir réduit au maximum possible tous les éléments déclencheurs, après avoir déclenché les processus de détoxication, il est temps de mettre en place les stratégies de réparation qui vont porter sur les 2 acteurs responsables de l'apparition des maladies auto immunes : l'intestin, et le système immunitaire et leur consequences : la réaction inflammatoire.

RÉPARER L'INTESTIN

Nous avons pu constater que pratiquement 100% des patients atteints de maladies auto immunes présentent des lésions de type dysbiose ou d'hyperperméabilité intestinale avec des perturbations parfois graves du microbiote intestinale. La première étape est donc de rétablir le bon fonctionnement de ce microbiote.

Les Aliments Prébiotiques

Les prébiotiques sont des composés alimentaires qui stimulent sélectivement la croissance et/ou l'activité des bactéries intestinales (les probiotiques). Ce sont des sucres non digestibles qui font partie des fibres alimentaires et qui sont fermentées par nos bactéries. Ils échappent à la digestion dans l'intestin grêle et sont des substrats potentiels pour l'hydrolyse et la fermentation par les bactéries intestinales. Alors que les probiotiques introduisent de bonnes bactéries dans l'intestin, les prébiotiques agissent comme un « *engrais* » pour les bonnes bactéries qui sont présentes dans votre intestin. Pour chaque portion de 100g de glucides consommés sous forme de prébiotiques, on estime que 300g de bactéries sont produits. Lorsque les bactéries intestinales digèrent ces aliments, elles produisent des acides gras à chaine courte (dont l'acide butyrique) qui permettent, entre autres, d'améliorer le revêtement intestinal. En outre les acides gras à chaine courte améliorent l'absorption du sodium, de l'eau, du calcium et de nombreux minéraux.

Ils diminuent le Ph de l'intestin ce qui inhibe la croissance des mauvaises bactéries. Ils améliorent le fonctionnement du système immunitaire.

Pour être efficaces les prebiotiques doivent posséder 3 caractéristiques :

- Ils doivent être non digestibles

- Ils doivent pouvoir être fermentés par des bactéries intestinales

- Ils doivent présenter des avantages (prouvés) en termes de santé

Il existe de nombreux aliments riches en prebiotiques : Ail, Artichauts, Asperges, Betteraves, Brocolis, Chicorée, Chou, Endives, Oignons, Pissenlit, Poireaux, Lentilles, Pois chiches, Haricots rouges, Ananas, Bananes, Nectarines, Pamplemousse, Pêche, Chicorée, Topinambour.

La Racine de Chicorée : Environ 47% des fibres de la racine de chicorée proviennent de la fibre prébiotique inuline. Elle est souvent utilisée comme substitution sans caféine pour le café. Ses fibres inulines favorisent les bactéries de l'intestin, réduisent la constipation et aident à décomposer le gras.

Les Feuilles de Pissenlit : Elles contiennent 4 grammes de fibres par portion de 100 grammes. Une importante ration de ces fibres vient de l'inuline. Elles sont un excellent substitut riche en fibre pour remplacer la verdure dans votre salade. Elles augmentent les bonnes bactéries dans vos intestins, réduisent la constipation et améliorent le système immunitaire.

L'artichaut de Jérusalem ou Topinambour : Il fournit environ 2 grammes de fibre alimentaire pour 100 grammes, 76% de ces fibres proviennent de l'inuline. Ils peuvent être mangés cuits ou crus. Ils aident à améliorer votre système immunitaire et à prévenir les maladies métaboliques.

L'Ail : Environ 11% des fibres de l'ail proviennent de l'inuline et 6% d'un prébiotique sucré et naturel appelé fructo-oligosaccharides (FOS). L'ail agit comme un prébiotique en stimulant le développement de Bifidobacteries dans les intestins. Il prévient aussi le développement des bactéries à l'origine de maladies. Il a été démontré qu'il aide à promouvoir les bonnes bactéries et évite le développement des mauvaises bactéries.

Les Oignons : De manière semblable à l'ail, l'inuline compte pour 10% des fibres contenues dans l'oignon, alors que les FOS forment environ 6%. Les FOS renforcent la flore de l'intestin, aident à décomposer les graisses et stimulent le système immunitaire en augmentant la production de l'oxyde nitrique dans les cellules.

Les Poireaux : Les poireaux contiennent jusqu'à 16% de fibres d'inuline. Grâce à leur contenu en inuline, les poireaux stimulent les bonnes bactéries de vos intestins et aident à décomposer les graisses.

Les Asperges : Son contenu en inuline peut être d'environ 2 à 3 grammes par portion de 100 grammes. La combinaison de fibres et d'antioxydants dans les asperges semblent également avoir des avantages anti-inflammatoires.

Les Bananes : Elles sont riches en fibres. Elles sont aussi excellentes pour stimuler les bonnes bactéries dans les intestins et réduire les ballonnements.

Les Pommes : Les pectines dans les pommes ont des bienfaits prébiotiques. Elles augmentent le butyrate, un acide gras à chaines courtes qui nourrit les bonnes bactéries des intestins et diminuent la population de mauvaises bactéries. Elles ont aussi des propriétés antioxydants et anti-inflammatoires.

La Racine de Konjac : Le glucomannan du Konjac stimule la croissance des bonnes bactéries des intestins, soulage la constipation, stimule le système immunitaire, diminue le cholestérol dans le sang et aide à perdre du poids.

Le Cacao : La décomposition des graines de cacao dans le côlon produit des oxydes nitriques, qui ont des effets bénéfiques sur le système cardiovasculaire. Il contient des flavanols qui augmentent les bonnes bactéries des intestins, diminuent le cholestérol et améliorent la santé cardiovasculaire.

La Racine de Bardane : Elle contient environ 4 grammes de fibres par portion de 100 grammes, et la majorité de celles-ci proviennent de l'inuline et des FOS. Elle stimule le péristaltisme, empêcher la formation de mauvaises bactéries dans le côlon et stimule le système immunitaire.

Les Graines de Lin : Le contenu en fibre des graines de lin est de 20 à 40% de fibres solubles provenant des mucilages et 60 à 80% des fibres insolubles de cellulose et de lignine. Elles stimulent les bonnes bactéries de l'intestin, le péristaltisme et réduisent la quantité de graisse alimentaire digérée.

Les Algues : Elles ont une excellente source de fibres prébiotiques. Elles peuvent augmenter la population de bonnes bactéries, bloquer la prolifération de mauvaises bactéries et améliorer les fonctions immunitaires.

Les compléments alimentaires prébiotiques

On peut trouver pratiquement tous les aliments prébiotiques sous forme de compléments alimentaires.

L'acide butyrique

Les AGCC (acides acétique, propionique et butyrique) sont rapidement absorbés par la muqueuse colique, et le butyrate est presque totalement métabolisé après son absorption dans les cellules intestinales. Il représente le principal substrat énergétique des cellules de l'épithélium colique. Les AGCC, et principalement le butyrate, exercent un effet trophique sur l'épithélium de l'intestin grêle et du côlon, et en même temps, le butyrate est capable d'inhiber la prolifération des cellules cancéreuses colorectales. L'influence des AGCC s'exerce également sur les défenses de la muqueuse intestinale. Le butyrate semble constituer un élément des réponses immunes innées non-adaptatives de l'hôte contre l'infection. Par ailleurs, les AGCC pourraient avoir un effet prophylactique ou thérapeutique, notamment comme anti diarrhéiques et dans le traitement des colites de diversion, des rectites radiques et de la rectocolite ulcero-hemmorragique (RCUH). Des études mettent également en évidence l'intérêt des AGCC dans les phénomènes de cicatrisation post-opératoire et dans les cancers colorectaux.

Le vinaigre de cidre de pommes

Le vinaigre de cidre contient plus d'une trentaine de substances nutritives : des minéraux, des vitamines et des acides essentiels, plusieurs enzymes et une bonne dose de pectine. Il est particulièrement riche en potassium et en d'autres oligo-éléments tels que le phosphore, le calcium, le magnésium, le soufre, le fer, le fluor, le silicium, le bore et bien d'autres. Il contribue à la bonne marche de notre système digestif en augmentant ses enzymes, détruit les bactéries et absorbe le trop plein d'acides de l'estomac. Il est donc excellent contre les aigreurs, les spasmes et les renvois et gaz intestinaux. Il aide à la digestion et évitera les intoxications alimentaires. Il aide au renouvellement de la flore intestinale et luttera contre la constipation, pour cela le prendre au coucher. Pour contrer les aigreurs d'estomac, le prendre pendant le repas. Le vinaigre de cidre pur consommé à dose modérée ne provoque pas de brûlures, ni d'ulcères. Si vous prenez une petite cuillère à café de vinaigre de cidre quotidiennement vous éviterez les risques d'infection urinaire.

Sources :
- « Vinegar: Not Just for Salad ». National Capital Poison Center, Washington, DC. 2017.

Les fructo-oligosaccharides (FOS)

Parmi les prébiotiques, on retrouve l'inuline et surtout les fructo-oligosaccharides (FOS) ou oligofructosides qui sont des chaînes de fructose terminées (ou pas systématiquement, dans le cas des oligofructosides dérivés de l'inuline) par une unité de glucose. Ces fibres fermentescibles nourrissent de façon sélective certaines bactéries bénéfiques du microbiote intestinal : les bifidobactéries. On dit alors qu'ils sont fortement bifidogènes. De nombreuses études chez l'homme ont montré que l'ingestion de FOS induisait de profondes modifications de la flore intestinale, caractérisées par un accroissement des colonies de bifidobactéries et par une diminution de celles des clostridies, des entérobactéries et des bactéroïdes. Cette stimulation de croissance des bifidobactéries améliore considérablement le confort intestinal. Les FOS soutiennent le système immunitaire intestinal (SII) en renforçant la fonction de barrière intestinale. De plus, en augmentant les colonies de bifidobactéries, ils modulent différents paramètres de l'immunité incluant l'activation des lymphocytes et des macrophages, la production d'anticorps (IgAs) et enfin accroissent la résistance aux infections par des organismes pathogènes. Les FOS renforcent l'absorption intestinale de certains minéraux, comme le calcium et le magnésium, et de certaines substances, telles les isoflavones, agissant de ce fait sur la densité minérale osseuse.

Les aliments probiotiques

Après tout ce que vous avez lu sur l'intestin et sa liaison intime avec les bactéries vous êtes probablement convaincu qu'il faut manger des aliments qui sont bons pour notre intestin, en particulier des souches bactériennes qui vont alimenter notre microbiote et vous avez raison. Modifiez votre alimentation et découvrez ce qu'il faut manger en termes d'aliments probiotiques. Ce sont les aliments fermentés qui nous fournissent les bactéries probiotiques, et ceci au moins depuis six mille ans quand les Chinois faisaient fermenter le chou.

La fermentation

Pourquoi les aliments fermentés fournissent les bonnes bactéries à nos intestins ?

La fermentation est un processus métabolique de conversion des sucres en alcool, en CO^2 ou en acides organiques. Elle exige la présence de levures, de bactéries ou des deux. Vous connaissez surement des exemples de fermentation : le vin, la bière ou la pâte à pain. La fermentation qui transforme les aliments en probiotiques est appelée, fermentation lactique (lactique, non pas pour le lait mais pour l'acide lactique). Au cours de ce processus les bonnes bactéries convertissent les molécules de sucre en acide lactique, ce qui leur permet de proliférer. En retour, cet acide lactique protège les aliments fermentés de l'invasion par des bactéries nuisibles, car il crée un environnement acide qui détruit les bactéries nocives. Il suffit par exemple d'ajouter des bonnes bactéries comme Lactobacillus acidophilus dans des aliments contenant du sucre pour démarrer le processus. Beaucoup de bonnes bactéries telles que les bifidobactéries et les lactobacilles sont tirées de sources naturelles. Ces souches bactériennes jouent un rôle capital dans notre intestin : elles maintiennent l'intégrité du revêtement intestinal, équilibrent le pH de notre corps, se comportent comme des antibiotiques, régulent l'immunité et contrôlent l'inflammation. Elles inhibent la croissance des bactéries nuisibles en produisant des substances antimicrobiennes (les bactériocines).

Exemples d'aliments fermentés

Le yaourt fabriqué avec des cultures vivantes : Attention aux sucres ajoutés, aux édulcorants et aux arômes artificiels. Lisez les étiquettes. Pour les personnes intolérantes aux produits laitiers, le yaourt à base de noix de coco est excellent. Choisissez un yaourt élaboré avec du lait entier biologique venant d'animaux nourris à l'herbe et qui contienne des ferments vivants.

Le petit-lait : Lorsqu'on laisse du lait cru cailler naturellement à température ambiante, il se forme des grumeaux et un liquide que l'on récupère par filtration, le petit-lait. Ce dernier est souvent utilisé pour ensemencer les préparations fermentées. Il favorise le développement des micro-organismes nécessaires aux aliments fermentés et il permet de réduire la quantité de sel nécessaire pour la fermentation.

Le kéfir : C'est un produit laitier fermenté qui ressemble au yaourt. Il se compose de « *grains* » de kéfir (des levures et des bactéries) associés a du lait de chèvre. Il est riche en lactobacilles, bifidobactéries et antioxydants. Pour les personnes intolérantes au lactose, le kéfir au noix de coco est délicieux.

La Kombucha : c'est une sorte de thé noir fermenté.

Le tempeh : C'est du soja fermenté riche en protéines. Excellente source de Vitamine B^{12}.

Le Kimchi : Assez relevé en épices, il fournit des bactéries, du calcium, du fer, du beta carotène et des vitamines.

La choucroute : Elle aurait la capacité de nettoyer notre système digestif, de régénérer notre flore intestinale, de renforcer nos défenses immunitaires et préviendrait la dépression, le stress, l'anxiété et les risques d'obésité. Durant son séjour dans l'eau, le chou va se transformer en choucroute crue grâce au phénomène de lactofermentation.

Les compléments alimentaires probiotiques

L'industrie des probiotiques est en plein essor et le microbiome humain est composé de milliers d'espèces, dont certaines, essentielles, ont été identifiées et étudiées en détail. Récemment leur liste s'est enrichie de nouvelles souches qui leur confèrent, parfois, des applications plus spécifiques :

• Bacillus subtilis est plus spécifique du côlon irritable ;

• Lactobacillus gasseri permet de mieux gérer son poids ;

• Lactobacillus reuteri s'adresse au système cardiovasculaire ;

Saccharomyces boulardii, lui, est l'ancêtre des traitements anti diarrhéique. L'obstacle majeur dans la prise de probiotiques reste leur possible destruction par l'estomac avant qu'ils n'arrivent dans l'intestin. La libération du contenu des capsules traditionnelles à base de gélatine se fait quasi immédiatement au contact des acides de l'estomac, et on observe une désintégration complète un quart d'heure après l'ingestion. Cette dissolution rapide des principes actifs peut être dommageable pour certains ingrédients et nutriments très sensibles aux pH acides. Ce qui n'est pas le cas, selon une nouvelle étude, pour les capsules à libération retardée (DRcaps™) qui ne commencent la libération de leur contenu que dans un délai moyen de 52 minutes après l'ingestion et sont pleinement désintégrées 72 minutes après qu'on les a avalées. Cette libération survient donc après que les capsules ont traversé l'estomac. Dans ce cas il suffit de prendre une à deux gélules par jour pour assurer les besoins (30 à 60 milliards d'unité CFU).

Les espèces les plus étudiées sont : L. Plantarum, L. Acidophilus, L. Brevis, Bifidobacterium Lactis, et Bifidobacterium Longum.

Bifidobacterium longum

Le Bifidobacterium longum est une bactérie lactique bénéfique, que l'on retrouve dans la flore dominante chez l'homme. Le Bifidobacterium longum BB536 est l'une des souches les plus étudiées et dont on connaît le mieux les effets bénéfiques, notamment sur l'équilibre de la flore intestinale. On connaît actuellement près de 32 souches de Bifidobacterium. La principale caractéristique du Bifidobacterium est qu'il produit de l'acide lactique et de l'acide acétique comme principaux dérivés de la fermentation du glucose. L'effet physiologique le plus important des bifidobactéries est l'amélioration de l'état de l'intestin, incluant celle de la flore intestinale, l'inhibition des substances putréfiantes intestinales, le soulagement de la diarrhée ou de la constipation. Outre de l'acide lactique, les bifidobactéries produisent de l'acide acétique qui exerce une puissante action bactéricide responsable de la destruction de bactéries nuisibles. Les bifidobactéries induisent la production d'anticorps spécifiques et non spécifiques. L'administration de B. longum BB536 lyophilisé inhibe les cancers.

Lactobacillus gasseri

Lactobacillus Gasseri est une souche probiotique qui renforce la flore intestinale et à la capacité unique de favoriser la perte de poids. C'est une souche probiotique qui provient à l'origine du lait maternel. Il est principalement connu comme probiotique pour renforcer les défenses naturelles. Des chercheurs japonais ont mis en évidence des bienfaits du Lactobacillus Gasseri sur la perte de poids. Ils ont mené une étude dont l'objectif était d'examiner son impact sur l'obésité. L'essai clinique a été mené sur 87 sujets ayant un surplus important de graisse abdominale. En quelques semaines seulement, les sujets ayant ingéré du Lactobacillus Gasseri avaient perdu en moyenne 4,6 % de graisse abdominale et 3,3 % de graisses sous-cutanées. Leur poids avait diminué de 1,4 % et leur tour de taille de 1,8 %.

Lactobacillus plantarum

Lactobacillus plantarum fait partie des quelques lactobacilles (avec L. crispatus, L. gasseri) impliqués à la fois dans la production d'aliments fermentés et résidant habituellement dans le tractus intestinal. Sa parfaite innocuité l'autorise dans les applications alimentaires. Pour avoir droit en outre au statut de bactérie probiotique, il doit montrer son aptitude à atteindre puis à survivre dans l'intestin. Il a été montré qu'il pouvait tolérer la forte acidité (pH 2) de l'estomac et surmonter l'exposition aux acides biliaires dans la partie proximale de l'intestin grêle. Il est de plus apte à survivre dans la partie distale du côlon (iléon).

La science des psychobiotiques

Nous savons aujourd'hui que les bactéries intestinales peuvent parler au cerveau d'une manière qui affecte notre humeur, notre appétit, et même nos rythmes circadiens, et le prochain défi pour les scientifiques sera de contrôler cette communication.

Les psychobiotiques font référence à des probiotiques utilisés pour soigner les problèmes d'ordre psychologique ou psychiatrique comme la dépression. Les bactéries digestives comme Bifidobacterium infantis, Lactobacillus helveticus et Bifidobacterium longum produisent des substances qui agissent sur le cerveau. Elles fabriquent notamment de la sérotonine et de l'acide gamma-aminobutyrique (GABA), deux neurotransmetteurs qui interviennent dans le contrôle de l'humeur. Ces psychobiotiques ouvrent donc la voie vers de nouvelles méthodes de traitement des maladies comportementales. En 2013, Emeran Mayer observe, pour la première fois en IRM fonctionnelle que la consommation de lait fermenté (enrichi en probiotiques) pendant trente jours chez des volontaires sains modifie l'activité des régions cérébrales qui contrôlent la gestion centrale des émotions et des sensations. Déjà en 2000, un antibiotique (vancomycine), prescrit contre la bactérie pathogène Clostridium difficile, avait atténué les symptômes d'un petit groupe d'enfants autistes, le temps du traitement. Et un traitement oral avec une souche de Bacteroides fragilis humaine administré à des souriceaux au comportement autistique avait fait reculer leurs anomalies digestives.

Les recherches sur les nombreuses implications du microbiote sur la santé ne font que commencer. Nous n'en sommes qu'aux balbutiements mais une chose est déjà sûre : prendre soin de son microbiote ne peut être que bénéfique pour la santé en général et le cerveau en particulier.

Sources :
- Mayer, EA; Knight, R; Mazmanian, SK; et al. (2014). "Gut microbes and the brain: paradigm shift in neuroscience" (PDF). J Neurosci. 34: 15490–15496
- Dinan, T.G; Cryan, 2015 (2015). "The impact of gut microbiota on brain and behavior: implications for psychiatry". Curr Opin Clin Nutr Metab Care. 18: 552–558.
- Wang, Huiying; Lee, In-Seon; Braun, Christoph; Enck, Paul (October 2016). "Effect of Probiotics on Central Nervous System Functions in Animals and Humans: A Systematic Review". J Neurogastroenterol Motil. 22 (4): 589–605.

Différents essais montrent qu'une prise journalière de souches de lactobacilles diminue la numération des bactéries anaérobies Gram négatives au niveau de la muqueuse rectale et que les principaux lactobacilles retrouvés dans la dizaine de jours qui suivent la fin de la prise, au niveau du jéjunum (intestin grêle), était les souches de L. plantarum 299 et 299v. D'un point de vue médical, la réduction du nombre de bactérie anaérobies Gram négatives est considérée comme étant avantageuse, puisque ces bactéries sont fréquemment isolées dans les sites infectés après une intervention chirurgicale. Une étude portant sur des sujets ayant un taux assez élevé de cholestérol, a montré que l'absorption de L. plantarum 299v pouvait réduire le cholestérol LDL de 9,6 %.

Quelques essais cliniques ont testé l'efficacité de L. plantarum à stimuler le système immunitaire. Les résultats encourageants qui ont été obtenus, demandent toutefois des études complémentaires pour confirmation. L. plantarum aurait aussi un effet protecteur contre les infections intestinales. Une étude randomisée en double aveugle et placebo a montré que pour les patients sous antibiotiques, les diarrhées à Clostridium difficile étaient moins fréquentes si le traitement antibiotique était associé avec L. plantarum 299v.

Lactobacillus reuteri

Helicobacter Pylori est une souche bactérienne nocive et coriace dont il est difficile de venir à bout : en raison d'une résistance de plus en plus affirmée, elle répond mal au traitement antibiotique, lequel reste cependant la seule approche de la médecine conventionnelle. Elle est responsable de la plupart des brûlures d'estomac, des gastrites et des ulcères gastriques dont la gravité est bien établie et du cancer de l'estomac. Heureusement, des chercheurs ont récemment découvert les propriétés d'une souche bactérienne, Lactobacillus reuteri qui s'avère très efficace pour combattre Helicobacter pylori, et cela sans présenter les risques de la thérapie antibiotique classique. Elle présente la particularité de coaguler dans l'estomac en formant des co-agrégats avec les bactéries Helicobacter pylori, ce qui réduit la charge toxique dans l'estomac et diminue le risque de développement d'une gastrite ou d'un ulcère gastro-intestinal. Une fois la coagulation opérée dans l'estomac, l'agrégat est excrété puis expulsé du corps par le tube digestif. Il n'y a donc pas de modification de la flore intestinale, comme c'est le cas lorsqu'on utilise des antibiotiques pendant trois semaines, c'est-à-dire toute la durée d'un protocole classique. On n'assiste pas non plus au développement de « *résistances* » fréquemment observées avec l'usage du métronidazole et de l'amoxicilline. Une fois la bactérie éradiquée, la réinfection est rare. Le traitement peut donc être considéré comme définitif.

Lacidophilus

Lb. Acidophilus (souche NCFM) produit une bactériocine, nommée lactacine B, qui in vitro a une activité inhibitrice contre d'autres lactobacilles et contre Enterococcus faecalis. Il a été montré que cette souche NCFM a par ailleurs une activité antagoniste contre des agents pathogènes des produits alimentaires comme Staphylococcus aureus, Salmonella typhimurium, Escherichia coli et Clostridium perfringens. Cette inhibition provient de la production d'acides organiques, de peroxyde d'hydrogène et peut-être de produits antimicrobiens. Les bactéries lactiques qui sont connues pour avoir la capacité de métaboliser le lactose pourraient être une source de lactase (l'enzyme hydrolysant le lactose) dans l'intestin grêle et ainsi faciliter la digestion du lactose. Plusieurs études indiquent une activité anti-carcinogène de la souche NCFM

Les autres compléments alimentaires pour l'intestin

Berberine

La berbérine est probablement le complément alimentaire le plus efficace pour restaurer les jonctions serrées, lutter contre l'hyperperméabilité du grêle et rétablir une symbiose au niveau de notre microbiome. La berbérine est un alcaloïde naturel produit par certaines plantes comme le vinettier (Berberis vulgaris), aussi connu sous le nom d'épine-vinette. Utilisée depuis longtemps dans la médecine chinoise et ayurvédique, la berbérine fait l'objet de nombreuses recherches sur ses propriétés et ses bienfaits pour la santé.

Berberine et diabète type 2

Son mécanisme d'action relève essentiellement de la régulation de l'AMPK (Adénosine Monophosphate activated Protein Kinase). Cette molécule est une enzyme fondamentale pour l'organisme, en participant à la normalisation du métabolisme énergétique, ainsi qu'à la régulation de la prise alimentaire et de la sensibilité des tissus. Elle joue ainsi un rôle clef dans certaines pathologies métaboliques comme le diabète, l'insulino-résistance, l'obésité ou les complications liées au diabète.

En activant l'AMPK, la berbérine va ainsi agir à différents niveaux :

• en stimulant le métabolisme des acides gras dans les mitochondries, elle va réduire les niveaux sanguins des lipides circulants : triglycérides et LDL-cholestérol ;

• en augmentant la production de GLUT4, un transporteur de glucose qui se rencontre essentiellement dans les muscles et les cellules graisseuses, elle va permettre une amélioration de la sensibilité à l'insuline ;

• en améliorant la sensibilité à l'insuline, elle va faciliter le transport du glucose intracellulaire, permettant à l'organisme de mieux utiliser les sucres et l'insuline et, ainsi, d'abaisser le taux de glucose dans le sang.

Pour faire simple :

• Lorsque l'AMPK est désactivé, ce n'est pas bon pour note santé ;

• Lorsque l'AMPK est activé c'est bon pour notre santé ;

• Les propriétés de la berbérine permettent de la rapprocher de la metformine, substance très largement utilisée en pharmacie pour le traitement du diabète de type II et du surpoids lié au métabolisme du glucose.

Berberine et microbiome

On sait maintenant que la sécrétion de Zonuline prolonge l'ouverture des « *jonctions serrées* »qui devraient être quasi imperméables entre les cellules de l'intestin. Cette hyperperméabilité va laisser passer des molécules plus importantes, des bactéries, et surtout ces fameuses LPS qui, dans la circulation sanguine, se comportent comme des endotoxines. C'est cette endotoxemie qui va déclencher une cascade de cytokines pro-inflammatoires. La berbérine va contribuer à la fermeture des jonctions serrées. La berbérine va réprimer les réponses inflammatoires en activant l'AMP kinase au niveau des macrophages et en réprimant l'expression des gènes pro inflammatoires comme le TNFalpha, les IL-1 ; 6 et autres. D'autre part la berbérine joue le rôle de LPS-antagoniste et contribue largement à la désescalade inflammatoire. Les doses recommandées sont de 500 mg, trois fois par jour un quart d'heure avant les repas.

Les enzymes digestives

Une enzyme digestive a pour fonction de dégrader les macromolécules biologiques en libérant les petites unités moléculaires (monomères) qui les constituent afin de faciliter leur assimilation par l'organisme. Ces enzymes se trouvent d'une part dans l'appareil digestif humain, et d'autre part à l'intérieur même des cellules, essentiellement dans un organite appelé lysosome, où elles participent au métabolisme cellulaire en permettant le recyclage des biomolécules. Il existe un grand nombre d'enzymes digestives. On en trouve dans la salive, où elles sont produites par les glandes salivaires, dans l'estomac, où elles sont produites dans la paroi stomacale, dans le suc pancréatique, où elles sont produites par le pancréas exocrine, et dans les intestins (intestin grêle et gros intestin). On les classe en fonction du type de substrats qu'elles dégradent : Les peptidases (ou protéases) clivent les protéines et les enzymes en peptides courts et en acides aminés, notamment : la pepsine ; les cathepsines ; la trypsine ; la chymotrypsine ; l'élastase pancréatique ; l'érepsine. Les lipases clivent les lipides en acides gras et glycérol, notamment : la lipase pancréatique ; la stérol estérase. Les glycoside hydrolases (ou glycosidases) clivent les glucides tels que l'amidon en oligosaccharides et en oses simples, notamment : l'α-amylase ; la saccharase-isomaltase ; la maltase ; la lactase. Les nucléases clivent les acides nucléiques en nucléotides.

Pour plusieurs raisons, votre corps a plus de mal à fabriquer des enzymes pour digérer et bien assimiler les nutriments essentiels en prenant de l'âge. Même si vous avez une bonne alimentation, l'absorption finale des nutriments essentiels par votre corps est dépendante (entre autres) de la bonne production de ces enzymes. Autrement dit : bien digérer est aussi important que bien manger. Vous absorbez ce que vous digérez et cela est différent de ce que vous mangez. C'est primordial mais on l'oublie très souvent. La plupart des aliments frais et crus contiennent des enzymes qui vont aider leur propre digestion. Or, la chaleur et la conservation, entre autres, peuvent en détruire une grande partie, rendant la digestion de ces aliments plus difficile. Les fruits et légumes crus sont généralement de bonnes sources d'enzymes et particulièrement : le gingembre, la mangue, le kiwi, la figue, l'aloe vera... L'ananas et la papaye sont riches en enzymes protéolytiques et facilitent ainsi la digestion des protéines. Les graines germées apportent aussi beaucoup d'enzymes. Les aliments fermentés sont pleins d'enzymes et favorisent la digestion. Il est donc généralement bon d'avoir ces aliments dans nos repas : l e vinaigre de cidre, la choucroute, le miso, le tempeh, le kéfir, le Kombucha, les pickles (olives, cornichons, câpres...), etc... Traditionnellement, on sait que certaines plantes amères stimulent la production des sucs digestifs. On retrouve aussi l'usage de ces plantes dans l'ayurvéda : gentiane, pissenlit, chicorée, curcuma... C'est dans cet esprit que les salades amères sont servies en début de repas, pour préparer la digestion.

Si vous estimez que votre digestion n'est pas à son niveau optimal, alors tournez-vous vers les compléments alimentaires. Il en existe d'excellents (Enzymedica ou Supersmart sur Amazon). Il est plus courant de prendre une association d'enzymes couvrant l'ensemble des besoins de la digestion.

SOURCES ET RÉFÉRENCES

Quigley, EM (2013). « *Gut bacteria in health and disease* ». Gastroenterol Hepatol (N Y). 9: 560–9.

Clarke, G; et al. (Aug 2014). « *Minireview: Gut microbiota: the neglected endocrine organ* ». Mol Endocrinol. 28 (8): 1221–38.

Zhang LS, Davies SS (April 2016). « *Microbial metabolism of dietary components to bioactive metabolites: opportunities for new therapeutic interventions* ». Genome Med. 8 (1): 46.

Probiotiques

Salminen S. et al. « Clinical applications of probiotic bacteria ». Int. Dairy J., 1998, 8, 563-572.

Szajewska H. et al. « *Probiotics in the treatment and prevention of acute infectious diarrhea in infants and children : a systematic review of published randomized double-blind placebo-controlled trials* ». J. Pediatr. Gastroenterol. Nutr., 2001, 33 (suppl4):S17-S25.

Gill H.S. et al. « *Dietary probiotics enhances natural killer cell activity in elderly: an investigation of age-related immunologic changes* ». J. Clin. Immunol., 2001, 21: 264-271.

Abrahamsson T.R. et al. « *Probiotics in prevention of IgE-associated eczema: a double blind, randomized, placebo-controlled trial* ». Journal of Allergy and Clinical Immunology, 2007, vol. 119(5); 1174-1180.

Cunningham-Rundles S. et al. « *Probiotics and immune response* ». Am. J. Gastroenterol., 2000, 95: S22-S25.

Cuomo R. et al. « *Almost all irritable bowel syndrome are post-infectious and respond to probiotics: consensus issue* ». Dig. Dis., 2007, 25(3): 241-4.

Gareth Gordon Syngai, Ragupathi Gopi, Rupjyoti Bharali et Sudip Dey, « *Probiotics - the versatile functional food ingredients* », Journal of Food Science and Technology, vol. 53, 9 novembre 2015, p. 921–933.

Mary Ellen Sanders, « *Probiotics: Definition, Sources, Selection, and Uses* », Clinical Infectious Diseases, vol. 48, février 2008, p. 58–61.

Brenner DM, Moeller MJ, Chey WD, Schoenfeld PS, « *The utility of probiotics in the treatment of irritable bowel syndrome: a systematic review* », The American Journal of Gastroenterology, vol. 104, no 4, avril 2009, p. 1033–49.

M.C. Mekkes, T.C. Weenen, R.J. Brummer et E. Claassen, « *The development of probiotic treatment in obesity: a review* », Benef Microbes, no 5(1), mars 2014, p. 19-28.

Fred Breidt, RF McFeeters, I perez-Diaz, CH Lee, « *Fermented Vegetables* » [archive] [PDF], ASM Press, 2013.

Butler CC, Duncan D, Hood K. « *Does taking probiotics routinely with antibiotics prevent antibiotic associated diarrhea?* » BMJ 2012;344:e682.

CK Oh, Oh et Kim, « The Depletion of Sodium Nitrite by Lactic Acid Bacteria Isolated from Kimchi », Journal of Medicinal Food, [1] [archive], vol. 7, no 1, 2004, p. 38–44.

Ljungh A, Wadstrom T (editors), « *Lactobacillus Molecular Biology: From Genomics to Probiotics* ». Caister Academic Press, 2009.

Mayo, B; van Sinderen, D (editor), « *Bifidobacteria: Genomics and Molecular Aspects* », Caister Academic Press, 2010.

Niedzielin K, Kordecki H, Birkenfeld B. « *A controlled, double-blind, randomized study on the efficacy of Lactobacillus plantarum 299V in patients with irritable bowel syndrome* », Eur J Gastroenterol Hepatol, vol. 13, no 10, octobre 2001, p. 1135–6.

W. Hochter et al. « *Saccharomyces boulardii in acute adult diarrhea. Efficacy and tolerance of treatment* », Munchener Medizinische Wochenschrift, vol. 132, no 12 1990, p. 188–192.

G. Cetina-Sauri et S. Basto, « *Therapeutic evaluation of Saccharomyces boulardii in children with acute diarrhea* », Annales de Pédiatrie, vol. 41, no 6, 1994, p. 397–400.

B. Longum

Yoshioka H. et al. « *Development of the normal intestinal flora and its clinical significance in infants and children* ». Bifidobacteria and Microflora, 1991, 10(1): 11-17.

Suzuki K. et al. « *Effect of bifidobacterium longum BB536 on prevention of Influenza virus infections of Elderly* ». Abstract of presentation at the 2006 annual meeting of Japan Society for Bioscience, Biotechnology and Agrochemistry (March 25-28, 2006).

Araya-Kojima T. et al. « *Inhibitory effects of bifidobacterium longum BB536 on harmful intestinal bacteria* ». Bifidobacteria and Microflora, 1995, 14(2): 59-66.

Akyiyama K. et al. « *Effects of oral administration of Bifidobacterium breve on development of intestinal microflora in extremely premature infants* ». Acta Neonatological Japonica, 1994, 30: 130-137.

Yamazaki et al. « *Immune response of Bifidobacterium-monoassociated mice* ». Bifidobacteria and Microflora, 1991, 10: 11-17.

Challa A. et al. « *Bifidobacterium longum and lactulose suppress azoxymethane-induced colonic aberrant crypt foci in rats* ». Carcinogenesis, 1997, 18: 517-521.

Xiao J.Z. et al. « *Effect of probiotic Bifidobacterium longum BB536 in relieving clinical symptom and modulating plasma cytokine levels of Japanese cedar pollinosis during the pollen season. A randomized double-blind, placebo-controlled trial* ». J. Invest. Allergol. Clin. Immunol., 2006, 16(2): 86-93.

Xiao J.Z. et al. « *Clinical efficacy of probiotic Bifidobacterium longum for the treatment of symptoms of Japanese cedar pollen allergy in subjects evaluated in an environmental exposure unit* ». Allergol. Int., 2007 Mar, 56(1): 67-75, e-pub 2007 Jan 29th.

Odamaki T. et al. « *Influence of Bifidobacterium longum BB536 intake on faecal microbiota in individuals with Japanese cedar pollinosis during the pollen season* ». J. Med. Microbiol., 2007 Oct, 56 (pt10): 1301-8.

Mayo, B; van Sinderen, D (editor), « *Bifidobacteria: Genomics and Molecular Aspects* », Caister Academic Press, 2010.

Hirosuke Sugahara, Toshitaka Odamaki, Shinji Fukuda, Tamotsu Kato, Jin-zhong Xiao, Fumiaki Abe, Jun Kikuchi et Hiroshi Ohno, « *Probiotic Bifidobacterium longum alters gut luminal metabolism through modification of the gut microbial community* », Scientific Reports, no 5, 28 août 2015.

Lactobacillus gasseri

Martínez-Cañavate A1, Sierra S, Lara-Villoslada F, Romero J, Maldonado J, Boza J, Xaus J, Olivares M., « *A probiotic dairy product containing L. gasseri CECT5714 and L. coryniformis CECT5711 induces immunological changes in children suffering from allergy* ». Pediatr Allergy Immunol. 2009 Sep;20(6):592-600. doi: 10.1111/j.1399-3038.2008.00833.x. Epub 2009 Jul 8.

Kadooka Y1, Sato M, Imaizumi K, Ogawa A, Ikuyama K, Akai Y, Okano M, Kagoshima M, Tsuchida T., « *Regulation of abdominal adiposity by probiotics (Lactobacillus gasseri SBT2055) in adults with obese tendencies in a randomized controlled trial* ». Eur J Clin Nutr. 2010 Jun;64(6):636-43. doi: 10.1038/ejcn.2010.19. Epub 2010 Mar 10.

Lactobacillus reuteri

Francesco Savino, « *Lactobacillus reuteri DSM 17938 in infantile colic: a randomized, double-blind, placebo-controlled trial* », Pediatrics, vol. 126, no 3, septembre 2010, e526-533.

A V Shornikova, « *Lactobacillus reuteri as a therapeutic agent in acute diarrhea in young children* », Journal of pediatric gastroenterology and nutrition, vol. 24, no 4, avril 1997, p. 399-404.

Eva M. Söderling, « *Probiotic Lactobacilli Interfere with Streptococcus mutans Biofilm Formation In Vitro* », Current Microbiology, vol. 62, no 2, 1er février 2011, p. 618-622.

Holz Caterina and al, « *Significant Reduction in Helicobacter pylori Load in Humans with Non-viable Lactobacillus reuteri DSM17648: A Pilot Study* ». Probiotics and Antimicrobial Proteins, pages 91-100, 2014, volume 7.

Mehling H and al, « *Non-Viable Lactobacillus reuteri DSMZ 17648 (Pylopass™) as a New Approach to Helicobacter pylori Control in Humans*. « Nutrients 5, 3062-3073, 2013.

Hamilton-Miller J.M. « *The role of probiotics in the treatment of Helicobacter pylori infection* ». Int. J. Antimicrob. Agents, 2003 Oct, 22(4): 360-6.

M.R. Vivekananda, K.L. Vandana et K.G. Bhat, « *Effect of the probiotic Lactobacilli reuteri (Prodentis) in the management of periodontal disease: a preliminary randomized clinical trial* », Journal of Oral Microbiology, no 2, 2 novembre 2010.

Krasse P, Carlsson B, Dahl C, Paulsson A, Nilsson A, Sinkiewicz G, « *Decreased gum bleeding and reduced gingivitis by the probiotic Lactobacillus reuteri* », Swed Dent J, vol. 30, no 2, 2006, p. 55–60.

Shornikova AV, Casas IA, Mykkänen H, Salo E, Vesikari T, « *Bacteriotherapy with Lactobacillus reuteri in rotavirus gastroenteritis* », Pediatr Infect Dis J, vol. 16, no 12, décembre 1997, p. 1103–7.

Saggioro A, Caroli M, Pasini M, Bortoluzzi F, Girardi L, Pilone G., « *Helicobacter pylori eradication with Lactobacillus reuteri. A double blind placebo-controlled study* », Dig Liver Dis, vol. 37, no suppl 1, 2005, S88, abstr. PO1.49.

Savino F. et al. « *Lactobacillus reuteri vs. simethicone in the treatment of infant colic: a prospective randomized study* ». [archive] Pediatrics 2007 Jan;119(1):e124-30.

Egervärn M. et al. « *Antibiotic susceptibility profiles of Lactobacillus reuteri and Lactobacillus fermentum* ». J Food Prot. 2007 Mar; 70(3):557-65.

L. Acidophilus

M.E. Sanders, « *Invited Review: The Scientific Basis of Lactobacillus acidophilus NCFM Functionality as a Probiotic* », Journal of Dairy Science, vol. 84, no 2, février 2001, p. 319-331.

M Y Lin, « *Management of lactose maldigestion by consuming milk containing lactobacilli* », Digestive diseases and sciences, vol. 43, no 1, janvier 1998, p. 133-137.

Beausoleil M, Fortier N, Guénette S. et al., « *Effect of a fermented milk combining Lactobacillus acidophilus Cl1285 and Lactobacillus casei in the prevention of antibiotic-associated diarrhea: a randomized, double-blind, placebo-controlled trial* », Canadian Journal of Gastroenterology, vol. 21, no 11, novembre 2007, p. 732–6.

Robinson, R.K. (editeur), Acidophilus Products (Therapeutic Properties of Fermented Milks), Chapman & Hall, London, 2007, p. 81–116.

T Ringel-Kulka, OS Palsson, I Carroll, JA Galanko, G Leyer et Y Ringel, « *Probiotic bacteria Lactobacillus acidophilus NCFM and Bifidobacterium lactis Bi-07 versus placebo for the symptoms of bloating in patients with functional bowel disorders: a double-blind study* », J Clin Gastroenterol, no 45, juillet 2011, p. 518-525.

Kazuyoshi Takeda et Ko Okumura, « Effects of a Fermented Milk Drink Containing Lactobacillus casei Strain Shirota on the Human NK-Cell Activity », The Journal of Nutrition, no 137, mars 2007, p. 791S-793S.

Prebiotiques

El Oufir L, Barry JL, Flourié B, Bornet F, Galmiche JP. « *Influence du temps de transit intestinal sur l'activité fermentaire in vitro de la flore colique chez l'homme sain* ». Gastroenterol Clin Biol 1995;19:A20.

Darmaun D. « *Le métabolisme de la glutamine et son intérêt nutritionnel chez l'homme* ». Cah Nutr Diet 1989; XXIV : 253-8.

Cummings JH, Mc Farlane GT. « *The control and consequences of bacterial fermentation in the human colon* ». J Applied Bacteriol 1991;70:443-59

Den Hong E, Hiele M, Evenepoel P, Peeters M, Ghoos Y, Rutgeerts P. « *In vivo butyrate metabolism and colonic permeability in extensive ulcerative colitis* ». Gastroenterology 1998;115:584-90.

Aubé AC, Cherbut C, Galmiche JP. « *Acides gras à chaîne courte : rôle en pathogénie intestinale et potentiel thérapeutique en gastroentérologie* ». Hépato-Gastro 1995;5:447-55. Scheppach W. « Effects of short chain fatty acids on gut morphology and function ». Gut 1994;(suppl 1):S35-8.

Jan A Delcour, Per Aman, Christophe M Courtin et Bruce R Hamaker, « *Prebiotics, Fermentable Dietary Fiber, and Health Claims* », Advances in Nutrition, vol. 7, no 1, 1er janvier 2016, p. 1–4 (ISSN 2161-8313,).

Hutkins RW; Krumbeck JA; Bindels LB; Cani PD; Fahey G Jr.; Goh YJ; Hamaker B; Martens EC; Mills DA; Rastal RA; Vaughan E; Sanders ME (2016). « *Prebiotics: why definitions matter* ». Curr Opin Biotechnol. 37: 1–7.

Gibson GR, Roberfroid MB (Jun 1995). « *Dietary modulation of the human colonic microbiota: introducing the concept of prebiotics* ». J. Nutr. 125 (6): 1401–1412.

Slavin, Joanne (2013-04-22). « *Fiber and Prebiotics: Mechanisms and Health Benefits* ». Nutrients. 5 (4): 1417–1435.

Zaman, Siti A.; Sarbini, Shahrul R. (2015-07-07). « *The potential of resistant starch as a prebiotic* ». Critical Reviews in Biotechnology. 36 (3): 1–7.

Rena, Mattia P.; Caggianiello, Graziano; Fiocco, Daniela; Russo, Pasquale; Torelli, Michele; Spano, Giuseppe; Capozzi, Vittorio (2014-02-20). « *Barley β-Glucans-Containing Food Enhances Probiotic Performances of Beneficial Bacteria* ». International Journal of Molecular Sciences. 15 (2): 3025–3039.

Delcour, J. A.; Aman, P; Courtin, C. M.; Hamaker, B. R.; Verbeke, K (2016). « *Prebiotics, Fermentable Dietary Fiber, and Health Claims* ». Advances in Nutrition. 7 (1): 1–4.

Pandey, Kavita R.; Naik, Suresh R.; Vakil, Babu V. (2015-12-01). « Probiotics, prebiotics and synbiotics- a review ». Journal of Food Science and Technology. 52 (12): 7577–7587.

Coxam, Véronique (November 2007). « Current data with inulin-type fructans and calcium, targeting bone health in adults ». The Journal of Nutrition. 137 (11 Suppl): 2527S–2533S.

El Oufir L, Flourié B, Bruley des Varannes S, Barry JL, Cloarec D, Bornet F, Galmiche JP (Jun 1996). « Relations between transit time, fermentation products, and hydrogen consuming flora in healthy humans ». Gut. 38 (6): 870–877.

Marteau P, Seksik P (2004). « *Tolerance of probiotics and prebiotics* ». J Clin Gastroenterol. 38 (Suppl 6): S67–9.

Guarner F (2005). « *Inulin and oligofructose: impact on intestinal diseases and disorders* ». Br J Nutr. 93 (Suppl 1): S61–5.

Roberfroid M, et al. (2010). « *Prebiotic effects: metabolic and health benefits* ». Br J Nutr. 104 (Suppl 2): S1–63.

Hedin C, Whelan K, Lindsay JO (Aug 2007). « *Evidence for the use of probiotics and prebiotics in inflammatory bowel disease: a review of clinical trials* ». Proc Nutr Soc. 66 (3): 307–315.

Lomax AR, Calder PC (Mar 2009). « *Prebiotics, immune function, infection and inflammation: a review of the evidence* ». Br J Nutr. 101 (5): 633–658.

Hoebler, C., Michel, C., Meslin, J. C., Vabre, S., Gaudier, E., and Cherbut, C. (2002). « *Effet de la fermentation des fructo-oligosides sur la distribution des mucines et l'épaisseur du gel de mucus* ». Nutr Clin Metab 16 (Suppl 1), 19S.

Berberine

Yao, Jing, WeiJia Kong, and JianDong Jiang. « *Learning from Berberine: Treating chronic diseases through multiple targets* ». Science China Life Sciences (2013): 1-6.

Amasheh, Maren, et al. « *TNFα-induced and berberine-antagonized tight junction barrier impairment via tyrosine kinase, Akt and NFκB signaling* ». Journal of cell science 123.23 (2010): 4145-4155.

Gu, Lili, et al. « *Berberine ameliorates intestinal epithelial tight-junction damage and down-regulates myosin light chain kinase pathways in a mouse model of endotoxinemia* ». Journal of Infectious Diseases 203.11 (2011): 1602-1612.

Chen, Chunqiu, et al. « *Effects of Berberine in the gastrointestinal tract—A review of actions and therapeutic implications* ». The American journal of Chinese medicine 42.05 (2014): 1053-1070.

Chu, Ming, et al. « *Role of Berberine in anti-bacterial as a high-affinity LPS antagonist binding to TLR4/MD-2 receptor* ». BMC complementary and alternative medicine 14.1 (2014): 89.

STIMULER LE SYSTÈME IMMUNITAIRE

Les maladies auto-immunes sont la conséquence d'un véritable désastre immunitaire. Ce système, en théorie, très performant, va perdre progressivement sa puissance tant sur le plan quantitatif que qualitatif. Les consequences peuvent être dramatiques car l'organisme se trouverait sans défense devant de nombreux agresseurs potentiels comme les infections et les cancers. L'industrie pharmaceutique a déjà mis sur les marchés de puissants stimulants immunitaires, pour le moment réservé a certaines pathologies cancéreuses, surtout à cause du prix extrêmement élevé des protocoles. Il existe heureusement des alternatives naturelles qui ont prouvé leur efficacité.

La vitamine A stimule la prolifération des globules blancs et la production d'anticorps. Ainsi, le manque de vitamine A réduit la réponse immunitaire à certains virus dont celui de la rougeole, et à certaines bactéries dont celle du tétanos. De plus, elle est essentielle au maintien de la fonction barrière de la muqueuse intestinale. On la trouve dans de nombreux aliments : Foie de volaille cuit ; foie de veau cuit ; pur jus de carotte ; carotte crue ; potiron ; macédoine de légumes ; laitue romaine ; épinard cru.

La vitamine C : Parmi les propriétés antifatigues de la vitamine C d'origine alimentaire, on retrouve sa capacité à favoriser l'absorption du fer apporté par les légumes et les légumes secs. Antioxydante, elle protège les globules blancs de l'oxydation et augmente leur mobilité. Elle stimule aussi la production de l'interféron, une molécule produite par les cellules du système immunitaire pour détruire les microbes. On la trouve dans : le cassis frais ; le persil frais ; le poivron rouge cru ; le citron (zeste) ; le poivron vert cru ; les fruits rouges frais ; le kiwi ; le chou-fleur cru ; le chou rouge cru ; l'orange pressée.

La vitamine D : En plus de favoriser la minéralisation osseuse, la vitamine D a de multiples fonctions. Imaginez, une fois fixée à son récepteur à la surface de nos cellules, elle régule l'expression de plus de 900 gènes ! Au niveau immunitaire, elle joue un rôle important dans le développement de certains globules blancs, les lymphocytes T. Elle peut aussi réguler les réponses inflammatoires et immunitaires lorsque celles-ci s'emballent. On la trouve surtout dans : l'huile de foie de morue ; le hareng fumé ; le lardon nature cru ; le maquereau ; la sardine grillée ; les anchois ; le saumon cuit à la vapeur.

Le cuivre : Nous utilisons le cuivre pour combattre les microbes. Ce métal serait nécessaire aux cellules « *éboueuses* » du système immunitaire, les macrophages, pour absorber et digérer les micro-organismes pathogènes. En excès, il peut devenir toxique. On le trouve dans : le hareng mariné ; le foie de veau cuit ; la levure alimentaire ; le bigorneau cuit ; les noisettes ; le chocolat noir à 70 % ; la crevette cuite.

Le fer : Le manque de fer se traduit par de la fatigue, une pâleur importante, des maux de tête, un essoufflement, des crampes, voire de la nervosité. Une prise de sang dosant la ferritine (protéine qui stocke le fer) est en général prescrite pour diagnostiquer une anémie. Le système immunitaire est dans ce cas moins performant. On le trouve dans : le cumin (graine) ; le curry ; le boudin noir poêlé ; la coriandre (graine) ; les épinards cuits ; les graines de sésame, graine ; le bœuf rôti.

Le sélénium : Il est surtout connu pour ses propriétés antioxydantes. Il intervient aussi au niveau immunitaire en maintenant « *en éveil* » un pool de globules blancs (lymphocytes T). Lié à certaines protéines, il joue un rôle crucial dans la synthèse des hormones thyroïdiennes. On le trouve dans le jaune d'œuf cuit ; le thon cuit au four ; l'emmental râpé ; les champignons de Paris ; le jambon cuit, fumé ; les pâtes au blé complet (gluten).

Le zinc : Le zinc est un oligoélément qui nous aide à résister aux infections. Il est indispensable aux cellules immunitaires pour produire des molécules anti microbes. Il protège aussi les membranes de nos cellules des radicaux libres. On le trouve dans les huîtres creuses crues ; le foie de veau cuit ; le bœuf braisé ; le cacao non sucré ; le steak haché 5 %.

La lactoferrine

La lactoferrine, une glycoprotéine, est l'un des constituants les plus actifs du colostrum (la première forme du lait maternel) et du petit-lait (whey). C'est un antioxydant puissant qui a aussi des propriétés immunostimulantes, antivirales et antimicrobiennes remarquables. Elle appartient à la famille des cytokines, responsables de la coordination de la réponse immunitaire des cellules aux infections et aux tumeurs. Chez les individus sains, la lactoferrine

Le Reishi

Le reishi (Ganoderma lucidum) est un champignon utilisé à des fins médicinales depuis plus de deux mille ans. Les chercheurs ont découvert que le reishi améliorait le système immunitaire en stimulant la production d'anticorps destinés à obtenir ou déclencher une réponse immunitaire saine, tout en réduisant le mécanisme de production des cytokines inflammatoires. Il protège l'ADN cellulaire contre les dommages oxydants ; il protège l'ADN mitochondrial et les mitochondries contre les dommages oxydants qui affaiblissent leurs capacités à produire de l'énergie et les rendent inefficaces ; il augmente les niveaux et l'activité des enzymes antioxydantes intracellulaires, ce qui diminue l'oxydation des membranes cellulaires. En effet, il favorise la production endogène d'enzymes antioxydantes telles que la superoxyde dismutase (SOD), la catalase et le glutathion ; il augmente l'activité protectrice des cellules souches hématopoïétiques, des lymphocytes T et d'autres facteurs cruciaux immunitaires. Il accroît le nombre et les fonctions de toutes les lignées de cellules, en particulier les « Natural Killer Cells », ainsi que les « T cells » responsables de la réponse antigénique. Il va promouvoir la spécialisation et l'activation des cellules dendritiques et celles des macrophages qui permettent de réagir à des menaces virales ou cancéreuses en soutenant la production d'anticorps par les lymphocytes B ; il s'oppose aux cytokines inflammatoires responsables des douleurs en cas d'arthrite rhumatoïde. Des études ont aussi montré que l'extrait de Reishi inhibe certaines réactions allergiques, incluant des effets positifs sur l'asthme et la dermatite de contact.

Sources :

- Silva, Daniel. 2006. « Ganoderma lucidum in cancer research ». Leukemia Research 30(7):767-768.

- Min BS, Gao JJ, Nakamura N, Hattori M. 2000. « Triterpenes from the spores of Ganoderma lucidum and their cytotoxicity against Meth-A and LLC tumor cells ». Chemical & Pharmaceutical Bulletin 48(7):1026-1033.

- El-Mekkawy S, Meselhy MR, Nakamura N, Tezuka Y, Hattori M, Kakiuchi N, Shimotohno K, Kawahata T, Otake T. 1998. « Anti-HIV-1 and anti-HIV-1-protease substances from Ganoderma lucidum ». Phytochemistry 49(6):1651-1657.

se concentre au niveau des orifices corporels (bouche, nez, yeux) qu'elle protège des invasions infectieuses. Elle stimule directement le système immunitaire

Et elle a des propriétés antibactériennes directes (sur Escherichia coli, la salmonelle, le staphylocoque doré), antifongiques (sur Candida albicans) et même antivirales, car elle stimule naturellement la croissance des bifidobactéries, des cellules tueuses naturelles (natural killer cells) et l'activité des neutrophiles. Cette triple action de la lactoferrine fait de ce composé remarquable une partie essentielle de tout programme de soutien immunitaire.

Le bêta-(1,3/1,6)-glucane

Le bêta-(1,3/1,6) -glucane, extrait de levure boulangère (Saccharomyces cerevisiae), est un très puissant immunostimulant dont les propriétés sont connues depuis plusieurs dizaines d'années. Elles ont fait l'objet de centaines de publications qui montrent que le bêta-(1,3/1,6) -glucane induit une réponse immunitaire intensifiée, notamment en augmentant la production de cellules naturelles tueuses, en accroissant la capacité et la rapidité des cellules immunitaires à détruire les intrus. Les glucanes sont des macromolécules constituées de chaînes de multiples glucoses liés les uns aux autres. On les trouve sous plusieurs formes naturelles ; ils peuvent être extraits de micro-organismes mais aussi de plantes et de champignons. Des données provenant d'études animales démontrent que le bêta-1,3-glucane peut réduire la quantité d'antibiotiques conventionnels dans des maladies infectieuses. Le méthotrexate est souvent utilisé dans le traitement des troubles rhumatologiques ou des tumeurs malignes. Son efficacité est fréquemment limitée par de graves effets secondaires, des séquelles toxiques dans lesquelles le stress oxydant joue un rôle important. Le bêta-glucane, grâce à ses effets antioxydants et immun régulateurs, pourrait être utile en diminuant l'apoptose des leucocytes, les lésions oxydatives sur les tissus et, par suite, les effets secondaires du traitement sur l'intestin, le foie et les reins.

AHCC
(Active Hexose Correlated Compound)
Extrait de racine de champignon shiitake
(Lentinus edodes)

L'Active Hexose Correlated Compound (AHCC) est le supplément nutritionnel immunostimulant le plus utilisé au Japon. L'AHCC a fait l'objet d'études in vitro, animales et cliniques dans plus de 30 universités et instituts de recherche, et dans plus de 700 hôpitaux, au Japon et dans le monde entier. L'AHCC a des effets anti-inflammatoires démontrés dans des pathologies diverses dont l'arthrite rhumatoïde. Il aide à combattre la prolifération de Candida Albicans (étude animale). Il améliore les paramètres immunitaires et la qualité de vie de patients atteints du HIV. Quinze ans de recherche sur l'AHCC ont montré que l'AHCC améliore la réponse immunitaire par de multiples mécanismes : il induit la prolifération des macrophages et des Natural Killer Cells, dont il accroît l'activité mesurable de plus de 300 %. Il induit et accroît la production de cytokines bénéfiques ; Il inhibe certaines cytokines immunodéprimantes et améliore l'équilibre entre cellules Th1 et Th2. L'AHCC a des effets anti-inflammatoires démontrés dans des pathologies diverses dont l'arthrite rhumatoïde. Il aide à combattre la prolifération de Candida albicans (étude animale). Il améliore les paramètres immunitaires et la qualité de vie de patients atteints du HIV. L'AHCC est libre d'effets secondaires et remarquablement dénué de toxicité.

Sources :

- Ghoneum Mamdooh et al., « Enhancement of NK cell activity in cancer patients by AHCC », Adjuvant nutrition in cancer treatment symposium, Tulsa, Oklahoma, Nov 6-7, 1992.

- Ghoneum Mamdooh, « NK-immunomodulation by AHCC in 17 cancer patients ». 2nd Meeting of the Society for natural immunity, Taormina, Italy, May 1994.

- Ghoneum M. et al., « Immunomodulatory and anticancer effects of AHCC ». Int. J. Immunotherapy, 1995, XI (1) 23-28.

- Sun B. et al., « Reduction of side effects of anticancer drugs by AHCC ». 90th Proceedings of the American association for cancer research, 1999.

SOURCES ET RÉFÉRENCES

R.M. Suskind, C.L. Lachney, J.N. Udall, Jr. « *Malnutrition and the Immune Response* », in: Dairy products in human health and nutrition, M. Serrano-Ríos, ed., CRC Press, 1994, pp. 285–300.

Langley-Evans SC, Carrington LJ (2006). « *Diet and the developing immune system* ». Lupus. 15 (11): 746–52.

Lactoferrine

Zhang GH et al. « *Neutralization of endotoxin in vitro and in vivo by a human lactoferrin-derived peptide* ». Infect Immun 1999 Mar; 67(3): 1353-8.

Zimecki M et al. « *Immunoregulatory effects of nutritional preparation containing bovin lactoferrin taken orally by healthy individuals* ». Arch Immunol Ther Exp (Warsz) 1998; 46(4): 231-40.

Yamauchi K et al. « *Effects of orally administered bovine lactoferrin on the immune system of healthy volunteers* ». Adv Exp Med Biol 1998; 443: 261-5.

Di Mario et al. « *Use of lactoferrin for Helicobacter pylori eradication. Preliminary results* ». J. Clin Gastroenterol. 2003; 36: 396-398.

Beta glucane

Di Luzio N.R. « *Immunopharmacology of glucan: a broad spectrum enhancer of host defense mechanisms* » trends in Pharmacological Sciences, 1983, 4:344-347.

Hunter K. et al. « *Activation of immune defense against infectious disease. Mode of action of bêta-glucan immunopotentiators* » Research summary release, Department of Microbiology, University of Nevada School of Medicine, 2001.

Mansell P.W.A. et al. « *Clinical experiences with the use of glucan. Immune modulation and control of neoplasia by adjuvant therapy* ». Raven Press, New York, 1978.

Sener G. et al. « *Protective effect of bêta-glucan against oxidative organ injury in a rat model of sepsis* ». Int. Immunopharmacol., 1387-96, e-pub August 2005.

Sener G. et al. « *Beta-glucan ameliorates methotrexate-induced oxidative organ injury via antioxidant and Immunomodulatory effects* ». European J. Pharmacology, 542(1-3):170-178, e-pub May 2006, Aug 7 2006.

Vit D

Nicholson I, Dalzell AM, El-Matary W. « *Vitamin D as a therapy for colitis: a systematic review* ». J Crohns Colitis. 2012 May;6(4):405-11

Oda Y, Uchida Y, Moradian S, Crumrine D, Elias PM, Bikle DD. « *Vitamin D receptor and coactivators SRC2 and 3 regulate epidermisspecific sphingolipid production and permeability barrier formation* ». J Invest Dermatol 2009; 129:1367-78.

Yuk JM, Shin DM, Lee HM, Yang CS, Jin HS, Kim KK, Lee ZW, Lee SH, Kim JM, Jo EK. « *Vitamin D³ induces autophagy in human monocytes / macrophages via cathelicidin* ». Cell Host Microbe 2009;6:231-43.

Schoindre Y, Terrier B, Kahn JE, Saadoun D, Souberbielle JC, Benveniste O, Amoura Z, Piette JC, Cacoub P, Costedoat-Chalumeau N. « *Vitamine D et auto-immunité. Première partie : aspects fondamentaux.* ». La Revue de médecine interne 2012;33:80-86.

Simmons JD, Mullighan C, Welsh KI, Jewell DP. « *Vitamin D receptor gene poly-morphism: association with Crohn's disease susceptibility* ». Gut 2000; 47:211-4.

Munger KL, Zhang SM, O'Reilly E, Hernan MA, Olek MJ, Willet WC, Ascherio A. « *Vitamin D intake and incidence of multiple sclerosis* ». Neurology 2004; 62:60-5.

Ben-Zvi I, Aranow C, Mackay M, Stanevsky A, Kamen DL, Marinescu LM, Collins CE, Gilkeson GS, Diamond B, Hardin JA. « *The impact of vitamin D on dendritic cell function in patients with systemic lupus erythematosus* ». PLoS One 2010;5:9193.

J. Bacchetta, B. Ranchin, L. Dubourg, P. Cochat. « *Vitamine D : un acteur majeur en santé ?* ». Archives de Pédiatrie 2010;17:1687 1695.

FREINER L'ACTION INFLAMMATOIRE

L'inflammation est nécessaire, c'est l'excès d'inflammation qui est nocif. Aussi il faut être en mesure de « *gérer* » l'activité inflammatoire pour être en permanence dans un stade d'homéostasie.

Les oméga-3

C'est le plus important des compléments alimentaires, et celui qui est le plus documenté. On pourrait dire, sans se tromper, que nous avons tous besoin d'oméga-3. Hommes, enfants, seniors, femmes enceintes ou allaitantes, nouveau-né ou adolescent... Et j'en passe ! Près de 18 000 études scientifiques ont passé en revue les bénéfices santé de cet acide gras essentiel, indispensable à notre équilibre nutritionnel, et qui ne peut venir que de notre alimentation. Les oméga-3 ont une action polymorphe, en ce sens qu'ils peuvent agir à différent endroits sous de multiples formes. Dans le sang : les huiles de poissons qui contiennent des oméga-3 réduisent l'inflammation lors de leur passage dans la circulation sanguine et cette action est globale, car le flux circulatoire emporte les oméga-3 loin de leur lieu d'entrée. La réduction de l'inflammation est un objectif primordial dans la lutte contre les maladies auto-immunes.

Dans la membrane cellulaire : la membrane est majoritairement constituée de phospholipides. Une catégorie d'hormones à effet purement local, les eicosanoïdes, sont synthétisés à partir des acides gras essentiels contenus dans les phospholipides : les oméga-3 et oméga-6. Comme pour le cholestérol, il y a les bons et les mauvais omégas et les bons et les mauvais eicosanoïdes. Les bons sont les omega-3 car ils vont être à l'origine de la libération des bons eicosanoïdes qui possèdent une activité anti-inflammatoire. Les mauvais sont les oméga-6 qui vont être à l'origine de la libération des eicosanoïdes pro-inflammatoires. En réalité, il existe une sorte de concurrence permanente, dans la membrane cellulaire, entre les oméga-3 et les oméga-6. Et comme nous consommons en moyenne cinq à dix fois plus d'oméga-6 que d'oméga-3, il en résulte souvent une prédominance pro-inflammatoire avec toutes les conséquences néfastes qu'elle peut avoir sur notre santé.

Dans la cellule : les huiles de poisson interviennent à de multiples niveaux dans l'expression génétique, notamment au niveau de l'ADN où elles vont, d'une part, réprimer les gènes responsables du cancer et, d'autre part, activer les gènes de protection. Plusieurs études ont montré le caractère antioxydant des oméga-3 bien qu'on ne les classe pas dans cette catégorie. On a démontré que les oméga-3 avaient une action tous azimuts : anti-inflammatoire, anti-cancéreuse, anti hypertensive, efficace dans la prévention et le traitement de la dégénérescence de la macula, les arthroses, la démence, la maladie d'Alzheimer. La DHA, qui est le composant le plus important des oméga-3, a une action directe sur la vision et les performances cognitives. Le consensus de Rotterdam, en 2003, a déterminé que la prise d'oméga-3, sous forme d'huile de poisson ou encore de compléments alimentaires une fois par semaine, réduisait de 60 % le risque de démence, donc d'Alzheimer. Les oméga-3 améliorent l'apprentissage scolaire chez les enfants et diminuent de moitié le risque de dépression post-partum.

Mais pourquoi consommer des compléments alimentaires dérivés des huiles de poisson et non pas le poisson lui-même, et pourquoi pas d'autres sources d'oméga-3 ?

Il est certainement possible de consommer des huiles de poisson riches en DHA et en EPA, mais il y a cependant deux obstacles : le premier est qu'il faudra des quantités importantes de poisson pour obtenir des doses convenables d'EPA et DHA, le deuxième est que les océans sont très pollués en mercure et en chlorure de polyvinyle (PVC). Et donc la seule façon d'obtenir des huiles non contaminées est de pratiquer une extraction des huiles, immédiatement suivie d'une distillation moléculaire qui va éliminer tous les métaux lourds, sans altérer l'huile.

Pour les végétariens, on pourrait utiliser des huiles d'origine végétales comme l'huile de lin, de la chia, ou même l'huile de pourpier. Mais on se heurte au fait que ces huiles ne contiennent pas de EPA ou DHA mais de l'acide alpha-linolénique qui est le précurseur des oméga-3. Celui-ci peut fabriquer les EPA et DHA mais en quantité quatre fois moindre que les huiles de poisson.

Le krill est une variété de petites crevettes des eaux froides qui se nourrit de plancton et dont les baleines sont très friandes. L'huile de krill est très riche en oméga-3, dont EPA et DHA ; elle fait l'objet de beaucoup d'études scientifiques qui, bien que positives, n'arrivent pas à détrôner la supériorité des huiles de poisson. L'obstacle majeur est purement écologique. Le krill fait partie d'un écosystème fragile qui risquerait d'être perturbé si on extrayait massivement des krills de cet environnement.

Attention, il ne faut pas confondre les huiles de poissons gras et les huiles de foie de poisson. Ces dernières contiennent des vitamines A et D, et leur usage prolongé exposerait aux graves conséquences d'un surdosage.

La richesse en oméga-3 des aliments est indiquée sur leur étiquette. Un gramme d'oméga-3 c'est, à titre indicatif : 50 g de saumon d'élevage, 60 g de saumon en conserve, 65 g de sardines en conserve, 75 g de maquereau frais, 130 g de thon en conserve.

Y a-t-il des désagréments, voire des effets secondaires, à prendre des doses importantes d'oméga-3 ?

Le désagrément le plus fréquent avec les huiles de poisson est une éructation qui sente le poisson « *pourri* ». Dans l'immense majorité des cas cette éructation est la conséquence d'une huile oxydée. Mais sachant cela la plupart des grandes marques préviennent l'oxydation dans la minute où a lieu l'extraction de l'huile (la plupart du temps sur le bateau de pêche ou dans la zone de culture), et la font suivre d'une congélation immédiate. Et donc, une huile de qualité ne provoque pas ce type d'éructation.

Certains consommateurs peuvent constater des saignements de nez plus fréquents, ceci est dû à l'effet fluidifiant des oméga-3 sur le sang. Si vous prenez déjà des anticoagulants ou de l'aspirine, parlez-en à votre médecin. Enfin certaines personnes allergiques aux crustacés ou aux poissons, peuvent l'être aux huiles de poisson ; il leur faudra alors se tourner vers les huiles végétales.

Andrographis paniculata

Cette plante, native de l'Inde et du Sri Lanka, est considérée comme la plante incontournable de l'hiver et de ses maux (rhume, grippe, pharyngite, angine), mais ses propriétés thérapeutiques vont bien au-delà, selon de récents travaux .Des recherches préliminaires ont montré que l'Andrographis améliore la réponse inflammatoire en activant naturellement PPAR-gamma, donc en inhibant l'activité du NF-kappa B (régulateur-clé des mécanismes de la réponse inflammatoire), ce qui réduit naturellement la production de protéines et de cytokines pro-inflammatoires associées aux douleurs et aux rougeurs.

Griffe du chat (Uncaria tomentosa)

Validé par plus de 40 études scientifiques, Uncaria aide à la réparation de l'ADN endommagé par l'exposition au soleil et le stress oxydatif de toute origine. Cette action contribue aussi à renforcer le système immunitaire. Il renforce les mécanismes de réparation cellulaires, ce qui contribue à améliorer la fonctionnalité des organes, des muscles et des tissus dans tout l'organisme. Uncaria améliore aussi la réponse à l'inflammation, il stimule la production de collagène et il soutient le système immunitaire. Il normalise le facteur nf-kb dans les cellules ce qui freine la réponse cellulaire à l'inflammation. Le facteur nf-kb est un facteur de transcription nucléaire régissant le codage génétique de nombreuses protéines régulant l'apoptose cellulaire (mort programmée des cellules). Dans une étude humaine, l'AC-11® (extrait d'Uncaria) a montré qu'il possède une action directe sur les lymphocytes dont il augmente la durée de vie, ce qui entraîne un renforcement notable de l'ensemble du système immunitaire.

Le chocolat noir

La couleur marron du chocolat est due à la presence de polyphénols présents dans le cacao. Les fèves de cacao sont en effet très riches en polyphénols, essentiellement de la catéchine, de l'épicatéchine ainsi que de la quercétine. Par certains aspects, ils sont proches de ceux que l'on trouve dans le thé, mais ils ont une structure chimique différente et, par suite, des attributs et des fonctions métaboliques également différents. L'épicatéchine et la catéchine sont de puissants antioxydants. Ils agissent directement mais aussi en épargnant les autres antioxydants, comme les vitamines C et E. Des recherches ont permis de démontrer aussi que, grâce aux polyphénols qu'il contient, le cacao exerce un effet prébiotique bénéfique sur les bactéries présentes dans nos intestins. Il s'agit d'un effet similaire à celui du vin rouge. L'une des études analysées a permis de démontrer que la consommation de boissons riches en cacao contribuait à modifier l'équilibre entre les bactéries bénéfiques et les nocives au sein du microbiote intestinal, en augmentant la proportion des premières. Cette découverte a été confirmée par une étude postérieure qui a révélé que l'effet prébiotique des polyphénols du chocolat produisait une augmentation de « bonnes » bactéries comme les Bifidobactéries et les Lactobacilles, tout en réduisant la présence d'autres microorganismes potentiellement pathogènes, tels que Bactéroïdes, Blostridiae et Staphylocoques. Les auteurs ont conclu que le cacao imitait les effets des prébiotiques et des probiotiques sur le microbiote intestinal, en induisant des modifications dans sa composition. Mangez chaque jour un ou deux carrés de chocolat noir (au moins 70% de cacao). Prenez un carré de votre meilleur chocolat noir et placez le sur, ou sous votre langue. Evitez le contact avec les dents. Laissez-le fondre, sans mâcher, il va alors saturer les récepteurs du gout dans votre bouche qui vont à leur tour envoyer un message au cerveau. Le chocolat stimule la production d'endorphines et d'encéphalines qui sont les hormones de « se sentir bien ! ». Si vous vous sentez bien, un carré suffit sinon répétez l'opération avec un deuxième carré (mais pas plus), si vous le laissez fondre pendant deux minutes, vous vous sentirez vite rassasié, (prudence pour les diabétiques).

Sources :
- Sies H. et al. « Cocoa polyphenols and inflammatory mediators ». Am. Clin. Nutr., 2005 Jan, 81(1 Suppl):304S-312S.

SOURCES ET RÉFÉRENCES

Omega 3

DeFilippis, L. Sperling, « *Understanding omega-3's* ». Am Heart J 2006;151:564-70.

Thomas A. B. Sanders, « *DHA status of vegetarians* », Prostaglandins, Leukotrienes, and Essential Fatty Acids, vol. 81, nos 2-3, 1er août 2009, p. 137–141 (ISSN 1532-2823.

Galan P, Kesse-Guyot E, Czernichow S et al. « *Effects of B vitamins and omega 3 fatty acids on cardiovascular diseases: a randomised placebo controlled trial* ». BMJ, 2010;341:c6273.

The Risk and Prevention Study Collaborative Group, « *n–3 fatty acids in patients with multiple cardiovascular risk factors* ». N Engl J Med, 2013;368:1800-1808.

Rizos EC, Ntzani EE, Bika E, Kostapanos MS, Elisaf MS, « *Association between omega-3 fatty acid supplementation and risk of major cardiovascular disease events: a systematic review and meta-analysis* », JAMA, 2012;308:1024–1033.

Kiecolt-Glaser JK, Belury MA, Andridge R, Malarkey WB, Glaser R, « *Omega-3 supplementation lowers inflammation and anxiety in medical students: a randomized controlled trial* », Brain Behav Immun., novembre 2011

L Hooper, R Thompson, R Harrison et al. « *Risks and benefits of omega 3 fats for mortality, cardiovascular disease, and cancer: systematic review* ». BMJ 2006;332:752-60.

Lecerf JM, « *Produits de la pêche et acides gras oméga-3. Intérêt en prévention cardio-vasculaire* », Springer, vol. 5, no 1 suppl, 2007, p. 14–21.

Ramin Farzaneh-Far, MD; Jue Lin, PhD; Elissa S. Epel, PhD; William S. Harris, PhD; Elizabeth H. Blackburn, PhD; Mary A. Whooley, MD ; « *Association of Marine Omega-3 Fatty Acid Levels With Telomeric Aging in Patients With Coronary Heart Disease* ». JAMA. 2010;303(3):250-257.

Gil A., « *Polyunsaturated fatty acids and inflammatory diseases* » , Biomed Pharmacotherapy, octobre 2002

Penny M. Kris-Etherton, William S. Harris and Lawrence J. Appel, « *Fish Consumption, Fish Oil, Omega-3 Fatty Acids, and Cardiovascular Disease* » , Circulation, revue de l'American Heart Association, 19 novembre 2002.

Artemis P Simopoulos, « *The importance of the ratio of omega-6/omega-3 essential fatty acids* », Biomed Pharmacotherapy, octobre 2002.

Karen Collins, « *Flaxseed and Breast Cancer: The Take-Home* ». American Institute for Cancer Research, 2010, p. 2.

Andrographis

Kim AY, Shim HJ, Shin HM, Lee YJ, Nam H, Kim SY, Youn HS. « *Andrographolide suppresses TRIF-dependent signaling of toll-like receptors by targeting TBK1* ». International immunopharmacology. 2018 Mar; 57:172-80.

Burgos RA, Hancke JL, Bertoglio JC, Aguirre V, Arriagada S, Calvo M, Cáceres DD. « *Efficacy of an Andrographis paniculata composition for the relief of rheumatoid arthritis symptoms: a prospective randomized placebo-controlled trial* ». Clinical Rheumatology. 2009 Aug 1;28(8):931-46.

Akbar, S (2011). « *Andrographis paniculata: A review of pharmacological activities and clinical effects* » (PDF). Alternative Medicine Review. 16 (1): 66–77.

Griffe du chat

Sandoval-Chacón M, Thompson JH, Zhang XJ, Liu X, Mannick EE, Sadowska-Krowicka H, Charbonnet RM, Clark DA, Miller MJ, « *Antiinflammatory actions of cat's claw: the role of NF-kappaB* », Aliment Pharmacol Ther, vol. 12, no 12, 1998, p. 1279-89.

Ernst E (2004). « *Complementary and Alternative Therapies for Rheumatoid Arthritis* ». International Journal of Advances in Rheumatology. 2 (1): 22–25.

Sheng Y, Akesson C, Holmgren K, Bryngelsson C, Giamapa V, Pero RW. An active ingredient of Cat's Claw water extracts: Identification and efficacy of quinic acid. J of Ethnopharmacology 2005;96:577-84.

Sheng Y, Pero RW, Amiri A, Bryngelsson C. Induction of apoptosis and inhibition of proliferation in human tumor cells treated with extracts of Uncaria tomentosa. Anticancer Research 1998;18(5):3363-8.

Aguilar JL, Rojas P, Marcelo A, Plaza A, Bauer R, Reininger E et al. Anti-inflammatory activity of two different extracts of Uncaria tomentosa (Rubiaceae). J of Ethnopharmacology 2002 Jul;81(2):271-6

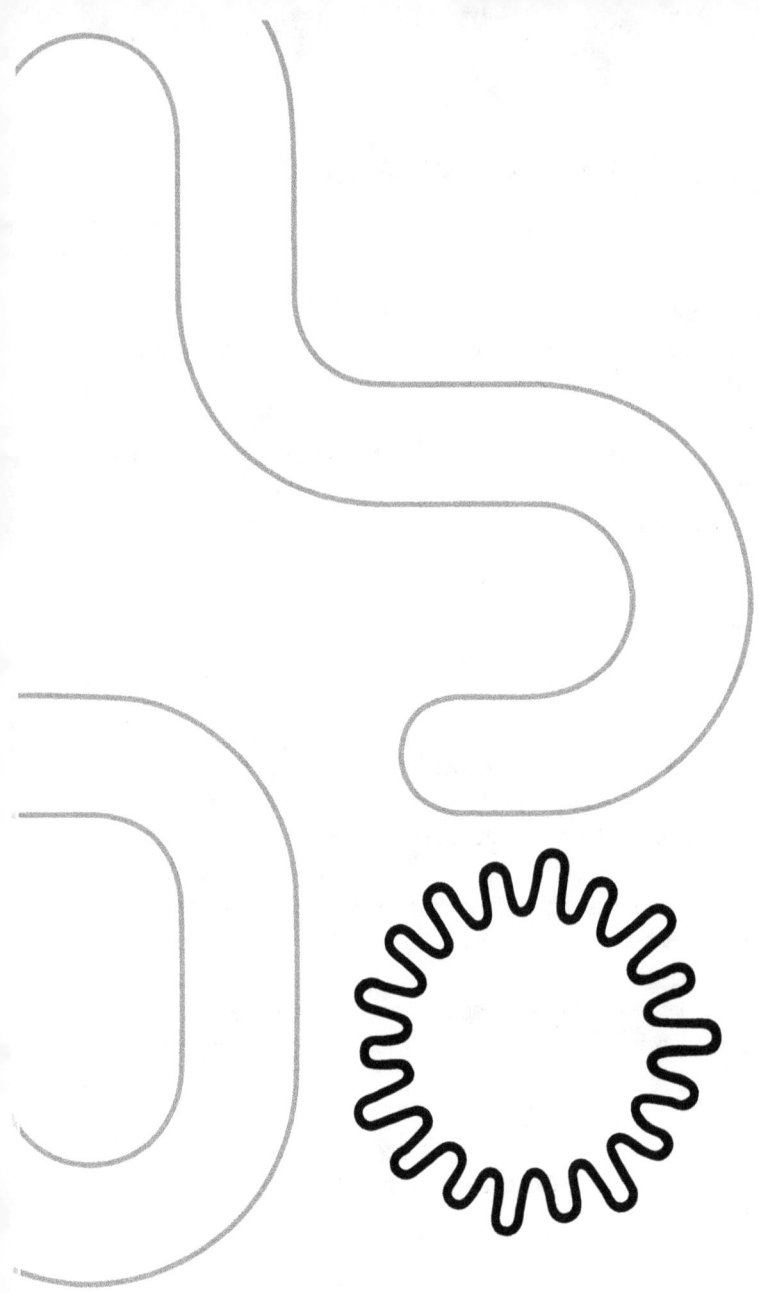

CHAPITRE 6
MAINTENIR

Maintenir c'est avoir un mode de vie sain. Avoir un mode de vie sain, c'est un travail de tous les jours. Il faut sans cesse se remettre à l'ouvrage, car permanentes sont les attaques, sept jours sur sept, 24 heures sur 24, toute l'année, pendant toutes les années de notre vie. La méthode est très simple mais en rendre l'application régulière, quelle qu'en soit sa simplicité, s'avère difficile.

Alors comment faire ?

Pour qu'une habitude de vie saine s'installe, il faut environ six mois ; pendant cette période, les tentations sont grandes, et il faut apprendre à les éviter. Si, malgré tout, il arrive que l'on trébuche, il faut savoir comment gérer ces faux pas. La première étape est la connaissance : s'informer sur les meilleurs moyens de bien manger, de bien bouger, de gérer efficacement son stress et ses émotions. Il est aujourd'hui indéniable qu'un mode de vie sain est une condition, sine qua non, pour vivre longtemps et en bonne santé. La deuxième étape est l'application progressive des ingrédients du programme de mode de vie sain, en travaillant, en même temps, sur ses trois volets : faire un peu mieux tous les jours dans son alimentation, dans l'activité physique et dans les exercices de méditation. La troisième étape consiste à assurer définitivement le maintien des acquis ; c'est une étape particulièrement délicate, car les effets positifs d'un mode de vie sain commencent à se faire sentir, et on aurait tendance à se laisser aller à ses envies : petits plaisirs, relâchements dans les exercices, etc. C'est pendant cette phase que le soutien social, ou la présence d'un coach, sont primordiales.

MAINTENIR AVEC UNE NUTRITION ADAPTÉE

Il est important de souligner que sans une alimentation saine et adaptée à la situation immunitaire, les résultats ne seront que partiels et temporaires. N'attendez ni recettes, ni menus diététiques, il n'y a pas d'aliments ni de régimes miracles. Notre objectif est de nous appuyer sur les causes des maladies auto-immunes, et, en particulier, sur les dégâts oxydatifs, l'inflammation, la glycation, la méthylation, le raccourcissement des télomères, et la protection de notre stock de cellules souches, pour vous suggérer les aliments et les compléments alimentaires adaptés.

L'alimentation antioxydante

L'oxydation, et le stress oxydatif, sont majoritairement responsables des dégâts subis par l'ADN. Les fruits et les légumes sont indispensables à la lutte contre l'oxydation, et, avec près de 10 000 molécules distinctes, la diversité de cet arsenal est impressionnante.

Les pruneaux contiennent les meilleurs antioxydants, ainsi que des vitamines C, E, et du bêta-carotène. Les propriétés laxatives et diurétiques du pruneau en font un aliment de choix pour aider les processus d'élimination de l'organisme.

Les fruits rouges, riches en vitamines et en polyphénols, sont les aliments antioxydants les plus efficaces, après les pruneaux, pour lutter contre les radicaux libres.

L'ail contient de la quercétine, qui appartient à la famille des flavonoïdes et qui favorise la diminution du taux de « mauvais cholestérol », il contient aussi du sélénium qui permet de bloquer les radicaux libres, et de protéger ainsi les cellules du vieillissement. L'OMS recommande aux adultes de manger quotidiennement de deux à cinq grammes d'ail frais, soit environ une gousse.

Le brocoli et les autres crucifères : riches en vitamine C, les légumes de la famille des choux, et notamment le brocoli, agissent contre les maladies cardiovasculaires. Le meilleur moyen de profiter des crucifères est de les cuire à la vapeur, ou sautés.

Les poivrons contiennent plus de vitamine C que les oranges, à poids égal. Mais ce sont surtout les poivrons rouges qui sont bénéfiques pour la santé, puisqu'ils renferment neuf fois plus de caroténoïdes, cinq à huit fois plus de flavonoïdes et deux fois plus de vitamine C. Excellente source également en vitamine A, le poivron stimule le système immunitaire, augmente les défenses naturelles, et prévient les maladies cardiovasculaires.

La tomate contient du lycopène, un puissant antioxydant qui prévient les maladies cardiovasculaires et les cancers, notamment le cancer de la prostate. À consommer cuite de préférence.

Le curcuma : également anti-inflammatoire, cette épice permet de lutter contre le vieillissement prématuré des cellules, contre certains cancers et contre le diabète. Le curcuma favorise la digestion et renforce le système immunitaire.

Le thé vert, source de polyphénols, favorise la vivacité intellectuelle et réduit les risques de cancer. Sa consommation régulière permet, en outre, de rester bien hydraté.

Aliments anti-inflammatoires

Fruits frais et spécialement les petits fruits : mûres, framboises, myrtilles ;

Légumineuses : lentilles, haricots rouges, pois chiches et autres ;

Noix et graines : noix de Grenoble, graines de lin, de citrouille, de chanvre ;

Huiles : de colza pressé à froid, d'olive extra-vierge, de noix, de graines de citrouille, de lin ;

Produits de soja : tofu, tempeh, edamame, miso et boissons de soja nature ;

Herbes et épices ;

Poissons gras : saumon, maquereau, truite, sardine, hareng ;

Légumes frais.

L'alimentation antiglycation

Il est conseillé d'éviter les aliments trop cuits, grillés, brunis ou roussis, gratinés, caramélisés. Le mode de cuisson peut multiplier jusqu'à dix fois la quantité de produits de la glycation par rapport au même produit, bouilli par exemple. La peau dorée des volailles ou les poissons grillés, ou pire, frits ou panés, sont particulièrement riches en produits de glycation. De même que la croûte du pain, les biscottes, biscuits, beignets, fritures, etc. Tous les aliments à index glycémique élevé, qui donnent de fortes augmentations de la glycémie, vont évidemment favoriser la glycation. Il s'agit du saccharose, des pâtisseries au sucre ajouté, des céréales et farines trop raffinées, des viennoiseries, confitures, pommes de terre, etc. Parmi les champions de la teneur en glycotoxines : les viandes grillées et les produits industriels auxquels on rajoute des protéines ou poudres de lait (pâtes à biscuits, pizzas, fast-food, fromages industriels, etc.) Cuire en milieu acide et humide réduit la formation de glycotoxines, on recommande donc les tomates et citrons, ainsi que le bicarbonate ou la levure de boulanger, en remplacement de la levure chimique dans les pâtes à pains ou crêpes.

Voici diverses plantes dont l'action antiglycation a été démontrée : feuilles de goyave, de noyer, alliacées (ail, oignons, poireaux), calendula, curcuma, choux, romarin, cannelle, thym, girofle…

Des substances antiglycation

Carnosine : surtout concentrée dans le muscle et le cerveau, cette molécule, fabriquée par notre corps à partir d'acides aminés (alanine, histidine), se raréfie en vieillissant. Elle peut réagir avec les sucres dans une réaction de glycation, préservant ainsi les autres protéines. La carnosine, une fois glyquée, n'est pas toxique pour l'organisme et peut être éliminée. Des études sur l'animal ont pu montrer des augmentations de durée de vie de l'ordre de 20 %, grâce à la carnosine. Enfin, c'est aussi un chélateur des métaux lourds toxiques qui aide à leur élimination.

Aminoguanidine : elle aurait, d'après certaines études, un effet protecteur sur la rétine, les neurones et le rein chez le diabétique. Comme la carnosine, elle peut se substituer à nos protéines dans la réaction de glycation. D'autres études ont montré une amélioration de la circulation sanguine chez des artérioscléreux, et la diminution des taux de mauvais cholestérol circulant (LDL).

La vitamine B[1] et un de ses dérivés, la benfotiamine, ont démontré leur action préventive sur la glycation des protéines chez le diabétique.

Alimentation pro-méthylation

La méthylation est une des plus importantes réactions de notre corps, elle est nécessaire à notre bonne santé mais diminue avec l'âge. Un organisme en bonne santé fabrique beaucoup de groupes méthyles et aucune supplémentation particulière n'est nécessaire. Certains aliments sont riches en groupes méthyles : le quinoa, les betteraves, les végétaux verts foncés cuisinés, comme les épinards ou le brocoli, le jaune d'œuf, l'agneau, le poulet...

Pour optimiser la méthylation il faut :

• Avoir dans son alimentation un apport suffisant en vitamines B, et surtout en folates – vitamine B^9 – : céréales complètes, levure de bière, haricots, noix, poissons, œufs ;

• Avoir un apport de soufre suffisant : il y en a dans l'ail, l'oignon, les crucifères, le jaune d'œuf, le poisson, etc. Le soufre est nécessaire au transfert des groupes méthyles ;

• Éviter le sucre qui diminue vos réserves de vitamines ;

• Éviter tabac, alcool, caféine, qui limitent l'activité des vitamines du groupe B.

Le régime cétogenique

La diète cétogène (ou régime cétogenique) est un régime alimentaire à très basse teneur en glucides compensé par un renfort de lipides. Le gras métabolisé crée un état de cétose nutritionnelle. L'apport en gras restreint considérablement les besoins en glucides. Les matières grasses deviennent alors la première source d'énergie pour le corps, une fois transformées en corps cétoniques, ils alimentent le cerveau, et fournissent de l'énergie aux muscles. Il faut savoir que le cerveau est un très grand consommateur d'énergie ; on pourrait le comparer à un moteur hybride, ce qui veut dire que sa source d'énergie peut venir aussi bien du glucose que des produits dérivés de la graisse, avec un bonus pour les corps cétoniques en ce sens qu'ils n'ont pas besoin d'insuline pour entrer dans la cellule et ceci peut être un avantage enorme en cas d'insulino-résistance. C'est un processus naturel qui fonctionne depuis des millions d'années durant lesquelles l'apport

Le régime méditerranéen

Si l'on retrouve des habitudes alimentaires diversifiées dans la quinzaine de pays situés sur le pourtour de la mer Méditerranée, il y a cependant au moins une constante : l'utilisation abondante d'huile d'olive. Lorsqu'on parle de régime méditerranéen, on fait plus particulièrement référence à l'alimentation traditionnelle des îles grecques de Crète et de Corfou – d'où l'appellation occasionnelle de régime crétois. L'intérêt pour ce type d'alimentation provient d'une recherche, The Seven Countries Study*, menée par Ancel Keys dans les années 1950. Il y démontrait que, malgré un apport alimentaire élevé en matières grasses et un système de santé relativement rudimentaire, les habitants de ces îles, ainsi que ceux de l'Italie méridionale, jouissaient, non seulement d'une excellente espérance de vie, mais aussi d'un taux de maladies coronariennes très faible. Plus tard, le professeur Serge Renaud, découvreur de ce que, en nutrition, on appelle « le paradoxe français », publiait une recherche, The Lyon Diet Study, qui révélait que les sujets ayant déjà été victimes d'un premier infarctus, et qui adoptaient une alimentation de type crétois, présentaient un taux d'infarctus et d'accidents vasculaires cérébraux réduit de 75 %, tandis que le groupe soumis seulement à une diète faible en matières grasses ne connaissait qu'une réduction de 25 %.

Depuis la publication de cette étude, dans la très respectée revue médicale, The Lancet, en 1994, la popularité de ce régime alimentaire méditerranéen s'est répandue comme une traînée de poudre dans le monde entier. Et les études scientifiques n'ont cessé de prouver son efficacité dans la prévention de nombreuses maladies. Ce régime est un tout. Il combine modération alimentaire et grande variété d'aliments (et donc de nutriments), à une vie active au quotidien. Ses principes de base sont faciles à comprendre et à suivre : abondance de fruits et de légumes, d'ail, d'oignon, d'épices et d'aromates ; utilisation de l'huile d'olive comme corps gras ; consommation quotidienne de légumineuses, de noix et de graines ; consommation quotidienne, mais modérée, de vin rouge ; grande consommation de poisson (plusieurs fois par semaine) mais consommation limitée de poulet, d'œufs et d'aliments sucrés (quelques fois par semaine) ; consommation très limitée de viande rouge (quelques fois par mois).

*Sarri K, Kafatos A. « The Seven Countries Study in Crete: olive oil, Mediterranean diet or fasting? ». Public Health Nutr. 2005 Sept ; 8(6) ;666.

énergétique était à 95% fait de graisses et c'est grâce à l'utilisation des corps cétoniques que l'espèce humaine a pu survivre, car, en l'absence de graisses et de très peu de glucides, notre organisme se tournerait vers nos protéines, nos muscles et les convertirait en glucose pour assurer sa survie. Ce sacrifice deviendrait très vite source de danger mortel. C'est le foie qui est en charge de transformer les graisses en corps cétoniques et en particulier sous forme de beta-hydroxy-butyrate, la source essentielle d'énergie pour le cerveau : ce corps cétonique stimule l'activité des antioxydants, augmente le nombre des mitochondries, favorise la proliferation des neurones et protège ces neurones lorsqu'ils sont exposés q des toxines associées aux maladies d'Alzheimer et de Parkinson. Sur le plan énergétique les corps cétoniques produisent plus de molécules d'atp que le glucose.

La diète cétogenique a de ce fait deux vertus majeures pour notre santé : l'apport en sucres et fortement diminué (ce qui est une très bonne nouvelle) et l'apport en corps cétoniques protège notre cerveau et nos mitochondries. Et, contrairement à la rumeur, le jeûne ne fatigue pas, bien au contraire ! De fait, il est scientifiquement prouvé que le jeune non seulement ne fatigue pas mais il accroit la resistance et la concentration, il favorise la production de glutathion et accélère le métabolisme.

Si vous souhaitez pratiquer le régime cétogenique, je vous suggère le jeûne intermittent, il a l'avantage d'être très facile à appliquer, et si vous le faites régulièrement vous en tirerez tous les bénéfices santé, y compris une perte de poids si vous avez besoin.

Il y a cinq protocoles, choisissez celui qui vous convient le mieux :

Protocole 1 : Jeunez 12 à 14 h, par exemple de 19h à 08h le lendemain, c'est le plus facile mais la libération de corps cétoniques est faible, il faut vous faire aider par des produits qui libèrent des corps cétoniques comme l'huile de coco ou les TCM (voir plus loin). Après deux semaines tentez de rester 14 à 16h à jeun.

Protocole 2 : Le jeûne cyclique ; jeuner pendant 16h, trois fois par semaine.

Protocole 3 : Jeûne plus important : 18h/j, Exemple : de 18h à 14h.

Protocole 4 : c'est le plus long : vous vous abstenez de manger pendant 21h, laissant 3h pour un repas.

Protocole 5 : Le jeûne spécifique, par exemple pour perdre du poids : mois de graisses saturées, pour aider à une chimiothérapie : sans glucides sévère...

Régime cétogène versus acidocétose du diabétique

Il y a encore quelques années ce jeûne jouissait d'une mauvaise réputation auprès du corps medical qui le confondait souvent avec une complication redoutable de diabète qu'on appelle « acidocétose » et qui se traduit par un taux de sucre très élevé dans le sang associé à la presence de corps cétoniques dans les urines, un taux d'insuline très bas et une acidose métabolique. Cette complication du diabète est dû à l'absence d'insuline (ou a une insulino-résistance) qui empêche le sucre d'entrer dans la cellule ; celui-ci va alors s'accumuler dans le sang. En même temps, pour pallier au déficit énergétique les adipocytes (cellules graisseuses) vont libérer la graisse sous la forme de triglycérides. Ces triglycérides vont alors se transformer en corps cétoniques (et en cholestérol) dont la capacité est de fournir de l'énergie a notre corps et a notre cerveau sous forme d'ATP.

Dans le cas du régime cétogène le processus est le même SAUF que l'origine du manque de glucose n'est pas due à un manque d'insuline mais a un manque (intentionnel) d'apport de sucres. Dans ce cas le taux de sucre dans le sang est normal (voire bas) et le taux d'insuline est normal. D'autre part il n'y a pas d'acidose métabolique.

L'huile de coco et les TCM

Les Philippins appellent le cocotier « *l'arbre de vie* », chacune de ses parties ayant son utilité. L'huile de coco vierge est fabriquée à partir de l'albumen frais de la noix de coco, en pressant la chair de la noix. A la différence de la plupart des autres huiles, l'huile de coco naturelle est solide à température ambiante et elle ne rancit pas facilement en raison de sa teneur élevée en graisses saturées et elle peut se conserver au moins deux ans. Elle produit 120 calories par cuillère à soupe et 60% de triglycérides à chaine moyennes (TCM) qui sont directement absorbés par l'intestin sans la nécessité d'enzymes digestifs.86% des graisses sont des graisses dites « *saturées* » dont 70% sont des TCM dont le grand avantage est qu'il n'y a nulle part sur la molécule de place ou les radicaux libres puissent se fixer. Contrairement à la croyance populaire, il n'y a pas de cholestérol dans l'huile de coco. L'huile de coco vierge ne contient aucun acide gras « *trans* » (du moment qu'elle n'est pas hydrogénée). Des études scientifiques ont montré que l'acide laurique, principal constituant, pourrait inhiber la croissance de certaines bactéries, virus et protozoaires. C'est l'un des composants du lait maternel qui protège le nouveau-né des infections.

Il faut commencer avec des petites doses et augmenter progressivement afin d'éviter de souffrir d'indigestion, de crampes, ou ballonnements ou même de diarrhées. Commencez par une demi-cuillerée à café par repas puis augmentez la dose petit à petit tant que vous la tolérez, jusqu' 3 à 6 cuillères à soupe. Trouvez la bonne dose pour y adhérer définitivement le plus longtemps possible. Pourquoi ? Parce que les TCM de l'huile de coco ont des propriétés spécifiques uniques :la plus importante est qu'ils traversent facilement la membrane cellulaire pour pénétrer à l'intérieur des mitochondries ou l'énergie est produite SANS enzymes, SANS système de transport ! Une fois-là, ils passent par des voies métaboliques complexes pour, finalement, produire l'ATP ou être convertis en cétones. Les triglycérides à chaine moyenne (TCM) servent directement à produire de l'énergie dans les muscles et surtout dans le muscle cardiaque. Ils fournissent aussi du carburant aux cellules cérébrales sans nécessiter d'insuline comme pour le glucose. Cette disponibilité immédiate de carburant est un atout essentiel pour de nombreuses causes, depuis l'augmentation des performances physiques, jusqu'au rétablissement après intervention chirurgicale, ou durant des brulures graves ou enfin durant le cours de maladies chroniques et inflammatoires comme les maladies auto-immunes et en particulier les maladies d'Alzheimer de Parkinson et l'Autisme. D'autres études ont montré l'impact de cette huile sur la Sclérose Latérale Amyotrophique (SLA) et la Sclérose multiple (MS).

Le bouillon d'os

Les bienfaits du bouillon d'os s'expliquent par le fait que c'est une sorte de soupe très nutritive, préparée en portant à ébullition des os et du tissu conjonctif d'animaux dans de l'eau. En utilisant un composé acide tel que le vinaigre ou le jus de citron, on peut dégrader et éliminer le collagène et le tissu conjonctif. Il ne reste alors qu'un liquide délicieux et très nutritif qui peut être utilisé pour des soupes ou des sauces. Vous pouvez préparer du bouillon d'os à partir de n'importe quel os d'animal, mais les plus populaires sont le poulet, la dinde, l'agneau, le cochon, le bœuf, les animaux de gibier et le poisson. N'importe quel moelle ou tissu conjonctif peut être utilisé, y compris les pieds, les becs, les gésiers, les colonnes vertébrales, les jambes, les sabots, les jarrets, les carcasses entières ou les ailerons et nageoires.

Les bienfaits du bouillon d'os, ainsi que son profil nutritif, dépendent des ingrédients utilisés et de leur qualité : Les os procurent des minéraux tels que le calcium et le phosphore. La moelle qui vient des os vous apporte de la vitamine A, K2, des oméga 3 et 6, des minéraux comme le fer, le zinc, le sélénium, le bore et le manganèse. La moelle de bœuf et d'agneau contiennent aussi des acides linoléiques conjugués (ALC). Les tissus conjonctifs contiennent de la glucosamine et du sulfate de chondroïtine (ou chondroïtine sulfate), qui sont des suppléments alimentaires efficaces pour les traitements de l'arthrite et des douleurs aux articulations. En plus, les os, la moelle et les tissus conjonctifs sont tous en grande partie faits de collagène, qui se transforme en gélatine pendant la cuisson. La gélatine a un profil nutritionnel unique d'acides aminés, qui sont particulièrement riches en glycine.

Les cartilages d'os sont riches en glucosamine, en collagène et en chondroïtine, éléments indispensables pour nourrir notre microbiote ainsi que notre système immunitaire, et qui contribuent à la bonne santé de nos articulations. Quand vous laissez refroidir un bouillon il se gélifie. Ce gel est un vrai pansement pour notre flore intestinale. Il est constitué de collagène obtenu par la décomposition des bas morceaux que vous aurez utilisés pour confectionner votre fonds (pattes et cous de poule, pieds de veau, queue de veau, etc.). La glycine, de plus, permettrait de réguler la production des sucs biliaires facilitant la digestion et l'assimilation des bonnes graisses.

Pour profiter des bienfaits du bouillon d'os, vous pouvez en préparer vous-mêmes. C'est facile, et la plupart des gens n'utilise même pas de recette. Vous avez seulement besoin d'os, de vinaigre ou de citron, d'eau et d'une casserole.

Pour ceux qui hésitent quand même à se lancer, voici une recette simple

Bouillon d'os de poulet - Ingrédients

- 2 à 3 livres d'os de poulet,

- 4 litres d'eau,

- 2 cuillères à soupe de vinaigre de cidre,

- 1 oignon (pas obligatoire),

- 4 gousses d'ail (pas obligatoire),

- 1 cuillère à café de sel et/ou de poivre (pas obligatoire),

- Mettez les os et l'ail et l'oignon (si vous en ajoutez) dans une grande casserole,

- Versez l'eau dans la casserole pour qu'elle recouvre tout. Ajoutez le vinaigre puis faites chauffer jusqu'à ébullition.

- Mettez à feu doux, ajoutez le sel et le poivre puis laissez mijoter au minimum 4 heures et au maximum 24 heures.

Plus vous le laissez mijoter, plus le bouillon d'os sera bon au goût et dense en nutriments. Laissez le potage refroidir un peu puis retirez les éléments solides à l'aide d'une passoire. Vous pouvez maintenant boire et profiter des bienfaits du bouillon d'os. Vous pouvez également ajouter de la viande, des légumes ou des épices à votre bouillon d'os. Le plus souvent, ceux qui préparent eux-mêmes leur bouillon d'os ajoutent du persil, des feuilles de laurier, des carottes, du céleri, du gingembre et/ou du zeste de citron. Une fois préparé, le bouillon d'os peut être conservé au réfrigérateur jusqu'à 5 jours, s'il est mis dans un récipient hermétique, ou jusqu'à 3 mois au congélateur. A la place d'une casserole, vous pouvez également utiliser une cocotte-minute, un autocuiseur ou une mijoteuse. L'avantage d'une mijoteuse électrique est que le bouillon peut cuire pendant que vous dormez. Vous pouvez utiliser les os qui restent après un repas, ou les demander à votre boucher. Une bonne solution est de conserver les os (lorsque vous mangez de la viande) dans un sac plastique hermétique dans votre congélateur.

LES COMPLÉMENTS ALIMENTAIRES

Dans un monde idéal, nous mangerions sainement tout le temps. Nos aliments n'auraient pas été cultivés dans une terre bourrée de métaux lourds toxiques et de pesticides. Mais, quand bien même nous pourrions manger sainement, nous sommes de faibles créatures, attirées par les sucreries, les pommes frites, les steaks grillés, les mousses au chocolat et à la Chantilly ! La triste vérité est que le discours des nutritionnistes n'est pas suffisant. Et donc on ne peut plus dépendre uniquement de nos aliments pour combler nos besoins de base en matière nutritionnelle. Si on veut mettre les bouchées doubles et lutter contre l'oxydation, l'inflammation silencieuse et la glycation, si l'on veut une bonne méthylation pour gérer l'expression génétique, si l'on veut protéger nos télomères et nos cellules souches, alors il faut supplémenter avec des compléments alimentaires qui ont démontré leur efficacité.

Aujourd'hui, médecins, nutritionnistes et autres experts ont une meilleure compréhension de la nutrition et de la biochimie. En matière de nutrition, les avancées et découvertes de ces dernières années ont souligné le rôle essentiel que vitamines, minéraux, plantes médicinales et autres substances jouent sur notre santé. De plus, de nombreuses études ont démontré que la supplémentation nutritionnelle pouvait aider à prévenir les maladies auto-immunes ainsi que d'autres maladies chroniques.

Alors qu'il y a simplement une dizaine d'années, les études cliniques tentant de prouver l'efficacité des compléments alimentaires étaient relativement rares, on assiste aujourd'hui à une véritable explosion. Des milliers de chercheurs étudient le rôle de certaines plantes sur notre santé et notre longévité. Malgré cela, les autorités de Santé européennes (EFSA : European Food Safety Authority et la Commission européenne) conservent une surprenante frilosité. Elles refusent de manière systématique toute allégation sérieuse concernant les compléments alimentaires, ignorant délibérément des publications dans les plus grands journaux scientifiques (Nature, The Lancet, JAMA, Cells, etc.) dont les auteurs sont souvent de renommée internationale.

Il existe de nombreux compléments alimentaires qui ont des vertus protectrices ou réparatrices et qui ont prouvé leur efficacité par des études cliniques en double aveugle. Nous en avons sélectionné quelques-uns qui nous paraissent parmi les plus efficaces dans le domaine de l'auto-immunité.

Les vitamines et les minéraux

Voilà des compléments alimentaires qu'il est impossible d'ignorer en termes de lutte contre les maladies auto-immunes ! Il y a des centaines d'études cliniques qui démontrent l'effet positif de la prise régulière des vitamines et minéraux. Ces études montrent que les personnes atteintes de maladies auto-immunes ont des apports insuffisants en vitamines, notamment A, C, D, E, K et folates. Une situation que la prise de suppléments vitaminiques viendra améliorer. Cela est d'autant plus important que le cerveau est très actif métaboliquement, il a besoin de beaucoup d'énergie, ce qui le rend sensible à toute insuffisance métabolique causée par une pénurie de nutriments essentiels. La difficulté vient du fait qu'il existe un grand nombre de formules, mais laquelle choisir ? Bien sûr, il faudrait la plus complète, la plus naturelle possible, enrichie en éléments qui en potentialisent l'activité et en facilitent l'absorption (acides aminés, enzymes, certaines substances végétales)… Oui, mais laquelle ?

Les vitamines et minéraux font l'objet de recommandations officielles que l'on appelle apports quotidiens recommandés (AQR), en anglais : Recommended Daily Allowance (RDA). Ils correspondent, en fait, aux quantités de vitamines et de certains minéraux que vous devez absolument consommer pour éviter les carences et les maladies qui les accompagnent, comme le scorbut, le béribéri ou la pellagre. C'est la quantité minimale indispensable de nutriments pour le maintien des fonctions biologiques et de la santé des individus bien portants. De très nombreuses études mettent en valeur les effets bénéfiques, pour la santé, de vitamines et de minéraux pris à des doses beaucoup plus élevées que les AQR. C'est ce que les Américains appellent le No Adverse Effect Level (NOAEL), et qui correspond à une dose qui, prise sur une longue période, à niveau constant, ne produit aucun effet négatif observé. Or, les besoins en nutriments essentiels peuvent s'avérer plus importants lors de situations particulières comme, par exemple, une naissance prématurée, des troubles métaboliques, des infections, des maladies chroniques, des traitements médicamenteux. Des facteurs environnementaux comme le stress, la pollution, le soleil peuvent également accroître ces besoins. Définis pour éviter les maladies liées aux carences, les AQR ne constituent donc pas un guide pour nous maintenir en bonne santé, énergiques et robustes, ni pour écarter de nous les maladies liées au vieillissement. D'autant plus que les besoins de chaque individu sont spécifiques.

La vitamine D[3]

Nommée également cholécalciférol, elle désigne une forme de la vitamine D qui est ensuite convertie dans notre organisme en 1,25-dihydroxyvitamine D, soit la forme active de la vitamine D. Plus de 90 % des besoins en vitamine D devraient normalement être couverts par l'exposition au soleil, mais force est de constater que les populations des pays occidentaux, qu'il s'agisse de la France, de la Belgique, de la Suisse, des États-Unis, ou du Canada, ont des niveaux très insuffisants de vitamine D. Et cela tout particulièrement pendant les mois d'hiver. On a longtemps pensé que la vitamine D était surtout indispensable à la santé des os, mais des scientifiques continuent de démontrer son rôle fondamental dans la division et la différenciation cellulaires et son influence sur le système immunitaire. En fait, on constate qu'un niveau insuffisant de vitamine D est relié à pratiquement tous les troubles corrélés du vieillissement, y compris cancer, maladies vasculaires ou inflammatoires chroniques. Les recherches indiquent qu'une dose minimum de 5 000 UI par jour pourrait avoir des effets bénéfiques multiples. D'autres études ont montré que la vitamine D, associée à d'autres substances naturelles, peut avoir des effets sur les cellules souches adultes et, de ce fait, augmenter la neurogenèse et améliorer les capacités cognitives. L'activité bénéfique de la vitamine D3 peut être renforcée par d'autres substances, dont certaines vitamines. Si la vitamine D facilite l'absorption du calcium au niveau des intestins, la vitamine K intervient quant à elle pour répartir le calcium au sein de l'organisme. Les effets bénéfiques et protecteurs de ce supplément nutritionnel font qu'il est particulièrement préconisé aux personnes âgées, à celles souffrant d'ostéoporose et aux personnes qui présentent un risque hémorragique ou un risque de maladies cardio-vasculaires. Pour renforcer les effets protecteurs de ces vitamines, il est également possible de capitaliser sur l'activité antioxydante de la coenzyme Q[10]. Cette substance est considérée comme un nutriment clé pour la protection de plusieurs organes vitaux, dont le cœur et le cerveau.

Depuis quelques années de nombreux travaux mettent en évidence l'implication de la vitamine D dans le développement des maladies auto-immunes (psoriasis, asthme, diabète de type 1...), sensibilité au virus (tuberculose, grippe, bronchiolite. . .) ou de cancers. La vitamine D[3], joue un

Voici un exemple de formule complète

Dose journalière : 3 gélules Nombre de doses par boîte : 30
BioPQQ® (Pyrroloquinoline quinone)
Vitamine A (2 500 UI bêta-carotène, 500 UI palmitate)
Vitamine D3 (cholécalciférol)
Vitamine K1 (phylloquinone)
Vitamine B1 (chlorhydrate de thiamine)
Vitamine B2 (riboflavine)
Vitamine B3 (niacinamide)
Vitamine B5 (pantothénate de calcium)
Vitamine B6 (chlorhydrate de pyridoxine)
Vitamine B12 (methylcobalamine)
Vitamine C (acide ascorbique, palmitate d'ascorbyl)
Vitamine E (succinate de d-alpha tocophéryl, avec tocopherols mélangés)
Biotine
Quatrefolic® acide (6S)-5-méthyltétrahydrofolicacidolinique (de 370 mcg de 54-59% de sels de glucosamine et d'acide (6S)-5-méthyltét rahydrofolicacidolinique)
Bore (borogluconate de calcium)
Chrome (Crominex® 3+)

Iode (iodure de potassium)
Magnésium (glycinate de magnésium)
Manganèse (gluconate)
Molybdène (citrate)
Sélénium (sélénate de sodium, selenomethionine)
Zinc (gluconate)
Taurine
N-acétyl-cystéine
Lutéine
Zéaxanthine
Lycopène
Gamma-tocophérol
Tocophérols totaux
Tocotriénols
Extrait de pépins de raisin (95 % OPC)
OptiBerry®
Extrait de thé vert (30 % EGCG + polyphénols)
Bioperine®
Resvératrol (Polygonum cuspidatum)
Rutine
Quercétine

413

Hespéridine
Lutéoline
Apigénine
Autres ingrédients : Gomme d'acacia, farine de riz. Bioperine® : Sabinsa Corporation OptiBerry® : InterHealth N.I. Crominex® 3+, Natreon Inc, USA. Quatrefolic®, Gnosis, Italie. BioPQQ®, MGC, Japon.
Sources : Daily 3 www.supersmart.com

rôle immunomodulateur complexe associant : une activation des systèmes non spécifiques de défense immunitaire, en favorisant la différenciation et les activités cytotoxiques des monocytes-macrophages ; et une inhibition des systèmes de défense immunitaire antigènes spécifiques, en diminuant la fonction de présentation des antigènes des monocytes, en modulant la prolifération et les activités des lymphocytes T et B, et en favorisant le maintien ou la restauration de la fonction immunosuppressive des lymphocytes. Mais les niveaux de vitamine D^3 nécessaire pour observer ce rôle protecteur sont beaucoup plus élevés que les niveaux pour maintenir une santé osseuse optimale. Il faudrait largement augmenter les supplémentations. D'autre part Il a été mis en évidence que des patients souffrant d'une déficience en vitamine D présentaient plus tôt et des formes plus agressives de diabètes. La mise en évidence d'effets de la vitamine D sur le système immunitaire et la différenciation cellulaire suggère que cette vitamine peut jouer un rôle préventif non négligeable dans la survenue d'affections cancéreuses.

Les antioxydants

Les polyphénols

En novembre 1991, le programme de télévision, 60 minutes, de CBS News, diffuse un reportage qui suggère que la consommation de vin rouge chez les français explique la moindre fréquence des maladies cardiaques en France. Et le reportage appelle ce phénomène : « *le paradoxe français* ». Il est aujourd'hui reconnu que les vins rouges contiennent des polyphénols, comme le resvératrol, la quercétine, les catéchines et autres. Tous ont de fortes activités antioxydantes, et interviennent dans la prévention de la crise cardiaque, du cancer et des accidents vasculaires cérébraux. Les polyphénols sont les antioxydants les plus abondants dans notre alimentation et ils améliorent la santé à travers une variété de mécanismes d'activation des gènes. Certains polyphénols donnent leur couleur rouge aux vins rouges, le brun foncé au chocolat, le vert au thé vert. Raisins, pommes, oignons, soja, arachides, baies et de nombreux autres fruits et légumes sont riches en polyphénols. Le resvératrol, polyphénol hautement actif, que l'on trouve en forte concentration dans la peau des raisins rouges, joue désormais un rôle majeur dans les méthodes de gestion du vieillissement.

Le secret de ces ingrédients remonte à il y a quatre millions d'années, quand nos ancêtres ont été exposés à un stress sévère, suite à des changements environnementaux et climatiques importants. En retour et afin d'améliorer leurs chances de survie, certains gènes spécifiques ont alors été activés, dont ceux qui contrôlent le métabolisme des glucides, des protéines et celui des graisses. En période d'abondance, notre corps brûle d'abord les glucides alimentaires et emmagasine l'énergie sous forme de graisse ; alors que pendant les pénuries alimentaires, ces gènes mobilisent d'abord la graisse emmagasinée. Contemporaines de nos ancêtres, les plantes ont subi elles aussi les stress environnementaux, comme sécheresses, infections, parasites et agressions thermiques dues au soleil. Pour survivre, ces plantes stressées ont activé leurs propres gènes de survie, et fait produire des molécules naturelles qui augmentent leurs défenses cellulaires ainsi que leurs mécanismes de réparation. La molécule que l'on trouve dans la peau des raisins destinés à la production de vin rouge (resvératrol) est produite pour combattre les envahisseurs. Les souris de laboratoire qui ont consommé cette molécule végétale ont, elles aussi, bénéficié de cette même réponse au stress. Cela signifie que les plantes ingérées communiquent avec les cellules des organismes qui les ingèrent, elles utilisent le langage de la génétique moléculaire et provoquent l'activation des gènes de survie.

Le resvératrol

En 2002, David Sinclair et Joseph Baur, de l'Université de Harvard, publiaient leur découverte révolutionnaire dans la prestigieuse revue scientifique Nature :

une substance appelée « *resvératrol* », extraite du vin rouge, pourrait activer certains gènes de cellules animales et entraîner des améliorations cliniques spectaculaires, qui incluent amélioration de la mémoire, fonte des cellules graisseuses (malgré un régime alimentaire riche en calories), énergie et endurance des cellules musculaires stimulées, augmentation de la force musculaire et diminution de la fatigue, amélioration de la coordination et de la mobilité. Mais, plus remarquable encore, ces molécules démontrent leur efficacité dans la réduction de l'incidence de certains cancers, des maladies vasculaires, de la dégénérescence du cerveau et prolongent la durée de vie des souries traitées de 25 %. Ces petites molécules présentes dans le vin rouge activent les gènes sirtuines (les gênes de survie !) en l'absence de la restriction calorique qui d'ordinaire est nécessaire à leur activation, pour fournir le même effet cardioprotecteur que le vin, mais sans l'alcool !

L'activation du gène SIRT1 par le resvératrol stimule un grand nombre de processus, notamment les mécanismes de défense immunitaire, la protection neuronale et l'optimisation métabolique dans le foie, les muscles et les adipocytes. Le resvératrol a d'autres effets qui incluent la stimulation de la production de l'énergie cellulaire, l'adénosine triphosphate (ATP), dans les mitochondries ainsi que la modulation du facteur de croissance de l'insuline (IGF-1) qui améliore la sensibilité à l'insuline et atténue ainsi l'obésité. De plus, les pouvoirs antioxydants du resvératrol ont été largement démontrés ; il inhibe l'oxydation des lipoprotéines basse densité, les LDL, et il neutralise les dangereux radicaux hydroxyles. Probablement l'un des meilleurs neutralisateurs de radicaux libres, le resvératrol a des conséquences bénéfiques sur l'auto-immunité.

Le resvératrol se présente dans la nature sous deux formes : La forme bioactive, le trans-resvératrol, et le cis-resvératrol dont l'activité est sept fois inférieure. Il est donc fortement suggéré de prendre la forme « *trans* ».

Dans un verre de vin, on trouve environ 0,10 à 0,65 mg de resvératrol. Si on cherche une protection à long terme une dose de 30 à 75 mg par jour de trans-resvératrol est suffisante. Pour une protection rapide une dose de 100 à 500 mg sera efficace, mais sur un temps relativement court (un à deux mois).

Les activateurs des mitochondries

Les mitochondries sont les centrales énergétiques des cellules. Lorsque l'on vieillit, elles diminuent en nombre, et celles qui restent sont de moins en moins efficaces et produisent de plus en plus de déchets. Il en résulte, perte énorme d'énergie, troubles physiques et cognitifs incessants, accélération de la dégradation cellulaire. Ce déficit énergétique majeur est impliqué dans la plupart des maladies dégénératives associées au vieillissement.

La PQQ (pyrroloquinoléine quinone) : La PQQ permet, non seulement une amélioration du fonctionnement des mitochondries existantes, mais aussi un accroissement de leur nombre, ce qui est une avancée exceptionnelle ! En effet il n'existe actuellement aucun moyen d'accroître le nombre de mitochondries. En générant de nouvelles mitochondries, ce supplément nutritionnel assure ainsi la longévité de toutes les cellules. Du fait de sa très haute stabilité, la PQQ s'avère un puissant antioxydant, bien supérieur aux antioxydants classiques, pour protéger l'ADN mitochondrial ; de 30 à 5 000 fois plus puissant que la plupart des antioxydants ordinaires comme la vitamine C. En transférant des électrons en très grande quantité, elle neutralise les principaux radicaux libres qui entravent le bon fonctionnement des mitochondries, sans subir de dégradation moléculaire. Elle protège aussi les cellules du cerveau contre les dommages oxydatifs qui font suite à des ischémies, des inflammations ou des lésions oxydatives. Dans ce contexte, la PQQ réduit de manière significative la dimension de la zone cérébrale endommagée. Elle améliore les performances aux tests de mémoire et interagit également de façon positive avec les systèmes cérébraux neurotransmetteurs.

La PQQ en synergie avec la CoQ10 : Des études récentes montrent, lorsque les deux nutriments sont associés, plutôt que pris séparément, de meilleures performances cardio-vasculaires et cognitives en particulier. Ce qui n'est pas une surprise puisque le cœur et le cerveau sont de loin les deux organes qui consomment le plus d'énergie.

Les compléments antiglycation

La glycation est le troisième des mécanismes fondamentaux de destruction de l'ADN et du vieillissement, après l'oxydation et l'inflammation, c'est aussi le moins connu. Nous vieillissons aussi à cause de la caramélisation de nos protéines qui résulte de niveaux chroniquement élevés de sucre dans le sang. De nombreux travaux, ces vingt dernières années, montrent que les protéines glyquées, appelées également produits de glycation avancée ou AGE (Advanced Glycosylation End Products), jouent un rôle très important dans le déterminisme des lésions cellulaires et tissulaires du diabète, du vieillissement vasculaire et de l'insuffisance rénale. Des suppléments nutritionnels, à base de L-Carnosine, notamment, peuvent aider à prévenir ce phénomène.

La L-Carnosine : La carnosine (ou L-Carnosine) est une molécule naturelle trouvée dans le muscle et dans le cerveau. Des taux élevés de carnosine sont présents dans les cellules à longue durée de vie (telles que les neurones). De plus, la concentration de carnosine musculaire est corrélée positivement avec la longévité, ce qui en fait potentiellement un biomarqueur du vieillissement. Elle est présente à un taux élevé dans les muscles qui se contractent activement et à un niveau très bas dans certaines maladies musculaires telles que la myopathie de Duchenne. Sa concentration musculaire diminue avec l'âge. Son effet le plus important est l'anti glycation, car elle réagit avec les sucres comme le glucose et le galactose pour former de la carnosine glyquée. Elle intervient au niveau des premières étapes du processus de glycation pour former des produits totalement inoffensifs et surtout faciles à éliminer. Ainsi, la carnosine permet de réduire la glycation des protéines et la formation des produits de glycation avancée. La carnosine est un antioxydant qui protège et stabilise la membrane cellulaire, tout comme le fait la vitamine E. D'ailleurs, la supplémentation en carnosine augmente le taux de vitamine E.

Améliorer la méthylation

Toutes les catégories de molécules font l'objet de méthylation. Ainsi la méthylation des protéines est essentielle à la communication entre les cellules car elle active les récepteurs membranaires, tandis que celle des phospholipides (acides gras des membranes cellulaires) permet de maintenir la flexibilité et la perméabilité des membranes, qui sont des qualités indispensables aux échanges entre les cellules. La méthylation est également nécessaire à la fabrication de notre plus important antioxydant, le glutathion. À l'origine de la fabrication de l'adrénaline à partir de la norépinephrine et de la mélatonine elle-même à partir de la sérotonine, la méthylation régule ainsi en grande partie l'activité cérébrale, elle influe sur le sommeil et elle intervient de manière positive dans les processus mentaux. Outre le cerveau, le foie aussi utilise la méthylation pour jouer son rôle de détoxification au sein de l'organisme. Ainsi donc, toutes les réactions de méthylation dans l'organisme exigent la présence d'une molécule, la S-Adenosylméthionine (SAMe), fabriquée dans le corps à partir de la méthionine et de l'adénosine triphosphate (ATP), intermédiaire énergétique qui est produit par la cellule. Dès lors que la SAMe est la substance de méthylation par excellence, tout ce qui épuise la SAMe abaisse la méthylation. Tout ce qui entrave la synthèse de l'ATP (par exemple l'alcool) épuisera la SAMe, tout comme le manque de vitamines B^6, B^{12} et d'acide folique (B^9).

Préserver notre stock de cellules souches

Le concept de réserve fonctionnelle d'un organe

C'est la capacité d'un organe à mobiliser une marge de défense ou de capacité fonctionnelle, quand il est exposé à une agression ou à un stress, cette marge lui permettant de revenir le plus vite possible à sa fonctionnalité normale. Par exemple, à vingt ans on a la chance de présenter 300 à 400 % de plus que la quantité nécessaire à notre réserve fonctionnelle. De quarante à cinquante ans il ne nous en reste plus que 150 % et lorsqu'on arrive à soixante ans on tombe sous les 100 %, ce qui crée un risque de perte de fonctionnalité de l'organe en question sous l'effet d'un stress, même minime. En fait, ce sont nos cellules souches qui alimentent cette réserve fonctionnelle. Activer naturellement les cellules souches serait donc une avancée des plus prometteuses pour s'opposer au vieillissement et gagner en durée et en qualité de vie. S'il devient possible d'avoir recours aujourd'hui, dans certains pays, à des injections de cellules souches adultes de moelle osseuse, l'application de la méthode est encore loin d'être une pratique courante. C'est donc de ce fait tout l'intérêt des études, réalisées ces dernières années par certains chercheurs qui sont parvenus, grâce à l'utilisation de nutriments et d'extraits de plantes, à stimuler et à accroître la quantité de cellules souches adultes de la moelle osseuse. C'est en effet la moelle osseuse que les scientifiques privilégient pour obtenir cette activité de régénération puisque, chaque jour, ses cellules évoluent en produisant de nouvelles lignées de globules rouges, de globules blancs et de plaquettes. Les cellules matures sont alors déversées dans le flux sanguin où elles exercent pleinement leurs fonctions vitales et régénératrices.

Les activateurs
des cellules souches

Le fucoïdane

Reconnu au Japon pour ses propriétés immunostimulantes et anticancéreuses, le fucoïdane est extrait d'une variété d'algue, la Laminaria japonica, appartenant à la famille des laminaires. Ce polysaccharide sulfaté est en effet capable de renforcer le système immunitaire, de l'aider à combattre plus efficacement différents virus, et de favoriser l'apoptose des cellules cancéreuses, augmentant ainsi la protection de l'organisme. Il semble d'ailleurs, que les personnes qui en consomment de grandes quantités aient une plus longue espérance de vie, comme en témoigne la longévité des habitants d'Okinawa qui incluent ces algues brunes dans leur alimentation quotidienne. Les recherches scientifiques sur le fucoïdane ont débuté dans les années 70 et, depuis, ont fait l'objet de près de 700 publications. L'ensemble des résultats de ces recherches, associés aux données pragmatiques fournies par un long passé d'utilisation des algues brunes riches en fucoïdane au Japon, comme à Hawaï et aux îles Tonga, semble indiquer que le fucoïdane est capable de soulager un grand nombre de problèmes de santé et d'augmenter l'espérance de vie. Comme d'autres substances actives extraites des algues, le fucoïdane, à une certaine concentration, a montré des propriétés de stimulation des cellules souches de la moelle osseuse.

Aphanizomenon flos-aquae (AFA)

L'algue Klamath est une cyanobactérie de l'espèce Aphanizomenon flos-aquae (AFA). Elle tire son nom du fait qu'elle est récoltée à la surface du lac Klamath dans l'Oregon, aux États-Unis. Elle est utilisée comme complément alimentaire Une étude menée au Royal Victoria Hospital, à Montréal (Canada), a montré que la cyanobactérie stimulait le système immunitaire en facilitant la circulation des cellules immunitaires. Enfin, une des propriétés qui suscite le plus d'intérêt est la capacité apparente de l'AFA à stimuler la production des cellules souches dans la moelle épinière, ce qui contribuerait à favoriser la régénération cellulaire.

SOURCES ET RÉFÉRENCES

Huile de coco et MCT

Clark, M (2011-03-01). « Once a Villain, Coconut Oil Charms the Health Food World ». The New York Times. Retrieved 2011-03-02.

B. Martena; M. Pfeuffer; J. Schrezenmeir (2006). « Medium-chain triglycerides". International Dairy Journal. 16 (11): 1374–1382.

St-Onge, MP; Jones, PJ (2002). « Physiological effects of medium-chain triglycerides: potential agents in the prevention of obesity ». The Journal of Nutrition. 132 (3): 329–32.

Wanten, GJ; Naber, AH (2004). « Cellular and physiological effects of medium-chain triglycerides ». Mini Reviews in Medicinal Chemistry. 4 (8): 847–57.

Chang P, Terbach N, Plant N, Chen PE, Walker MC, Williams RS (2013). « Seizure control by ketogenic diet-associated medium chain fatty acids ». Neuropharmacology. 69: 105–114 Liu, Y. M. C. (2008). « Medium-chain triglyceride (MCT) ketogenic therapy ». Epilepsia. 49: 33–36.

Nagao, K.; Yanagita, T. (2010). « Medium-chain fatty acids: Functional lipids for the prevention and treatment of the metabolic syndrome ». Pharmacological Research. 61 (3): 208–212.

Kaunitz, H. (1986). « Medium chain triglycerides (MCT) in aging and arteriosclerosis ». Journal of Environmental Pathology, Toxicology and Oncology. 6 (3–4): 115–121.

Labarthe, F. O.; Gélinas, R.; Des Rosiers, C. (2008). « Medium-chain Fatty Acids as Metabolic Therapy in Cardiac Disease ». Cardiovascular Drugs and Therapy. 22 (2): 97–106.

Bouillon d'os

Heid, Markham (January 6, 2016). « Science Can't Explain Why Everyone is Drinking Bone Broth ». Time.

Blaszyk, Amy (February 10, 2015). « Taking Stock Of Bone Broth: Sorry, No Cure-All Here ». NPR.

Simpson, Steph (2016-11-14). « What's All the Hype About Bone Broth?". Reader's Digest. "What's the scoop on bone soup? ». Harvard Health Publishing. Harvard Medical School. September 2015.

Carnosine

Aruoma OI, Laughton MJ, Halliwell B, « *Carnosine, homocarnosine and anserine: could they act as antioxidants in vivo?* », The Biochemical Journal, vol. 264, no 3, décembre 1989, p. 863–9.

Klebanov GI, Teselkin YuO, Babenkova IV et al., « *Effect of carnosine and its components on free-radical reactions* », Membrane & Cell Biology, vol. 12, no 1, 1998, p. 89–99.

Babizhayev MA, Seguin MC, Gueyne J, Evstigneeva RP, Ageyeva EA, Zheltukhina GA, « *L-carnosine (beta-alanyl-L-histidine) and carcinine (beta-alanylhistamine) act as natural antioxidants with hydroxyl-radical-scavenging and lipid-peroxidase activities* », The Biochemical Journal, vol. 304, no 2, décembre 1994, p. 509–16.

Klebanov GI, Teselkin YuO, Babenkova IV et al., « *Effect of carnosine and its components on free-radical réactions* », Membrane & Cell Biology, vol. 12, no 1, 1998, p. 89–99.

Kohen R, Yamamoto Y, Cundy KC, Ames BN, « *Antioxidant activity of carnosine, homocarnosine, and anserine present in muscle and brain* », Proceedings of the National Academy of Sciences of the United States of America, vol. 85, no 9, mai 1988, p. 3175–9.

Vitamines et mineraux

HY. Huang, B. Caballero, S. Chang, AJ. Alberg, RD. Semba, C. Schneyer, RF. Wilson, TY. Cheng et G. Prokopowicz, « *Multivitamin/Mineral supplements and prevention of chronic disease: executive summary.* », Am J Clin Nutr, vol. 85, no 1, janvier 2007, p. 265S-268S.

Fortmann SP, Burda BU, Senger CA, Lin JS, Whitlock EP, « *Vitamin and mineral supplements in the primary prevention of cardiovascular disease and cancer: an updated systematic evidence review for the U.S. Preventive Services Task Force,* » Ann Intern Med, 2013; 159:824-34.

Grodstein F, O'Brien J, Kang JH et al. « *Long-term multivitamin supplementation and cognitive function in men, A randomized trial* » Ann Intern Med, 2013;159:806-14.

Vitamine D

Ananthakrishnan AN, Khalili H, Higuchi LM, et al. 2012. « *Higher predicted vitamin D status is associated with reduced risk of Crohn's disease.* » Gastroenterology 142: 482-489.

Bouillon R, Carmeliet G, Verlinden L, et al. 2008. « *Vitamin D and human health: lessons from vitamin D receptor null mice* ». Endocr. Rev. 29: 726-776.

Bouillon R, Eelen G, Verlinden L, Mathieu C, Carmeliet G, Verstuyf A. 2006. » *Vitamin D and cancer.* » J. Steroid. Biochem. Mol. Biol. 102: 156-162.

Garland CF, Gorham ED, Mohr SB, et al. 2007. « *Vitamin D and prevention of breast cancer: pooled analysis* ». J. Steroid. Biochem. Mol. Biol. 103: 708-711.

Harris SS. 2005. « *Vitamin D in type I diabetes prevention* ». J. Nutr. 135: 323-325.

Resveratrol

H. Cai, E. Scott, A. Kholghi, C. Andreadi, A. Rufini, A. Karmokar, R. G. Britton, E. Horner-Glister, P. Greaves, D. Jawad, M. James, L. Howells, T. Ognibene, M. Malfatti, C. Goldring, N. Kitteringham, J. Walsh, M. Viskaduraki, K. West, A. Miller, D. Hemingway, W. P. Steward, A. J. Gescher, K. Brown, « *Cancer chemoprevention: Evidence of a nonlinear dose response for the protective effects of resveratrol in humans and mice* » Sci. Transl. Med. 7, 298ra117 (2015).

Craveiro M, Gaspard Cretenet, Cédric Mongellaz, Maria I. Matias, Olivier Caron, Maria C. Pedroso de Lima, Valérie S. Zimmermann, Eric Solary, Valérie Dardalhon, Vjekoslav Dulić et Naomi Taylor (2017) « *Resveratrol stimulates the metabolic reprogramming of human CD4+ T cells to enhance effector function* ». Sci. Signal. | 17 Octobre 2017: Vol. 10, Issue 501.

Jang, M., Cai, L., Udeani, G. O., Slowing, K. V., Thomas, C. F., Beecher, C. W., « *Cancer chemopreventive activity of resveratrol, a natural product derived from grapes* », Science, vol. 275, 1997, p. 218-220.

Christine Counet, Delphine Callemien, Sonia Collin, « *Chocolate and cocoa: New sources of trans-resveratrol and trans-piceid* », Food Chemistry, vol. 98, 2006, p. 649-657.

Lucie Frémont, « *Biological effects of Resveratrol* », Life Sciences, vol. 66, no 8, 2000, p. 663-673.

Liu Y, Chan F, Sun H, Ya J, Fa D, Zhao D, An J, Zhou D, « *Resveratrol protects human keratinocytes HaCaT cells from UVA-induced oxidative stress damage by downregulating Keap1 expression* ». Eur J Pharmacol. 2011;650:130–7.

Cecil R. Pace-Asciak, Susan Hahn, Eleftherios P. Diamandis, George Soleas, David M. Goldberg, « *The red wine phenolics trans-resveratrol and quercetin block human platelet aggregation and eicosanoid synthesis: Implications for protection against coronary heart disease* », Clinica Chimica Acta, vol. 235,1995, p. 207-219.

Cecil R. Pace-Asciak, Olga Rounova, Susan E. Hahn, Eleftherios P. Diamandis, David M. Goldberg, « Wines and grape juices as modulators of platelet aggregation in healthy human subjects », Clinica Chimica Acta, vol. 246, nos 1-2,1996.

Jang M, Cai L, Udeani GO, Slowing KV, Thomas CF, Beecher CW, et al., « Cancer chemopreventive activity of resveratrol, a natural product derived from grapes », Science, vol. 275, 1997, p. 218-220.

Lee YJ, Lee YJ, Im JH et al. « *Synergistic anti-cancer effects of resveratrol and chemotherapeutic agent clofarabine against human malignant mesothelioma MSTO-211H cells* ». Food Chem Toxicol. 9 novembre 2012 pii: S0278-6915(12)00805-8.

Guarente L, Picard F., « *Calorie restriction--the SIR2 connection* », Cell, vol. 120, no 4, 2005, p. 473-82.

Marie Lagouge, Carmen Argmann, Zachary Gerhart-Hines, Hamid Meziane, Carles Lerin, Frederic Daussin, Nadia Messadeq, Jill Milne, Philip Lambert, Peter Elliott, Bernard Geny, Markku Laakso, Pere Puigserver, and Johan Auwerx, « *Resveratrol Improves Mitochondrial Function and Protects against Metabolic Disease by Activating SIRT1 and PGC-1a* », Cell, vol. 127, 2006, p. 1109-1122.

Anthony E. Civitarese, Stacy Carling, Leonie K. Heilbronn et Mathew H. Hulver, « *Calorie Restriction Increases Muscle Mitochondrial Biogenesis in Healthy Humans* », PLOS Med, vol. 4, 6 mars 2007, e76.

Saravanan S. Karuppagounder, John T. Pinto, Hui Xu, Huan-Lian Chen, M. Flint Beal, Gary E. Gibson, « *Dietary supplementation with resveratrol reduces plaque pathology in a transgenic model of Alzheimer's disease* », Neurochemistry International, 2008.

Méndez-del Villar M, González-Ortiz M, Martínez-Abundis E, Pérez-Rubio KG, Lizárraga-Valdez R, » *Effect of resveratrol administration on metabolic syndrome, insulin sensitivity, and insulin secretion* », Metab Syndr Relat Disord, 2014;12:497–501.

PQQ

R. Rucker, W. Chowanadisai, M. Nakano, « *Potential physiological importance of pyrroloquinoline quinone* », Altern Med Rev., vol. 14, no 3, 2009, p. 179-183.

J. Killgore, C. Smidt, L. Duich, N. Romero-Chapman, D. Tinker, K. Reiser, M. Melko, D. Hyde, R. B. Rucker, « *Nutritional importance of pyrroloquinoline quinone* », Science, vol. 245, no 4920, 1989, p. 850-852.

H. Hara, H. Hiramatsu, T. Adachi, (2007 Mar). « *Pyrroloquinoline quinone is a potent neuroprotective nutrient against 6-hydroxydopamine-induced neurotoxicity* », dans Neurochemical Research, 32 (3) mars 2007, p. 489-495.

S-adenosylmethionine

Agency for Healthcare Research and Quality Evidence Report/Technology Assessment: Number 64. S-Adenosyl-L-Methionine for Treatment of Depression, Osteoarthritis, and Liver Disease - Summary. Août 2002. www.ahrq.gov.

Vetter G. « *Double-blind comparative clinical trial with S-adenosylmethionine and indomethacin in the treatment of osteoarthritis* ». Am J Med 1987 Nov 20;83(5A):78-80.

Di Padova C. S-adenosylmethionine in the treatment of osteoarthritis. Review of the clinical studies. Am J Med 1987, 83:60-65.

Tavoni A, Jeracitano G, Cirigliano G. » *Evaluation of S-adenosylmethionine in secondary fibromyalgia: à double-blind study* ». Clin Exp Rheumatol. 1998 Jan-Feb;16(1):106-7.

Ianniello A, Ostuni PA, et al. « *S-adenosyl-L-methionine in Sjögren's syndrome and fibromyalgia.* ». Curr Ther Res 1994;55(6):699-706.

Fucoidan

Haneji K. et al., « *Fucoidan extracted from Cladosiphon okamuranus Tokida induces apoptosis of human T-cell leukemia virus type 1 induced T-cell lines and primary adult T-cell leukemia cells* ». Nutr. Cancer, 2005, 52(2): 189-201.

Cooper R. et al., « *A preparation of Tasmanian undaria pinnatifida is associated with healing and inhibition of reactivation of herpes* ». BMC Complement Altern. Med., 2002, 2(1):11.

Nagaoka M. et al., « *Anti-ulcer effects and biological activities of polysaccharides from marine algae* ». Biofactors, 2000, 12(1-4): 267-274.

Frenette P.S. et al., « *Sulfated glycans induce rapid hemapoietic progenitor cell mobilization: evidence for selectin-dependent and independent mecanisms* ». Blood, 2000, 96(7): 2460-2468.

AFA

Jensen, Gitte S.; Ginsberg, Donald I.; Huerta, Patricia; Citton, Monica; Drapeau, Christian (January 2000). « *Consumption of Aphanizomenon flos-aquae Has Rapid Effects on the Circulation and Function of Immune Cells in Humans* ». Journal of the American Nutraceutical Association. 2 (3): 50–58.

Shytle, DR; Tan, J; Ehrhart, J; Smith, AJ; Sanberg, CD; Sanberg, PR; Anderson, J; Bickford, PC (2010). « *Effects of blue-green algae extracts on the proliferation of human adult stem cells in vitro: A preliminary study* ». Medical science monitor. 16 (1): BR1–5.

- Efterpi Christaki, Panagiota Florou-Paneri & Eleftherios Bonos « *Microalgae: a novel ingrédient in nutrition* ». International Journal of Food Sciences and Nutrition. Volume 62, 2011 - Issue 8: 794-799.

Romay, C.; Armesto, J.; Remirez, D.; González, R.; Ledon, N.; García, I. (1998). « *Antioxidant and anti-inflammatory properties of C-phycocyanin from blue-green algae* ». Inflammation Research. 47 (1): 36–41.

ACTIVITÉ PHYSIQUE
ET MALADIES AUTO IMMUNES

On sait aujourd'hui que l'effet positif de l'exercice est dû à une série d'adaptations métaboliques qui, d'une manière générale, améliorent la consommation d'oxygène et la production d'énergie. L'activité physique cible plusieurs processus, indispensables pour maintenir une bonne santé cardio-vasculaire. Par ailleurs, de nombreuses études démontrent le rôle bénéfique de l'exercice dans le traitement des dépressions ; et d'autres ont prouvé que, chez les seniors, une activité régulière, au moins trois fois par semaine, augmente le métabolisme cérébral et diminue le risque d'Alzheimer de 40 %. Elle augmente aussi la masse osseuse, et contribue ainsi à la prévention de l'ostéoporose. Et ce n'est pas tout : l'activité physique diminue le stress, améliore le sommeil et maintient en bonne santé la fonction immunitaire, elle améliore la libido, et la confiance en soi, du fait de la sécrétion des endorphines dans le cerveau, qui « *récompensent* » les personnes actives en déclenchant la sensation de plaisir. En plus d'augmenter la sensibilité des tissus à l'insuline et d'améliorer le métabolisme glucidique, l'exercice physique régulier permet d'éviter, ou de diminuer, les effets du vieillissement sur le temps de réaction – le temps qui est nécessaire pour répondre à une situation donnée. Des personnes de 65 ans, qui suivent un entraînement physique régulier, ont des temps de réaction égaux, ou même parfois meilleurs, que des personnes de 20 ans sans entraînement physique. On constate aussi qu'elles développent leur « *intelligence fluide* », cette aptitude à résoudre des problèmes.

Une étude réalisée à l'Université Stanford, portant sur 6 000 hommes de 59 ans, en moyenne, et qui a duré six ans, a démontré que ceux qui ne pratiquaient aucune activité physique avaient quatre fois plus de chance de mourir que ceux qui en pratiquait une régulièrement ; et cette différence marquée était valable, aussi, chez les personnes atteintes de maladies cardiovasculaires. Les études réalisées sur les femmes ont montré des résultats similaires.

Activité physique et cancer

Un grand nombre d'études ont clairement démontré que les personnes les plus actives voient leurs risques d'avoir un cancer considérablement réduit, par rapport aux sédentaires. Ceci est particulièrement vrai pour les cancers du côlon, de la prostate et du sein, avec une réduction potentielle de 25 %. Cela est dû à une combinaison de plusieurs facteurs qui induisent un climat peu favorable à l'évolution des cellules précancéreuses en cellules cancéreuses. L'activité physique réduit l'inflammation chronique considérablement, privant ainsi les cellules précancéreuses d'un environnement indispensable à leur croissance. La diminution de la masse adipeuse abdominale, en particulier, réduit l'inflammation et la sécrétion de certaines hormones, favorables au cancer.

Selon l'Institut national du cancer, l'activité physique est associée à une diminution du risque de plusieurs cancers ; avec un niveau de preuve « *convaincant* » pour le risque de cancer du côlon, et un niveau de preuve « *probable* » pour les risques de cancer du sein, de l'utérus et du poumon. Plusieurs essais randomisés, et contrôlés, ont montré qu'une activité physique adaptée, pendant et après un traitement en cancérologie, améliorait la qualité de vie des malades. Les bénéfices portent sur l'anxiété, la dépression, le sommeil, l'image du corps et le bien-être. L'exercice physique diminue également la fatigue des patients. Par ailleurs, les études montrent une plus faible mortalité, globale et spécifique, pour les patients qui maintiennent une activité physique avant et après un diagnostic de cancer (du sein, du côlon et de la prostate). Une réduction du taux de récidive de cancer du sein est également associée à la pratique d'une activité physique après le diagnostic.

Plusieurs travaux scientifiques ont conclu qu'une activité physique régulière, débutée après le diagnostic de cancer du sein, diminue significativement la mortalité globale, la mortalité par cancer du sein et le nombre de récidives de ce cancer. Ainsi, dans une étude américaine, portant sur 121 700 infirmières, le risque de décès par cancer du sein, ou de récidive d'un cancer du sein, est-il diminué de 20 à 50 %, chez les femmes qui marchent trois à cinq heures par semaine, par rapport à celles qui marchent moins de trois heures par semaine (Holmes, 2005). Ces résultats ont été confirmés par l'étude WHEL (Women's Healthy Eating and Living) qui rapporte un risque de rechute réduit de 44 % pour les femmes qui marchent 30 minutes par jour six fois par semaine (Saquib, 2007).

Activité physique et expression génétique

L'activité physique change la régulation des gènes du tissu adipeux, lorsque des personnes non sportives se mettent à pratiquer une activité physique, elles peuvent changer leur épigénome. Charlotte Ling et ses collègues, de l'Université de Lund, Suède, ont entrepris de regarder ce qui se passait dans la graisse, ce tissu qui stocke l'énergie. Leur étude montre que l'activité physique influence les gènes qui sont impliqués dans l'obésité et le diabète de type 2. L'activité physique induit donc des changements épigénétiques, à ce niveau précis, dans le tissu adipeux.

Des chercheurs suédois ont cherché à savoir s'il était possible de modifier favorablement, grâce à la pratique régulière d'un sport, l'expression des gènes des cellules adipeuses. Pour cela, ils ont enrôlé trente hommes, initialement peu actifs, proches de la quarantaine. La moitié d'entre eux ayant des antécédents familiaux de diabète, car les chercheurs voulaient savoir si l'exercice physique pouvait, outre son rôle sur les gènes de l'obésité, modifier également l'expression des gènes impliqués dans cette pathologie. Pour ce faire, une biopsie de graisse abdominale a été réalisée au début de l'étude puis une autre six mois plus tard, et le niveau d'expression des gènes a été mesuré par la méthylation de l'ADN, qui traduit un blocage de l'activité. Les résultats, publiés dans la revue en ligne PLOS Genetics, confirment l'amélioration attendue. « *C'est la première fois que l'on démontre que l'exercice physique, à raison de deux séances par semaine pendant six mois, peut modifier la méthylation de plus de 7 000 gènes contenus dans les cellules adipeuses d'hommes d'âge moyen* », explique Charlotte Ling. Une amélioration qui se voit aussi dans des paramètres plus classiques, ajoute la chercheuse : « *réduction du rapport taille-hanches, augmentation de la condition physique, diminution de la pression artérielle et de la fréquence cardiaque* ».

Pourquoi s'intéresser aux cellules adipeuses ? Avant tout parce qu'elles jouent un rôle très actif, au carrefour des différents métabolismes de notre organisme. La graisse, autrefois considérée comme un simple réservoir passif d'énergie, est désormais vue comme un véritable organe endocrine, capable de sécrétions hormonales, au même titre que la thyroïde ou le pancréas.

Télomères et activité physique

L'activité physique ralentit l'horloge biologique qui déclenche le processus de mort des cellules. On a constaté que les télomères de coureurs de 50 ans avaient la même longueur que ceux de gens sédentaires de 40 ans. Autrement dit, on a la preuve que l'activité physique est capable de moduler le rythme de l'horloge biologique présente dans nos gènes. Et on sait comment elle le fait.

Une étude réalisée au Kings Collège de Londres, portant sur 2 401 vrais jumeaux, a démontré une relation directe entre la longueur des télomères et la pratique régulière d'une activité physique. Les chercheurs ont d'abord déterminé, avec précision, quel type d'activité physique chaque volontaire avait effectué, durant un même période de 12 mois consécutif. Les tests ont montré que l'intensité et la régularité de l'activité physique, chez ces volontaires, influaient directement sur la longueur des télomères des globules blancs. Ces tests ont aussi confirmé que, même pour deux jumeaux qui partageaient exactement les mêmes gênes, la longueur des télomères était bien influencée par l'activité physique. L'étude a aussi confirmée que les volontaires qui s'entraînaient vigoureusement trois heures par semaine étaient, biologiquement, neuf ans plus jeunes que ceux qui ne s'entraînaient que 15 minutes par semaine. Une activité physique modérée, de 90 minutes par semaine, donnerait un avantage de quatre ans !

Mais une étude suédoise va plus loin. Elle démontre que le fait de rester moins longtemps assis serait plus important, du moins pour préserver la longueur de ses télomères, que de pratiquer une activité physique plus soutenue. Les auteurs soulignent d'ailleurs que, si l'activité physique a tendance à augmenter dans de nombreux pays, le temps passé, assis, augmente également (travail sur écran par exemple). Ils attirent également l'attention sur une étude qui a montré que se lever brièvement, au cours d'une période où l'on est assis, influait significativement sur le métabolisme du glucose et de l'insuline. Ils en concluent que, pour lutter contre les effets délétères de la sédentarité chez les personnes âgées, se dégourdir les jambes quelques minutes pourrait être plus efficace que de pratiquer une activité physique, tout au moins sur la longueur des télomères ; puisque, par ailleurs, les bienfaits cardiovasculaires, ou encore cognitifs, de l'exercice, chez les seniors, sont largement démontrés.

Par contre, l'excès d'effort physique est contreproductif ; certains sports violents, ou des entraînements excessifs, vont abîmer les tendons et les articulations. Ces dégâts provoquent une aggravation de l'oxydation et, surtout, une production excessive de cortisol : cette hormone entraîne une très forte augmentation des divisions cellulaires, et donc un raccourcissement plus rapide des télomères. Les grands athlètes, qui dépassent leurs limites lors des compétitions, ne se rendent pas compte qu'ils raccourcissent ainsi leur espérance de vie !

Cellules souches et activité physique

Dans des conditions normales nos muscles sont au repos et donc les cellules souches de nos muscles squelettiques sont "quiescentes", en phase de repos. Ce n'est que suite à une activité physique ou à un traumatisme, que les cellules souches se réveillent et entrent en action pour régénérer le muscle endommagé. Des chercheurs de l'Université de l'Illinois ont démontré que les cellules souches adultes, présentes dans les muscles, répondent rapidement à l'activité physique. Ils ont constaté ce phénomène, une accumulation de cellules souches dans les muscles, chez la souris, après un exercice intense. Ils ont ensuite cherché à savoir si cette accumulation entraînait la formation de nouvelles fibres musculaires. Ils ont constaté que les cellules souches avaient sécrété, en grande quantité, des facteurs de croissance qui ont créé les conditions pour générer de nouvelles fibres musculaires. La bonne nouvelle est que les chercheurs pensent pouvoir en tirer des stratégies thérapeutiques pour aider les handicapés physiques à récupérer leur masse musculaire.

Une nouvelle étude, dont les résultats viennent d'être annoncés par des chercheurs de l'Université nationale Cheng Kung (NCKU), confirme que la pratique d'une activité physique permet d'inverser la baisse, liée à l'âge, de la production de cellules souches neurales dans l'hippocampe du cerveau de souris. Selon les chercheurs, la pratique d'une activité physique aide à la production, dans le cerveau, d'une substance chimique qui favorise la production et la maturation de nouvelles cellules souches.

En 2015, des chercheurs ont mis en évidence le gène Sprouty1, responsable du maintien du stock des cellules souches dans les muscles. Son inhibition se manifeste avec l'âge et le stock de réserve chez le sujet âgé diminuerait de plus de la moitié par rapport au sujet jeune. Les scientifiques cherchent donc le moyen de réactiver ce gène Sprouty1, afin de lutter contre la perte de masse musculaire due au vieillissement ou à certaines maladies.

La sédentarité

On peut marcher trente minutes par jour, mais, si on ne bouge plus pendant le reste de la journée, cette sédentarité va annuler les effets bénéfiques de la marche régulière. Les personnes qui passent sept heures par jour devant la télé (oui, ça existe !), ont 85 % plus de risques de mourir prématurément d'un infarctus du myocarde que celles qui la regardent moins d'une heure par jour. Cela reste un défi pour les 85 % de citadins qui se rendent au travail en voiture, demeurent assis pendant huit heures devant leur ordinateur, éventuellement, pratiquent le jogging pendant trente minutes, puis rentrent à la maison, s'installent devant la télévision, et ne se lèvent que pour dîner ! Les personnes qui bénéficieront le plus des effets de l'exercice sont celles qui trouveront le moyen de demeurer les plus actives pendant le reste de la journée.

Après seulement 20 minutes passées sur une chaise, les ligaments de la colonne se relâchent. C'est une mauvaise chose pour les coureurs, explique Stuart McGill, directeur du Laboratoire de biomécanique de l'Université de Waterloo (Canada), car les muscles et les ligaments n'assurent plus aucun maintien. Il faut environ une demi-heure pour que la colonne retrouve sa « *rigidité* », ce qui est important quand on doit avancer. Les muscles fessiers, notamment le moyen fessier, ont tendance à s'allonger quand on reste assis trop longtemps, ce qui empêche de stabiliser complètement le plancher pelvien, quand on court. Du coup, d'autres muscles et tendons sont alors plus sollicités, ce qui peut engendrer nombre de problèmes bien connus des coureurs : élongation, douleurs du genou etc.

Une étude, réalisée par les chercheurs de l'Université de Sydney, conduite entre 2006 et 2010, a conclu que plus une personne s'assoit, plus elle a de chances de mourir tôt, et que les personnes assises plus de 11 heures par jour ont 40 % de risques en plus de mourir dans les trois ans, que celles qui sont assises moins de quatre heures par jour. Elle confirme celle de l'American Cancer Society, qui a démontré que les personnes assises plus de six heures par jour ont un taux de mortalité supérieur de 20 % pour les hommes, et de 40 % pour les femmes, à celui des salariés qui passent moins de trois heures assis.

Activité physique et maladies auto immunes

L'activité physique modérée serait efficace pour lutter contre les effets du lupus, selon les résultats d'une étude publiée dans la revue médicale Frontiers in Physiology. En effet, l'exercice réduirait la quantité de biomarqueurs responsables de l'inflammation. Ces conclusions ont été obtenues sur des souris. Les chercheurs de l'Université d'État de l'Ohio aux Etats-Unis ont mené une étude sur des souris porteuses du lupus pour comprendre les effets de l'exercice et du stress sur la maladie. Ils ont constaté que 45 minutes de tapis de course quotidiennes permettait de réduire de façon significative les dommages inflammatoires portés sur les reins des rongeurs. Grâce à leur expérience, ils ont aussi remarqué que la majorité (88%) des cobayes sédentaires souffrait de sévères dommages, alors que seules 45% des souris actives subissaient les mêmes troubles, et que le stress augmentait les biomarqueurs de la maladie. Pour confirmer les résultats de cette étude, les chercheurs ont réalisé une expérience de petite ampleur. Un petit groupe de malades atteints de lupus ont pratiqué quotidiennement du tai-chi, une activité physique d'intensité modérée et des exercices de réduction du stress. Les scientifiques ont observé une baisse significative de certains biomarqueurs inflammatoires identifiés lors de l'expérience sur les rongeurs. Une étape clé pour mettre en place des études de plus grande envergure.

L'activité physique, pour garder ses muscles

Au fur et à mesure que l'on avance en âge, on se trouve confronté à trois obstacles. Le premier est le manque de souffle, on n'a plus le même souffle que l'on avait auparavant, on est vite essoufflé, sur une distance de plus en plus courte. Le deuxième se situe au niveau de nos articulations, elles sont moins souples et nous limitent dans nos mouvements. Et le troisième obstacle est la perte musculaire : plus on vieillit plus on perd du muscle !

La bonne nouvelle est que ces obstacles sont loin d'être insurmontables, ce qui veut dire, sans prétention, que l'on peut retrouver le souffle de ses trente ans, les articulations de ses quarante ans, ainsi que les muscles de sa jeunesse ; à condition d'y mettre l'effort et la régularité nécessaire. En effet, il suffit d'associer :

La polyarthrite rhumatoïde

L'activité physique n'influence pas directement l'évolution de la PR, mais son rôle est avant tout de prévenir différentes complications directes ou indirectes de la maladie : La diminution des capacités fonctionnelles (c'est à dire la capacité à réaliser des mouvements). Le repos, que l'on conseillait autrefois, conduit à la longue à un enraidissement des articulations et à une diminution de la force musculaire. Tout comme une machine non utilisée « rouille », notre organisme et tout particulièrement nos articulations s'enraidissent lorsqu'elles ne sont pas mobilisées. Lorsqu'une articulation perd de sa souplesse de mouvement, elle doit davantage compter sur les muscles et les tissus mous qui l'entourent. Des exercices physiques appropriés renforcent les muscles qui entourent les articulations et aident à préserver la mobilité et la fonction articulaire ; ils peuvent permettre de diminuer les doses d'anti-inflammatoires et de corticoïdes. La fatigue ; elle est secondaire à l'état d'inflammation chronique qui caractérise la polyarthrite rhumatoïde, et perdure parfois malgré un traitement efficace. Elle est également exacerbée par des facteurs secondaires comme la douleur, les troubles du sommeil et la dépression. L'immobilité et la diminution des capacités fonctionnelles augmentent également la fatigue. L'activité physique est efficace pour diminuer significativement la fatigue. L'ostéoporose ; il s'agit d'une fragilité des os qui résulte de divers facteurs : la génétique principalement, mais également des facteurs d'environnement (alimentation, activité physique, exposition au soleil, tabac, alcool, certains traitements…). Les complications de l'ostéoporose sont les fractures qui peuvent être graves et entraîner une immobilisation prolongée. Les patients poly arthritiques sont plus susceptibles d'être atteints d'ostéoporose car la PR elle-même augmente ce risque, de même que les traitements au long cours à base de cortisone. La prévention de l'ostéoporose est beaucoup plus fructueuse que son traitement. La pratique régulière et continue de l'activité physique constitue un facteur très important, puisque les os qui ne travaillent pas perdent plus de tissu osseux et deviennent plus fragiles. Les os s'adaptent aux besoins du moment, peut-être par économie. S'il n'y a plus d'effort à faire, le tissu osseux se raréfie : une activité physique régulière permet d'avoir des os plus solides. Le risque cardio-vasculaire inhérent lui aussi à l'existence de la PR, surtout les PR anciennes. L'activité physique régulière muscle le cœur et améliore surtout l'hypertension artérielle ; pratiquer régulièrement une activité physique (30 minutes de marche rapide par jour) peut permettre d'éviter un traitement hypotenseur.

1 - un apport protéiné suffisant ;

2 - des exercices réguliers contre résistance ;

3 - des exercices de haute intensité ;

4 - des exercices réguliers d'étirement musculaire (stretching).

La sarcopénie

On appelle ainsi la diminution progressive, avec l'âge, du nombre de fibres musculaires, qui sont remplacées, au fur et à mesure, par du tissu adipeux. On perdrait ainsi plus de 150 g de muscle par an après 50 ans. La fonte musculaire s'observe chez l'homme, plus que chez la femme, à partir de 25, 30 ans, et plus encore après 50 ans. Au début, elle passe inaperçue, car une partie du muscle est remplacée progressivement par de la graisse, qui va maintenir à peu près son volume, mais sa fonction devient moins bonne et, bien sûr, il perd en puissance. C'est un des signes majeurs du vieillissement, visible sur le corps et la silhouette, mais il n'est pas inéluctable. Ce phénomène n'est, ni incontournable, ni irréversible. En effet, on peut conserver ses muscles au fil du temps. Pour chaque semaine de repos complet, la force musculaire est réduite de 10 à 15 %. Donc, pour garder ses muscles, l'équation est simple : aliments protéinés + activité physique = augmentation de la masse musculaire (Fondation RVH ; Canada).

Les aliments protéinés et acides aminés

L'apport en protéines est capital pour fabriquer du muscle, mais un bon équilibre des acides aminés essentiels est lui aussi important. Selon les études, ce sont les viandes maigres qui seraient les plus efficaces, volailles, poissons et crustacés. La protéine de l'œuf (contenue dans le blanc) représente le meilleur équilibre en acides aminés. C'est la protéine assimilable de référence, pour l'homme. Ensuite, il est possible d'apporter d'autres protéines avec les fromages, les graines de chia (également riches en oméga 3), les protéines de lactosérum ou de chanvre, la spiruline. L'association de céréales complètes et de légumineuses constitue également un bon apport, végétal, de protéines équilibrées. L'apport de leucine peut être complémenté car c'est un acide aminé essentiel, parmi les plus impliqués dans le métabolisme du muscle. On la trouve plus particulièrement (par ordre décroissant de teneur) dans les légumineuses : lentilles, pois, haricots ; mais aussi dans les poissons, les crustacés, l'agneau, le bœuf, le porc, les volailles, les fromages et les œufs.

La vitamine D stimule la fabrication du muscle (tout comme elle concourt à la solidité des os).

La citrulline : la pastèque contient de grandes quantités de cet acide aminé qui favorise la synthèse des protéines musculaires et améliore les taux d'hormone de croissance. La citrulline semble être l'acide aminé le plus adapté à la prise de muscle chez le sujet de plus de 50 ans. En effet, avec l'âge, les acides aminés ingérés sont captés plus rapidement pour être utilisés par les organes de la digestion, au détriment des muscles qu'ils ont du mal à atteindre. Or, la citrulline échappe à ce phénomène.

La créatinine : selon certaines études, un apport de créatinine pourrait favoriser la prise de masse maigre, au détriment de la masse grasse, à condition de pratiquer un entraînement physique de type effort intense et court, ou effort contre résistance (musculation avec charges par exemple). Ceci ne fonctionne pas pour les sports d'endurance comme la course, le vélo, la marche, etc. Certes, les effets constatés par les études ne sont pas miraculeux, néanmoins la créatinine reste un des produits les plus utilisés par les sportifs car elle augmenterait également la performance musculaire (5 à 15 % selon les études). Les doses, autour de trois grammes par jour, semblent être raisonnables.

Et l'hormone de croissance ? : il n'est pas indispensable de s'en injecter pour prendre du muscle, car ses effets secondaires sont difficilement contrôlables ; ce qui peut s'avérer dangereux. Certains acides aminés favorisent sa production, comme l'arginine, la bétaïne ou la citrulline. Sachez, en outre, que l'exercice musculaire (notamment l'exercice fractionné) fait produire à votre corps des quantités d'hormone de croissance équivalentes (et gratuites !)

Les différentes activités physiques

Le sport est, à tout âge, le moyen de se muscler. De nombreuses études le prouvent, et on a montré, tout dernièrement, que les mêmes efforts pouvaient être accomplis, qu'on ait 25 ou 75 ans. Cependant, il est des exercices qui musclent plus que d'autres. On a cru pendant longtemps qu'un exercice léger d'endurance (jogging, vélo, natation) était la meilleure façon de maintenir sa musculature en vieillissant. En fait, les études nous montrent que c'est l'alternance entre endurance et exercice de haute intensité qui fonctionne le mieux. Les exercices contre résistance (faits en utilisant son propre poids, d'abord, puis plus tard avec des haltères) sont une bonne façon de démarrer l'entraînement. Les exercices fractionnés, où l'on alterne de courtes phases d'effort intense avec des phases plus longues d'endurance (quel que soit le sport), sont aussi très performants, car ils favorisent la production d'hormone de croissance. Ainsi, les un à deux pour cent de masse musculaire que l'on perd, en moyenne, chaque année, après 40 ans, peuvent pratiquement être récupérés en trois semaines d'entraînement, à raison de trois ou quatre séances par semaine.

L'entraînement par intervalles à haute intensité (HIIT)

Il constitue un outil puissant, autant pour les novices que pour les athlètes. Autrefois réservé aux athlètes confirmés, l'entraînement par intervalles est maintenant devenu accessible à tous, même au sportif lambda. L'entraînement par intervalles, c'est simplement le fait d'alterner des intervalles d'activité intense avec des moments d'activité plus modérée. Prenons la marche à pied : si vous vous trouviez en bonne forme, vous pourriez incorporer de courtes périodes de jogging dans vos marches rapides régulières ; mais si vous êtes moins en forme, vous pouvez encore alterner, à votre guise, la marche à pied normale et des intervalles de marche plus rapide. L'élément clé du HIIT est de s'assurer que les intervalles de haute intensité impliquent un effort maximal, et pas seulement un rythme cardiaque plus rapide.

Pendant l'exercice physique intense, les muscles produisent des déchets qui peuvent provoquer des courbatures musculaires. Une trop grande accumulation de ces déchets peut donc rendre l'exercice douloureux ou fatiguant. Mais, en alternant des intervalles d'exercice physique intense avec des périodes plus faciles, vous aiderez à réduire l'accumulation de déchets dans vos muscles. Si vous voulez simplement varier votre routine d'exercices, fixez la durée et la vitesse de chaque intervalle d'exercice intense, selon votre état de forme du jour même. Après vous être échauffé, vous pouvez augmenter l'intensité pendant 30 secondes et ensuite revenir à votre allure normale. Le prochain intervalle d'exercice intense peut durer deux à trois minutes. Il vous est loisible d'augmenter l'allure, la durée et la fréquence de ces périodes d'exercice plus intense, comme bon vous semble.

Notez cependant que l'entraînement par intervalles n'est pas adapté à tout le monde. Si vous présentez un problème de santé ou si vous ne faites pas de sport régulièrement, consultez votre médecin avant d'essayer un entraînement par intervalles, quel qu'il soit. Certes, ce type de préparation physique permet de brûler plus de calories, mais il faut garder à l'esprit qu'en abuser peut vous blesser.

Comment fonctionne le HIIT ?

Le HIIT entraîne, et conditionne, à la fois les systèmes d'énergie aérobie et anaérobie. L'activité aérobie comprend des activités à basse intensité, effectuées pendant relativement longtemps, comme la marche, le cardio training, le step, ou le tapis roulant. Elles sont dites aérobies car elles font intervenir l'oxygène et trouvent donc leurs limites dans vos capacités, respiratoire et cardiaque.

L'activité anaérobie consiste en de courts efforts, associés à des mouvements à haute intensité, comme une course de vitesse sur 100 mètres, par exemple. Anaérobie veut dire sans oxygène, c'est une forme de métabolisme qui dépend de l'énergie stockée dans nos muscles sous forme de glycogène ou de créatine. La conséquence de cette activité est la production d'acide lactique, qui va provoquer ces sensations de brûlures, voire de crampes, lors d'un effort intense et court. Pendant cette activité intense, nous accumulons une sorte de « *dette d'oxygène* », et c'est pendant la phase de récupération que le cœur et les poumons vont rembourser cette dette d'oxygène, et neutraliser l'acide lactique. Pendant cette phase, le système aérobie reprend le contrôle, en convertissant les glucides en énergie utilisable.

Le HIIT provoque des changements métaboliques de nature à vous permettre d'améliorer vos performances cardiovasculaires, il fait naître de nouveaux capillaires sanguins, et livre ainsi de l'oxygène aux muscles, qui, de ce fait, vont développer une meilleure tolérance aux lactates. Mais surtout, pendant ces alternances, vous utilisez vos trois types de fibres musculaires, et ainsi, votre capacité à pratiquer toutes sortes d'activités physiques s'améliore. Échauffez-vous et prenez toujours le temps de récupérer, pendant au moins cinq minutes, avant et après chaque séance de HIIT. Échauffez-vous en pratiquant la même activité que celle que vous avez prévue pour l'entraînement de HIIT : joggez lentement si vous allez courir, ou pédalez lentement si vous avez choisi le vélo. Travaillez aussi fort que vous le pouvez au cours des intervalles de haute intensité, jusqu'à ce que vous ressentiez dans vos muscles la sensation de brûlure, elle indique que vous avez utilisé toutes vos ressources d'anaérobie.

Peu importe comment vous vous sentez au début de l'exercice, il faut toujours respecter les intervalles. Si vous avez fait toute la séance prévue et que vous vous sentez capable d'en faire encore plus, la fois suivante, vous augmenterez la durée ou l'intensité des intervalles de toutes les répétitions de votre séance.

Si vous ressentez des douleurs thoraciques ou bien des difficultés à respirer, au cours de votre entraînement de HIIT, renoncez aux intervalles à haute intensité de votre exercice, et récupérez brièvement, en marchant, avant d'arrêter votre activité. Si les symptômes persistent, vous devez immédiatement demander une aide médicale. Si vous vous sentez faible, récupérez lentement, et ensuite étendez-vous sur le dos, et maintenez vos jambes soulevées à l'aide d'une chaise ou en les appuyant contre un mur. Vous empêcherez ainsi le sang de s'accumuler dans vos jambes.

La sécrétion d'hormone de croissance est puissamment stimulée par l'exercice physique, et ceci proportionnellement à l'intensité de l'exercice. De plus, l'augmentation de la sécrétion d'hormone de croissance s'observe, au cours de l'exercice, mais aussi en phase de récupération de l'exercice musculaire, moment le plus propice à l'anabolisme. Les effets de l'entraînement musculaire sur la sécrétion d'hormone de croissance sont la conséquence de chaque session d'exercice musculaire, en elle-même. Chez un sportif en bonne santé, non soumis à un régime alimentaire restrictif, le HIIT augmente considérablement l'hormone de croissance, les catécholamines et l'adrénaline. Toutes sont des hormones qui participent à la combustion des graisses. Autrement dit, plus vous produisez ces hormones, et plus vous brûlez de graisses. D'autant qu'elles inhibent également la production d'une enzyme qui favorise le stockage des tissus adipeux.

Et le cardio training ?

L'exercice aérobie, comme courir sur un tapis roulant pendant une heure, ne provoque pas la même production d'hormone de croissance que l'exercice intense, mais court ; d'autre part, avec le cardio training, on atteint assez rapidement un plateau, en termes de combustion de graisses. C'est une des raisons pour lesquelles on a tendance à « *laisser tomber* », car les progrès ne sont que peu visibles.

Une étude récente a comparé des coureurs de fond, autour de dix kilomètres, à ceux qui pratiquent l'entraînement par intervalles. Les coureurs sur longues distances brûlaient deux fois plus de calories, mais les autres brûlaient neuf fois plus de graisse corporelle ! Pourquoi l'entraînement à intervalles brûle-t-il moins de calories mais plus de graisse ? Il y a à cela deux raisons : la première est que notre métabolisme continue à travailler sur un mode intense, bien après la période d'exercice, et la deuxième est l'augmentation rapide, et soutenue, des quantités d'hormone de croissance.

Les « poids et haltères »

L'entraînement par résistance à un poids, ou à votre propre corps, comme lorsque vous faites des pompes, est très utile, car il augmente votre force musculaire de 25 à 100 % en un an. Il n'est jamais trop tard pour commencer cette activité sportive, à condition de bien choisir la force qui va s'opposer à vous ; il est préférable de commencer avec un coach spécialisé. Cela fonctionne car les cellules musculaires s'adaptent à cette surcharge de travail, elles augmentent de taille et recrutent des cellules nerveuses qui vont les faire se contracter. Pour un fonctionnement optimal, le muscle doit être soumis à une contraction maximale pendant un très court moment.

Le stretching (étirement des muscles)

Le stretching, de l'anglais to stretch, étirer, est une gymnastique douce, dont l'objectif est d'étirer et d'assouplir l'ensemble de l'organisme. La série d'exercices proposés vise à rendre plus souples les différents segments du corps. Le stretching mélange diverses méthodes de culture physique, des gestes de la gymnastique traditionnelle avec d'autres, qui viennent de techniques orientales, comme le yoga. Malgré leur apparente simplicité, ces gestes du stretching sont relativement complexes. C'est pourquoi ils doivent être exécutés de façon rigoureuse, pour prévenir maux et accidents (notamment au niveau des tendons). De plus, pour une efficacité maximale, ils doivent être pratiqués avec la bonne technique de respiration, c'est-à-dire en étirant les muscles sur l'expiration. C'est pourquoi, si vous débutez, il est vivement conseillé de suivre des cours. Attendez quelques mois avant de vous lancer seul dans des séries d'exercices, car il faut auparavant bien comprendre l'intérêt, et la finalité, de chaque geste.

Tout le monde est capable de faire du stretching. Cette méthode de gymnastique est conseillée à tous, que vous soyez complètement raide, ou que vous ayez la souplesse d'un champion de gymnastique. Nombreuses sont les personnes à constater des améliorations rapides, cependant si vous percevez peu de progrès, voire aucun, ne vous découragez pas, en persévérant, vous obtiendrez forcément des résultats. Soyez patient, il faut souvent plusieurs mois pour arriver à un résultat tangible. Plus vous ferez du stretching régulièrement, en maintenant le mouvement le plus longtemps possible, plus rapides seront les changements, et meilleure votre condition physique.

Le principe de base est l'étirement passif. Tous les exercices se déroulent en douceur. Il n'est pas utile, contrairement à ce que l'on apprenait autrefois, dans les cours d'éducation physique, à l'école, de forcer brièvement, et de manière répétée, un mouvement, en pensant que l'on ira plus loin. Par exemple, lorsque vous penchez le tronc en avant pour toucher le sol avec les doigts, il ne sert à rien de forcer par secousses. Mieux vaut rester immobile, penché, se concentrer sur la position, en effectuant des séries d'expirations douces, lentes et profondes, et en essayant d'aller un peu plus loin, à chaque expiration. C'est la respiration qui commande le geste, et tout doit s'accomplir en douceur. Si vous vous concentrez sur votre respiration, vous vous rendrez compte très vite que les tensions musculaires se relâchent promptement (muscles de la nuque, des épaules, du dos, des membres inférieurs). Vous vous apercevrez aussi que vous pouvez arriver à un degré d'extension étonnant, à condition de prendre votre temps. Pour atteindre les meilleurs résultats, le stretching doit être pratiqué de façon hebdomadaire, voire même journalière. En effet, la pratique du stretching vous donnera une meilleure qualité de vie, elle vous permettra de faire vos activités favorites et cela, quel que soit votre âge. Le stretching réduit les risques de blessures musculaires et retarde la dégénérescence de l'ensemble de vos articulations.

SOURCES ET RÉFÉRENCES

Karim M Khan, Angela M Thompson, Steven N Blair, James F Sallis, Kenneth E Powell, Fiona C Bull, Adrian E Bauman, « *Sport and exercise as contributors to the health of nations* », The Lancet, vol. 380, no 9836, 7 juillet 2012, p. 59-64.

Bahrke MS, Morgan WP (1979) » *Anxiety reduction following exercise and meditation* ». Cognitive Therapy and Research 2: 323–333.

Martinsen EW. (1990) « *Benefits of exercise for the treatment of depression* ». Sports Medicine 9: 380–389.

Raglin J.S (1990) « *Exercise and mental health* ». Sports Medicine, 9(6), 323-329.

Newton RU, Galvao DA. « *Exercise in prevention and management of cancer* ». Curr Treat Options Oncol. 2008; 9:135-46.

Wen CP, Wai JPM, Tsai MK et al. « Minimum amount of physical activity for reduced mortality and extended life expectancy: a prospective cohort study ». Lancet 2011;378:1244-53.

Blair, S. N. (2009). « *Physical inactivity: the biggest public health problem of the 21st century* ». British journal of sports medicine, 43(1), 1-2.

Morris JN, Heady JA, Raffle PA, Roberts CG, Parks JW, « *Coronary heart-disease and physical activity of work* ». Lancet, 1953;265:1111–1120.

DeBusk R.F, Stenestrand U, Sheehan M & Haskell W.L (1990). « *Training effects of long versus short bouts of exercise in healthy subjects* ». American Journal of Cardiology, 65(15), 1010-1013.

Sallis J.F & Owen N (1998). « *Physical activity and behavioral medicine* ». (Vol. 3). SAGE publications.

Blair, S. N., Kohl, H. W., Gordon, N. F., & Paffenbarger Jr, R. S. (1992). « *How much physical activity is good for health? [archive]* ». Annual review of public health, 13(1), 99-126; PDF, 28pp.

Morgan WP (1979). Anxiety reduction following acute physical activity. Psychiatric Annals 9: 36–45

Martinsen EW. (1990) Benefits of exercise for the treatment of depression | Sports Medicine 9: 380–389.

Activité physique et maladies auto-immunes

Abbasi, A., E. Fehrenbach, M. Hauth, M. Walter, J. Hudemann, V. Wank, A.M. Niess, and H. Northoff (2013). « *Changes in spontaneous and LPS-induced ex vivo cytokine production and mRNA expression in male and female athletes following prolong exhaustive exercise* ». Exerc. Immunol. Rev. 19:8-28.

Gleeson, M., N.C. Bishop, D.J. Stensel, M.R. Lindley, S.S. Mastana, and M.A. Nimmo (2011). « The anti-inflammatory effects of exercise: mechanisms and implications for the prevention and treatment of disease ». Nat. Rev. Immunol. 11:607-615.

Gleeson, M. (2013). « *Exercise, nutrition and immunity* ». In: P.C. Calder and P. Yaqoob (eds.), Diet, Immunity and Inflammation. Cambridge: Woodhead Publishing, pp. 652-685.

Gleeson, M., N.C. Bishop, and N.P. Walsh (eds.) (2013). « *Exercise Immunology* ». Abingdon: Routledge.

Walsh, N.P., M. Gleeson, R.J. Shephard, M. Gleeson, J.A. Woods, N.C.Bishop, M. Fleshner, C. Green, B.K. Pedersen, L. Hoffman-Goetz, C.J. Rogers, H. Northoff, A. Abbasi, and P. Simon (2011b). « *Position Statement Part One: Immune function and exercise* ». Exerc. Immunol. Rev. 17:6-63.

Walsh. N.P., M. Gleeson, D.B. Pyne, D.C. Nieman, F.S. Dhabhar, R.J. Shephard, S.J. Oliver, S. Bermon, and A. Kajéniené (2011a). « *Position Statement Part Two: Maintaining immune health* ». Exerc. Immunol. Rev. 17:64-103.

Brolinson PG, Elliott D, « *Exercise and the immune system* », Clin Sports Med. 2007 Jul; 26(3):311-9.

STRESS ET MALADIES AUTO-IMMUNES

Le stress influence, positivement, ou négativement, notre expression génétique. Le stress fait partie de la vie. Tout changement entraîne, chez chacun d'entre nous, une réaction d'adaptation, dont l'objectif est de maintenir notre homéostasie ; c'est un phénomène non spécifique, qui s'applique à toutes les espèces animales. Un petit chat, en présence d'un gros chien, va réagir : son cœur va battre plus vite, donc plus d'oxygène et plus d'énergie seront produits qui lui donneront une meilleure chance de survie. Il va décider très vite de sa stratégie : soit faire face, soit battre en retraite (fight or fly). En général il décidera de se sauver, et, une fois le danger écarté, il va, petit à petit, calmer son corps et récupérer son énergie. Ceci est un exemple de stress bien géré, dans lequel la dépense énergétique a été ajustée pour une action immédiate, parfaitement adaptée. Mais si le petit chat avait décidé de faire face, ou s'il avait mis trop de temps à prendre une décision, sa réponse aurait été mal adaptée, sa dépense énergétique trop importante ou trop durable, et il serait passé à la phase d'épuisement, sans aucune chance de survie. La réaction de stress dépend donc de deux facteurs : le stresseur, d'une part, et le sujet stressé, d'autre part. Par la suite, une fois que le cerveau a interprété la situation comme étant stressante, la réponse de stress est enclenchée.

Stress et vieillissement cellulaire

Si l'on sait, depuis longtemps, que le stress influe à la fois, sur les comportements et sur la santé, des travaux récents ont montré qu'il s'attaque aussi, directement, à notre ADN. Il y a une relation de cause à effet certaine, entre le stress et le vieillissement cellulaire. Elizabeth Blackburn (Prix Nobel de physiologie-médecine 2009) l'a démontré dans une étude monumentale, en 2004, portant sur un groupe de soixante-deux mères, préménopausées. Dans le groupe de contrôle, chaque participante était la mère d'un enfant sain de corps et d'esprit et, dans l'autre groupe, elles avaient toutes un enfant atteint d'une maladie chronique. Pendant des années les mères ont subi des tests mesurant leur niveau de stress et le vieillissement de leurs globules blancs, ainsi que d'oxydation (stress oxydatif), et aussi la longueur de leurs télomères. Les chercheurs, pour quantifier cet effet, ont donc mesuré la longueur des télomères des deux groupes. Ils se sont aperçus qu'à âge égal, la longueur des télomères des femmes s'occupant d'enfants malades était beaucoup plus courte que celle des mères d'enfants normaux.

En moyenne, la longueur des télomères de ces femmes semblait avoir dix ans de plus que celle des télomères des mères du groupe de contrôle. Le stress aurait donc pour effet notable d'accélérer le vieillissement cellulaire.

Stress et expression génétique

Des recherches récentes en épigénétique démontrent que tout ce qui fait partie de notre environnement, y compris les émotions, influence l'ouverture ou la fermeture de millions d'interrupteurs qui sont positionnés sur notre ADN. Les émotions, en particulier, sont au cœur de cette interaction. On sait que pendant le développement du fœtus, depuis sa conception jusqu'à sa venue au monde, l'empreinte émotionnelle va influencer le développement de sa personnalité et de son identité adulte. On a découvert, qu'après la fécondation, s'opère une seconde reprogrammation de l'empreinte épigénétique, juste avant que le processus de différenciation cellulaire ne démarre (au niveau des cellules souches embryonnaires). Cette seconde reprogrammation permet l'adaptation de l'expression des gènes du fœtus à son environnement.

L'épigénétique ouvre de nouvelles perspectives, en termes de traitements, car certaines de ces empreintes épigénétiques sont réversibles. Si l'on confie le petit d'une rate, peu affectueuse, aux bons soins d'une mère adoptive, qui le lèche beaucoup, il finit par connaître un développement normal. Il est maintenant admis que les déséquilibres qui conduisent à la maladie pourraient être réversibles, même si, parfois, leur origine remonte à avant la naissance. Ce phénomène est connu sous le nom de « *plasticité neuronale* », c'est un mécanisme par lequel le cerveau est capable de se modifier, sous l'effet de l'expérience. Certaines connexions, peu utilisées, tendent à disparaître, alors que d'autres, plus sollicitées, se renforcent. Des circuits neuronaux sont activés, ou désactivés, selon les nécessités.

Le neurologue Hunter Hoffman (Service des grands brûlés de l'hôpital de Seattle) a eu l'idée de faire visionner à des grands brûlés, pendant qu'on les soignait, un film dont l'action se déroulait dans un univers de glace. Les soins achevés, il demande à un patient gravement brûlé d'évaluer sa douleur sur une échelle de 0 à 100. Le patient pointe sur 38, alors qu'avec les seuls antalgiques, le niveau estimé se serait situé entre 90 et 100.

Stress et maladies auto immunes

Les maladies auto-immunes constituent un des champs les plus fertiles pour la recherche sur les interactions psychoneuroimmunologiques. Les troubles psychiatriques, et en particulier la dépression, sont fréquents dans les maladies auto immunes, notamment le lupus, la polyarthrite rhumatoïde et la sclérodermie, et inversement, une exacerbation de l'auto-immunité naturelle a été constatée au cours des syndromes dépressifs. Le rôle précipitant d'évènements de vie éprouvants a été incriminé dans les poussées de lupus ou de polyarthrite rhumatoïde, mais ce sont surtout les stress quotidiens, plus que les traumatismes majeurs qui paraissent influencer les fluctuations des symptômes.

Le stress peut-il entraîner un dysfonctionnement du système immunitaire ? Selon une nouvelle étude suédoise, oui. Des chercheurs ont en effet constaté que les personnes souffrant de troubles psychiatriques sévères avaient un risque accru de développer une maladie auto-immune. Le stress intense est-il impliqué dans le déclenchement des maladies auto-immunes ? La question taraude les chercheurs depuis longtemps. Ces derniers lui ont d'ailleurs consacré de nombreux travaux. Une récente étude publiée dans le Journal of the American Medical Association semble abonder dans ce sens. Réalisée sur une vaste cohorte de 100 000 personnes, elle établit un lien entre problèmes psychiatriques liés au stress et développement de maladies auto-immunes. « *Les patients souffrant de réactions émotionnelles graves après un traumatisme ou d'autres facteurs de stress de la vie devraient consulter un médecin en raison du risque de chronicité de ces symptômes et, par conséquent, d'une détérioration de leur état de santé, comme le risque accru de maladie auto-immune* », explique le Dr Huan Song de l'Université d'Islande à Reykjavík et l'Institut Karolinska de Stockholm en Suède. Le stress joue aussi un rôle de déclencheur, estiment désormais les chercheurs, qui ont analysé les dossiers médicaux de plus de 106 000 personnes atteintes de troubles psychiatriques liés au stress entre 1981 et 2013 en Suède. La plupart souffraient d'un trouble de stress post-traumatique (TSPT). Ils ont ensuite comparé leurs dossiers à 120 000 de leurs frères et sœurs et à près de 1,1 million de personnes sans lien de parenté qui n'avaient pas de troubles liés au stress. Au cours de l'étude, les personnes atteintes du TSPT étaient 46% plus susceptibles de développer une des 41 maladies auto-immunes, et plus de deux fois plus susceptibles de développer au moins trois troubles auto-immuns, comparativement aux adultes sans trouble de stress. « *Le stress émotionnel sévère ou prolongé provoque des altérations des fonctions corporelles multiples par dérégulation dans la libération des hormones du stress* », analyse le Dr Huan Song. Toutefois, notent les chercheurs, le risque n'est pas le même pour toutes les maladies auto-immunes : l'étude a relevé un risque plus élevé de développer la maladie cœliaque et un risque moindre de développer de la polyarthrite rhumatoïde.

Gérer son stress et ses émotions

Les manières de gérer ses émotions sont au premier plan des problèmes de stress. Elles sont la première source des complications pathologiques. Plus l'émotivité est forte, moins le raisonnement est possible : trop d'émotivité empêche la pensée d'être efficace. L'entraînement au contrôle des émotions est donc l'objectif primordial des techniques de gestion du stress. « *D'abord je me calme, ensuite je pense et agis* ».

La méditation

Notre homéostasie, notre équilibre vital, est sous le contrôle de notre système nerveux autonome (ou végétatif). C'est de lui dont dépend notre santé, car il gère toutes les régulations. Toutes nos fonctions vitales sont sous sa dépendance (respiration, température, vigilance, rythme cardiaque, régulation hormonale, etc.) ; elles demeurent indépendantes de notre volonté. De plus, toutes ces fonctions sont interdépendantes. Ce qui veut dire que, si l'une voit un de ses paramètres modifiés, les autres s'adaptent aussitôt, et de manière automatique, à cette modification. Seule la respiration est, dans une certaine mesure, une fonction que nous pouvons modifier par la volonté : nous pouvons l'amplifier, la ralentir, et même la bloquer pendant un certain temps, mais il y a un seuil (l'asphyxie) où se contrôle nous échappe. Néanmoins, il nous reste possible d'influer sur notre système nerveux végétatif, en passant par la respiration. C'est ce que font les différentes pratiques de méditation. Entre autres, elles équilibrent, et harmonisent, nos systèmes nerveux sympathique et parasympathique, en nous procurant, le matin, un niveau de cortisol très élevé (indispensable à la reprise de nos activités d'éveil), et, pendant la nuit, un niveau de mélatonine maximum (tout aussi souhaitable pour la qualité de notre sommeil).

La méditation a fait l'objet de plus de 2 500 articles, publiés dans les plus grandes revues scientifiques. Aujourd'hui, plus de soixante-dix des cent vingt-cinq écoles américaines de médecine proposent des cours de méditation ; parce que, depuis 1958, beaucoup d'études montrent que cette pratique a des effets bénéfiques puissants sur la santé. Elles démontrent aussi qu'un programme d'entraînement à la méditation, même court, a une influence positive sur le système immunitaire, parce qu'il permet de réguler le centre cérébral des émotions.

La méditation de pleine conscience (MBCT)

La méditation de pleine conscience c'est voir les choses telles qu'elles sont et pas comme on voudrait qu'elles soient, déclare David O'hare. Elle consiste à focaliser pleinement son attention sur le moment présent, et à analyser les sensations ressenties. Peu importe la durée, de même que l'endroit où on la pratique : on peut s'y adonner en marchant, en courant, avant d'aller dormir, etc. Seule compte la pratique régulière.

Les conditions de la pratique de la pleine conscience sont souples. On peut la pratiquer en focalisant son attention sur un objet précis, sur une activité, sur sa propre respiration, sur son propre corps. Dans tous les cas, il faudra partir de l'objet qui focalise l'attention (objet physique ou spirituel) et prendre conscience, progressivement, de son contact à cet objet, de sa manière de l'envisager, de ce qu'il crée en soi, des sensations procurées. On observe, perçoit, sans s'attacher aux états mentaux. On ne cherche pas à retenir, ni à prolonger, les émotions agréables qui surviennent, comme on ne cherche pas à éviter les émotions désagréables. On chemine ainsi, par cercles concentriques, à partir du centre de son attention. En tentant aussi d'affiner les perceptions, spirituelles ou physiques, on verra apparaître, et disparaître, les objets de sa méditation. On peut alors se recentrer sur sa propre démarche, sa propre respiration, la manière dont ses muscles travaillent pour maintenir une posture, tenir l'objet de son attention, etc.

Votre corps aussi profitera de la méditation de pleine conscience. En vous concentrant sur les sensations les plus ténues, sur les gestes les plus infimes, sur les mouvements musculaires les plus fins, vous apprendrez à vous détendre. En effet, les crispations deviendront des anomalies, et elles ne correspondront plus à votre état normal, mais à celui que l'accumulation de stress avait fini par instaurer. Toute votre attitude respirera le calme, inspirera la relaxation. Vous apprendrez à bouger plus finement, parce que vous aurez pris conscience que, là où vous en faisiez d'amples, un geste fin est souvent suffisant.

Cela demande naturellement une pratique régulière, avec une attention réelle aux sensations les plus légères. Il vous faudra également faire preuve de patience. Les changements sont parfois longs à se faire sentir, et ce sera souvent votre entourage qui vous les fera remarquer.

La marche méditative (David O'hare)

Si les autres techniques de méditation sont statiques, celle-ci est la forme la plus simple de méditation en mouvement, où les yeux sont ouverts pour éviter les obstacles. L'attention n'est plus dirigée, exclusivement, vers l'intérieur, mais aussi vers l'environnement. On prend conscience d'éléments inhabituels à la méditation classique comme le vent, le froid, le soleil, la pluie et, surtout, les sons et les odeurs. C'est aussi un apprentissage de la posture, de l'équilibre entre la marche et la respiration. Il faut porter attention à la position debout, en revoyant progressivement toutes ses articulations puis, au moment de la marche, porter une attention aux impressions et aux messages envoyés par les sens. Observer, constater et laisser passer, sans jugement, que ces impressions et ces images soient agréables ou non.

Sommeil et maladies auto-immunes

Des centaines de milliers de personnes meurent chaque année à cause de troubles du sommeil qui n'ont pas été diagnostiqués et donc pas traités. La méditation pourrait être la réponse ! Les scientifiques ont découvert que les personnes qui méditent régulièrement dorment plus longtemps, et plus profondément, que ceux qui ne méditent pas. La raison en est simple : ils sont beaucoup plus détendus !

Il n'est même pas nécessaire de méditer juste avant d'aller au lit, car la méditation régulière entraîne l'augmentation du taux de deux hormones très importantes : la sérotonine (l'hormone du bien-être) et la mélatonine (l'hormone du sommeil), alors qu'elle entraîne la diminution du taux de cortisol (l'hormone du stress et de l'éveil). Les conséquences en sont véritablement bénéfiques car, ayant bien dormi, vous êtes plus reposé dans la journée et cela favorise, pendant la nuit suivante, un sommeil plus long et plus

Parler à ses cellules

Guy Corneau est un célèbre psychothérapeute canadien. Il y a quelques années, on lui a annoncé un cancer de stade IV, le plus avancé des cancers. Contre toute attente, au bout d'un an, il a été déclaré guéri. Il raconte cette traversée dans un livre, Revivre ! Un message d'espoir et une invitation à la réflexion sur le sens de la maladie.

Comment Guy Corneau décide-t-il de sa santé ? En parlant à ses cellules ! Alors, nous voilà partis dans un monde ésotérique, où tout se règle dans notre univers intérieur ? Peut-être... Cependant, des preuves scientifiques viennent confirmer que le fait de parler à nos cellules, en utilisant notre langage de tous les jours, influencerait l'activation (ou la répression) de centaines de gènes. Notre ADN comprendrait parfaitement notre langue. Des scientifiques russes déclarent que notre ADN pourrait comprendre notre langage, ou du moins être sensible aux fréquences produites par nos mots.

Voici un exemple de procédure de dialogue, utilisée par Guy Corneau, pour parler à ses cellules :

Étape 1 : Tout d'abord porte ton attention au niveau du cœur, puis, à partir de là, convoque la cellule maîtresse de ton corps... et invite-la à rejoindre l'un des organes atteints.

Étape 2 : Approche-toi du site de l'estomac. Mets-toi à l'écoute de ce que les cellules cancéreuses ont à te dire. Laisse venir tout ce qui vient... Remercie maintenant les cellules dégénérées, et dis-leur que leur mandat est terminé... Dis-leur qu'elles peuvent mourir.

Étape 3 : Invite la cellule maîtresse à convoquer les cellules souches de l'estomac et demande-leur de fabriquer des cellules souches de l'estomac à profusion... Dirige-toi vers la rate... Et ainsi de suite...

Étape 4 : Pour finir, ressens tout ton être, en parfaite santé...

Vous pouvez trouver la version audio complète de l'exercice, sur www.guycorneau.com.

La partie la plus importante du dialogue est, qu'après avoir écouté ses cellules en difficulté, il leur dit qu'elles peuvent mourir. Ceci prend tout son sens quand on sait que la caractéristique principale d'une cellule cancéreuse est d'être immortelle, car insensible à l'apoptose (le suicide cellulaire programmé).

Le deuxième aspect fondamental est le recours aux cellules souches. Christian Drapeau, neurophysiologiste canadien, soutient cette méthode : « Il serait dès lors possible, grâce à la visualisation, de stimuler les terminaisons nerveuses de certaines zones du corps, lesquelles favoriseraient du coup la migration des cellules souches vers les tissus ayant besoin de réparation. » Guy Corneau parle à ses cellules une fois par jour, pendant 20 minutes environ. Il tente de reprogrammer des cellules cancéreuses grâce à son imagination !

Sources :
- Guy Corneau. « Revivre ! » Québec : Les Éditions de l'Homme ; 2010.

profond, avec, cerise sur le gâteau, moins de stress au niveau cellulaire, des télomères plus longs et une plus longue vie.

Il est difficile de démontrer scientifiquement qu'il y a une corrélation entre la durée du sommeil et les maladies auto-immunes. De nouvelles études indiquent que le métabolisme est affecté négativement par la perte de sommeil. Jonathan Cedernaes, (Université d'Uppsala, Suède) et ses collègues ont suivi 15 hommes, de poids normal et en bonne santé, à qui ils ont fait subir des nuits d'insomnie. Des analyses des échantillons de tissus prélevés ont montré que la régulation et l'activité des gènes de leur horloge biologique ont été modifiées, après une seule nuit de perte de sommeil. *« Nos résultats démontrent qu'une seule nuit de veille peut modifier le profil épigénétique et la transcription des principaux gènes de l'horloge circadienne dans les tissus métaboliques ».*

Le thé à la banane

Idéal pour s'endormir.

Savez-vous que la banane contient environ 30mg de magnésium, et la concentration la plus importante se trouve dans la peau. Or le magnésium exerce un effet relaxant sur votre système nerveux et peut donc vous aider à mieux dormir car quand on est détendu, on s'endort plus facilement. Outre divers processus psychologiques, le magnésium joue également un rôle important dans la production de mélatonine, l'hormone du sommeil.

Voici la recette : 1 banane de culture biologique, avec la peau, bien mûre, 7,5 dl d'eau, de la cannelle et du miel (ou du sirop de noix de coco) Comment faire ?

Couper les deux extrémités de la banane. Puis couper en deux la banane et la poser dans une casserole, recouvrir d'eau. Après ébullition, laisser frémir à feu doux pendant 15 à 20 minutes. Ensuite filtrer l'eau et ajouter de la cannelle et si besoin un peu de miel. Boire ce thé tranquillement avant de se coucher.

N'hésitez pas, pour une boisson plus riche et onctueuse. À mixer ce thé de banane avec du lait d'amandes, de l'huile de noix de coco et de la poudre de caroube!

Sources :
- Neil Bernard Boyle, Clare Lawton et Louise Dye, « The Effects of Magnesium Supplementation on Subjective Anxiety and Stress—A Systematic Review », Nutrients, vol. 9, no 5, 26 avril 2017.

SOURCES ET RÉFÉRENCES

Fréderic Saldmann. La vie et le temps. Paris : Flammarion ; 2011.

Liliane Reuter. « Votre esprit est votre meilleur médecin ». Paris : Robert Laffont ; 1999.

Marie Lise Labonté, Nicolas Bornemisza. « Guérir grâce à nos images intérieures ». Québec: Les de l'Homme; 2006.

Ader R. « Psychoneuroimmunology ». New York, Academic Press, 1981.

Stress et maladies auto-immunes
Adams SG JR, Dammers PM, Saia TL, et al. « Stress, depression, and anxiety predict average symptom severity and daily symptom fluctuation in systemic lupus erythematosus ». J Behav Med 1994; 17(5): 459-477.

Futterman AD, Kemeny ME, Shapiro D, et al. « Immunological and physiological changes associated with induced positive and negative mood ». Psychosom Med 1994 ; 56 : 499-51 Gachelin G, « Emotions et immunité ». In : J Mc Dougall et al. Corps et Histoire. Paris, Les Belles Lettres, 1986 : 45-98.

Halliday JL. « Psychological aspects of rheumatoid arthritis ». Proc Roy Soc Med 1942; 35: 455-457.

Rimon R, Laakso RL. « Life stress and rheumatoid arthritis: a 15-year follow-up study ». Psychother Psychosom 1985; 43: 38-43

Segerstrom SC and Miller GE. « Psychological stress and the human immune system: a meta-analytic study of 30 years of inquiry ». Psychol Bull, 2004; 130(4):601-630.

Schneiderman N, Ironson G, Siegel SD. « Stress and health: psychological, behavioral, and biological determinants ». Annu Rev Clin Psychol, 2005; 1:607-628.

Sommeil et maladies auto-immunes
J.J. Pilcher, A.J. Huffcutt (1996), « Effects of sleep deprivation on performance: A meta-analysis ». Sleep 19, 318–32.

D. J. Gottlieb, N. M. Punjabi, A. B. Newman, H. E. Resnick, S. Redline, C. M. Baldwin, F. J. Nieto (2005), « Association of sleep time with diabetes mellitus and impaired glucose tolerance ». Arch. Intern. Med. 165, 863–86.

H. K. Meier-Ewert, P. M. Ridker, N. Rifai, M. M. Regan, N. J. Price, D. F. Dinges, J. M. Mullington (2004), « Effect of sleep loss on C-reactive protein, an inflammatory marker of cardiovascular risk ». J. Am. Coll. Cardiol. 43, 678–683.

P. A. Bryant, J. Trinder, N. Curtis (2004), « Sick and tired: Does sleep have a vital role in the immune system? ». Nat. Rev. Immunol. 4, 457–467.

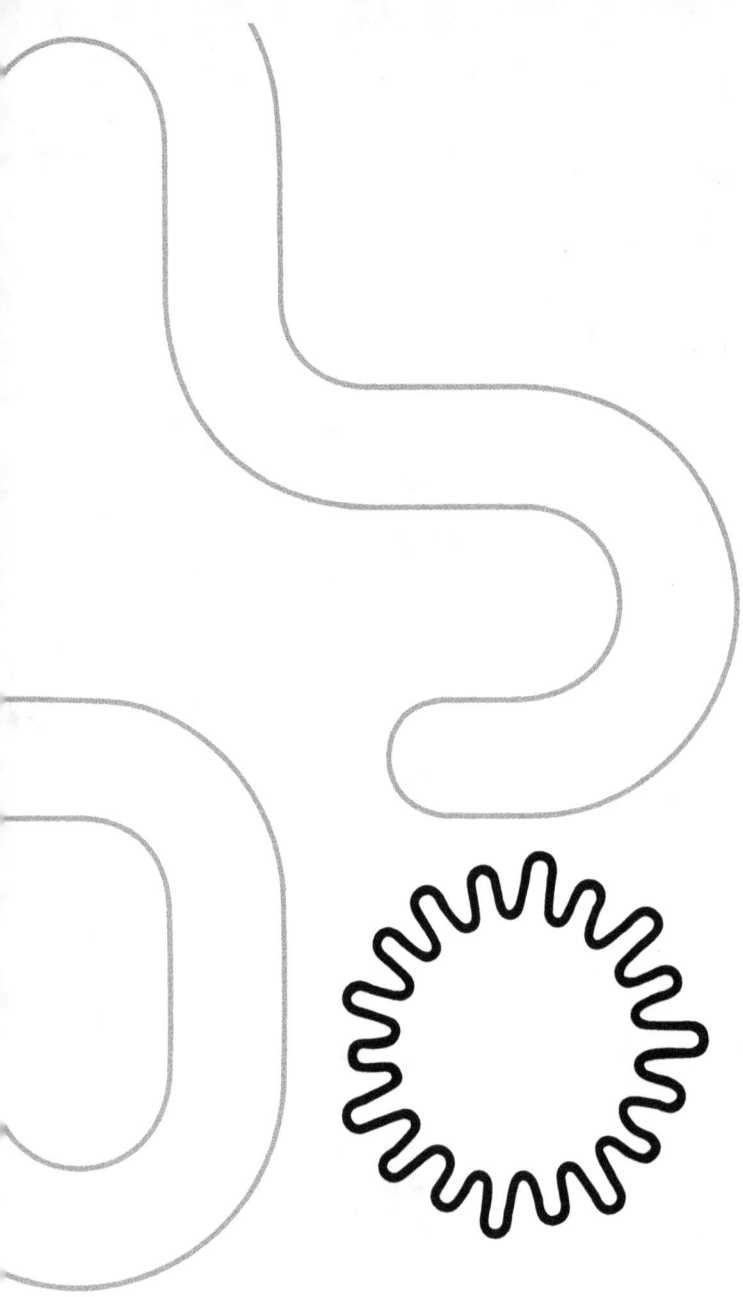

CHAPITRE 7
LES SOLUTIONS DU FUTUR

LE MICROBIOTE DE DEMAIN

Notre microbiote intestinal, ce nouvel organe que les médecins ne savent pas encore optimiser impacte la santé. Comment ? Les chercheurs analysent le dialogue entre les bactéries intestinales et les cellules humaines pour comprendre son influence sur les maladies inflammatoires, métaboliques ou neurologiques. Et ce sont d'infinies perspectives de recherche qui s'amorcent.

Elles permettront sans doute de mieux appréhender la sensibilité d'un individu à un traitement médical, à un pathogène et de mieux cerner le lien entre l'alimentation et la santé ! Ces travaux ouvrent des portes à de nouveaux médicaments, de nouveaux régimes, des thérapies plus personnalisées, voire à une médecine préventive.

Produire les bactéries manquantes

Diabète, maladies inflammatoires, troubles intestinaux... on sait désormais que l'absence ou l'excès de certaines bactéries provoquent des déséquilibres entraînant ou aggravant certaines pathologies. Et puisque ces bactéries sont assez sensibles à l'oxygène, le défi va être de voir si on est capable d'industrialiser leur production puis de les mettre en poudre (en sachet ou en gélule) pour les délivrer aux patients. Les chercheurs ont déjà identifié une petite dizaine d'espèces bactériennes pour lesquelles un effet santé a été documenté. Ils possèdent ainsi des souches en collection qu'ils sont donc capables de cultiver en masse et de tester en phase clinique sur des malades. Ces cultures sont en préparation aujourd'hui. Fin 2016, des essais cliniques ont été lancés et plusieurs autres sont en préparation.

Le diabète et les maladies métaboliques

Akkermansia muciniphila est une bactérie qui a des effets probants sur la perméabilité intestinale. Elle renforce la cohésion entre les cellules humaines de la paroi intestinale et diminue le passage de signaux bactériens. Ce faisant, elle protège également contre l'inflammation intestinale Ses effets sont parfaitement mis en évidence et les scientifiques tentent de moduler sa présence par l'alimentation. Si cette bactérie est totalement absente, les chercheurs vont essayer de l'apporter directement au patient pour voir si cela permet de faire diminuer le diabète. Des essais sont actuellement réalisés dans ce sens en Belgique.

Maladies inflammatoires de l'intestin

Les chercheurs testent aujourd'hui en France la transplantation de contenus intestinaux complets. À l'Inra, une bactérie clé a été identifiée. Il s'agit de Faecalibacterium dont on connaît parfaitement les aptitudes anti-inflammatoires.

Il restait à la produire en masse et cette étape industrielle a été franchie. La bactérie va être administrée sous forme de gélule à des patients pour diminuer le facteur inflammatoire ou bien (et c'est ce qui est intéressant dans les maladies inflammatoires) pour rallonger les phases quiescentes (de repos) de la maladie. La qualité de vie de ces patients devrait ainsi être largement améliorée.

Troubles fonctionnels intestinaux

15 % de la population mondiale en sont affectés. Un chiffre conséquent qui incite les laboratoires pharmaceutiques à s'en préoccuper. Afin de limiter ces troubles, la production d'une bactérie : Blautia hydrogenotrophica, est en cours et les résultats obtenus sont déjà probants.

Les utilisations thérapeutiques de ces bactéries sont des découvertes qui datent d'il y a moins de cinq ans. Elles sont actuellement en cours de test chez l'homme et avec elles, on ouvre une porte pour de nouveaux médicaments contenant des bactéries entières et vivantes.

La transplantation de microbiote fécal (TMF)

Une transplantation d'organe, ce n'est pas quelque chose de nouveau pour les scientifiques, ni pour le grand public. Que ce soit le cœur, les poumons, le foie, les reins, les techniques existent et ont fait souvent leur preuve. Et pourtant, quand il s'agit de la transplantation d'un organe comme le microbiome intestinal d'un individu sain a un individu malade, autrement dit des selles d'une personne à l'autre, l'idée est très perturbante et peut même revêtir un aspect répugnant. Le procédé est néanmoins très facile à exécuter et ne nécessite pas d'équipe hyperspécialisée (très couteuse) et du matériel sophistiqué. Concrètement, il s'agit de prélever des matières fécales d'un individu en bonne santé et de les implanter dans le colon d'un patient par coloscopie, endoscopie ou lavement. Pour que la transplantation soit efficace il faut la renouveler six jours de suite.

En Octobre 2014 une équipe de médecins de Harvard a administré à 20 jeunes patients infectés par C. Difficile (une bactérie provoquant des diarrhées très importantes) des gélules contenant des bactéries congelées issues de donneurs en bonne santé. Chaque patient a absorbé un total de 30 gélules sur une durée de deux jours. Les diarrhées se sont arrêtées pour 90% d'entre eux, la plupart quelques jours seulement après l'arrêt du traitement.

De nouvelles études montrent que cette transplantation est très efficace chez les patients atteints de la maladie de Crohn, la colite ulcéreuse, la maladie cœliaque ou le syndrome de fatigue chronique. Les effets de la TMF sont déjà étudiés sur l'obésité, le diabète et la polyarthrite rhumatoïde ainsi que certaines affections neurologiques.

Les transplantations fécales ne sont pas encore autorisées aux USA et en France (sauf pour C. difficile) car la technique implique un transfert de fluide corporel d'un individu à l'autre et cela peut poser des problèmes de contamination. La TMF est cependant déjà autorisée en Grande Bretagne.

Une variante, plus simple et moins repoussante (mais moins efficace) est le lavement aux probiotiques. Il suffit d'acheter un kit de lavement vendu en pharmacie et d'y ajouter le contenu de six gélules de compléments probiotiques.

LES CELLULES SOUCHES

L'utilisation des cellules souches adultes a révolutionné le monde médical à partir du moment où on s'est aperçu que nous en avions un stock réparti un peu partout dans notre corps, certes dans la moelle épinière mais aussi dans la graisse abdominale ! On savait depuis des années utiliser les cellules souches en pratiquant des greffes de moelle sur les patients atteint de leucémie, mais on se heurtait à deux problèmes très sérieux, celui de la compatibilité tissulaire du donneur ainsi que celui du traitement antirejet, très agressif pour le reste des cellules.

Aujourd'hui, ces problèmes sont quasiment résolus. On pratique des autogreffes, en utilisant les propres cellules souches du patient et en les lui réinjectant à un autre endroit du corps. Ces autogreffes ont radicalement changé le pronostic de certaines maladies. On peut ainsi utiliser nos propres cellules souches adultes pour traiter nombre de nos maladies : on a traité des cécités, en injectant ces cellules dans le globe oculaire de patients aveugles ; on a évité certaines greffes du cœur, en injectant ces cellules dans le cœur des candidats à la greffe ; on traite régulièrement les athlètes, en injectant leurs cellules souches dans leurs articulations, tellement endommagées par l'effort extrême. De cette façon, on leur donne plusieurs années supplémentaires dans l'arène professionnelle. On a de très bons résultats expérimentaux dans le diabète, la maladie de Parkinson, la maladie d'Alzheimer, l'autisme, les maladies inflammatoires, comme les maladies auto-immunes. C'est ainsi que l'utilisation des cellules souches s'étend progressivement à tous les domaines de la médecine et de la chirurgie.

Mais ce n'est là que le premier chapitre d'une fabuleuse histoire :non seulement les cellules souches ont la capacité de devenir des cellules d'autres tissus ,mais elles le font spontanément tous les jours en tant qu'élément du système naturel de régénération de notre organisme. Chaque fois que le corps subit une agression ou qu'un organe ne fonctionne pas de façon optimale ,les tissus endommagés secrètent des composés spécifiques qui entrainent à leur tour la libération des cellules souches présentes dans la moelle osseuse. Ces mêmes tissus secrètent également des molécules dont les signaux de détresse ont pour effet de capter l'attention des cellules souches. Au fur et à mesure que les cellules souches circulent dans le sang les molécules de détresse les attirent et facilitent leur migration à l'intérieur des tissus. Là, les cellules souches se multiplient avant de se transformer en cellules des tissus en question. Ce phénomène survient à la suite d'une crise cardiaque, d'une fracture, d'un AVC, d'une blessure ou de toute autre lésion des tissus survenant dans le cadre d'un processus de dégénération. La clef du succès de ce processus réside dans le nombre de cellules souches en circulation : plus la quantité de cellules souches dans le sang est élevée, plus nombreuses seront les cellules souches susceptibles de migrer à l'intérieur des tissus endommagés et d'y effectuer les réparations nécessaires, voire même d'inverser les processus de dégénération. Une simple augmentation du nombre de cellules souches en circulation permettrait de prévenir et même de réparer certains tissus, notamment dans le cadre de maladies auto-immunes comme la PR ou le Lupus. La moelle osseuse compte environ 125 millions de cellules souches et le sang en contient à tout moment près de 10 millions. Il est très probable que de nombreuses affections dégénératives soient en fait liées à une insuffisance de cellules souches. L'injection locale de cellules souches issues de votre organisme (tissu graisseux ou moelle osseuse) a contribué à une amélioration spectaculaire des symptômes douloureux.

Mais l'avenir du traitement des lésions dégénératives réside dans la thérapie cellulaire, ou l'injection par perfusion de cellules souches issues du cordon ombilical d'un donneur ou de vos propres cellules souches. En France, au CHU de Montpellier, il existe une plateforme nationale de thérapie cellulaire fondée sur l'utilisation des cellules souches mésenchymateuses adultes : ECELLFRANCE. Son objectif est d'harmoniser et d'optimiser les étapes nécessaires au développement des cellules souches médicament et de la médecine régénératrice. Elle propose à toute équipe académique ou industrielle d'accélérer son programme de R&D depuis la validation du projet jusqu'aux essais cliniques de phase I et II. Les indications de la thérapie cellulaire sont innombrables et les promesses sont réelles dans de nombreux domaines. Des champs cliniques comme celui de maladies neurodégénératives (maladies de Parkinson ou d'Alzheimer) ou des dégénérescences musculaires (myopathie de Duchenne) pourraient être concernés si les chercheurs parviennent à produire différents sous-types de neurones en quantité importante et des cellules musculaires squelettiques. Et comment ne pas également imaginer la possibilité de produire des cellules sanguines, y compris des plaquettes, en quantité illimitée pour couvrir les besoins en sang des hôpitaux ? Toutes les hypothèses sont désormais permises.

L'OXYGÉNOTHÉRAPIE HYPERBARE

Bien plus qu'un traitement pour les victimes d'accidents de plongée, aide précieuse à la cicatrisation pour les diabétiques, l'oxygénothérapie hyperbare répare aussi les tissus irradiés et stimule les défenses immunitaires. La médecine hyperbare, aussi connue sous le nom d'oxygénothérapie hyperbare, est l'utilisation médicale de l'oxygène à une pression supérieure à la pression atmosphérique. L'équipement nécessaire consiste en une chambre de pression, qui peut être constituée de parois rigides ou flexibles, et un moyen de distribution d'oxygène à 100%. Le traitement est effectué selon un programme prédéterminé par un personnel qualifié qui surveille le patient et peut le modifier si nécessaire. L'oxygénothérapie hyperbare, au début, était utilisée pour traiter les accidents de décompression, elle a aussi démontré une grande efficacité pour traiter la gangrène gazeuse et l'intoxication par le monoxyde de carbone. Des recherches plus récentes ont étudié son éventuelle efficacité sur d'autres maladies comme la paralysie cérébrale et la sclérose en plaques. Réveiller le cerveau avec de l'oxygène plusieurs mois après un accident vasculaire cérébral (AVC), c'est possible, avec pour résultat, une amélioration significative de la marche. En pratique, deux effets majeurs de l'oxygène sont utilisés. L'un chimique, pour multiplier la concentration d'oxygène dissous dans le sang, et l'autre mécanique, par l'augmentation de la pression qui permet de réduire le volume de gaz toxiques présents par exemple dans le cas des accidents de décompression ou les embolies gazeuses.

L'oxygénothérapie hyperbare a déjà été utilisée en tant que traitement complémentaire pour la cicatrisation des ulcères ischémiques. De là est née l'idée de l'appliquer au traitement des ulcères cutanés persistants observés chez les patients atteints de lupus. Dans le cadre d'une étude réalisée en 2007, 35 patients dont 7 diagnostiqués avec le lupus ont été exposés 5 fois par semaine pendant 4 semaines à de l'oxygène pur (concentration de 100 %) à une pression de 2 atmosphères absolues (ATA). Sur ces 35 patients, 28 ont présenté une guérison complète, 4 une guérison partielle et seulement 3 n'ont présenté aucun signe d'amélioration. Aucun de ces patients n'a présenté d'effets secondaires.

LES VERS PARASITES

Les helminthes est le terme générique qui regroupe tous ces vers parasites indésirables qui sévissent encore, principalement dans les pays en voie de développement.

Dans un article coécrit avec deux autres scientifiques dans la revue Nature Reviews Immunology, William Gause affirme que si nous développons aujourd'hui tant de maladies auto-immunes c'est simplement parce que nous ne sommes plus parasités par les helminthes !

En effet, ces scientifiques expliquent qu'en réaction à ces hôtes indésirables, l'organisme humain a développé une réponse immunitaire particulière, appelée immunité de type 2. Suite aux dégâts causés par le passage des helminthes, le corps cherche à cicatriser rapidement le tissu abîmé et déploie des composés réparateurs qui bloquent des processus inflammatoires. Ces chercheurs préconisent donc l'exploitation des propriétés bénéfiques de ces vers ou de certains de leurs sous-produits, dans le but d'entraîner les systèmes immunitaires qui se dirigent vers les cellules de son hôte à discriminer l'étranger du soi. Voilà une piste thérapeutique à creuser contre les maladies auto-immunes.Pour les auteurs, il s'agit là d'arguments en plus en faveur de l'hypothèse hygiéniste. Celle-ci explique le nombre croissant de maladies auto-immunes ou d'allergies par le manque d'exposition aux microbes du fait des antibiotiques et des règles d'hygiène. Si bien que le système immunitaire se détourne partiellement de sa fonction primaire, à savoir combattre les corps étrangers, et s'en prend aux tissus de l'organisme. William Gause en est certain : si l'on parvient à contrôler les propriétés thérapeutiques fournies par les helminthes, ce compromis entre aseptisation des milieux et maladies auto-immunes inflammatoires n'aura plus de raison d'être.

C'est que les chercheurs appellent la thérapie helminthique ou par inoculation de vers parasites (helminthes). Des vers parasites du porc pourraient apporter de nouveaux traitements pour plusieurs maladies humaines, les maladies inflammatoires chroniques de l'intestin (MICI), l'arthrite rhumatoïde, la sclérose en plaques, le diabète et même l'autisme, selon cette étude de l'Université de Melbourne qui cartographie les gènes d'un ver parasite des porcs. Ses conclusions, présentées dans la revue Nature Genetics, décryptent comment le ver trichocéphale du porc, qui provoque des maladies chez l'animal, peut réduire considérablement les symptômes des maladies auto-immunes chez l'homme.

Cependant, cette thérapie n'en est qu'à ses débuts au plan des preuves scientifiques. En effet, les essais cliniques sont particulièrement difficiles à organiser car les helminthes sont des pathogènes vivants et n'ont pas été officiellement approuvé comme agents thérapeutiques par une agence sanitaire, bien que l'agence américaine FDA ait accordé au trichocéphale de porc le statut de Médicament expérimental.

Source :
- Nature Genetics (In Press) via Eurekalert (AAAS) Parasitic worms of pigs could provide new treatments of human diseases at Cleveland Clinic Pig Whipworm « Smoothie » May Help Crohn's

Le Pr Shoenfeld (Tel Aviv) va beaucoup plus loin, il a conçu avec son équipe une molécule qui mimique les secrétions des vers parasites. Cette molécule, la TCP, brevetée, a donné naissance à une Start up qui, après autorisation de la FDA et de la EFFSA va la commercialiser sous peu. Il s'agit en fait d'un mélange de deux molécules présentes dans notre corps : la phosphorylcholine, une substance qui n'a pas de propriétés immunologiques et la « *tuftsine* » produite par la rate et qui joue le rôle d'immunosuppresseur. Lorsque la TCP est administrée à la souris elle supprime les signes de colite, de rhumatisme articulaire ou de lupus. D'après Shoenfeld cette nouvelle molécule va révolutionner le traitement des maladies auto-immunes, y compris l'alopécie et le psoriasis et ceci, sans aucun effet secondaire ! A suivre.

LE LDN (LOW DOSE OF NALTREXONE)

La Naltrexone est une molécule connue et utilisée comme antidote des opiacé comme la morphine ou l'héroïne. Elle peut être utilisée aussi pour la dépendance à l'alcool. La dose utilisée à cet effet se situe entre 50 mg et 150 mg. A cette dose la Naltrexone bloque les récepteurs opioïdes, mais elle empêche aussi la libération de certaines endorphines et surtout de certaines encéphalines que l'on trouve virtuellement dans tout le système immunitaire. En 1985 le Dr Bernard Bihari (New York) fit une constatation surprenante : il arrivait à réduire les symptômes du SIDA avec des doses de 3.5mg (juste avant le coucher). En 1990 il étendit les indications à certains cancers, et certaines maladies auto-immunes avec des résultats remarquables.

Le Dr Jill Smith, Professeur de gastro entérologie à l'Université de Pennsylvanie, présenta pour la première fois au monde scientifique, en 2007, les résultats de ses études cliniques sur l'action du LDN dans la maladie de Crohn : 2/3 des patients de l'étude pilote sont entrés en rémission et 89% des patients ont réagi au traitement de façon favorable avec des doses de 4.5mg au coucher.

Par quel mécanisme le LDN peut-il influencer le système immunitaire ?

Il est maintenant admis que les secrétions d'endorphines jouent un rôle majeur dans l'équilibre du système immunitaire, et ceci au niveau de toutes les lignées. Le blocage provisoire des récepteurs liés aux endorphines entre 2 et 4 h du matin du a la prise de 4.5 mg de LDN va entrainer, en réaction, la production importante d'endorphines et d'encéphalines. Cette restauration d'un niveau optimal d'endorphines est particulièrement bénéfique pour la régulation du système immunitaire que ce soit dans le sens hypo ou hyper. Depuis 2007 de nombreuses études ont démontré une efficacité certaine du LDN dans des maladies auto-immunes comme la polyarthrite rhumatoïde, le lupus, la sclérose latérale amyotrophique, la fibromyalgie, le syndrome de fatigue chronique et le psoriasis.

Le LDN n'est pour le moment disponible que dans certains pays, d'autres essais sont nécessaires pour évaluer le risque à long terme. Néanmoins les résultats existants ont été suffisants pour justifier d'une grande conférence internationale en Septembre 2017

LE LARAZOTIDE ACÉTATE

Le Larazotide Acétate ou INN-202 est un médicament qui permet de réguler les jonctions serrées. Il entre actuellement en phase 3 des essais cliniques et ne devrait pas tarder à être commercialisé après plusieurs études portant sur plus de mille patients. Son rôle est de restaurer l'étanchéité des jonctions serrées en régulant la sécrétion de Zonuline. Lorsque ce médicament est pris avant un repas, il va garder les jonctions serrées et donc réduire la réaction inflammatoire provoquée par le gluten en particulier mais par d'autres aliments mal digérés ou d'autres substances toxiques. Ceci est particulièrement important pour les patients atteints de la maladie cœliaque et qui ne tolèrent pas un seul milligramme de gluten

Le rôle du lymphocyte Th17

Des chercheurs ont découvert une molécule qui agit contre le lymphocyte Th17. Le rôle néfaste du lymphocyte Th17 dans les maladies auto-immunes n'est connu que depuis trois ans. Dans la famille du système immunitaire, il fait partie de la lignée des lymphocytes T CD4 (dits auxiliaires) et sa spécificité est de fabriquer une cytokine pro-inflammatoire (IL-17).

L'équipe de Mark Sundrud (Children's Hospital Boston, Etats-Unis) à découvert que l'halofuginone avait le double avantage d'empêcher le développement des Th17 chez des cellules de souris et d'humains, sans bloquer celui des autres lymphocytes de cette lignée (Th1, Th2...). Potentiellement, cela veut dire que cette molécule pourrait être utilisée contre le Th17 sans fragiliser l'ensemble de la réponse immunitaire et donc sans exposer le patient à d'autres risques infectieux.

L'halofuginone est un dérivé d'une molécule extraite d'une des principales plantes de la pharmacopée chinoise, la Dichroa febrifuga, une cousine éloignée de l'hortensia. De faibles doses d'halofuginone administrées à des souris atteintes d'un modèle de la sclérose en plaques ont réduit la sévérité de la maladie.

Sundrud et ses collègues ont montré que la molécule déclenche dans la cellule une réaction de protection, comme si elle devait faire face à une situation de pénurie. En l'occurrence, c'est le manque d'acides aminés, les briques de base des protéines, qui pose problème à la cellule. En cas de pénurie, la cellule arrête de produire ce qui consomme le plus d'acides aminés. C'est parce que ce circuit est activé par l'halofuginone que la cellule cesse de fabriquer les Th17, expliquent les chercheurs.

La connaissance de ce mécanisme ouvre une autre piste de recherche : jouer de cette dépendance des lymphocytes Th17 aux acides aminés pour bloquer leur action dans les maladies auto-immunes.

Sources :
- Monteleone I, Pallone F, Monteleone G. Th17-related cytokines: new players in the control of chronic intestinal inflammation. BMC Med, 2011; 9:122. doi: 10.1186/1741-7015-9-122.

SOURCES ET RÉFÉRENCES

Akkermansia muciniphila

Derrien M, Vaughan EE, Plugge CM, de Vos WM, « *Akkermansia muciniphila gen. nov., sp. nov., a human intestinal mucin-degrading bacterium [archive]* ». Int J Syst Evol Microbiol, 2004;54(pt 5):1469–1476

Everard A, Belzer C, Geurts L et al. « *Cross-talk between Akkermansia muciniphila and intestinal epithelium controls diet-induced obesity [archive]* ». Proc Natl Acad Sci USA, 2013;110:9066–9071

Shin NR, Lee JC, Lee HY, Kim MS, Whon TW, Lee MS, Bae JW, « *An increase in the Akkermansia spp. population induced by metformin treatment improves glucose homeostasis in diet-induced obese mice [archive]* ». Gut, 2014;63:727–735

Li J, Lin S, Vanhoutte PM, Woo CW, Xu A, «*Akkermansia Muciniphila protects against atherosclerosis by preventing metabolic endotoxemia-induced inflammation in Apoe-/- mice [archive],*»Circulation, 2016;133:2434-2446

Bertrand Routy et al., « *Gut microbiote influences efficacy of PD-1-based immunotherapy against epithelial tumors* ». Science, 359, 91, 2018.

Faecalibacterium

Quévrain, E.; Maubert, M. A.; Michon, C.; Chain, F.; Marquant, R.; Tailhades, J.; Miquel, S.; Carlier, L.; Bermúdez-Humarán, L. G. (March 2016). « *Identification of an anti-inflammatory protein from Faecalibacterium prausnitzii, a commensal bacterium deficient in Crohn's disease* ». Gut. 65 (3): 415–425

Miquel, S; Martín, R; Rossi, O; Bermúdez-Humarán, LG; Chatel, JM; Sokol, H; Thomas, M; Wells, JM; Langella, P (2013). « *Faecalibacterium prausnitzii and human intestinal health* ». Current Opinion in Microbiology. 16 (3): 255–61.

« *Faecalibacterium prausnitzii is an anti-inflammatory commensal bacterium identified by gut microbiota analysis of Crohn disease patients* ». Proceedings of the National Academy of Sciences of the United States of America. September 8, 2008. Retrieved 2008-10-21 Transplantation de microbiote fécal

Rossen NG, MacDonald JK, de Vries EM, D'Haens GR, de Vos WM, Zoetendal EG, et al. « *Fecal microbiota transplantation as novel therapy in gastroenterology: a systematic review* ». World J Gastroenterol 2015; 21:5359–71

Borody T, Warren E, Leis S, Surace R, Ashman O, « *Treatment of ulcerative colitis using fecal bacteriotherapy* », J Clin Gastroenterol, vol. 37, no 1, 2003, p. 42–7

Bennet JD, Brinkman M. « *Treatment of ulcerative colitis by implantation of normal colonic flora* ». Lancet 1989;1(8630):164.

Michael S. Silverman, Ian Davis, Dylan R. Pillai « *Success of Self-Administered Home Fecal Transplantation for Chronic Clostridium difficile Infection* ». Clin Gastroenterol Hepatol. 2010;8(5):471-3.

Els van Nood, Anne Vrieze, Max Nieuwdorp, Susana Fuentes, Josbert J. Keller et al., « *Duodenal Infusion of Donor Feces for Recurrent Clostridium difficile* », N Engl J Med, vol. 368, no 5, 2013, p. 407-15

Schwan A, Sjölin S, Trottestam U, Aronsson B, « *Relapsing clostridium difficile enterocolitis cured by rectal infusion of homologous faeces* », Lancet, vol. 2, no 8354, 1983, p. 845.

Paramsothy S, Kamm MA, Kaakoush NO et al. « *Multidonor intensive faecal microbiota transplantation for active ulcerative colitis: a randomised placebo-controlled trial [archive]* ». Lancet, 2017;389:1218–1228

Floch, Martin H. MD (Editorials) « *Fecal Bacteriotherapy, Fecal Transplant, and the Microbiome* ». Journal of Clinical Gastroenterology 2010;44(8):529-530

Cellules souches et maladies auto immunes

L. Florea, D. Farge « *Cellules souches hématopoïétiques et traitement des maladies auto-immunes* ». La revue de médecine interne Volume 29, n° 2, pages 80-83 (février 2008)

Yves-Marie Pers, Christian Jorgensen, « *Cellules souches mésenchymateuses : actualités et perspectives thérapeutiques dans les maladies auto-immunes* » Médecine thérapeutique, Volume 19, numéro 3, Juillet-Août-Septembre 2013

Liang J, Zhang H, Hua B, et al. « *Allogenic mesenchymal stem cells transplantation in refractory systemic lupus erythematosus: a pilot clinical study* ». Annals of the rheumatic diseases 2010; 69: 1423-9.

Sun L, Wang D, Liang J, et al. « *Umbilical cord mesenchymal stem cell transplantation in severe and refractory systemic lupus erythematosus* ». Arthritis and rheumatism 2010; 62: 2467-75.

Li X, Wang D, Liang J, Zhang H, Sun L. « *Mesenchymal SCT ameliorates refractory cytopenia in patients with systemic lupus erythematosus* ». Bone Marrow Transplant 2013; 48: 544-50.

Pers YM, Jorgensen C. « *Cellular therapy of rheumatic diseases* ». EULAR Text Book 2012; Module 42b.

Djouad F, Bouffi C, Ghannam S, Noel D, Jorgensen C. « *Mesenchymal stem cells: innovative therapeutic tools for rheumatic diseases* ». Nat Rev Rheumatol 2009; 5: 392-9.

Figueroa FE, Carrion F, Villanueva S, Khoury M. « *Mesenchymal stem cell treatment for autoimmune diseases: a critical review* ». Biological research 2012; 45: 269-77.

Xu J, Wang D, Liu D, et al. « *Allogeneic mesenchymal stem cell treatment alleviates experimental and clinical Sjogren syndrome* ». Blood 2012; 120: 3142-51

Augello A, Tasso R, Negrini SM, Cancedda R, Pennesi G. « *Cell therapy using allogeneic bone marrow mesenchymal stem cells prevents tissue damage in collagen-induced arthritis* ». Arthritis and rheumatism 2007; 56: 1175-86.

Guiducci S, Porta F, Saccardi R, et al. « *Autologous mesenchymal stem cells foster revascularization of ischemic limbs in systemic sclerosis: a case report* ». Annals of internal medicine 2010; 153:650-4.

Yamout B, Hourani R, Salti H, et al. « *Bone marrow mesenchymal stem cell transplantation in patients with multiple sclerosis: a pilot study* ». Journal of neuroimmunology 2010; 227: 185-9

Fiorina P, Jurewicz M, Augello A, et al. « *Immunomodulatory function of bone marrow-derived mesenchymal stem cells in experimental autoimmune type 1 diabetes* ». Journal of immunology (Baltimore, Md: 1950) 2009; 183 : 993-1004.

Oxygenotherapie Hyperbare

Andre-Levigne D, Modarressi A, Pignel R, Bochaton-Piallat M, Pittet-Cuenod B, « *Hyperbaric oxygen therapy promotes wound repair in ischemic and hyperglycemic conditions, increasing tissue perfusion and collagen deposition* ». Wound Rep Reg (2016)

R. Pignel, « *Plaies, cicatrisation et OHB, les soins de plaie, manuel de l'Association Suisse pour les soins de plaies* ». Edition Médecine et Hygiène, 2012

Y Green, JY Berney, « *Indications électives de l'oxygénothérapie hyperbare* ». Rev Med Suisse 2009 ; vol 213 : p1615-1618.

M. Borne, I. Vincenti-Rouquette, C. Saby, L. Raynaud, L. Brinquin. « *Oxygénothérapie hyperbare. Principes et indications* ». EMC - Anesthésie-Réanimation 2009:1-12 [Article 36-940-A-10].

Vers parasites

Summers RW, Elliott DE, Urban JF Jr, Thompson R, Weinstock JV. « *Trichuris suis therapy in Crohn's disease* ». Gut. 2005 Jan;54(1):87-90.

Garg SK, Croft AM, Bager P. « *Helminth therapy (worms) for induction of remission in inflammatory bowel disease* ». Cochrane Database Syst Rev. 2014 Jan 20;

Summers RW, Elliott DE, Qadir K, Urban JF Jr, Thompson R, Weinstock JV. « *Trichuris suis seems to be safe and possibly effective in the treatment of inflammatory bowel disease* ». Am J Gastroenterol. 2003 Sep; 98(9):2034-41.

LDN (Low Dose of Naltrexone)

Smith JP, Stock H, Bingaman S, Mauger D, Rogosnitzky M, Zagon IS « *Low-dose naltrexone therapy improves active Crohn's disease* ». Am J Gastroenterol. 2007 Apr; 102(4):820-8. Epub 2007 Jan 11.

Bihari B, Drury FM, Ragone VP, et al. « *Low Dose Naltrexone in the Treatment of Acquired Immune Deficiency Syndrome* ». Oral Presentation at the IV International AIDS Conference, Stockholm, Jun 1988.

Bihari B. « *Low dose naltrexone in the treatment of HIV infection* ». https://www.lowdosenaltrexone.org/ldn_hiv_1996.htm. Published September 1996. Accessed March 23, 2018.

Bihari B. Bernard Bihari, MD: « *low-dose naltrexone for normalizing immune system function* ». Altern Health Med. 2013;19(2):56-65.

Parkitny L, Younger J. « *Reduced pro-inflammatory cytokines after eight weeks of low-dose naltrexone for fibromyalgia* ». Biomedicines. 2017;5(2). pii: E16.

National Institutes of Health. US National Library of Medicine. « *Low Dose Naltrexone for Chronic Pain from Arthritis (LDN-VA)* ». https://clinicaltrials.gov/ct2/show/NCT03008590. Updated February 6, 2018. Accessed March 23, 2018.

Segal D, Macdonald JK, Chande N. « *Low dose naltrexone for induction of remission in Crohn's disease* ». Cochrane Database Syst Rev. 2014;(2):CD010410.

Smith JP, Field D, Bingaman SI, Evans R, Mauger DT. « *Safety and tolerability of low-dose naltrexone therapy in children with moderate to severe Crohn's disease: a pilot study* ». J Clin Gastroenterol. 2013;47(4):339-345.

Smith JP, Stock H , Bingaman S, Mauger D, Rogosnitzky M, Zagon IS . « *Low-dose naltrexone therapy improves active Crohn's disease* ». Am J Gastroenterol. 2007;102(4):820-828.

Ludwig MD, Turel AP, Zagon IS, McLaughlin PJ. « *Long-term treatment with low dose naltrexone maintains stable health in patients with multiple sclerosis* ». Mult Scler J Exp, Transl Clin. 2016;2:111.

Berkson BM, Rubin DM, Berkson AJ. « *Revisiting the ALA/N (alpha-lipoic acid/low-dose naltrexone) protocol for people with metastatic and nonmetastatic pancreatic cancer: a report of 3 new cases* ». Integr Cancer Ther. 2009;8(4):416-422.

Smith JP, Conter RL, Bingaman SI, et al. Treatment of advanced pancreatic cancer with opioid growth factor: phase I. Anticancer Drugs. 2004;15(3):203-209.

Smith JP, Bingaman SI, Mauger DT, Harvey HH, Demers LM, Zagon IS. « *Opioid growth factor improves clinical benefit and survival in patients with advanced pancreatic cancer* ». Open Access J Clin Trials. 2010;2010(2):37-48.

Donahue RN, McLaughlin PJ, Zagon IS. « *The opioid growth factor (OGF) and low dose naltrexone (LDN) suppress human ovarian cancer progression in mice* ». Gynecol Oncol. 2011;122(2):382-388.

Younger J, Parkitny L, McLain D. « *The use of low-dose naltrexone (LDN) as a novel anti-inflammatory treatment for chronic pain* ». Clin Rheumatol. 2014;33(4):451-459.

Larazotide Acétate

Fasano, Alessio (2011-01-01). « *Zonulin and Its Regulation of Intestinal Barrier Function: The Biological Door to Inflammation, Autoimmunity, and Cancer* ». Physiological Reviews. 91 (1): 151–175. doi:10.1152/physrev.00003.2008. ISSN 0031-9333. PMID 21248165.

Khaleghi, Shahryar; Ju, Josephine M.; Lamba, Abhinav; Murray, Joseph A. (2016-01-01). « *The potential utility of tight junction regulation in celiac disease: focus on larazotide acetate* ». Therapeutic Advances in Gastroenterology. 9 (1): 37–49. doi:10.1177/1756283X15616576. ISSN 1756-283X. PMC 4699279 Freely accessible. PMID 26770266.

Di Pierro, M.; Lu, R.; Uzzau, S.; Wang, W.; Margaretten, K.; Pazzani, C.; Maimone, F.; Fasano, A. (2001-06-01). « *Zonula occludens toxin structure-function analysis. Identification of the fragment biologically active on tight junctions and of the zonulin receptor binding domain* ». The Journal of Biological Chemistry. 276 (22): 19160–19165.

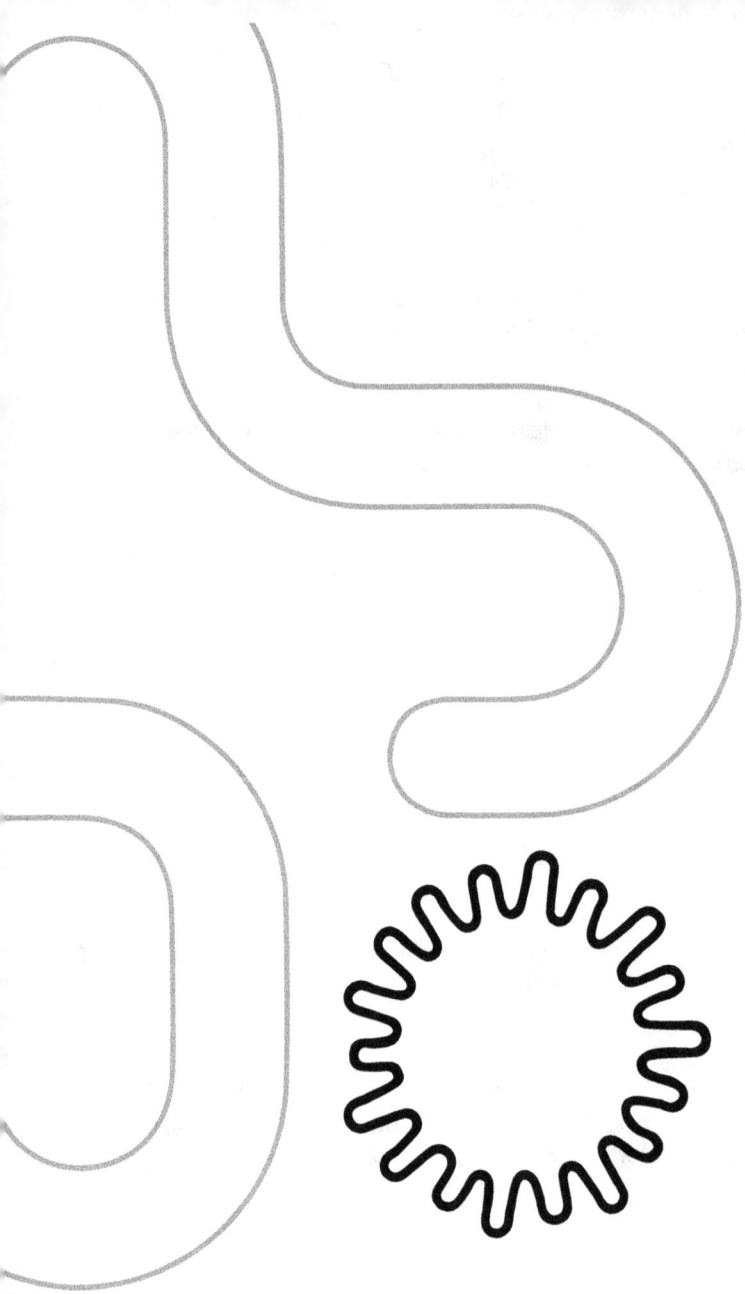

EPILOGUE

L a Terre est âgée de 4,54 milliards d'années et durant la majeure partie de ce temps, les microbes furent les seuls êtres vivants présents sur Terre. Durant cette époque, ils transformèrent la Terre de façon définitive ; les bactéries enrichissent les sols et décomposent les polluants ; elles entretiennent les cycles du carbone, de l'azote, du souffre, et du phosphore en convertissant ces éléments en composés utilisables par les animaux et les plantes, puis en les rendant à nouveau disponibles en décomposant des corps organiques. Elles furent les premiers organismes à fabriquer leur propre nourriture en exploitant l'énergie du soleil via un processus appelé photosynthèse. Elles libérèrent de l'oxygène sous forme de déchets et en de telles quantités qu'elles ont changées a jamais l'atmosphère de notre planète. C'est grâce à elles que nous vivons dans un monde oxygéné. Même aujourd'hui, les bactéries photosynthétiques peuplant les océans produisent la moitié de l'oxygène que vous respirez et stockent une quantité égale de gaz carbonique. En fait les microbes sont partout et leur nombre dépasse les nombres astronomiques : il y a plus de bactéries dans votre intestin qu'il n'y a d'étoiles dans notre galaxie. Tel est le monde dans lequel nous vivons, un monde recouvert de microbes et transformé par les microbes. Nos alliances avec les microbes ont à plusieurs reprises changé le cours de l'évolution animale et transformé le monde qui nous entoure. Les microbes sont importants, mais nous les avons ignorés, nous les avons redoutés, haïs ; il est temps maintenant de les apprécier à leur juste valeur et de nous défaire ainsi de la vision extrêmement limitée que nous avons actuellement de notre propre biologie.

Chacun de nous a son propre microbiome, façonné par les gènes dont il a hérité, les lieux où il a vécu, les médicaments qu'il a pris, les aliments qu'il a mangé, les mains qu'il a serré. Chaque partie de notre corps possède sa propre faune microbienne. En outre, chaque organe est lui-même variable ; les microbes qui vivent au départ de l'intestin grele sont différents de ceux qui se trouvent dans le rectum. Votre main droite ne partage qu'un sixième de ses espèces microbiennes avec votre main gauche. Le microbiome d'un bébé met entre un et trois ans pour atteindre un état adulte, puis une stabilité durable. Le microbiome peut varier d'un jour à l'autre, voire d'un repas à l'autre. Les microbes influent si profondément sur notre corps qu'ils peuvent déterminer l'ampleur de notre réaction aux vaccins, ou celle de la réaction des malades au cancer à leurs traitements. Nous pourrions améliorer substantiellement notre santé en modifiant nos communautés microbiennes, en ajoutant ou enlevant des espèces, en transplantant des communautés entières d'une personne à une autre. C'est un domaine de recherche en pleine évolution mais qui baigne encore dans la controverse. C'est selon la biologiste Margaret McFall-Ngai la plus importante révolution survenue en biologie depuis Darwin.

Avec le séquençage du génome humain, des gènes de prédisposition aux maladies ont été identifiés. En étudiant les principales maladies des sociétés modernes, on constate, d'une part, que dans ces pathologies il ne s'agit pas seulement de l'implication d'un pathogène mais d'un déséquilibre global de la relation hôte-microbe ; d'autre part, les gènes humains ne constituent souvent qu'un facteur de risque minime. La génétique expliquerait aujourd'hui au mieux entre 5 et 10 % des causes de ces maladies, même quand un grand nombre de gènes de prédisposition sont cumulés. En revanche, l'analyse des gènes du microbiote permet de corréler très efficacement ces maladies à la présence de certains gènes microbiens. En conséquence, il faut donc que la médecine et la nutrition reconnaissent et prennent en compte le fait que l'homme et son microbiote sont une symbiose essentielle au maintien de la santé et du bien-être. Avec l'analyse du microbiote, une « *révolution* » est en marche dans les domaines de la nutrition préventive et de la médecine.

Les maladies auto immunes sont le résultat d'un véritable génocide immunitaire. Notre système immunitaire n'était pas préparé à ce déferlement de toxines hautement antigéniques et, devant l'ampleur de la tâche, a tout simplement démissionné, étant bien incapable de décerner le vrai du faux. Nos tissus sont improprement pris pour des ennemis et sont attaqués et souvent détruits par nos propres armées. L'industrie pharmaceutique a très vite compris l'ampleur des dégâts et a tenté de freiner l'évolution de ces maladies sans jamais s'attaquer aux causes profondes, en proposant des molécules qui améliorent les symptômes, mais qui s'accompagnent d'effets secondaires redoutables. Le prix exorbitant de ces molécules a rassuré et satisfait les actionnaires mais dévasté les comptes de la Sécurité Sociale, d'autant plus qu'il s'agit de traitements « *à vie* ». Big Pharma ne s'est jamais intéressée a d'autres alternatives car elles n'étaient pas rentables. Pire, les chercheurs désintéressés n'ont jamais réussi à obtenir de la part de l'industrie pharmaceutique un budget de recherche sur ces projets très prometteurs. Malgré ces nombreux obstacles, les recherches scientifiques ont réussi à analyser les causes profondes des maladies auto immunes et à proposer des alternatives thérapeutiques dénuées d'effets secondaires, efficaces, et à la portée de toutes les bourses. Ces alternatives existent et elles sont à votre portée !

La vie est une succession de choix ; certains ne sont pas importants, d'autres le sont, et certains peuvent changer votre vie. Parmi ces choix vitaux, il en est un qui est incontournable, c'est celui de la prise de conscience du fait que notre santé doit être et demeurer notre première priorité. Elle est nécessaire et indispensable non seulement à notre survie mais à celle de notre famille. Cela peut sembler naïf et puéril d'annoncer une telle « *vérité* », surtout après avoir pris le temps de lire cet ouvrage, mais il faut savoir que moins de 1 % de la population mondiale a reelement pris conscience de cette priorité et qu'une proportion infime en a tiré les consequences pratiques. Cette santé et ce bien être sont aujourd'hui entre nos mains ; vous seul pourrez contrôler votre destinée. Ce ne sont ni les médecins que vous avez consultés, aussi compétents soient-ils, ni les traitements que vous avez entrepris aussi efficaces soient-ils, qui vont profondément changer votre vie. L'influence la plus déterminante viendra des effets cumulatifs des dizaines de petites décisions que vous avez prises concernant votre alimentation et votre mode de vie.

Tout au long de ce livre vous avez pris conscience que les maladies auto-immunes sont largement préventables, ou qu'elles peuvent régresser grâce à des méthodes simples et naturelles. Vous avez pu constater que ces méthodes bénéficiaient d'un appui scientifique solide, les mettant à l'abri des critiques non justifiées.

Le principe est simple et compréhensible car basé sur le fait que ces maladies apparaissent sur un terrain miné par un environnement toxique et des declencheurs agressifs qui entrainent une cascade inflammatoire responsable de l'affolement du système immunitaire qui ne reconnait plus ses petits. Il suffit donc d'éliminer les declencheurs et d'adopter un mode de vie sain pour permette à tous les organes touchés d'initier un processus de régénération.

Et pourtant, paradoxalement, encore très peu de patients mettent ce programme à exécution, tout simplement par manque d'information. Et quand bien même l'information était bien diffusée, un bon nombre de ces patients abandonnent au premier obstacle.

Pour réussir ce programme, il faut d'abord être « *prêt dans sa tête* », être « *mur* » pour démarrer ce protocole avec le plus de chances de succès. Puis il va falloir surmonter trois séries d'obstacles. Le premier consiste à faire l'erreur d'un choix restrictif parmi tous les protocoles : On va se concentrer, par exemple, sur une alimentation sans gluten et s'arrêter là ! Ou ne prendre que des compléments alimentaires, ou on va se concentrer uniquement sur l'activité physique. La réussite se trouve dans la synergie entre les différents composants du programme : La suppression des éléments declencheurs, le respect d'un programme de détoxication, une alimentation anti inflammatoire et anti oxydante accompagnée de compléments alimentaires adaptés. Une réhabilitation de la paroi intestinale à l'aide des prébiotiques et de probiotiques diversifiés. Une activité physique régulière adaptée à vos gouts et à votre emploi du temps ; une gestion efficace du stress ou de vos émotions et enfin une vie sociale saine en évitant les relations toxiques et en parlant régulièrement à vos cellules. Le deuxième obstacle est dans la durée : ce programme est destiné à être appliqué durant toute une vie, 24h sur 24, sept jours sur sept ; il doit être totalement intégré à votre vie quotidienne. Il ne supporte pas les « *vacances* » ou les arrêts prolongés. Le troisième obstacle se situe au niveau des connaissances : ce livre ne suffit pas ; je vous ai donné des informations à un instant T, mais les choses évoluent très rapidement ; les injections de cellules souches vont se banaliser et il faudra vite se renseigner pour en bénéficier. Les transplantations fécales vont devenir la routine et on découvre chaque jour des souches de probiotiques très efficaces sur des pathologies précises. Abonnez-vous à certains sites internet réputés pour leur sérieux.

La santé est le résultat d'un équilibre permanent et dynamique entre construction et destruction, entre activation et repression, entre activité et repos, entre vieillissement cellulaire (senescence) et régénération cellulaire, et ce phénomène qu'on appelle « *homéostasie* » se reflète à tous les niveaux : atomique, moléculaire, cellulaire, tissulaire ; au niveau des organes et des fonctions. Nous savons aujourd'hui que nos milliards de cellules réagissent aux signaux de l'environnement ; chaque cellule est un être intelligent capable de survivre par lui-même en analysant les milliers de stimuli de son micromilieu. Puis, en fonction de cette analyse, il va adopter la reaction comportementale appropriée pour assurer sa survie.

Plus un organisme est conscient de son environnement, meilleures sont ses chances de survie, et bien sur, cela s'applique à l'être humain dans sa globalité. Les cellules humaines ont ainsi créé un partenariat avec notre microbiome, un partenariat gagnant/gagnant dans lequel elles offrent l'hospitalité à nos bacteries, nos virus et nos champignons et, en échange, ceux-ci vont nous protéger et nous apprendre à nous protéger. Nous pouvons, aussi, apprendre à écouter ces signaux de l'environnement qu'ils viennent de l'extérieur de notre corps ou de l'intérieur de nos cellules.

Redonnons à notre système immnitaire cette capacité originelle de reconnaitre ses amis et de les proteger ; c'est toute la santé que je vous souhaite.

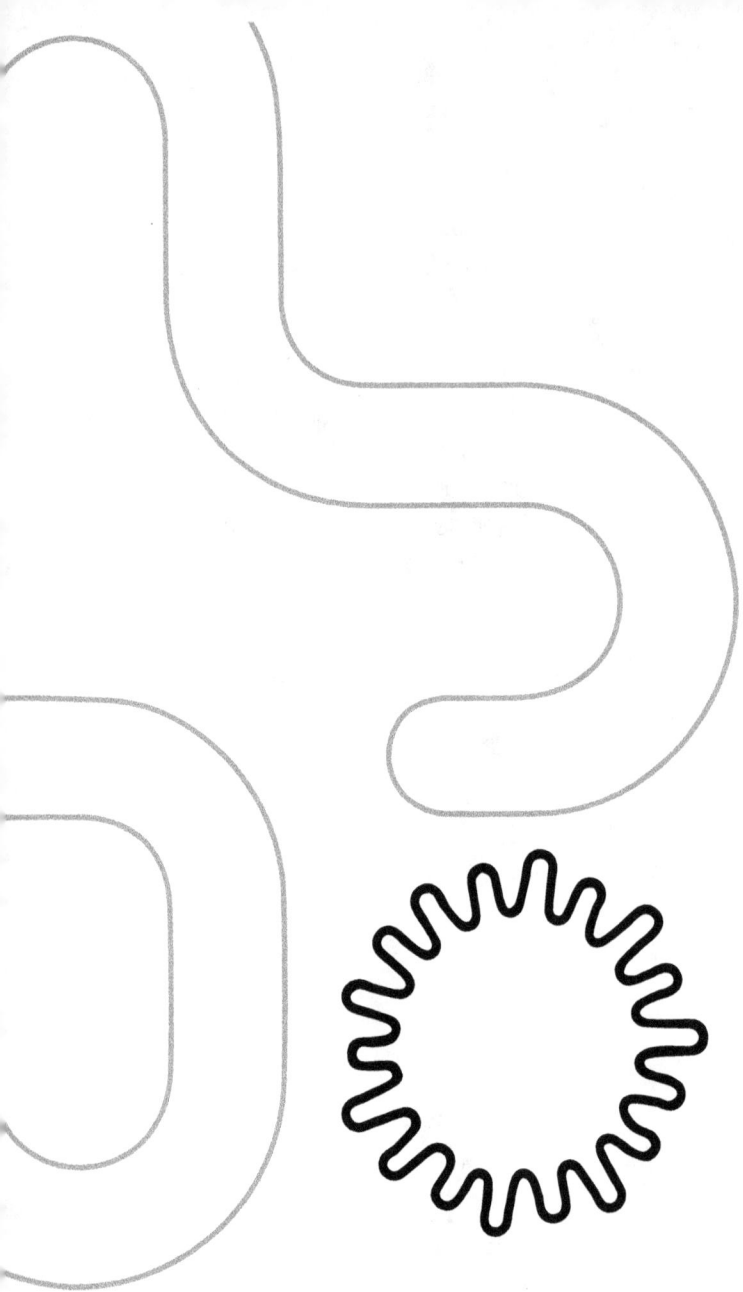

ANNEXES

ANNEXE 1

QUESTIONNAIRE DE L'INSTITUT DE MÉDECINE FONCTIONNELLE (USA)

Répondez spontanément aux questions du mieux que vous pouvez. Pensez aux symptômes que vous auriez pu ressentir ces derniers mois.

Utilisez l'échelle de notation suivante :

0 : Si vous n'avez jamais ou presque jamais ressentit le symptôme

1 : Si le symptôme s'est présenté occasionnellement mais sans sévérité particulière

2 : Si le symptôme s'est présenté occasionnellement mais avec une sévérité particulière

3 : Si le symptôme s'est présenté de façon fréquente mais sans sévérité particulière

4 : Si le symptôme s'est présenté de façon fréquente et avec une sévérité particulière

QUESTIONNAIRE MÉDICAL

Cerveau

Céphalées	
Malaises	
Etourdissements	
Insomnie	
TOTAL	

Yeux	
Yeux qui piquent ou larmoyants	
Paupières enflées ou rouges	
Poches ou cernes sous les yeux	
Vision trouble ou tunnelisée	
TOTAL	

Oreilles	
Démangeaisons	
Douleurs ou infections	
Perte d'audition ou bourdonnements	
Ecoulements	
TOTAL	

Nez	
Nez bouché	
Infections des sinus	
Fièvre intermittente	
Eternuements fréquents	
Ecoulements muqueux fréquents	
TOTAL	

Bouche / Gorge	
Toux chronique	
Raclements, nécessité fréquente de dégager la gorge	
Angines, aphonie	
Langue décolorée ou enflée	
Inflammation des gencives ou des lèvres	
Aphtes	
TOTAL	

Peau	
Acné	
Urticaire, peau sèche	
Perte de cheveux	
Bouffées de chaleur	
Sudation excessive	
TOTAL	

Cœur	
Troubles du rythme cardiaque, extrasystoles	
Tachycardie	
Douleur dans la poitrine	
TOTAL	

Poumons	
Congestion pulmonaire	
Asthme, bronchite	
Respiration courte	
Difficultés à respirer	
TOTAL	

Système digestif	
Nausées, vomissements	
Diarrhée	
Constipation	
Ballonnements	
Eructations	
Gaz	
Brulures d'estomac	
Douleurs dans l'estomac ou l'intestin	
TOTAL	

Articulations / Muscles	
Douleurs articulaires	
Arthrite	
Limitation dans les mouvements	
Raideur	
Douleurs musculaires	
Sensations de fatigue musculaire	
TOTAL	

Poids / Corpulence	
Frénésie alimentaire ou liquide	
Besoins impérieux pour certains aliments	
Poids excessif	
Alimentation compulsive	
Rétention d'eau	
Maigreur excessive	
TOTAL	

Energie / Activité	
Fatigue, lenteur	
Apathie, léthargie	
Hyperréactivité	
Agitation	
TOTAL	

Fonction cérébrales	
Pertes de mémoire	
Confusion, compréhension altérée	
Mauvaise concentration	
Mauvaise coordination musculaire	
Difficultés à prendre des décisions	
Bégaiement	
Troubles de l'élocution	
Troubles de l'apprentissage	
TOTAL	

Emotions	
Troubles de l'humeur	
Anxiété, peur, nervosité	
Colère, irritation, agressivité	
Dépression	
TOTAL	

Autres	
Maladies fréquentes	
Urination urgente ou fréquente	
Démangeaisons vaginales ou écoulements vaginaux	
TOTAL	

GRAND TOTAL	

INTERPRÉTATION

Additionnez vos scores dans chaque catégorie, puis additionnez ces scores pour obtenir un grand total.

Un score inférieur à 10 est considéré comme optimal

Un score de plus de 40 reflète la presence d'une inflammation déjà destructrice

La sous-catégorie qui a le score le plus élevé est probablement celle qui détient le maillon faible.

L'objectif de ce questionnaire est de vous faire prendre conscience de la précocité de l'apparition de certains symptômes et du fait que la cascade inflammatoire a déjà débuté bien avant que vous en ayez

ANNEXE 2

Liste (provisoire) des principales maladies auto immunes répertoriées

• Addison (Maladie d') : Anticorps anti cortex surrénales, anticorps anti 21-Hydroxylase

• Alzheimer ? (Maladie d') ; anticorps anti Asialoganglioside GMI

• Anémies hémolytiques auto-immunes

• Anémie de Biermer (anémie pernicieuse): Ac anti-facteur intrinsèque, anti-cellule pariétale

• Anticorps antiphospholipides (Syndrome des); Anticorps anti-nucléosomes

• Anticorps anticardiolipines; Anticorps anti-beta2 glycoproteine

• Aplasie médullaire idiopathique; HLADR2

• Artérite temporale (artérite à cellules géantes)

• Autisme ? anticorps anti myéline basic protéine

• Basedow (Maladie de): Ac anti-récepteurs de la TSH

• Behçet (Maladie de) ; HLA B51

• Berger (Maladie de) : Ac anti-glomérule rénal

• Cholangite sclérosante primitive : Ac anti-cytoplasme des polynucléaires neutrophile

• Churg-Strauss (Syndrome de); ANCA antimyélopéroxydases (MPO)

• Cirrhose biliaire primitive : Ac anti-mitochondries type pyruvate déshydrogénase ; anticorps anti cytochrome P450 hépatocyte

• Clarkson (Syndrome de)

• Cœliaque (Maladie) : Ac anti-endomysium, Ac anti-gliadine, Ac anti-transglutaminase ; Anti-tissue Transglutaminase

• Colite ulcéreuse : ANCA pour anticorps anti neutrophiles cytoplasmiques

• CREST (Syndrome de) (Le terme CREST tend à disparaître on parle actuellement de sclérodermie limitée) : Ac anti-centromères

• Crohn (Maladie de): Ac anti-Saccharomyces cerevisiae

• Cystite interstitielle

• Dermatite herpétiforme : Ac anti-gliadine, Ac anti-endomysium

• Diabète de type 1 : Ac anti-cellules Bêta du pancréas ; Anticorps anti-insuline, Anticorps anti-g AD ; Anticorps anti-tyrosine phosphatase

• Encéphalomyélite aiguë disséminée

• Épidermolyse bulleuse acquise : Ac anti-collagène VII

• Fasciculations bénignes (Syndrome de)

• Goodpasture (Syndrome de); Anticorps anti-membrane basale glomérulaire (MBG)

• Goujerot-Sjögren (Syndrome de) : Ac anti-SSA, Ac anti-SSB. ; Anticorps Anti-Ro et Anti-La

• Guillain-Barré (Syndrome de); anticorps anti Asialoganglioside GMI

• Hashimoto (Thyroïdite d') : Ac anti-thyroglobuline, Ac anti-thyropéroxydase ; anticorps Alpha et Beta Tubuline

• Hypothyroïdie : Ac anti-thyropéroxydase

• La Peyronie (Maladie de)

• Lupus érythémateux : Ac anti ADN natif, Ac anti-Sm ; anticorps anti Asialoganglioside GMI

- Lyme (Maladie de); anticorps contre B. burgdoferi

- Menière (Maladie de)

- Myasthénie : Ac anti-récepteur de l'acétylcholine (Ac anti-RACh)

- Myasthénique de Lambert-Eaton (Syndrome) : Ac anti-canaux calciques voltage-dépendants (Ac anti-VGCC)

- Néphrotique (Syndrome)

- Narcolepsie

- Neuromyotonie

- Névrite optique

- Opsoclonus Myoclonus(Syndrome)

- PANDAS : anticorps anti myéline basic protéine

- Parkinson ? (Maladie de)

- Pemphigus profond : Ac anti-desmogléine

- Pemphigoïde bulleuse : Ac anti-glycoprotéine intégrine

- Pemphigus vulgaire ; autoanticorps circulants antiépiderme, (Anticorps anti-JDE), anticorps antimembrane des kératinocytes

- Polyarthrite rhumatoïde ; Facteur Rhumatoïde ; peptide anticyclique citrulliné, anticorps anti Fibuline, anti collagène, et anti peptide arthritique

- Polymyosite : Ac anti-Jo 1, PL7, PL12, OJ, EJ16

- Poumons rétractés (Syndrome des)

- Purpura thrombopénique idiopathique : Ac anti-plaquettes

- Psoriasis

- Rectocolite hémorragique : Ac anti-cytoplasme des polynucléaires neutrophilesSclérodermie systémique : Ac anti-Scl 70

- Reiter (Syndrome de); gène HLA-B27

- Sarcoïdose ; HLA-DRB1/03/14/15

- Sclérodermie ; Anticorps anti centromères ; Anticorps antipoisomerase

- Sclérose en plaques ; anticorps anti Fibuline, anti collagène, et anti peptide arthritique, anticorps anti myéline basic protéine, anticorps anti synapsines

- Stiff Man (Syndrome de) (ou maladie de l'homme raide) : Ac anti-GABA ; anticorps anti acide glutamique décarboxylase

- Verneuil (Maladie de)

- Vitiligo

- Vulvodynie

- Wegener (Granulomatose de); ANCA anti-PR3